Beiträge zum Gesundheitsmanagement

Herausgeber:
Prof. Dr. rer. oec. Norbert Klusen
Andreas Meusch

Band 20

Thomas Zimmermann

Grenzüberschreitende Gesundheitsversorgung aus der Perspektive des deutschen Gesundheitssystems

Status quo, Bestimmungsgründe und Entwicklungspotenziale

Nomos

Die Deutsche Nationalbibliothek verzeichnet diese Publikation in
der Deutschen Nationalbibliografie; detaillierte bibliografische Daten
sind im Internet über http://www.d-nb.de abrufbar.

Zugl.: Trier, Univ., Diss., 2005

ISBN 978-3-8329-3286-2

1. Auflage 2008
© Nomos Verlagsgesellschaft, Baden-Baden 2008. Printed in Germany. Alle Rechte,
auch die des Nachdrucks von Auszügen, der fotomechanischen Wiedergabe und der
Übersetzung, vorbehalten. Gedruckt auf alterungsbeständigem Papier.

Vorwort der Herausgeber

In Deutschland wird die Bedeutung der Europäischen Union (EU) für unser Gesundheitswesen massiv unterschätzt. Daran hat auch die Tatsache nichts geändert, dass gesetzlich Krankenversicherte durch die Urteile des Europäischen Gerichtshofes (EuGH) Gesundheitsleistungen innerhalb der Europäischen Union, des Europäischen Wirtschaftsraums und der Schweiz vereinfacht in Anspruch nehmen können. Hervorzuheben ist hier das Urteil in den Fällen *Kohll* und *Decker* vom 28. April 1998, das Krankenversicherungen wie staatliche Gesundheitssysteme erstmals dazu verpflichtete, unter bestimmten Voraussetzungen für im EU-Ausland erbrachte Gesundheitsdienstleistungen aufzukommen, auch wenn kein Notfall vorliegt und die Betroffenen keine Grenzgänger sind. Es hat bis zum Gesundheitsmodernisierungsgesetz (GMG) 2004 gedauert, bis der deutsche Gesetzgeber die Konsequenzen aus diesem Urteil für die gesetzlich Krankenversicherten gezogen hat.

Die Urteile des EuGH sind öffentlich und bringen für die Versicherten Vorteile. Daher überrascht es nicht, dass im Gegensatz zu vielen anderen Politikbereichen der europäische Bürger im Politikfeld Gesundheit keine Europaskepsis hat.[1] Relevante Eingriffe der Europäischen Union in die nationalen Gesundheitssysteme sind den Bürgern aber weitgehend unbekannt, eine öffentliche Diskussion findet praktisch nicht statt, und selbst die Möglichkeiten der nationalen Gesetzgeber, diese Interventionen zu steuern, sind äußerst gering.[2] Es darf bezweifelt werden, dass das Urteil der Bürger über europäische Gesundheitspolitik so positiv ausfiele, wenn diese Dimension bei den Befragungen mit berücksichtigt würde. In einer forsa-Umfrage waren immerhin 51 Prozent der Befragten der Überzeugung, dass eine einheitliche Gesundheitsversorgung in Europa zu mehr, nicht zu weniger Ungerechtigkeit führen würde, bei den gesetzlich Krankenversicherten waren es sogar 54 Prozent.[3] Die Bürger begrüßen also die Möglichkeit, sich im EU-Ausland behandeln lassen zu können, sie sind mehrheitlich aber gegen eine Harmonisierung der Gesundheitssysteme in Europa.

Es ist deshalb wichtig, das Thema Europa auf die Agenda der Gesundheitspolitik zu setzen. Die Schriftenreihe "Beiträge zum Gesundheitsmanagement" will an diesem Diskurs teilnehmen. Daher war es kein Zufall, dass sich schon der erste Band dieser Reihe dem Thema Europa widmete, und der vorliegende Band bereits der vierte von 20 Bänden dieser Schriftenreihe ist, der sich mit dieser Thematik beschäftigt.

---

1   Vgl. die Webseite des Bundesgesundheitsministeriums zur deutschen Ratspräsidentschaft.
2   Vgl. *Meusch* (2007).
3   Vgl. *Güllner* (2006).

Die vorliegende Arbeit von Thomas Zimmermann "Grenzüberschreitende Gesundheitsversorgung aus der Perspektive des deutschen Gesundheitssystems. Status quo, Bestimmungsgründe und Entwicklungspotenziale" ist als Dissertation am Lehrstuhl für Volkswirtschaftslehre von Professor Knappe entstanden. Sie verknüpft drei Ebenen:
- die Mikroebene: die Auswirkungen der Rechtssprechung des EuGH für die Versicherten,
- die Mesoebene: die Auswirkungen europäischer Politikgestaltung für die relevanten Akteure im deutschen Gesundheitswesen und
- die Makroebene: die Auswirkungen auf das deutsche Gesundheitssystem als Ganzes.

Auf den verschiedenen Ebenen wird Anpassungsbedarf der nationalen Vorschriften gesehen, der sich aus zwei Notwendigkeiten ableitet:
- den nationalen Rechtsrahmen konform zum übergeordneten EU-Recht auszugestalten und
- die sich ausweitende, grenzüberschreitende Gesundheitsversorgung nicht zu behindern.

Die traditionellen Länder- und Systemvergleiche machen deutlich, dass das deutsche Gesundheitssystem seinen Patienten Leistungen auf einem qualitativ hohen Versorgungsniveau bietet. Der vorliegende Band geht aber weiter: Die Entwicklungen auf der europäischen Ebene und im nationalen Kontext werden erstmals in ihrem Zusammenspiel dargestellt, die grenzüberschreitende Gesundheitsversorgung wird mit Hilfe ökonomischer Ansätze analysiert, ohne dabei die politischen und juristischen Fragestellungen zu vernachlässigen. Dieser Band stellt damit ein wichtiges Bindeglied in der Diskussion um die grenzüberschreitende Gesundheitsversorgung und die damit verbundene Entwicklung der gesetzlichen Krankenversicherung in Deutschland dar.

Prof. Dr. rer. oec. Norbert Klusen
Andreas Meusch

Geleitwort

In den meisten westlichen Industrieländern ist das Gesundheitswesen nicht nur der größte Dienstleistungssektor, sondern der größte Wirtschaftssektor überhaupt. Die Volkswirtschaften der Europäischen Union sind in dieser Hinsicht keine Ausnahme. Wenn durch die Globalisierung die Volkswirtschaften der Welt zusammenwachsen, um wie viel mehr sollte das für die Europäische Union mit ihrem gemeinsamen Markt und Deutschland als „Export-Weltmeister" gelten. Erstaunlicherweise gilt der Befund welt- bzw. europaweit vernetzter Volkswirtschaften nicht für die Gesundheitssektoren der Länder. Während einerseits Teilbereiche des Gesundheitswesens, wie die Arzneimittelmärkte oder die Märkte für medizinisch-technische Produkte, weit überdurchschnittlich mit den internationalen (europäischen) Märkten verbunden sind (die Export-Import-Werte liegen weit über dem volkswirtschaftlichen Durchschnitt), sind die Kernbereiche der ambulanten und stationären Gesundheitsversorgung und die Krankenversicherungen fast ausschließlich auf den nationalen Binnenmarkt beschränkt. Ein wesentlicher Grund hierfür ist die Zwitterstellung des Gesundheitswesens zwischen wirtschaftlichem Versorgungsbereich einerseits und Sozial- und Umverteilungsbereich andererseits. Daher wird die sinnvolle internationale (europäische) Arbeitsteilung in der Gesundheitsversorgung durch die auf die nationale Bevölkerung beschränkte „Sozial- und Umverteilungsabsicht" ver- bzw. behindert. Hier brächte nur eine institutionelle Trennung der Versorgungsaufgabe von der Umverteilungsaufgabe Abhilfe.

Drei Aspekte stehen im Zentrum der vorliegenden Arbeit:
- die aktuelle Entwicklung der europäischen Gesundheitspolitik im Spannungsverhältnis zwischen Wettbewerbs- und Sozialzielen,
- die Fragen, was wir durch eine europaweite Liberalisierung des Handels mit Gesundheitsleistungen verlieren und gewinnen können und
- welche Entwicklungen hier mittel- und langfristig zu erwarten sind.

Die Rolle der EU für unser Gesundheitswesen wird noch immer unterschätzt. Es ist das Verdienst der Arbeit, die wachsende Bedeutung Europas für die Gesundheitsversorgung klar und präzise darzulegen.

Prof. Dr. Eckhard Knappe

Danksagung

Der schwierigste Part einer Promotion besteht möglicherweise darin, allen Personen, die zum Gelingen der Arbeit mittelbar oder unmittelbar beigetragen haben, angemessen zu danken. Mit zunehmender Promotionsdauer gesellt sich eine weitere Hürde hinzu, nämlich niemanden in seiner Danksagung zu vergessen. Ich hoffe, hiermit beide Hürden erfolgreich zu nehmen.

Mein erster Dank geht an meinen akademischen Lehrer und Doktorvater, Professor Eckhard Knappe, der mich fachlich viel lehrte und den ich für seine Menschlichkeit in höchstem Maße schätze. Ferner bedanke ich mich bei Professor Hans Braun für die Übernahme der Zweitkorrektur.

Den nachfolgenden Freunden und Bekannten danke ich für ihre inhaltliche und mentale Unterstützung, da sie in unterschiedlichem Maße, jedoch alle wesentlich, zum Gelingen der Arbeit beigetragen haben: Robert Arnold, Uli Brinkmann, Stefan Burger, Günter Danner, Stefan Hörter („Stay tuned!"), Dieter Kulke, Christian Muschwitz, Kerstin Odendahl, Thilo Rubart, Sebastian Schief, Jörn Simon, Alexandra Uhly und Doris Weissberger.

Ein ganz besonderes Dankeschön gebührt Ralf „Sir" Winkens und Antje „Frau Piepenbrink" Dietrich, die die komplette Arbeit zu unterschiedlichen Zeitpunkten und in unterschiedlichen Versionen Korrektur gelesen haben.

Ein herzlicher Dank geht an meine Eltern, die mich während meiner wissenschaftlichen Ausbildung vielfältig unterstützten.

Nicht zuletzt danke ich Professor Norbert Klusen und Andreas Meusch, dass sie mir die Veröffentlichung im Rahmen der Reihe „Beiträge zum Gesundheitsmanagement" ermöglichen.

Bei der vorliegenden Publikation handelt es sich um eine überarbeitete und aktualisierte Version meiner Dissertation.

Thomas Zimmermann

Zusammenfassung

Europa wächst zusammen, dies gilt auch für den Gesundheitsbereich. Getrieben durch die Urteile des Europäischen Gerichtshofs gestalten die Mitgliedstaaten der Europäischen Union ihre nationalen Gesundheitssysteme europarechtskonform aus. Obwohl entsprechend den Europäischen Verträgen die Souveränität der EU-Mitgliedstaaten im Gesundheitsbereich nicht angetastet wird, ist es seit den fundamentalen *Kohll/Decker*-Urteilen aus dem Jahr 1998 zu einer weitergehenden Öffnung gekommen, mit der Folge, dass mehr Menschen Gesundheitsdienstleistungen im EU-Ausland nachfragen, deren Kosten über das soziale Gesundheitssystem bzw. die Krankenkasse erstattet werden. Während der Handel mit Gesundheitsgütern bereits weitgehend in den Europäischen Binnenmarkt integriert ist, hat in dem bislang abgeschirmten Bereich der Gesundheitsdienstleistungen ein grundlegender Wandel gerade erst eingesetzt. Der Mangel an qualifizierten Arbeitskräften führt zu einem stärkeren Wettbewerb um Ärzte und spezialisierte Pflegekräfte und in den Leistungsbereichen mit einer hohen Selbstbeteiligung sowie den durch Wartelisten geprägten Staaten nimmt das Interesse der Patienten an einer Versorgung im Ausland zu. Dabei läuft die Informationspolitik der Europäischen Union, die Versicherten über ihre Rechte aufzuklären, vor allem den Interessen der ärmeren Mitgliedstaaten und jenen mit Warteschlangen zuwider.

Die Arbeit greift die vorgenannten Entwicklungen auf und stellt diese aus der Perspektive des deutschen Gesundheitssystems dar. Im Mittelpunkt steht der Handel mit Gesundheitsdienstleistungen. Mit Bezug auf die Europäische Gesundheitspolitik, die einschlägigen Urteile des Europäischen Gerichtshofs und die relevanten EU-Richtlinien für die grenzüberschreitende Gesundheitsversorgung werden die wesentlichen Unterschiede zwischen dem Handel mit Gesundheitsgütern und Gesundheitsdienstleistungen analysiert. Dabei werden ebenso Fragen hinsichtlich der Kosten einer Inanspruchnahme ausländischer Leistungen als auch Qualitätsfragen diskutiert.

Stichworte:
Europäische Gesundheitspolitik, *Kohll/Decker*-Urteile, Patientenmobilität, Gesundheitsdienstleistungen, Gesundheitsgüter, Europäische Gesundheitsstrategie, Offene Methode der Koordinierung, Außenhandel, Dienstleistungshandel, Dienstleistungen von allgemeinem Interesse, Leistungskatalog, WTO, GATS, TRIPS, Reimport

Abstract

Europe is growing together and this applies to the healthcare area as well. Driven by the decisions of the European Court of Justice, the Member States of the European Union are fashioning their national healthcare systems in conformance with European law. Although the sovereignty of the EU Member States in the healthcare area remains unaffected under the European treaties, a broader opening has developed since the fundamental *Kohll/Decker* decisions of 1998, with the result that more people are requesting healthcare services when travelling or living abroad within the EU, the costs of which are being reimbursed via the socialized healthcare system and/or health insurance fund. While healthcare goods trade has already been integrated to a great extent within the European Single Market, the previously sheltered area of healthcare services has only recently undergone basic changes. The lack of qualified personnel is promoting strong competition for physicians and specialized caregivers, and in service areas that carry high deductibles and in countries with long waiting lists patients are increasingly seeking care abroad. In this context, the information policy with which the European Union clarifies the rights of the insured runs counter to certain interests, above all those of the poorer member states and the ones with waiting lines.

The present work examines the aforementioned developments and presents them from the perspective of the German healthcare system. The focus is on healthcare services trade. The essential differences between the trade of healthcare goods and the trade of healthcare services are analyzed with reference to European healthcare policy, the pertinent decisions of the European Court of Justice and the EU directives relevant to the provision of cross-border healthcare. In so doing, questions relative to the costs of receiving services abroad are also discussed as issues of quality.

Keywords:
European healthcare policy, *Kohll/Decker* decisions, patient mobility, healthcare services, healthcare goods, European healthcare strategy, open methods of coordination, foreign trade, service trade, services of general interest, list of benefits, WTO, GATS, TRIPS, re-import

Inhaltsverzeichnis

Abbildungsverzeichnis 14

Tabellenverzeichnis 16

Exkursverzeichnis 17

Abkürzungsverzeichnis 18

Symbolverzeichnis 23

1. Allgemeine Einführung und Gliederungssystematik 25
1.1. Allgemeine Einführung 25
    1.1.1. Der Handel mit Gesundheitsleistungen 33
    1.1.2. Chancen und Risiken einer Handelsausweitung im Gesundheitsbereich 36
    1.1.3. Die Rolle der Transaktionskosten und der Informationen 39
1.2. Gliederungssystematik 42

2. Die Rolle der Europäischen Union für die grenzüberschreitende Gesundheitsversorgung 45
2.1. Die Gesundheitssysteme der Mitgliedstaaten 49
    2.1.1. Systemarten, Finanzierung und Problembereiche 50
    2.1.2. Ein Ländervergleich 55
2.2. Die Europäische Sozial- und Gesundheitspolitik 61
    2.2.1. Die Europäische Sozialpolitik und Vertragskompetenzen der Gemeinschaft im Gesundheitsbereich 64
        2.2.1.1. Entwicklung und Status quo der Europäischen Gesundheitspolitik 64
        2.2.1.2. Der Entwurf über einen Europäischen Verfassungsvertrag 72
    2.2.2. Die Gesundheitspolitik der Europäischen Union 76
        2.2.2.1. Eine neue gesundheitspolitische Strategie 79
        2.2.2.2. Kommissionsressorts und Politikfelder 81
        2.2.2.3. Aktionsprogramme 86
        2.2.2.4. Die offene Koordinierungsmethode 87

2.2.3.	Der Europäische Gerichtshof	89
	2.2.3.1. Wettbewerb und wettbewerblicher Ausnahmebereich	91
	2.2.3.2. Leistungsexport	99
	2.2.3.3. Negativ- und Positivliste	101
	2.2.3.4. Kostenerstattungs- und Sachleistungsprinzip	103
	2.2.3.5. Planungsvorbehalt und fehlender Gefährdungsnachweis	110
	2.2.3.6. Wartelisten und Rechtzeitigkeit der Behandlung	117
2.2.4.	Die grenzüberschreitende Inanspruchnahme in der Praxis	119
2.3.	Zusammenfassende Bewertung	133

3. Der Markt für Gesundheitsleistungen 143

3.1. Grundlagen der Gesundheitsökonomie 148
3.2. Die Gesundheitsnachfrage im Fokus 151
    3.2.1. Einflussfaktoren auf die Gesundheitsnachfrage 151
    3.2.2. Gesundheitsnachfrage unter Planungssicherheit 158
    3.2.3. Gesundheitsnachfrage unter Unsicherheit 169
    3.2.4. Patientenvertrauen, Compliance und Regelmäßigkeit der Inanspruchnahme 174
3.3. Der relevante Markt 176
    3.3.1. Qualität von Gütern 180
    3.3.2. Qualität von Dienstleistungen 183
3.4. Zusammenfassende Bewertung 184

4. Der Handel mit Gesundheitsleistungen im Rahmen außenwirtschaftlicher Erklärungsansätze 189

4.1. Der Welthandel und wichtige Handelsabkommen 190
4.2. Der Handel mit Gesundheitsgütern und -dienstleistungen 201
4.3. Handelsfähige und begrenzt handelsfähige Gesundheitsleistungen 207
4.4. Bestimmungsgründe des Außenhandels 211
    4.4.1. Traditionelle Außenhandelstheorien 215
        4.4.1.1. Preisunterschiede 215
        4.4.1.2. Nichtverfügbarkeit 216
        4.4.1.3. Räumliche Erklärungsansätze 220
    4.4.2. Neuere Außenhandelstheorien 229
        4.4.2.1. Steigende Skalenerträge und Verbundvorteile 230
        4.4.2.2. Produktdifferenzierung 233
        4.4.2.3. Außenhandel im Sinne der Neuen Nachfragetheorie 240

Abbildung 26:	Monopolistischer Wettbewerb	227
Abbildung 27:	Außenhandel unter den Bedingungen steigender Skalenerträge	231
Abbildung 28:	Konsumentenpräferenzen und Produktdifferenzierung	236
Abbildung 29:	Einkommen und präferierte Qualität	237
Abbildung 30:	Horizontaler Qualitätswettbewerb	239
Abbildung 31:	Intraindustrieller Handel im Sinne der Neuen Nachfragetheorie	243
Abbildung 32:	Struktur der Arzneimittelpreise (Stand 2004)	260
Abbildung 33:	Gesamtarzneimittelabsatz pro Kopf in USD (KKP) im Jahr 2005	261
Abbildung 34:	Parallel- und Reimport	263
Abbildung 35:	Räumliche Preisdifferenzierung und Versicherung	265
Abbildung 36:	Grenzüberschreitende Dienstleistungserbringung im Gesundheitsbereich	275
Abbildung 37:	Gesamtmodell – Grundmodell	287
Abbildung 38:	Gesamtmodell – Versicherung und Nachfrage	292
Abbildung 39:	Gesamtmodell – Versicherung, Nachfrage und Preisdifferenzen	293
Abbildung 40:	Gesamtmodell – Sinkende Transaktionskosten	294
Abbildung 41:	Einflussfaktoren auf die grenzüberschreitende Gesundheitsversorgung im Überblick	296
Abbildung 42:	Leistungsarten und ihre Finanzierung	300
Abbildung 43:	Leistungs- und Vertragsbeziehungen	307

Tabellenverzeichnis

Tabelle 1:	Strukturen der Gesundheitssysteme der EU-Mitgliedstaaten und anderer Staaten	51
Tabelle 2:	Vollversicherung und private Finanzierung	147
Tabelle 3:	Unsicherheiten der Gesundheitsnachfrage	170
Tabelle 4:	Intra- und Extra-Handel der Europäischen Union (2005)	191
Tabelle 5:	Anteile am Import und Export nach Ländergruppen (2004) – SITC 54	204
Tabelle 6:	Die Auslandskonten der GKV (2006)	207
Tabelle 7:	Der Steuersatz auf Arzneimittel in der EU (Stand: Januar 2007)	257
Tabelle 8:	Leistungsrelevante Fälle	281

Exkursverzeichnis

Exkurs 1:	Die Regelung des Gesundheitswesens nach dem Vertrag von Maastricht (1993)	66
Exkurs 2:	Die Regelung des Gesundheitswesens nach dem Vertrag von Amsterdam (1999)	69
Exkurs 3:	Die Regelung des Gesundheitswesens in dem Verfassungsentwurf	75
Exkurs 4:	Das *Poucet/Pistre*-Urteil (1993) – Solidaritätsgrundsatz	96
Exkurs 5:	Das *Molenaar*-Urteil (1998) – Pflegegeldexport	100
Exkurs 6:	Das *Duphar*-Urteil (1984) – Negativliste für Arzneimittel	102
Exkurs 7:	Das *Kohll*-Urteil (1998) – Freier Dienstleistungsverkehr	104
Exkurs 8:	Das *Decker*-Urteil (1998) – Freier Warenverkehr	106
Exkurs 9:	Das *Vanbraekel*-Urteil (2001) – Erstattung des Differenzbetrags	108
Exkurs 10:	Das *Geraets-Smits/Peerbooms*-Urteil (2001) – Genehmigungsvorbehalt zwecks Planbarkeit	111
Exkurs 11:	Das *Müller-Fauré/Van Riet*-Urteil (2003) – Vertragliche Vereinbarung	116
Exkurs 12:	Das *Watts*-Urteil (2006) – Wartelisten	118
Exkurs 13:	§ 13 Abs. 4 ff. SGB V	122
Exkurs 14:	Die Verordnungen (EWG) Nr. 1408/71 und Nr. 574/72	127
Exkurs 15:	Sozialversicherungsabkommen (SVA)	130
Exkurs 16:	Art. 23 des ursprünglichen Entwurfs einer Dienstleistungsrichtlinie	135
Exkurs 17:	Die WTO und das GATS	196
Exkurs 18:	Das Abkommen über handelsbezogene Aspekte geistiger Eigentumsrechte (TRIPS)	199
Exkurs 19:	Orphan Drugs	232
Exkurs 20:	Arzneimittelzulassungsverfahren in der EU	253
Exkurs 21:	§ 73 AMG	270
Exkurs 22:	§ 140e SGB V	302

Abkürzungsverzeichnis

ABDA	Bundesvereinigung Deutscher Apothekerverbände
ABl.	Amtsblatt
ADI	Ausländische Direktinvestitionen
AEBR	Association of European Border Regions
AESGP	Association Européenne des Spécialités Pharmaceutiques Grand Public
AFGIS	Aktionsforum Gesundheitsinformationssystem
AGF	Assurances générales de France
AIM	Association Internationale de la Mutualité
AMA	American Medical Association
AMG	Gesetz über den Verkehr mit Arzneimitteln (Arzneimittelgesetz)
AMPreisV	Arzneimittelpreisverordnung
Anm. d. V.	Anmerkung des Verfassers
ANMC	Alliance nationale des mutualités chrétiennes
ApoG	Gesetz über das Apothekenwesen (Apothekengesetz)
ArbZG	Arbeitszeitgesetz
ÄZQ	Zentralstelle der Deutschen Ärzteschaft zur Qualitätssicherung in der Medizin
B2B	Business-to-Business
B2C	Business-to-Consumer
B2G	Business-to-Government
BAH	Bundesverband der Arzneimittel-Hersteller
BAI	Bundesverband der Arzneimittel-Importeure
BEA	Bureau of Economic Analysis
BEF	Belgische Francs
BfArM	Bundesinstitut für Arzneimittel und Medizinprodukte
BIP	Bruttoinlandsprodukt
BITKOM	Bundesverband Informationsgesellschaft, Telekommunikation und Neue Medien
BMBF	Bundesministerium für Bildung und Forschung
BMV-Ä	Bundesmantelvertrag-Ärzte
BMWA	Bundesministerium für Wirtschaft und Arbeit
BPflV	Bundespflegesatzverordnung
BPM5	Balance of Payments Manual, fifth edition
BQS	Bundesgeschäftsstelle Qualitätssicherung
BUB-Richtlinien	Richtlinien über die Bewertung ärztlicher Untersuchungs- und Behandlungsmethoden
BVA	Bundesversicherungsamt
BVDVA	Bundesverband Deutscher Versandapotheken
C2C	Consumer-to-Consumer

CCMSA	Caisse centrale de la mutualité sociale agricole
CHMP	Committee for Medicinal Product for Human Use
CIF	Cost, insurance, freight
CMEP	Caisse de maladie des employés privés
COE	Center of Excellence
COMP	Commitee for Orphan Medical Products
CPMP	Commitee for Proprietary Medicinical Products
DDA	Doha Development Agenda
DIMDI	Deutsches Institut für Medizinische Dokumentation und Information
dip	Deutsche Institut für Privatmedizin
DKG	Deutsche Krankenhausgesellschaft
DKI	Deutsches Krankenhausinstitut
DM	Deutsche Mark
DMP	Disease Management Programm
DOVID	Diffractive Optically Variable Image Devices
DRG	Diagnosis Related Groups
DSB	Dispute Settlement Body
DTCA	Direct-to-Consumer-Advertising
DTCI	Direct-to-Consumer-Information
DVKA	Deutsche Verbindungsstelle Krankenversicherung – Ausland
E 111	Bescheinigung über den Leistungsanspruch während eines Aufenthalts in einem anderen Mitgliedstaat (EU-Vordruck)
E 112	Bescheinigung über die Weitergewährung der Leistungen der Kranken-/Mutterschaftsversicherung (EU-Vordruck)
EAMSP	European Association of Mail Service Pharmacies
ECDC	European Centre for Disease Prevention and Control (Europäisches Zentrum für die Prävention und die Kontrolle von Krankheiten)
ECHI	European Community Health Indicators
EEA	Einheitliche Europäische Akte
EFPIA	European Federation of Pharmaceutical Industries and Associations
EFQM	European Foundation for Quality Management
EFTA	European Free Trade Association (Europäische Freihandelsassoziation)
EG	Europäische Gemeinschaft
EGKS	Europäische Gemeinschaft für Kohle und Stahl
EGV	Vertrag zur Gründung der Europäischen Gemeinschaft in der seit dem 1. Mai 1999 geltenden Fassung
EG-Vertrag	Vertrag zur Gründung der Europäischen Gemeinschaft in der vor dem 1. Mai 1999 geltenden Fassung
EHIC	European Health Insurance Card
EMEA	European Agency for the Evaluation of Medical Products
EMR	EUREGIO Maas-Rhein
ESF	Europäischer Sozialfonds
ESIP	European Social Insurance Partners

ESP	Europäische Sozialpolitik
ESU	Europäische Sozialunion
EU	Europäische Union
EUB	Europäische Union - Beitrittsstaaten
EuGH	Europäischer Gerichtshof
EWIV	Europäische Wirtschaftliche Interessenvereinigung
EWR	Europäischer Wirtschaftsraum
EWSA	Europäischer Wirtschafts- und Sozialausschuss
F&E	Forschung und Entwicklung
FKVO	Fusionenkontrollverordnung
FOB	Free on Board
FRF	Französische Francs
G2C	Government-to-Consumer
GASP	Gemeinsame Außen- und Sicherheitspolitik
GATS	General Agreement on Trade in Services
GATT	General Agreement on Tariffs and Trade
G-BA	Gemeinsamer Bundesausschuss
GBP	Great Britain Pound
GFATM	Globaler Fonds zur Bekämpfung von AIDS, Tuberkulose und Malaria
GHAP	Global Health Care Applications Project
GHSI	Global Health Security Initiative
GKV	Gesetzliche Krankenversicherung
GKV-WSG	Gesetzes zur Stärkung des Wettbewerbs in der gesetzlichen Krankenversicherung (GKV-Wettbewerbsstärkungsgesetz)
GMDS	Deutsche Gesellschaft für Medizinische Informatik, Biometrie und Epidemiologie e.V.
GMG	Gesetz zur Modernisierung der gesetzlichen Krankenversicherung (GKV-Modernisierungsgesetz)
GOÄ	Gebührenordnung für Ärzte
GPHF	German Pharma Health Fund
GRS	Grenzrate der Substitution
GRT	Grenzrate der Transformation
HIAP	Health in all Policies
HON	Health on the Net
HOPE	Standing Committee of the Hospitals of the European Union
HWG	Heilmittelwerbegesetz
HWWI	Hamburgisches WeltWirtschaftsInstitut
IAO	Internationale Arbeitsorganisation
IASB	International Accounting Standards Board
ICD	International Statistical Classification of Diseases and Related Health Problems
ICH	International Conference on Harmonisation of Technical Requirements for Registration of Pharmaceuticals for Human Use

ICHI	International Compendium of Health Indicators
IGeL	Individuelle Gesundheitsleistungen
IHR	International Health Regulations
IPR	Intellectual Property Rights
IQWiG	Institut für Qualität und Wirtschaftlichkeit im Gesundheitswesen
ITC	International Trade Center
IuK	Informations- und Kommunikationstechnologien
JI	Zusammenarbeit (der Mitgliedstaaten) in den Bereichen Justiz und Inneres
k. A.	keine Angaben
KBV	Kassenärztliche Bundesvereinigung
KHEntgG	Krankenhausentgeltgesetz
KK Amsterdam	Onderlinge Waarborgmaatschappij ZAO Zorgverzekeringen
KK Zwijndrecht	Onderlinge Waarborgmaatschappij OZ Zorgverzekeringen UA
KKP	Kaufkraftparität
KTQ	Kooperation für Transparenz und Qualität im Gesundheitswesen
KV	Kassenärztliche Vereinigung
KZBV	Kassenzahnärztliche Bundesvereinigung
LDC	Least Developed Countries
LKA	Leistungs- und Kalkulationsaufstellung
MBO	Musterberufsordnung für Ärzte
MFN	Most-favoured Treatment
MIC	Minimal Invasive Chirurgie
MISSOC	Mutual Information System Social Protection
MRA	Mutual Recognition Agreement
MVZ	Medizinisches Versorgungszentrum
NABP	National Association of Boards of Pharmacy
NAFTA	North American Free Trade Agreement
NHS	National Health Service
NICE	National Institute for Clinical Excellence
NIIT	Neue Institutionenökonomik Internationaler Transaktionen
NIPA	National Income and Product Accounts
NUB	Neue Untersuchungs- und Behandlungsmethoden
OECD	Organisation for Economic Co-operation and Development
OKM	Offene Koordinierungsmethode
OMK	Offene Methode der Koordinierung
OOPD	Office of Orphan Products Development
OTC	Over the Counter, rezeptfreie Arzneimittel ohne Arztkonsultation
OTX	verordnete OTC-Arzneimittel
PCT	Primary Care Trust
PEB	provisorische Ersatzbescheinigung
PEI	Paul-Ehrlicher-Insitut/Bundesamt für Sera und Impfstoffe
Rdnr.	Randnummer

Rev.	Revision
Rl.	Richtlinie
Rs.	Rechtssache
RSA	Risikostrukturausgleich
RVO	Reichsversicherungsordnung
RX	Rezeptpflichtige Arzneimittel
SGB I	Sozialgesetzbuch - Erstes Buch (I), Allgemeiner Teil
SGB V	Sozialgesetzbuch - Fünftes Buch (V), Gesetzliche Krankenversicherung
SGB	Sozialgesetzbuch
Simap	Sindicato de Médicos de Asistencia Pública
SITC	Standard International Trade Classification
Slg.	Sammlung der Rechtsprechung
SLIM	Simpler Legislation for the Internal Market
SpiK	Spitzenverbände der Krankenkassen
SPV	Soziale Pflegeversicherung
Stichting CZ	Stichting CZ Groep Zorgverzekeringen
Stichting VGZ	Stichting Ziekenfonds VGZ
STIKO	Ständige Impfkommission
SVA	Sozialversicherungsabkommen
SVRBEiG	Sachverständigenrat zur Begutachtung der Entwicklung im Gesundheitswesen
SVRKAiG	Sachverständigenrat für die Konzertierte Aktion im Gesundheitswesen
TQM	Total Quality Management
TRIPS Council	Council for Trade-related Aspects of Intellectual Property Rights
TRIPS	Trade-related Aspects of Intellectual Property Rights
UCM	Union des caises de maladie
UEMO	European Union of General Practioners
UNCTAD	United Nations Conference on Trade and Development
URAC	American Accredition HealthCare Commission
UWG	Gesetz gegen unlauteren Wettbewerb
VÄndG	Gesetz zur Änderung des Vertragsarztrechts und anderer Gesetze (Vertrags-arztrechtsänderungsgesetz)
VdPKV	Verband der privaten Krankenversicherung
VerwKEGfSoSi	Verwaltungskommission der Europäischen Gemeinschaften für die soziale Sicherheit der Wanderarbeitnehmer
VFA	Verband Forschender Arzneimittelhersteller
VO	Verordnung
WHO	World Health Organization
WIPO	World Intellectual Property Organization
WMA	World Medical Association
WTO	World Trade Organization
WZB-FS ASS	Wissenschaftszentrum Berlin – Forschungsschwerpunkt Arbeit, Sozialstruktur und Sozialstaat
ZFW	Ziekenfondswets

Symbolverzeichnis

δ	Abschreibungsrate
b_{ij}	Merkmalsausprägung i der Leistung j
B	Bildung
DK	Durchschnittskosten
E	Entfernung
Ex	Exporte
g	gesund
G	Gesundheit, Gesundheitsniveau
G_{min}	existenzielles Gesundheitsniveau
GK	Grenzkosten
I	Gesundheitsinvestitionen
Im	Importe
K	Konsum von Marktgütern, Konsumniveau
K_F	Fixkosten
K_V	Variable Kosten
k	krank
l	Arbeitslohn
l_H	Hochlohn
l_N	Niedriglohn
N_{Ex}	Nachfrage nach exportfähigen Leistungen
N_{IM}	Nachfrage nach importfähigen Leistungen
p_{Fix}	Administrierte Vergütung
p_i	Preis der Gesundheitsleistung i (i = 1, …, n)
p_j	Preis der substitutiven Gesundheitsleistung j (j = 1, …, n), j ≠ i
P_S	Preis von Marktgütern (im Allgemeinen, Durchschnittspreis)
P_X	Preis von Gesundheitsleistungen (im Allgemeinen, Durchschnittspreis)
q_i	Qualität der Gesundheitsleistung i (i = 1, …, n)
q_j	Qualität der substitutiven Gesundheistleistung j (j = 1, …, n), j ≠ i
S	Marktgüter, Konsumgüter, sonstige Güter
S_A	Konsumgüterausgaben (= $p_S \cdot S$)
St	Staatsausgaben
t	Zeiteinheit
T	Zeitbudget
T_A	Arbeitszeit
T_G	Zeit für Gesundheitsaktivitäten
TK_F	Fixe Transaktionskosten
TK_G	Gesamte Transaktionskosten

TK_M	Monetäre Transaktionskosten
TK_N	Nichtmonetäre Transaktionskosten
TK_V	Variable Transaktionskosten
T_R	Reisezeit
T_S	Zeit für Haushaltsaktivitäten
U	Gesamtgesellschaftliche Indifferenzkurve
u	Haushaltsindifferenzkurve
v	Haushaltsvermögen
X	Gesundheitsleistungen
X_A	Gesundheitsausgaben ($= p_X \cdot X$)
x^s	Koordinatenabschnitt s (Güterraum)
x_i	Gesundheitsleistung i (i = 1, ..., n)
x_j	substitutive Gesundheitsleistung j (j = 1, ..., n), j ≠ i
$x_{Sä}$	Sättigungsmenge
y	Haushaltseinkommen
Y	Sozialprodukt
y_{GES}	Gesamteinkommen
y_{SON}	Sonstiges Einkommen
z^s	Koordinatenabschnitt s (Eigenschaftsraum)
Z	Allgemeines Symbol für Güter und Dienstleistungen

1. Allgemeine Einführung und Gliederungssystematik

1.1. Allgemeine Einführung

In der Diskussion um eine Reform der Gesetzlichen Krankenversicherung der Bundesrepublik Deutschland spielt die grenzüberschreitende Gesundheitsversorgung nur eine untergeordnete Rolle. Die Reformbemühungen konzentrieren sich auf den enger werdenden Finanzierungsspielraum, dessen Ursachen im medizinisch-technischen Fortschritt, der demografischen Entwicklung sowie systemimmanenten Fehlanreizen liegen. Zur Lösung der Finanzierungsschwierigkeiten wurden in den letzten Jahren verschiedenartige Reformmodelle entwickelt.[4] Grundsätzlich lassen sich als Modellarten Gesundheitsprämienmodelle, Bürgerversicherungsmodelle sowie Synthesen aus den beiden vorgenannten Modellarten unterscheiden, wie zum Beispiel die Bürgerpauschale. Als vierte Modellart hat der *Wissenschaftliche Beirat* des *Bundesministeriums für Finanzen* im Herbst 2005 ein Fondsmodell mit einer zentralen Inkassostelle vorgeschlagen.[5] Nach der außerplanmäßigen Bundestagswahl im Herbst 2005 einigte sich die Große Koalition schließlich Anfang Juli 2006 auf die Eckpunkte der anstehenden Gesundheitsreform. Trotz heftiger Proteste aus ganz unterschiedlichen Interessenslagern ist die Reform im März 2007 verabschiedet worden und tritt seit dem 1. April 2007 schrittweise in Kraft. Ab dem 1. Januar 2009 soll schließlich die Finanzierung der Krankenkassen über einen Gesundheitsfonds erfolgen. Neben nahezu allen Verbänden des Gesundheitsbereichs, der Wirtschaft und der Gewerkschaften, hat sich auch die Wissenschaft mehrheitlich gegen den Gesundheitsfonds in der geplanten Form ausgesprochen. So kritisierte beispielsweise der *Gesundheitsökonomische Ausschuss* des *Vereins für Socialpolitik*, dem nahezu alle renommierten deutschsprachigen Gesundheitsökonomen angehören, dass der Gesundheitsfonds keine nachhaltige Finanzierung sicher stelle und sich die Wettbewerbsmöglichkeiten durch die Reform eher verringerten als vergrößerten.[6] Der *Rat der Weisen* bezeichnete den Gesundheitsfonds gar als kompromissgeleitete Schimäre, die nicht geeignet sei, Probleme zu lösen, wohl aber neue Probleme zu schaffen.[7]

Die Notwendigkeit nachhaltiger Reformen ist seit Jahren bekannt, da der Gesundheitsbereich aufgrund der (vornehmlichen) Finanzierung über beitragspflichtige Einnahmen negative Effekte auf andere Wirtschaftsbereiche abstrahlt. Steigt der Finanzierungsbedarf des Gesundheitsbereichs, erhöhen sich ceteris paribus die Lohn-

---

4 Vgl. *Knappe/Arnold* (2002), *Rürup* (2003), *Kommission "Soziale Sicherheit"/Herzog* (2003), *Sehlen/Schräder/Schiffhorst et al.* (2004), *Rürup/Wille* (2004).
5 Vgl. *Wissenschaftlicher Beirat* (2005).
6 Vgl. *Gesundheitsökonomischer Ausschuss* (2006).
7 Vgl. *SVRBgE* (2006).

nebenkosten, wodurch das allgemeine Wirtschaftswachstum und die Beschäftigung tendenziell gehemmt werden. In umgekehrter Betrachtung trägt eine größere Zahl beitragspflichtiger Beschäftigungsverhältnisse zur finanziellen Entlastung bei. Allerdings wird sich aufgrund der demografischen Entwicklung der Altenquotient in den nächsten dreißig Jahren mehr als verdoppeln und somit die Belastung der Erwerbstätigen weiter steigen.[8] Eine Finanzierungsreform wird daher in den nächsten Jahren noch vordringlicher werden.[9] Darüber hinaus wird die Gesetzliche Krankenversicherung durch weitere Maßnahmen finanziell belastet. So sind in den letzten Jahrzehnten sukzessive Umverteilungselemente und versicherungsfremde Elemente in die Gesetzliche Krankenversicherung eingeführt worden, was die Intransparenz der Finanz- und Leistungsströme zwischen den Sozialversicherungszweigen verstärkt hat. Aufgrund dessen werden innerhalb der Gesetzlichen Krankenversicherung zum Teil Umverteilungen zwischen Personengruppen vorgenommen, die mit der originären Aufgabe einer Krankenversicherung, dem finanziellen Ausgleich zwischen gesunden und kranken Versicherten, nichts zu tun haben.[10]

Als Folge der Finanzierungsschwierigkeiten und der Umverteilungsprozesse werden vermehrt Grundsatzfragen aufgeworfen, welche die Solidarität zwischen verschiedenen Bevölkerungsgruppen, die Eigenverantwortung der Bürger sowie die Frage nach der Subsidiarität der Aufgabenteilung betreffen.[11] Die Diskussion um eine grundsätzliche (Neu-)Ausrichtung der Gesetzlichen Krankenversicherung ist insbesondere notwendig, da die Gesamtlast aus Sozialabgaben und Steuern in den letzten Jahren gestiegen ist und ohne adäquate Maßnahmen weiter steigen wird. Ungeachtet der zuvor dargestellten Finanzschwierigkeiten der Gesetzlichen Krankenversicherung hat auch die Große Koalition eine grundlegende Neuordnung der Beziehungen zwischen der Gesetzlichen und der Privaten Krankenversicherung (PKV) bislang unterlassen. Nach wie vor stehen die beiden Systeme in einer ungleichen Konkurrenz, da freiwillig Versicherte mit einem Einkommen oberhalb der Versicherungspflichtgrenze in die Private Krankenversicherung abwandern können und so der Gesetzlichen Krankenversicherung letztlich ihre Finanzierungsbasis entziehen (vgl. Kapitel 5.3.4). Im Schnitt haben zwischen 1991 und 2005 jährlich netto knapp 171.500 Personen in die Private Krankenversicherung gewechselt.[12] Darüber hinaus profitiert die Private Krankenversicherung von Ausgliederungen aus dem GKV-Leistungskatalog, da dies den Abschluss fakultativer privater Zusatzversicherungen fördert (vgl. Kapitel 5.3.1). Im Unterschied zum deutschen Modell existiert in ande-

---

8   Der Altenquotient ist definiert als das Verhältnis der nicht mehr erwerbsfähigen Bevölkerung, meistens 65-Jährige und darüber, zur erwerbsfähigen Bevölkerung, dem entsprechend 15- bis 65-Jährige.
9   Ebenso stehen im Arbeitsmarkt weitere beschäftigungsfördernde Reformenmaßnahmen an.
10 Zu den krankenversicherungsfremden Umverteilungen zählen der Familienlasten- und der Einkommensausgleich, deren Verbleib innerhalb der Gesetzlichen Krankenversicherung zu diskutieren ist (vgl. *SVRBgE* (2005, S. 330 ff.)). Vgl. Kapitel 5.3.
11 Vgl. *Braun* (2003).
12 Vgl. *Bundesministerium für Gesundheit* (2005), *PKV* (2006).

ren Staaten typischerweise entweder keine staatliche oder keine private Krankheitsvollversicherung, sodass nur einer von beiden die Rolle des Vollversicherers übernimmt oder aber die private Krankenversicherung ihre Leistungen ergänzend zu den Leistungen der „gesetzlichen" Krankenversicherungen, dem Hauptversicherer, anbietet.[13]

Der Gesundheitsbereich sollte jedoch nicht nur auf die Wohlfahrtssteigerungen des medizinisch-technischen Fortschritts reduziert oder als Kostenfaktor betrachtet werden, da der Gesundheitsbereich einen riesigen Wachstumsmarkt mit zahlreichen Beschäftigungsmöglichkeiten darstellt.[14] Denn mit dem medizinisch-technischen Fortschritt verändern sich nicht nur die Tätigkeitsfelder, sondern es werden auch neue Tätigkeiten geschaffen, die von den Bedürfnissen der Konsumenten nach neuen Behandlungs- und Untersuchungsmöglichkeiten (in unterschiedlichem Ausmaß) getragen werden. Zudem verbessern sich für die Anbieter von Gesundheitsleistungen mit steigendem gesellschaftlichem Wohlfahrtsniveau die Absatzmöglichkeiten im präventiven Bereich. Jenseits der Versorgung akuter und chronischer Erkrankungen eröffnen sich somit für die Leistungsanbieter neue Einnahmenquellen. Zugleich sind die Rationalisierungsmöglichkeiten im Gesundheitsbereich stark eingeschränkt, da die Bereitstellung und Erbringung von Gesundheitsleistungen oftmals eng mit dem personellen Input verbunden sind, weshalb man auch von personengebundenen Dienstleistungen spricht.[15] Darüber hinaus weisen neue Untersuchungs- und Behandlungsmethoden ein hohes Potenzial zur Erschließung ausländischer Absatzmärkte auf, wodurch die inländische Beschäftigung gestützt werden kann. Folglich spielt der Gesundheitsbereich sowohl aufgrund der vorhandenen Wirtschaftlichkeitsreserven aber auch als Wachstums- und Beschäftigungssektor eine wichtige Rolle für die zukünftige Wirtschaftsentwicklung.

Angesichts der Breitenwirkung der eingangs dargestellten Reformdiskussion bleibt die fortschreitende Öffnung der Gesetzlichen Krankenversicherung hin zu einem europäischen bzw. einem globalen Gesundheitsmarkt weitgehend unbeachtet. Lediglich einzelne Teilaspekte der grenzüberschreitenden Versorgung genießen ein öffentliches Interesse. Dabei betreffen die vorgenannten Entwicklungen keineswegs nur das deutsche Gesundheitssystem, vielmehr weisen die Gesundheitssysteme in nahezu allen Industrieländern ähnliche Probleme auf.[16] Allerdings beggnen die Staaten den systemimmanenten und externen Prozessen mit verschiedenen Ansät-

---

13 Zu den unterschiedlichen Organisationsformen der Gesundheitssysteme vgl. Kapitel 2.1.1. Die Unterschiede spiegeln sich auch in den Trägern der Gesundheitssysteme wider, weshalb eine gesetzliche Krankenversicherung nach deutschem Verständnis im Ausland nicht existiert.
14 Vgl. *Straubhaar/Geyer/Locher et al.* (2006), *Klusen* (2006).
15 Nach der Theorie weisen gebundene Dienstleistungen aufgrund des hohen personellen Inputs ein geringes Produktivitätspotenzial auf. Folglich dürfte dies auf nahezu alle ärztlichen Leistungen und Pflegeleistungen zutreffen. Im Unterschied dazu muss das Produktivitätspotenzial von ungebundenen und informationsbasierten Dienstleistungen nicht weniger hoch als jenes in der Industrie ausfallen. Vgl. *Donges/Eekhoff/Franz et al.* (2007, S. 11).
16 Vgl. *Weinbrenner/Busse* (2004).

zen, die sich sowohl in ihrer Art als auch in ihrem Umfang unterscheiden. Vor dem Hintergrund der anstehenden Finanzierungsreform der Gesetzlichen Krankenversicherung der Bundesrepublik Deutschland genossen vor allem die Umstellung des niederländischen Gesundheitssystems zu einer privatwirtschaftlichen Krankenversicherung mit solidarischen Komponenten sowie die Entwicklung der schweizerischen Gesundheitsprämien größere Aufmerksamkeit. Allerdings lassen sich die ausländischen Erfahrungen aufgrund der wirtschaftlichen und ordnungspolitischen Unterschiede nur bedingt auf das eigene Gesundheitssystem übertragen.[17] Aussagen hinsichtlich der Steuerungswirksamkeit ausländischer Reformansätze im eigenen System sind folglich mit Vorsicht zu genießen.

Leistungsrechtliche Grundlagen

Die grenzüberschreitende Gesundheitsversorgung erfreut sich bislang vornehmlich juristischen Interesses und ist stark durch juristische Bezeichnungen und leistungsrechtliche Aspekte geprägt. Aus diesem Grund sind vorab einige Bemerkungen und grundsätzliche Abgrenzungen notwendig, die im weiteren Verlauf der Arbeit präzisiert werden (vgl. insbesondere Kapitel 2.2.4).

Für die Gesetzliche Krankenversicherung gilt grundsätzlich das Territorialitätsprinzip (vgl. § 3 SGB IV). Dies bedeutet, dass das deutsche Recht grundsätzlich nur auf deutschem Hoheitsgebiet anzuwenden ist und sich somit die Gesundheitsversorgung auf das eigene Staatsgebiet konzentriert. Abweichend von diesem Regelfall ist das deutsche Recht gegebenenfalls auch im Ausland anzuwenden; die juristische Bezeichnung hierfür lautet „Ausstrahlung" (vgl. § 4 SGB IV).[18] Die Gesundheitsversorgung außerhalb des deutschen Hoheitsgebietes knüpft neben den nationalen Regelungen somit an vertragliche Abkommen mit anderen Staaten an, weshalb zwischen ausländischen Staaten, mit denen Abkommen über die soziale Sicherung getroffen wurden, und dem vertragslosen Ausland unterschieden werden muss. Unter die erste Gruppe fallen die EWG-Verordnungen über die soziale Sicherheit (EWG-Verordnung) sowie bi- oder multilaterale Abkommen mit Drittstaaten über die soziale Sicherung (Abkommensrecht). Fundamentale Rechtsgrundlage innerhalb der Europäischen Union ist die Verordnung (EWG) Nr. 1408/71[19] des Rates, abgekürzt VO (EWG) Nr. 1408/71, welche die unterschiedlichen nationalen Rechtsgrundlagen der Mitgliedstaaten koordiniert, jedoch nicht harmonisiert. Die darin enthaltenen Kollisionsnormen regeln, welche Rechtsnorm anzuwenden ist, d. h. welcher Träger und Staat für die Erbringung der Leistungsansprüche zuständig ist und wer die Kos-

---

17 Vgl. *Danner* (2004b).
18 Analog dazu kann ausländisches Recht auf das deutsche Hoheitsgebiet einstrahlen. Eine Anwendung der deutschen Rechtsvorschriften auf diese Fälle ist entsprechend § 5 SGB IV ausgeschlossen.
19 VO (EWG) Nr. 1408/71, ABl. Nr. L 149 vom 5.7.1971, S. 2 ff. In Kürze wird die VO (EWG) Nr. 1408/71 durch die VO (EWG) Nr. 883/2004 ersetzt. Vgl. Kapitel 2.2.4.

ten zu tragen hat. Entsprechend der VO (EWG) Nr. 1408/71 ist die zwischenstaatliche Leistungsaushilfe nur für den Fall einer Notfallbehandlung vorgesehen.

Eine wesentliche Rolle bei der leistungsrechtlichen Bewertung spielt die Dauer des Auslandsaufenthalts. Die vorliegende Arbeit konzentriert sich auf den Leistungsbezug während eines *vorübergehenden Auslandsaufenthalts*. Dies ist dann der Fall, wenn ein in Deutschland wohnhafter GKV-Versicherter im Ausland Gesundheitsleistungen bezieht. Aus leistungsrechtlicher Sicht ist hierbei zu unterscheiden, ob sich der Versicherte gezielt in das Ausland begeben hat, um dort Gesundheitsleistungen zu beziehen, ob der Versicherte etwa während eines Urlaubs plötzlich erkrankt oder ob bereits vor dem Antritt der Auslandsreise die Erkrankung vorlag. Die Beurteilung, welcher dieser drei Fälle im Einzelfall vorliegt, ist aus leistungsrechtlicher Sicht schwer, da den Kostenträgern eine Vorerkrankung nicht immer bekannt ist. Wie im weiteren Verlauf gezeigt wird, ist dies aufgrund der unterschiedlichen leistungsrechtlichen Handhabung der einzelnen Fälle zugleich ein Knackpunkt in der Koordinierung der grenzüberschreitenden Gesundheitsversorgung. Die populären Urteile des Europäischen Gerichtshofs in den Fällen *Kohll, Decker und folgende* betreffen die gezielte Inanspruchnahme und haben in diesem Bereich zu einer vereinfachten Inanspruchnahme geführt. Seit dem 1. Januar 2004 können die GKV-Versicherten nun ausländische Gesundheitsleistungen innerhalb des Raumes der Europäischen Gemeinschaft und der Europäischen Wirtschaftsgemeinschaft auf der Basis von drei unterschiedlichen Rechtsgrundlagen in Anspruch nehmen; seit dem 1. Januar 2007 hat sich der Raum um die Schweiz erweitert. Es handelt sich um

- die nationale Rechtsgrundlage des § 13 Abs. 4 ff. SGB V gemäß den *Kohll/Decker*-Fällen, die nach dem Kostenerstattungsprinzip funktioniert,
- die zwischenstaatliche Leistungsaushilfe auf Basis des europäischen Rechts der VO (EWG) Nr. 1408/71[20] entsprechend dem Sachleistungsprinzip sowie
- die ebenfalls nationale Rechtsgrundlage des § 140e SGB V, welche den Krankenkassen das Recht zum Abschluss grenzüberschreitender Versorgungsverträge mit ausländischen Leistungserbringern einräumt (vgl. Kapitel 5.3.2).

Der Leistungsbezug während eines vorübergehenden Auslandsaufenthalts ist von dem Leistungsbezug von Grenzgängern, dem Leistungsbezug von vorübergehend im Ausland Beschäftigten – so genannte *Expatriates* – und dem Leistungsbezug während eines dauerhaften Auslandsaufenthalts (Bsp.: Rentner, Studenten) zu unterscheiden. Zu den *Expatriates* zählen beispielsweise Arbeitnehmer, die von ihrem Arbeitgeber befristet ins Ausland entsandt werden (Bsp. Montage). Innerhalb der Europäischen Union gelten für Arbeitnehmer entsprechend den EWG-Verordnungen grundsätzlich die Rechtsvorschriften des Staates, in denen sie beschäftigt sind (vgl. § 13 Abs. 2 a) VO (EWG) Nr. 1408/71). Entsendungen werden jedoch anders gehandhabt. Prinzipiell gilt: Im Fall einer zeitlichen befristeten Entsendung von weniger als zwölf Monaten eines bereits zuvor beschäftigten Arbeitnehmers und sofern

---

20 Ebenda.

sich der Lebensmittelpunkt der entsandten Person zuvor in Deutschland befand, ist der Tatbestand der Ausstrahlung gegeben, sodass das deutsche Recht angewendet wird. Hierdurch soll eine Doppelversicherung vermieden werden. In anderen Fällen ist eine Doppelversicherung aber durchaus möglich. Denn der zuvor genannte Ausstrahlungsparagraph, § 4 SGB IV, stellt eine einseitige Regelung des deutschen Sozialrechts dar, der – sofern alle leistungsrechtlichen Voraussetzungen erfüllt sind – dann zum Tragen kommt, wenn keine anderweitigen bi- oder multilateralen Abkommen mit dem Aufenthaltsstaat bestehen. In Abhängigkeit der ausländischen Rechtsvorschriften kann dann eine Doppelversicherung zu Stande kommen.

Eine erste Einführung in die Europäische Gesundheitspolitik

Durch die Vorabentscheidungen des Europäischen Gerichtshofs (EuGH) in den Fällen *Kohll*[21] und *Decker*[22] wurden die Vorstellungen der nationalen Entscheidungsträger, dass die sozialen Sicherungssysteme (im Bereich Gesundheit) einen vom Gemeinschaftsrecht abgeschotteten Rechtsstatus besäßen, plötzlich und unerwartet korrigiert (vgl. Kapitel 2.2.3).[23] In diesen sowie den nachfolgenden EuGH-Urteilen, die allgemein auch als *Kohll/Decker*-Fälle bezeichnet werden, wird die grundsätzliche Konformität der nationalen Regulierungen mit dem EU-Recht angemahnt, wenngleich der „Vertrag zur Gründung der Europäischen Gemeinschaft" (EGV) gewisse Ausnahmen für den Sozial- und Gesundheitsbereich vorsieht.[24] Dem zufolge dürfen die sozialen Sicherungssysteme nicht willkürlich die vier Grundfreiheiten, nämlich die Freizügigkeit der Arbeitskräfte, die Niederlassungsfreiheit, die Freiheit des Dienstleistungsverkehrs und das Verbot von Kapital- und Zahlungsverkehrsbeschränkungen, sowie das Verbot der Ausländerdiskriminierung verletzen.[25] Aus der wachsenden Liste fundamentaler EuGH-Urteile zum Sozial- und Gesundheitsbereich ragen des Weiteren insbesondere die Urteile in den Fällen *Jaeger*[26] und *AOK Bundesverband*[27] heraus, die sich auf die Arbeitszeitregelungen und die Festbetragsregelung beziehen (vgl. Kapitel 5.3.3). Vor allem die Umsetzung des *Jaeger*-Urteils, nach dem der Bereitschaftsdienst von Ärzten im Krankenhaus als Arbeitszeit zu werten ist, beschäftigt bis heute die national Verantwortlichen.

---

21 Rs. C-158/96 (*Kohll*), Slg. 1998, S. 1931 ff. (vgl. Exkurs 7).
22 Rs. C-120/95 (*Decker*), Slg. 1998, S. 1831 ff. (vgl. Exkurs 8).
23 Im Nachfolgenden werden die Ausdrücke „soziale Sicherungssysteme im Bereich Gesundheit" und „soziale Gesundheitssysteme" synonym verwendet.
24 Zur Zitierweise der Verträge vgl. die Webseite des Europäischen Gerichtshofs. Grundsätzlich ist zwischen den drei Rechtsformen des Primärrechts (zwischenstaatliche Verträge, z. B. EGV), dem Sekundärrecht (insbesondere Richtlinien) und der Rechtsprechung des Europäischen Gerichtshofs zu unterscheiden.
25 Vgl. *European Commission* (2001).
26 Rs. C-151/02 (*Jaeger*), Slg. 2003. Vgl. auch Rs. C-303/98 (*Simap*), Slg. 2000, S. 7963 ff. Zu den potenziellen, strukturellen und finanziellen Auswirkungen auf den Krankenhausbereich vgl. *Litschen* (2003), *Kuhlmann* (2003).
27 Rs. C-264/01, C-306/01, C-354/01 und C-355/01 (*AOK Bundesverband u. a.*), Slg. 2004.

Als erste Reaktion auf das *Kohll/Decker*-Urteil verneinten die politisch Verantwortlichen der meisten Mitgliedstaaten die Übertragbarkeit auf das eigene Gesundheitssystem. Zumeist wurde argumentiert, dass es sich um Einzelfallentscheidungen handele und die beiden Urteile Mitgliedstaaten beträfen, deren Gesundheitssystem nach dem Kostenerstattungsprinzip funktioniere und damit auf Gesundheitssysteme, die auf dem Sachleistungsprinzip basieren, nicht übertragbar seien. Allerdings musste man sich nach den klärenden Folgeurteilen des Europäischen Gerichtshofs mit dem Gedanken an eine Anpassung der nationalen Rechtsgrundlagen vertraut machen. Eine formalrechtliche Umsetzung der *Kohll/Decker*-Fälle ist als Erstes für die Gesetzliche Krankenversicherung erfolgt; insgesamt haben bislang nur fünf Staaten die EuGH-Urteile in nationales Recht umgesetzt (vgl. Kapitel 2.2.3.6).[28] Auf die europäische Gesundheitspolitik im engeren Sinne haben die EuGH-Urteile keinen direkten Einfluss gehabt, sodass sich formalrechtlich an der eigenverantwortlichen Organisation der Gesundheitssysteme durch die Mitgliedstaaten nichts geändert hat. Der Europäischen Union kommt somit formell nur eine ergänzende Rolle im Bereich der öffentlichen Gesundheit (*Public Health*) zu (vgl. Kapitel 2.2). Allerdings unterliegen die sozialen Gesundheitssysteme zunehmend dem Einfluss anderer EU-Ressorts, insbesondere den Aktivitäten der Politikfelder „Binnenmarkt", „Wettbewerb" und „Unternehmen". Zukünftig könnte der Einfluss der Europäischen Union zunehmen, da diese seit dem Jahr 2000 die Entwicklung einer ressortübergreifenden gesundheitspolitischen Strategie verfolgt (vgl. Kapitel 2.2.2.1). Aber auch die Bestrebungen nach einer Ausweitung der „Offenen Methode der Koordinierung" (OMK; auch: offene Koordinierungsmethode) auf den Gesundheitsbereich zeigen, dass die Europäische Union ihre vertraglich zugestandenen Kompetenzen offensiver als noch vor wenigen Jahren auslegt und auch entsprechend agiert (vgl. Kapitel 2.2.2). Möglicherweise haben es die Mitgliedstaaten versäumt, rechtzeitig gegen diese Kompetenzausweitung vorzugehen. Offensichtlich ist jedenfalls, dass sich die Europäische Union nicht mehr mit ihrer bisherigen Rolle, die nationalen Maßnahmen zu ergänzen und die Zusammenarbeit zwischen den Mitgliedstaaten zu fördern, begnügt. Um einer unerwünschten Ausweitung der EU-Kompetenzen frühzeitig entgegenzuwirken, verfolgen die Mitgliedstaaten die Entwicklungen auf der europäischen Ebene mit steigendem Interesse. In einzelnen Fragen kommt es regelrecht zu einem Schulterschluss nationaler, ansonsten oftmals gegensätzlich agierender Institutionen, um ungewollte Auswirkungen auf die Gesundheitssysteme zu vermeiden. Beispiele hierfür sind die mittlerweile stark modifizierte Dienstleistungsrichtlinie, von der der Gesundheitsbereich letztlich ausgenommen wurde, sowie die Kodifizierung der sektoralen Richtlinien zur Berufsqualifikation.[29] Dennoch kann keine Entwarnung für den Gesundheitsbereich gegeben werden. Denn der amtierende Kommissar für den Binnenmarkt und den Dienstleistungssektor, *Charlie*

---

28 Vgl. *Klusen* (2006, S. 20). Angesichts einer Anzahl von 27 Mitgliedstaaten und nahezu ebenso vielen Amtssprachen fällt es schwer, hier auf dem Laufenden zu bleiben.
29 Vgl. *Europäische Kommission* (2004g), *Europäische Kommission* (2006b), *KBV/AG SpiK/DSV* (2005a), *KBV/AG SpiK/DSV* (2005b), *Danner* (2006, S. 46).

McCreevy, hat bereits angekündigt, den Gesundheitsbereich in einer eigenen Initiative regeln zu wollen.

Obwohl die EuGH-Urteile selbstverständlich auch die Rechte der Versicherten aus den anderen Mitgliedstaaten erweitert haben, halten sich die meisten Staaten weitgehend bedeckt, um eine Ausweitung der grenzüberschreitenden Inanspruchnahme zu vermeiden. Aufgrund der nicht erfolgten Anpassung der nationalen Rechtsgrundlagen in der Mehrzahl der Mitgliedstaaten, bildet die VO (EWG) Nr. 1408/71 für die dortigen Versicherten die formalrechtliche Grundlage im Fall einer grenzüberschreitenden Inanspruchnahme zulasten der sozialen Sicherungssysteme im Bereich Gesundheit. Hinter der zurückhaltenden Informationspraxis dieser Mitgliedstaaten hinsichtlich der erweiterten Rechte ihrer Versicherten auf europäischer Ebene steht die Befürchtung, dass zukünftig ausländische Leistungen in größerem Umfang als bisher in Anspruch genommen werden könnten. Diese Befürchtungen sind nicht unberechtigt, da sich so inländische Warteschlangen und Leistungszuweisungen umgehen lassen. Sah die VO (EWG) Nr. 1408/71 ursprünglich nur die Inanspruchnahme ausländischer Gesundheitsleistungen während eines vorübergehenden Auslandsaufenthalts für bestimmte Personengruppen vor, so haben sich seit dem 1. Juni 2004 die Ansprüche während eines vorübergehenden Aufenthalts in den EG/EWR-Staaten für alle Versicherten angeglichen (vgl. Art. 22a VO (EWG) Nr. 1408/71).[30] Zudem hat sich der frühere Anspruch nur *medizinisch sofort notwendige* Sachleistungen beziehen zu können, durch den Anspruch auf *medizinisch notwendige* Sachleistungen erweitert.[31] Der Gesundheitszustand darf jedoch nur soweit hergestellt werden, dass der Versicherte seinen Auslandsaufenthalt in zumutbarer Weise fortsetzen kann.

Trotz der erweiterten nationalen Rechtsgrundlage in Form des § 13 Abs. 4f. SGB V, besteht angesichts der Quasivollversicherung der Gesetzlichen Krankenversicherung vonseiten der GKV-Versicherten nur ein begrenztes Interesse an einer Inanspruchnahme ausländischer Leistungen. Die Gründe hierfür lassen sich anschaulich mit dem Modell aus Kapitel 5.2.4 aufzeigen. Wie die bisherigen Erfahrungen zeigen, beschränkt sich die grenzüberschreitende Inanspruchnahme durch GKV-Versicherte in erster Linie auf Leistungen mit größeren Zuzahlungen sowie auf die aus dem GKV-Leistungskatalog ausgeklammerten Leistungen, wobei Letztere privat zu tragen sind und sich überdies auf wenige Versichertengruppen konzentrieren.[32] Erfahrungsgemäß bevorzugen Patienten wohnortnahe Leistungsangebote, die gegebenenfalls durch eine überregionale Sekundär- oder Tertiärversorgung ergänzt werden.[33] Allgemein wird das mit der grenzüberschreitenden Gesundheitsversorgung verbundene Ausgabenvolumen auf rund ein Prozent der öffentlichen Gesundheitsausgaben geschätzt, allerdings ist die Datenlage über alle Staaten betrachtet

---

30 Der *Europäische Wirtschaftsraum* (EWR) umfasst die 27 Mitgliedstaaten der Europäischen Union und alle EFTA-Staaten (Norwegen, Island, Liechtenstein) mit Ausnahme der Schweiz.
31 Vgl. *KBV/SpiK* (2004), *Kopetsch* (2004).
32 Vgl. *Merten* (2004a).
33 Vgl. *Schneider* (2003, S. 163).

recht dürftig.[34] Aus den vorgenannten Gründen besteht in erster Linie in den Grenzregionen ein Nachfragepotenzial. Allerdings führt eine Ausklammerung aus dem GKV-Leistungskatalog neben dem Effekt, gegebenenfalls private Versicherungen über die betroffenen Leistungsbereiche abzuschließen, auch zu einer generell stärkeren Wahrnehmung von Preis- und Qualitätsunterschieden durch die Patienten. Dies betrifft in erster Linie das inländische Angebot, bedingt aber auch ein steigendes Interesse für das ausländische Angebot.

1.1.1. Der Handel mit Gesundheitsleistungen

Beim Handel mit Gesundheitsleistungen ist zweckmäßigerweise zwischen dem Handel mit Gesundheitsgütern und Gesundheitsdienstleistungen zu unterscheiden. Denn obwohl sich der Handel mit Gesundheitsdienstleistungen grundsätzlich mit Hilfe der gängigen Außenhandelstheorien erklären lässt, sind diese Modelle nicht geeignet, die handelstypischen Besonderheiten des Dienstleistungshandels abzubilden (vgl. Kapitel 4 und 5.2). Aber auch angesichts des unterschiedlichen Handelsvolumens ist eine Unterscheidung zwischen Gesundheitsgütern und –dienstleistungen sinnvoll und zweckmäßig.

Im Unterschied zum Handel mit Gesundheitsgütern findet der grenzüberschreitende Handel mit Dienstleistungen des Gesundheitsbereichs in einem weitaus geringeren Umfang statt.[35] Das geringere Handelsvolumen kann erstens auf die charakteristischen Merkmale von Dienstleistungen wie das Uno-Actu-Prinzip zwischen Anbieter und Nachfrager, der mehrheitlich gegebenen Standortgebundenheit der Dienstleistungserbringung, aber auch auf den Vertrauensgutcharakter von Dienstleistungen zurückgeführt werden. Vor allem aufgrund der Standortgebundenheit gelten Dienstleistungen gemeinhin als bedingt handelsfähig, da der Absatz typischerweise auf einen engeren, räumlichen Absatzmarkt beschränkt bleibt. Folglich stellt sich die Frage nach der Handelsfähigkeit von Gesundheitsleistungen (vgl. die Kapitel 4.3 und 4.4.1.3). Zweitens bestehen nach dem Abbau der physischen Grenzen nach wie vor nichttarifäre Handelshemmnisse in Form von nationalen, regionalen oder kommunalen Vorschriften. Drittens verstärken weitere Faktoren, wie Sprach- und Kulturunterschiede oder Geschäftsgepflogenheiten, die Intransparenz und erhöhen die Handelsunsicherheit (vgl. Kapitel 4.3). Zum Teil kommt es zum Zusammenwirken der vorgenannten Handelshemmnisse, sodass man von einer Additivität der Handelshemmnisse spricht. Beispielsweise können sich die Transaktionskosten vervielfachen, wenn die Vorschriften, Abgaben, Beiträge und Steuern für alle beteiligten Länder erfüllt bzw. entrichtet werden müssen.[36] Dabei ließen sich die letztgenannten Handelshemmnisse grundsätzlich vergleichsweise leicht abbauen,

---

34 Vgl. *Europäische Kommission* (2006e, S. 8). Zu den GKV-Ausgaben vgl. Tabelle 6.
35 Vgl. *Europäische Kommission* (2002b, S. 61).
36 Vgl. *Europäische Kommission* (2002b), *Sozialministerium Baden-Württemberg* (2003, S. 11).

wie etwa die bilateralen Doppelbesteuerungsabkommen zeigen. Es ist jedoch nicht nur eine Frage des Könnens sondern des Wollens, da die nichttarifären Hemmnisse von den Staaten zum Schutz der inländischen Sektoren zum Teil bewusst aufrecht erhalten werden.

Als eine der größten Volkswirtschaften in der Europäischen Union könnte gerade Deutschland ein wichtiger Impulsgeber für die zukünftige Entwicklung des europäischen Gesundheitsmarktes sein (vgl. Abbildung 1).[37] Im Jahr 2005 wurden in Deutschland knapp 4,3 Mio. Beschäftigungen im Gesundheitswesen registriert.[38] Dies entspricht einem Anteil von rund 10,5 Prozent an allen Beschäftigten. Auf die Bevölkerung bezogen entfallen in Deutschland auf 1.000 Einwohner knapp 46,8 Gesundheitsberufe, was deutlich über den Werten anderer Staaten liegt (nur Norwegen weist hier einen noch höheren Wert auf). Rund 53 Prozent der im Gesundheitsbereich Beschäftigten üben einen Gesundheitsdienstberuf (u. a. Ärzte, Apotheker, Arzthelfer) aus, während den verbleibenden 47 Prozent beispielsweise die Berufe Altenpfleger, Zahntechniker, pharmazeutisch-technische Angestellte sowie die rund 150.000 Beschäftigten der Gesetzlichen Krankenkassen zuzurechnen sind.[39] Nach Beschäftigungsart differenziert, entfallen 60 Prozent auf Vollzeitbeschäftigte, 30 Prozent auf Teilzeitbeschäftigte und 10 Prozent auf geringfügig Beschäftigte.[40] Damit liegt der Anteil der Vollzeitbeschäftigten deutlich unterhalb des gesamtwirtschaftlichen Durchschnittes von 70 Prozent, jener der Teilzeitbeschäftigten deutlich über dem der Gesamtwirtschaft von rund 15 Prozent. Besonders auffällig ist, dass der Trend zu mehr Teilzeitbeschäftigung und geringfügiger Beschäftigung anhält. So hat sich die Zahl der Vollzeitäquivalente von 2003 auf 2004 um rund 41.000 reduziert.[41] Das *Hamburgische Weltwirtschaftsinstitut* (HWWI) kommt zu dem Ergebnis, dass selbst ohne grundlegende Reformen bis zum Jahr 2020 bis zu 642.000 zusätzliche Arbeitsplätze im deutschen Gesundheitssystem entstehen könnten.[42] In einem vollständig deregulierten Gesundheitssystem, in dem die wachstums- und beschäftigungshemmenden Faktoren beseitigt werden, könnte sich die Zahl gar auf insgesamt 1,2 Millionen Arbeitsplätze verdoppeln.

Zwischen 2000 und 2005 sind die realen Pro-Kopf-Gesundheitsausgaben in Deutschland im Schnitt um 1,3 Prozent jährlich gestiegen.[43] Sie liegen damit deutlich unter dem Ausgabenzuwachs in den OECD-Ländern (2000-2005: 4,3 Prozent p. a.). Im Unterschied dazu fällt der Anteil der gesamten Gesundheitsausgaben am Bruttoinlandsprodukt mit 10,7 Prozent (2005) ausgesprochen hoch aus. Damit belegt

---

37 Vgl. *Zimmermann* (2006), *Klusen* (2006).
38 Vgl. die Webseite des Statistischen Bundesamtes.
39 Vgl. *BMG* (2005). Werte des Jahres 2004.
40 Vgl. *StaBA* (2006).
41 Bei den Vollzeitäquivalenten (FTE, *Full Time Equivalents*) handelt es sich um einen statistischen Wert, der sich durch Umrechnung aller Beschäftigungsverhältnisse auf die volle tarifliche Arbeitszeit ergibt.
42 Vgl. *Straubhaar/Geyer/Locher et al.* (2006). Die vom Handel ausgehenden Beschäftigungswirkungen werden in der Studie nicht berücksichtigt.
43 Vgl. *OECD* (2007).

Deutschland hinter den Vereinigten Staaten (15,3 Prozent), der Schweiz (11,6 Prozent) und Frankreich (11,1 Prozent) den vierten Platz. Zudem werden in Deutschland mehr materielle Ressourcen als in den meisten anderen OECD-Ländern eingesetzt.

Abbildung 1: Indikatoren zur Gesundheitsversorgung

Indikator	Bevölkerung	Gesamte Gesundheitsausgaben	Gesamte Gesundheitsausgaben	Gesundheitsberufe gesamt (eingesetzes Personal)	Praktizierende Ärzte (eingesetzes Personal)
Einheit	in 1.000	in % des BIP	pro Kopf, in USD (KKP)	Anzahl je 1.000 Einw.	Anzahl je 1.000 Einw.
Jahr	2005	2005	2005	2005	2005
EU-Mitgliedstaaten:					
Belgien	10.479	10,3 e)	3.389 e)		4,0
Dänemark	5.416	9,1 e)	3.108 e)	16,2 v)	3,6 v)
Deutschland	82.466	10,7	3.287	46,8	3,4
Finnland	5.246	7,5	2.331		2,4
Frankreich	60.873	11,1	3.374	32,5	3,4
Griechenland	11.104	10,1	2.981	15,8 v)	4,9 v)
Irland	4.131	7,5	2.926	30,9	2,8
Italien	58.135	8,9	2.532	20,3	3,8
Luxemburg	455	8,3 e) v)	5.352 e) v)		2,5
Niederlande	16.320	9,2 e) v)	3094 e) v)	32,3 e) v)	3,7
Österreich	8.233	10,2	3.519		3,5
Polen	38.161	6,2 e)	867 e)	15,4	2,1 b
Portugal	10.563	10,2 e)	2.033 e)	14,0	3,4
Schweden	9.030	9,1	2.918		3,4 v)
Slowakei	5.387	7,1	1.137	19,9 v)	3,1 v)
Spanien	43.398	8,2 e)	2.255 e)	19,6	3,8
Tschechische Republik	10.221	7,2	1.479	25,8	3,6
Ungarn	10.087	8,1 e) v)	1.337 e) v)		3,0 b)
Vereinigtes Königreich	60.227	8,3 d)	2.724 d)	34,2	2,4
Drittstaaten					
Australien	20.329	9,5 v)	3.128 v)	35,5	2,7 v)
Japan	127.757	8,0 e) v)	2358 e) v)		2,0 v)
Kanada	32.271	9,8	3.326	40,7	2,2
Norwegen	4.623	9,1	4.364	55,7	3,7
Schweiz	7.437	11,6	4.177		3,8
Türkei	72.064	7,6	586		1,5 v)
Vereinigte Staaten	296.410	15,3	6.401	38,5	2,4

Quelle: *OECD Health Data 2007*. Erläuterung: e = Schätzwert, b = Bruch in der Zeitreihe, d = Unterschiede bezüglich der Methodologie, v = Vorjahreswert

Hinsichtlich des Jahreseinkommens bewegen sich beispielsweise die deutschen Hausärzte mit 86.719 EUR international im Mittelfeld.[44] Die Einkommensunterschiede zwischen dem In- und Ausland wirken dabei als Attrahierungsfaktor auf die im Gesundheitsbereich Beschäftigten. Insgesamt sind 19.513 ausländische Ärzte in Deutschland registriert (2006), was einem Anteil von rund 4,8 Prozent an allen Ärzten entspricht.[45] Davon stammen alleine 6.750 Ärzte aus den 26 anderen EU-

---

44 Vgl. *OECD* (2005, S.132). Dabei ist zu beachten, dass hier sowohl die Jahreseinkommen der angestellten Ärzte als auch jene der selbstständigen Ärzte eingeflossen sind. Die Einkommensstreuung innerhalb der Ärzteschaft bleibt ebenfalls unberücksichtigt. Verglichen mit Belgien (52.099 EUR), Schweden (62.468 EUR) und Frankreich (76.889 EUR) verdienen deutsche Hausärzte relativ gut. Allerdings bleibt das Einkommen deutlich hinter den USA (138.000 EUR) und Kanada (102.045 EUR), aber auch gegenüber direkten Nachbarländern wie den Niederlanden (113.147 EUR) und Dänemark (101.901 EUR) zurück.
45 Vgl. die Ärztestatistik (Stand: 31.12.2006) der *Bundesärztekammer*.

Mitgliedstaaten, 7.045 aus anderen europäischen Staaten, 3.937 aus Asien, 832 aus Afrika und 685 aus Amerika. Umgekehrt waren im Jahr 2003 rund 12.000 deutsche Ärzte im Ausland tätig, davon alleine 2.600 in britischen Kliniken, 747 in Frankreich, 708 in Schweden und 650 in Norwegen.[46] Berechnungen zufolge sind alleine im Jahr 2006 2.575 ehemals in Deutschland tätige Ärzte ins Ausland abgewandert, wovon rund 78 Prozent deutschstämmig sind.[47] Zwar haben in den letzten Jahren vor allem Großbritannien und die skandinavischen Länder um deutsche Mediziner geworben, allerdings sind die Schweiz, Österreich und die USA als Auswanderungsländer deutlich beliebter.

1.1.2. Chancen und Risiken einer Handelsausweitung im Gesundheitsbereich

Eine Ausweitung des Handels mit Gesundheitsleistungen wirkt generell wohlfahrtssteigernd. Zugleich eröffnen sich vielfältige Chancen für die deutschen Gesundheitsakteure: Die Versicherten und Patienten profitieren von den erweiterten Wahlfreiheiten, die Leistungserbringer können neue Absatzmärkte erschließen, und die gesetzlichen Krankenkassen können als Sachwalter der Versicherten gegebenenfalls Finanzmittel einsparen (vgl. die Kapitel 4.4 und 5.3.2).[48] Allerdings kann der Handel mit Gesundheitsleistungen zugleich medizinische Risiken für den Einzelnen sowie finanzielle Unsicherheiten für die sozialen Gesundheitssysteme bergen. Aus dem medizinischen Risiko ist jedoch keine Einschränkung der grenzüberschreitenden Gesundheitsversorgung abzuleiten, da erstens das potenzielle Ausmaß der Gefahren überschaubar ist und zweitens eine Gesundheitsgefährdung grundsätzlich auch beim Konsumieren anderer Güter und Dienstleistungen (z. B. Fahrzeuge, Lebensmittel, Kleidung, ...) gegeben ist, die sich über die Zulassung zu den nationalen Märkten vergleichsweise leicht kontrollieren lassen. Die mit einer Handelsliberalisierung verbundenen Chancen überwiegen die damit verbundenen Risiken somit deutlich. Insbesondere lassen sich die Risiken des Gesundheitshandels reduzieren, indem sowohl auf der Ebene der Nationalstaaten als auch zwischen den Staaten entsprechende Rahmenbedingungen gesetzt werden. Innerhalb dieses einführenden Kapitels werden die Chancen und Risiken zunächst nur aufgelistet, eine weitergehende Diskussion erfolgt in den Kapiteln 4 und 5.

Über alle Mitgliedstaaten betrachtet, bietet eine grenzüberschreitende Inanspruchnahme für die Versicherten und die Krankenkassen aufgrund der zwischenstaatlichen Preisunterschiede grundsätzlich Kosten- und Qualitätsvorteile. Dabei dürften deutsche Versicherte angesichts des vergleichsweise hohen Qualitätsniveaus in der deutschen Gesundheitsversorgung vor allem bei spezialisierten und neuartigen Leistungen Qualitätsvorteile im Ausland generieren. Aus Sicht der deutschen Versi-

---

46 Vgl. *KBV* (2005).
47 Vgl. *Kopetsch* (2007, S.704).
48 Vgl. *o. V.* (2003b).

cherten stehen bei den etablierten Gesundheitsleistungen und Behandlungsmethoden die erzielbaren Kosteneinsparungen im Vordergrund. Um Nachbehandlungen durch ausländische und inländische Leistungserbringer nach Möglichkeit zu vermeiden, sollten die ausländischen Leistungen ein ähnlich hohes oder höheres Qualitätsniveau wie substitutive inländische Leistungen aufweisen. Da sich die ausländischen Angebote in preislicher und qualitativer Hinsicht von den nationalen Varianten unterscheiden, ist in diesem Zusammenhang die Substituierbarkeit der Leistungen zu diskutieren (vgl. Kapitel 3.3). Zudem muss zwischen zwei Nachfragetypen unterschieden werden: dem mündigen Verbraucher, welcher die ausländischen Gesundheitsleistungen aufgrund leistungsspezifischer Präferenzen gezielt in Anspruch nimmt, und dem hilfsbedürftigen, akut kranken Patienten, welcher aufgrund der dringenden Behandlungsnotwendigkeit in der Regel keine Möglichkeit hat, sich über alternative Leistungsangebote zu informieren.[49]

Gegen eine Liberalisierung der grenzüberschreitenden Inanspruchnahme von Gesundheitsdienstleistungen wird in erster Linie das Argument der finanziellen Stabilität der sozialen Sicherungssysteme angeführt. Insbesondere würden hierdurch nationale Bemühungen hinsichtlich der Kostenkontrolle und der Ressourcenplanung unterminiert. Dabei lassen sich finanzielle Unsicherheiten durch die Anwendung adäquater Erstattungsregeln, wie einer Erstattung in Höhe der inländischen Tarife, weitgehend kontrollieren.[50] Andernfalls könnte sich die Finanzierung von hochpreisigen Gesundheitsleistungen vor allem für Staaten mit einem niedrigeren Einkommens- und Preisniveau, wie für die seit 2004 beigetretenen zwölf neuen Mitgliedstaaten aus Mittel- und Osteuropa, als problematisch erweisen.[51] Verglichen mit der Mehrzahl der ehemaligen EU-15-Staaten weisen die sozialen Gesundheitssysteme der neuen Mitgliedstaaten zum Teil größere Versorgungslücken auf, sodass sich die bereits vor dem Jahr 2004 vorhandenen innergemeinschaftlichen Versorgungsunterschiede in ihrem Ausmaß verfestigt und zum Teil nochmals vergrößert haben (vgl. Kapitel 2.1). Darüber hinaus sind infolge der EU-Erweiterung auch die realen Einkommensunterschiede gestiegen.[52] Angesichts des hohen deutschen Wohl-

---

49 Vgl. *Reich* (1999).
50 Vgl. *Dietrich* (2003).
51 Vgl. *Byrne* (2003), *Steinmeyer* (2001, S. 215 f.). Zum aktuellen Stand der Erweiterung siehe die Webseite der Europäischen Union. Seit 1998 teilt die Europäische Kommission dem Europäischen Rat in jährlichen Länderberichten und einem zusätzlichen Strategiepapier den Stand der Übernahme der Verpflichtungen der Europäischen Union, den *Acquis communautaire* (auch: Gemeinschaftlicher Besitzstand), durch die Beitrittskandidaten mit. Die Länderberichte enthalten wesentliche politische und wirtschaftliche Kriterien, die Umsetzung des gemeinschaftlichen Besitzstandes in Form einzelner Kapitel (u. a. Soziales und Beschäftigung, Verbraucher- und Gesundheitsschutz) sowie eine Bewertung der Leistungen des Kandidatenlandes und bilden die Grundlage für die weiteren Beitrittsverhandlungen durch den Europäischen Rat.
52 Vgl. *Dietrich* (2003), *Danner* (2001). Zum Kaufkraftparitätentheorem, dem Versuch seiner empirischen Erfassung sowie seinen Erweiterungen vergleiche *Mankiw* (1998, S. 229 ff.), *Siebert* (1994, S. 247 ff.), *Rose/Sauernheimer* (2006, S. 179 ff.), *Willms* (1995, S. 112 ff.).

fahrtsniveaus und der im internationalen Vergleich hohen Vergütung im Gesundheitsbereich spielt das Problem der Kostenkontrolle für die Gesetzliche Krankenversicherung eine eher untergeordnete Rolle.

Nicht zuletzt befürchten einige Gesundheitsakteure, dass sich ihre Wettbewerbsposition im Zuge einer Handelsliberalisierung verschlechtern könnte und versuchen daher, die politischen Entscheidungsträger und Medien in ihrem Sinne zu beeinflussen (vgl. Kapitel 4.3). Gleichwohl wird sich die fortschreitende innergemeinschaftliche Handelsliberalisierung im Gesundheitsbereich angesichts der bestehenden Verbraucherbedürfnisse ohnehin nicht aufhalten lassen, wie die innereuropäischen Entwicklungen in den letzten Jahren gezeigt haben (vgl. Kapitel 2.2.3.6).[53] Beispiele hierfür sind die Bereiche Verkehr, Telekommunikation und Energie, die – entsprechend der Terminologie der EU – den Leistungen von allgemeinem wirtschaftlichem Interesse zugerechnet werden.[54]

Die Aufgabe der nationalen Entscheidungsträger und gegebenenfalls parastaatlicher Institutionen besteht somit darin, zum einen die medizinischen Risiken über Zulassungs-, Vertriebs- bzw. Ausübungskriterien sowie zum anderen die finanziellen Risiken über adäquate Erstattungsregelungen zu reduzieren. Dadurch werden die Folgen des grenzüberschreitenden Leistungsbezugs sowohl für den Einzelnen als auch für die Gesundheitssysteme kalkulierbarer, ohne dass das wohlfahrtssteigernde Handelspotenzial gänzlich beschnitten wird. Die durch eine adäquate Rahmenordnung geschaffene Rechtssicherheit wirkt sich Transaktionskosten senkend aus, da hierdurch medizinische und finanzielle Folgerisiken für den Fall der Vertragsverletzung durch eine der beiden Marktseiten kalkulierbarer werden (vgl. Kapitel 1.1.3). Hierunter fällt auch die Frage nach der Haftung im Fall von Behandlungsfehlern. Wenngleich die einzelnen Mitgliedstaaten zwar die finanziellen Erstattungsregelungen festlegen können, haben diese auf die medizinische Qualität jenseits des eigenen Hoheitsgebietes keinen Einfluss. Jedoch lassen sich die Marktzulassungsregeln der Europäischen Union als erste qualitätssichernde Maßnahmen werten, welche zukünftig durch regelmäßige Qualitätskontrollen ergänzt werden sollten (vgl. Kapitel 5.1.1).[55]

Neben dem Abbau tarifärer Handelshemmnisse innerhalb der Integrationsräume wie der Europäischen Union soll der grenzüberschreitende Handel zwischen den Staaten und Integrationsräumen durch die von der Welthandelsorganisation kontrollierten Abkommen erleichtert werden (vgl. Kapitel 4.1).[56] Um den Anforderungen eines sowohl freien als auch fairen Handels zu genügen, sind bei der Ausgestaltung der WTO-Abkommen die Unternehmensinteressen insbesondere gegen die Bedürfnisse ärmerer Staaten, aber auch die Funktionsfähigkeit der Gesundheitssysteme

---

53 Vgl. *BMGS* (2003).
54 Vgl. *Europäische Kommission* (1985, Rdnr. 86), *Cecchini/Catinat/Jacquemin* (1988), *Europäische Kommission* (2003b, S. 28 ff.), *Economist Advisory Group Ltd./Burstall/Reuben* (1988).
55 Vgl. *Korzilius* (2004).
56 Vgl. *WTO/WHO* (2001).

gegen die Interessen ausländischer Unternehmen und Bürger abzuwägen.[57] Darüber hinaus bedarf der Aufbau funktionierender Gesundheitssysteme in den Entwicklungs- und Schwellenländern der finanziellen und personellen Unterstützung durch die Industriestaaten.[58]

1.1.3. Die Rolle der Transaktionskosten und der Informationen

In den letzten Jahren ist ein allgemein gestiegenes Handelspotenzial zwischen den Mitgliedstaaten festzustellen, nicht nur im Gesundheitsbereich (vgl. Kapitel 4.1). Ursächlich hierfür ist in erster Linie das Zusammenspiel von neuen Informations- und Kommunikationstechnologien (IuK) mit sinkenden Reise- und Transportkosten. Als Folge der Liberalisierung des innereuropäischen Verkehrswesens sind beispielsweise die Flugkosten gesunken, sodass die Verbraucher nun von den Reaktionen etablierter Anbieter auf die Sondertarife der Billigfluglinien sowie von einem größeren Flugstrecken-Angebot profitieren.[59] Zudem ist aufgrund der neuen Informations- und Kommunikationstechnologien auf verschiedenen Dienstleistungsmärkten ein unmittelbarer Austausch zwischen den beiden Marktseiten nicht mehr zwangsläufig erforderlich. Auch im Gesundheitsbereich wird hierdurch die Entstehung neuer Kooperations- und Angebotsformen wie der Telemedizin, Gesundheitsnetze etc. begünstigt (vgl. Kapitel 5.2.1).[60] Darüber hinaus können sich die Nachfrager bei einem Teil der Dienstleistungen bereits vor der Inanspruchnahme über leistungsspezifische Eigenschaften (Preis, Qualität, Verfügbarkeit) informieren. Ein Beispiel hierfür sind die auf elektronischem Wege bereitgestellten Beratungsleistungen im Banken- und Versicherungssektor. Als Folge dieser Entwicklungen hat sich das Diffusionspotenzial von Innovationen des Dienstleistungsbereichs erhöht, und die Reagibilität der Märkte ist gestiegen. Die Anbieter müssen sowohl auf ein größeres Angebot substitutiver Leistungen als auch auf eine schnellere Diffusion von Konkurrenzprodukten reagieren.

Wenn man alle Mitgliedstaaten betrachtet, ist davon auszugehen, dass zukünftig die Kostenbeteiligung der Versicherten steigt, dass es zu weiteren Leistungsausgliederungen kommt und sich noch mehr Warteschlangen herausbilden. Ein solches Szenario ist angesichts der bereits heute gelebten Realität, dem ausgabentreibenden medizinischen Fortschritt und der demografischen Entwicklung nicht unrealistisch. Zugleich begünstigen diese Entwicklungen eine Handelsausweitung im Gesundheitsbereich, da hierdurch die vorhandene Versichertensensibilität für interregionale Preis- und Qualitätsunterschiede stärker zum Tragen kommt.[61] Die Versichertenrolle

---

57 Vgl. *AIM* (2001).
58 Vgl. *KT* (2003a), *Sachs* (2001), *Frein/Reichel* (2000).
59 Vgl. *WTO* (1998, S. 91 ff.).
60 Vgl. *Europäische Kommission* (2000c).
61 Vgl. *Scheil-Adlung* (2001, S. 161 ff.), *Bettcher/Yach/Guindon* (2000, S. 529 f.), *Deutscher Bundestag* (2002b).

verändert sich so von einer bisher eher passiven Konsumhaltung zu einer aktiven Rolle. Dies bedeutet aber auch, dass sich die Versicherten über die angebotenen Leistungen am Markt informieren wollen und können müssen (vgl. Kapitel 3.3).

Gemäß der Neuen Institutionenökonomie ist die Marktnutzung nicht kostenlos, da den Wirtschaftssubjekten so genannte Transaktionskosten entstehen, welche beispielsweise durch die Beschaffung relevanter Informationen in Form von Informations- und Suchkosten anfallen.[62] Der von *Coase* und *Williamson* geprägte Begriff der Transaktionskosten umfasst alle bei der Bestimmung, Übertragung und Durchsetzung von Verfügungsrechten (*Property Rights*) und/oder die durch den physischen Austausch entstehenden Kosten, welche nicht den Produktionskosten zuzurechnen sind.[63] Gesamtwirtschaftlich betrachtet kommt den Transaktionskosten eine erhebliche Bedeutung zu, da die Reibungsverluste in modernen Volkswirtschaften auf rund 50 bis 60 Prozent des Nettosozialproduktes geschätzt werden.[64]

Erst seit kurzem wird die Transaktionskostentheorie unter dem Begriff der *Neuen Institutionenökonomik Internationaler Transaktionen* (NIIT) auch auf grenzüberschreitende Transaktionen angewendet.[65] Transaktionskosten erhöhend wirken sich vor allem unterschiedliche Rechtsgrundlagen und Rechtsterritorialitäten aus. Da internationale Transaktionen die Gewaltenmonopole der Rechtsetzungsbefugnis, der Rechtsanwendung und der Rechtsdurchsetzung der beteiligten Staaten berühren, erhöht sich die Unvollständigkeit der Verträge in Form von Normierungslücken, Normkollisionen und Vollzugsdefiziten, zu denen sich Unsicherheiten wie die Ermittlung kompetenter Ansprechpartner, Kommunikationsschwierigkeiten infolge von Sprachunterschieden, kulturelle Unterschiede etc. gesellen.[66] Die Folge ist, dass sich die bereits im nationalen Kontext gegebenen Unsicherheiten der Vertragspart-

---

62 Vgl. *Picot/Dietl* (1990), *Schumann/Meyer/Ströbele* (1999, S. 470 ff.), *Richter/Furubotn* (1996, S. 45 ff.), *Cezanne/Mayer* (1998). Zur Definition der Unternehmenstransaktionskosten und der politischen Transaktionskosten (auch: soziale Transaktionskosten) vgl. *Richter/Furubotn* (1996).

63 Vgl. *Coase* (1937), *Williamson* (1990). Unter die Transaktionskosten des Marktes fallen die Ex-ante-Kosten vor Vertragsabschluss (Suchkosten, Informationskosten, Verhandlungskosten, Entscheidungskosten, ...), die Kosten des eigentlichen Transfers, die Ex-post-Kosten der Vertragskontrolle (Überwachungskosten, Durchsetzungskosten, ...) sowie die Anpassungskosten an veränderte Umweltbedingungen (vgl. *Fritsch/Wein/Ewers* (2003, S. 10 ff.)). Die Entstehung von Transaktionskosten ist auf die unvollständige Erfassung aller potenziell auftretenden Situationen in Verträgen (relationaler Vertrag) und die begrenzte Kapazität der Informationsaufnahme und Informationsverarbeitung durch die Marktteilnehmer (*bounded rationality*) zurückzuführen. Für die besser informierte Marktseite eröffnen sich hierdurch opportunistische Verhaltensmöglichkeiten, indem Informationen gegenüber dem Vertragspartner zurückgehalten oder verzerrt wiedergegeben werden. *Williamson* (1990, S. 59 ff.) unterscheidet Transaktionen hinsichtlich der Kategorien Unsicherheit, Transaktionshäufigkeit und Faktorspezifität. Aufgrund der Faktorspezifität werden transaktionsspezifische Investitionen gebunden (*lock-in*), was dem Vertragspartner das Abschöpfen der erwirtschafteten Quasirente ermöglicht (*hold-up*).

64 Vgl. *Durth* (2000, S. 637), *Bischoff/Bohnet* (2000).

65 Vgl. *Schenk/Schmidtchen/Streit et al.* (1999).

66 Vgl. *Schmidtchen/Schmidt-Trenz* (2003).

ner bei einem grenzüberschreitenden Leistungsbezug vergrößern und damit die Transaktionskosten steigen.[67]

Neben den nichttarifären Handelshemmnissen innerhalb der Europäischen Union bestehen außerhalb dieses Raumes tarifäre Handelshemmnisse, welche eine zusätzliche bremsende Wirkung auf die Nachfrage entfalten (vgl. Kapitel 4.3). Ein Abbau der tarifären und nichttarifären Handelshemmnisse führt somit zu einer grundsätzlichen Vergrößerung der Absatzmärkte, durch die sich zum einen Produktionskostenvorteile realisieren lassen, zum anderen kann ein Abbau der Handelshemmnisse die Rentabilität des Auslandsbezugs erhöhen (vgl. Kapitel 4.4.2.1).[68] Aber auch ohne einen weiteren Abbau von Handelshemmnissen können den Patienten beim Besuch des nächstgelegenen *inländischen* Spezialisten höhere Transaktionskosten entstehen als bei der Inanspruchnahme substitutiver ausländischer Leistungen (vgl. Kapitel 5.2.4). Eine rationale Entscheidung über die Vorteilhaftigkeit der Inanspruchnahme einer in- bzw. ausländischen Gesundheitsleistung ist nur möglich, wenn die gesamten Bezugskosten berücksichtigt werden. Neben dem Preis sind ebenfalls Transaktionskostenkomponenten wie die Zeitkosten bei der Entscheidung über eine In- und Auslandsbehandlung zu berücksichtigen (vgl. Kapitel 3.2.2). Allerdings ist es höchst zweifelhaft, ob die Mehrzahl der Versicherten bzw. Patienten bei ihrer Entscheidungsfindung sämtliche Kostenkomponenten implizit oder explizit berücksichtigt.

Um seiner Rolle als mündiger Patient gerecht werden zu können, muss dieser auf Informationen zurückgreifen können, die ihn befähigen, rationale, den eigenen Präferenzen entsprechende Entscheidungen zu treffen. Darüber hinaus entstehen bei der Informationsbeschaffung hinsichtlich der Leistungsqualität grundsätzlich größere Transaktionskosten, als dies bei der Preissuche der Fall ist (vgl. Kapitel 3.3). Dies gilt insbesondere für Vertrauensgüter, denen auch die Gesundheitsdienstleistungen zugerechnet werden. Neben der Frage, welche Informationsmöglichkeiten bestehen und wie sich diese ausweiten lassen, stellt sich auch die Frage nach der Qualität der Informationen. Denn falsche oder unvollständige Informationen begünstigen eine unter- oder überoptimale Inanspruchnahme medizinischer Leistungen.[69] Die Problematik der Informationsqualität wird insbesondere durch das Aufkommen von Internet-/Versandhandelsapotheken und der Bereitstellung von medizinischen Informationen über das Internet diskutiert (vgl. Kapitel 5.1.3).[70] Gleichwohl sind die über traditionelle Informations- und Kommunikationskanäle bereitgestellten Informationen ebenfalls auf ihre Qualität zu überprüfen.

---

67   Vgl. *Ripperger* (1999).
68   Vgl. *Fritsch/Wein/Ewers* (2003, S. 186 ff.), *Williamson* (1990, S. 104 ff.).
69   Vgl. *Phelps* (2000, S. 226).
70   Vgl. *Europäische Kommission* (2004c).

1.2. Gliederungssystematik

Vor dem vorgenannten Hintergrund beschäftigt sich die Arbeit mit der systematischen Aufarbeitung des Status quo, der Bestimmungsgründe und der Entwicklungspotenziale der grenzüberschreitenden Gesundheitsversorgung. Der Schwerpunkt liegt dabei auf der zukünftigen Entwicklung der grenzüberschreitenden, innergemeinschaftlichen Versorgung mit Gesundheitsdienstleistungen. Denn seit dem *Kohll*-Urteil[71] können sich die Versicherten der sozialen Sicherungssysteme der EU-Mitgliedstaaten im Bereich Gesundheit auf erweiterte Rechte berufen, um innerhalb der Europäischen Union ausländische Leistungserbringer in Anspruch nehmen zu können.

Im Rahmen dieser Arbeit sollen zum einen die Unterschiede zur Gesundheitsversorgung im nationalen Kontext sowie die Chancen und Risiken einer sich ausweitenden grenzüberschreitenden Gesundheitsversorgung herausgearbeitet werden. Zum anderen sollen die Unterschiede zwischen dem Handel mit Gesundheitsgütern und dem Handel mit Gesundheitsdienstleistungen deutlich werden. Dem entsprechend beschäftigt sich zunächst Kapitel 2 mit dem Status quo der innergemeinschaftlichen Gesundheitsversorgung, der Europäischen Gesundheitspolitik und den zukünftigen Entwicklungsperspektiven auf der europäischen Ebene. Im anschließenden Kapitel 3 erfolgt eine Analyse der Gesundheitsversorgung im nationalen Kontext, die in den folgenden Kapiteln 4 und 5 auf eine grenzüberschreitende Ebene transferiert wird. Dabei werden in Kapitel 3 neben den gesundheitsökonomischen Grundlagen ebenfalls die unterschiedlichen Möglichkeiten einer Qualitätseinschätzung von Gütern und von Dienstleistungen herausgearbeitet. Da die Entwicklungen innerhalb der Europäischen Union bislang vornehmlich durch die Versichertenbedürfnisse vorangetrieben werden, wird die Gesundheitsnachfrage einer gesonderten Analyse unterzogen. In Kapitel 4 werden die traditionellen und neueren Außenhandelstheorien auf den Handel mit Gesundheitsleistungen angewendet. Im darauf folgenden Kapitel 5 werden zum einen die konkreten Ausprägungen des Güterhandels am Beispiel des Arzneimittelhandels in Form des Re-/Parallelimports und des Versandhandels sowie zum anderen die spezifischen Ausprägungen im Dienstleistungsbereich dargestellt.[72] Aufbauend auf der vorhergehenden Analyse wird für die grenzüberschreitende Inanspruchnahme von Gesundheitsdienstleistungen ein mikroökonomisches Modell entwickelt, welches die wesentlichen Nachfragedeterminanten im Zusammenspiel erfasst. Das fünfte Kapitel endet mit einer Zusammenstellung wichtiger Wechselwirkungen zwischen den nationalen Gesundheitssystemen und den globalen Entwicklungen sowie damit verbundenen Anpassungsnotwendigkeiten und Fragen. Das abschließende Kapitel 6 fasst wesentliche Ergebnisse der Arbeit zusammen und

---

71 Rs. C-158/96 (*Kohll*), Slg. 1998, S. 1931 ff.
72 Gleichwohl sind die Handelsausprägungen im Arzneimittelbereich in analoger Weise auf den Bereich der Heil- und Hilfsmittel übertragbar.

bietet einen Ausblick auf die zukünftige Entwicklung der grenzüberschreitenden Gesundheitsversorgung.

2. Die Rolle der Europäischen Union für die grenzüberschreitende Gesundheitsversorgung

Neben dem medizinisch-technischen Fortschritt, der demografischen Entwicklung und systemimmanenten Ineffizienzen wird das deutsche Gesundheitssystem mit einer Vielzahl sich ändernder systemexogener Rahmenbedingungen konfrontiert.[73] Stellvertretend für die Vielzahl systemexogener Einflussfaktoren sind hier die zunehmende weltwirtschaftliche Verflechtung, die Bildung politischer Unionen, der weitgehende Zusammenbruch der kommunistisch geprägten Wirtschaftssysteme, krisenbedingte Migrationsströme zwischen den Staaten, der technische Fortschritt, die erweiterten Informations- und Kommunikationsmöglichkeiten sowie sinkende Raumüberbrückungskosten zu nennen, die sich unter dem Begriff der Globalisierung zusammenfassen lassen.[74] Diese Entwicklungen gehen zum Teil mit erheblichen gesellschaftspolitischen, kulturellen, militärischen und nicht zuletzt wirtschaftlichen Veränderungen für die Nationalstaaten einher. Kennzeichen und zugleich ursächlich für die gestiegene grenzüberschreitende Wettbewerbsintensität über alle Wirtschaftsbereiche sind die wachsende Mobilität der Kapital- und Güterströme sowie die erhöhte Freizügigkeit des Personenverkehrs, von der man sich ebenfalls positive Wirkung auf die Gesundheitssysteme verspricht. Die Globalisierung wird jedoch nicht nur positiv gesehen. Da die vorgenannten Entwicklungen eine prozessuale Neuordnung zwischen den Staaten und verschiedenen Bevölkerungsgruppen anstoßen, formieren sich zum Teil Widerstände gegen eine weitergehende Öffnung und es kommt zu einer teilweisen Renaissance nationalstaatlicher Belange.[75]

Als Folge der Globalisierung wird das Modell des territorial beschränkten Sozialstaats zusehends durch das Modell der Klientelgesellschaft abgelöst.[76] Dies zeigt sich zum einen in der Auflösung und Ergänzung nationalstaatlicher Souveränitäten und demokratischer Prozesse durch überstaatliche Gruppenverhandlungen, die auf dem Konsensprinzip aufbauen. Die Notwendigkeit der gemeinsamen Entscheidungsfindung lässt oberhalb der nationalen Ebene neue parastaatliche Institutionen entstehen und es kommt zu einer Aufgabenerweiterung oder einer Verlagerung des Tätigkeitsschwerpunkts bereits existierender Einrichtungen. Als institutionelle Beispiele lassen sich auf europäischer Ebene die Europäische Union, auf atlantikaler Ebene die NATO und auf globaler Ebene die UNO anführen. Zum anderen steigt als Folge der erweiterten Informations- und Kommunikationsmöglichkeiten sowie der sinken-

---

73 Vgl. *Oberender/Hebborn/Zerth* (2002, S. 104 ff.).
74 Vgl. *Le Monde diplomatique* (2003), *Le Monde diplomatique* (2006).
75 Vgl. *Europäische Kommission* (1985).
76 Vgl. *Herder-Dorneich* (2001), *Waldschmitt* (2001, S. 27 ff.).

den Raumüberbrückungskosten die Zahl der grenzüberschreitenden, marktwirtschaftlichen Transaktionen.

Mit den sich erweiternden Integrationsräumen und dem steigenden Reiseaufkommen wird zugleich ein anderes Problem deutlich: Übertragbare Krankheiten kennen keine Landesgrenzen.[77] Wie die jüngeren Erfahrungen mit SARS, aber auch mit Krankheiten wie Hepatitis, AIDS, Malaria und Tuberkulose gezeigt haben, steigt mit einer größeren zwischenstaatlichen Personenmobilität das Risiko grenzüberschreitender Ansteckungsgefahren.[78] Obwohl die Medien zu einer übertreibenden Darstellung neigen, dürfen die Risiken grenzüberschreitender Infektionen und möglicher Pandemien nicht unterschätzt werden.[79] Hieraus erwächst die Notwendigkeit, nationale oder regionale Notfallpläne auszuarbeiten. Im Idealfall gelingt es, die Verbreitung übertragbarer Krankheiten durch präventive Maßnahmen bereits frühzeitig einzudämmen. Abgestimmte Aktivitäten innerhalb der Integrationsräume, wie der Europäischen Union, und internationale Abkommen gegen die Verbreitung von Krankheiten, wie das der *International Health Regulations* (IHR) der *Weltgesundheitsorganisation* (WHO), gewinnen somit an Bedeutung. Darüber hinaus beschäftigt sich die multilaterale und multiinstitutionale Initiative *Global Health Security Initiative* (GHSI) als Reaktion auf den 11. September 2001 mit den Gesundheitsgefahren, die von biologischen, chemischen oder radionuklearen Terrorakten ausgehen.

Angesichts dieser Entwicklungen sowie der fortschreitenden, allgemeinpolitischen und ökonomischen Integration der Europäischen Union sind in zunehmendem Maße Fragen zu beantworten, welche die sozialpolitische Integration Europas betreffen.[80] Zwar ist mit der Wirtschafts- und Währungsunion (WWU) die vertragsrechtliche Grundlage für eine ungehinderte Mobilität von Arbeit, Kapital, Dienstleistungen und Gütern innerhalb der Europäischen Union gelegt worden. Indes wird die praktische Umsetzung der Grundfreiheiten zum Teil durch nationale Regulierungen behindert.[81] Wie die Vorabentscheidungen des Europäischen Gerichtshofs insbesondere in den letzten Jahren verdeutlicht haben, behindern auch die vom Territorialitätsprinzip geprägten sozialen Sicherungssysteme der Mitgliedstaaten den Handel und die Integration auf eine zum Teil unverhältnismäßige Art und Weise. Für die Mitgliedstaaten der Europäischen Union erwächst hieraus die Notwendigkeit einer

---

77 Vgl. *af* (2007).
78 Vgl. *Le Monde diplomatique* (2003, S. 62 f. und 184 f.), *Byrne* (2001, S. 202).
79 Vgl. *Niedrig/Reinhardt/Burchard et al.* (2006).
80 Zum Integrationsbegriff vgl. *Blank/Clausen/Wacker* (1998, S. 31 ff.).
81 Neben den Integrationsmaßnahmen der Europäischen Union in den Bereichen „Soziales" und „öffentliche Gesundheit" sind aus Gründen des Bürgerschutzes insbesondere von der *Internationalen Arbeitsorganisation* (IAO) sowie dem Europarat verschiedene völkerrechtliche Übereinkommen und Verträge erarbeitet worden, die von den Mitgliedstaaten der Europäischen Union zum Teil unterzeichnet bzw. ratifiziert wurden und größtenteils in Kraft getreten sind. Da internationale Verträge per Ratifizierung eine rechtliche Verpflichtung der Völkerrechtssubjekte (Staaten) begründen, bilden sie zugleich eine wesentliche Grundlage bei der Ausgestaltung nationaler Rechtsgrundlagen (vgl. *Javillier* (2002)).

rechtskonformen Anpassung der nationalen Rechtsgrundlagen an das übergeordnete europäische Recht. Zugleich ergibt sich auch die Chance, systemimmanente Fehlanreize zu korrigieren und aus der Handelsliberalisierung zu profitieren. Durch die Urteile des Europäischen Gerichtshofs zum Sozial- und Gesundheitsbereich ist eine erst am Anfang stehende Neuordnung der zwischenstaatlichen Beziehung der Mitgliedstaaten im Sozialbereich angestoßen worden (vgl. Kapitel 2.2.3). Verglichen hiermit fällt der Einfluss der Europäischen Gesundheitspolitik und thematisch verwandter Politikressorts aufgrund der vertraglich zugewiesenen Kompetenzen im EGV eher gering aus. Bis zum *Kohll/Decker*-Urteil glaubten die Mitgliedstaaten daher, dass ihre Sozial- und Gesundheitssysteme eine wettbewerbliche Sonderstellung von weitgehend abgeschotteten, autarken Systemen in einer sich stärker verflechtenden Weltwirtschaft einnehmen würden.[82] Obwohl die sozialen Sicherungssysteme nach wie vor durch das Territorialitätsprinip geprägt sind, nimmt der Einfluss von supranationalen, europäischen Vorgaben auf die Systeme zu und ihre Stellung als wettbewerblicher Ausnahmebereich wird in Frage gestellt. Dies hängt unmittelbar mit der fortschreitenden Integration des Europäischen Binnenmarktes und der Geltendmachung der vier Grundfreiheiten (Art. 39 ff. EGV) sowie dem Verbot der Ausländerdiskriminierung zusammen.[83]

Für den Bereich der Gesundheitsgüter wie Arznei-, Heil- und Hilfsmittel ist die grundsätzliche Anwendung der Binnenmarktregeln bereits weitgehend beantwortet worden (vgl. Kapitel 5.1). Trotz der vereinfachten Zulassungsverfahren existieren auch für diesen Bereich nach wie vor nichttarifäre Handelshemmnisse, die auf die nationale Souveränität zur Gestaltung der Gesundheitssysteme und damit der Leistungskataloge zurückzuführen sind. In Auslegung der Art. 28 f. EGV sind den wettbewerbsbeschränkenden Handlungen nicht nur aktiv konstruktive Handlungen der Mitgliedstaaten zuzurechnen, sondern auch die Untätigkeit der Mitgliedstaaten gegen wettbewerbsbeschränkende Maßnahmen, welche von Privatpersonen oder Unternehmen ausgehen.[84] Wenngleich Art. 28 f. EGV grundsätzlich eine mengenmäßige Ein- bzw. Ausfuhrbeschränkung sowie gleichartige Maßnahmen zwischen den Mitgliedstaaten verbieten, sind medizinische Erzeugnisse auch Waren im Sinne des Art. 30 EGV. Gemäß Art. 30 EGV kann der freie Warenverkehr durch Ein-, Aus- und Durchfuhrverbote beschränkt werden, sofern dies „*aus Gründen der öffentlichen Sittlichkeit, Ordnung und Sicherheit, zum Schutze der Gesundheit und des Lebens von Menschen, Tieren oder Pflanzen, des nationalen Kulturguts von künstlerischem, geschichtlichem oder archäologischem Wert oder des gewerblichen und kommerziellen Eigentums gerechtfertigt*" ist und weder eine willkürliche Diskriminierung noch eine verdeckte Handelsbeschränkung darstellt.[85]

---

82 Vgl. *Schulte* in *Klusen* (2000, S. 128 f.), *Oberender/Fleischmann* (2002, S. 83 ff.).
83 Vgl. *Teidje* in *Klusen* (2000, S. 97).
84 Vgl. *Europäische Kommission* (2000e, S. 11).
85 Dienstleistungen als solche fallen nicht unter den Geltungsbereich der Art. 28 ff. EGV (vgl. *Europäische Kommission* (2000e, S. 9 ff.)). Zu den diskriminierenden Maßnahmen gleicher Wirkung zählen die Verpflichtung zur Einholung von Einfuhrlizenzen/-genehmigungen, die

Im Unterschied zum Güterbereich war die Frage, inwieweit Dienstleistungen des Gesundheitsbereichs in Form grenzüberschreitender Tätigkeiten von Leistungserbringern und Kostenträgern (aktive Dienstleistungsfreiheit) und die Inanspruchnahme von Gesundheitsgütern und -dienstleistungen durch die Versicherten bzw. Verbraucher in einem anderen Mitgliedstaat (passive Dienstleistungsfreiheit) den Bestimmungen des europäischen Rechts unterliegen oder einen wettbewerblichen Ausnahmebereich bilden, vor wenigen Jahren noch nicht eindeutig zu beantworten.[86] So erfolgt zwar einerseits im Rahmen der aktiven Dienstleistungsfreiheit die Sicherung der Niederlassungsfreiheit über Art. 47 EGV, welcher die gegenseitige Anerkennung von Diplomen, Prüfungszeugnissen und sonstigen Befähigungsnachweisen und die Koordinierung der Aufnahme und Ausübung selbstständiger Tätigkeiten regelt, sowie des Art. 251 EGV, zum Erlass koordinierender Richtlinien durch den Rat.[87] Andererseits stehen den grundlegenden Prinzipien des Europäischen Binnenmarktes in der Praxis nach wie vor nichttarifäre Handelshemmnisse in Form rechtlicher und administrativer Barrieren der Mitgliedstaaten entgegen, die den grenzüberschreitenden Bezug von Leistungen der sozialen Sicherungssysteme bei einem vorübergehenden oder dauerhaften Aufenthalt in einem anderen Mitgliedstaat erschweren und die Inanspruchnahme verzögern.[88] Darüber hinaus wird die Inanspruchnahme neben typischen Dienstleistungseigenschaften sowie sprachlichen und kulturellen Unterschieden, auch durch unzeitgemäße Vorschriften zur Koordinierung zwischenstaatlicher sozialrechtlicher Belange, wie der VO (EWG) Nr. 1612/68[89], behindert.[90]

Vor diesem Hintergrund setzt sich Kapitel 2 mit der derzeitigen und zukünftigen Rolle der Europäischen Union für die grenzüberschreitende Gesundheitsversorgung auseinander. Um das unterschiedliche Versorgungsniveau der Mitgliedstaaten im Gesundheitsbereich zu verdeutlichen, werden die Mitgliedstaaten eingangs anhand einiger systemprägender Merkmale und an ausgewählten gesundheitsökonomischen Indikatoren verglichen (Kapitel 2.1). Anschließend erfolgt eine Analyse der Europäischen Sozial- und Gesundheitspolitik (vgl. Kapitel 2.2). Dazu zeichnet Kapitel 2.2.1 zunächst die historische Entwicklung der Europäischen Sozialpolitik nach und zeigt die Entwicklung der vertraglichen Kompetenzen der Gemeinschaft im Gesundheitsbereich auf. Im anschließenden Kapitel 2.2.2 wird neben dem Einfluss der verschie-

---

Verpflichtung zur Vorlage von Bescheinigungen, nationale Vorschriften und Preiskontrollen, Inspektionen und Kontrollen etc. sowie mitunter auch Geldstrafen und Sanktionen, Kredit- und Zahlungsbedingungen (vgl. Art. 2 Abs. 3 Rl. 70/50/EWG, ABl. Nr. L 13/29 vom 19.1.1970).

86 Vgl. *Deutscher Bundestag* (2002a, S. 630), *Bosch/Wendl* (2000).
87 Der Koordinierung und der schrittweisen Aufhebung der Beschränkung der Niederlassungsfreiheit von Dienstleistungserbringern des Gesundheitsbereichs (ärztliche, arztähnliche und pharmazeutische Berufe) ist mit Art. 47 Abs. 3 EGV ein eigener Absatz gewidmet.
88 Vgl. *Europäische Kommission* (2001a).
89 VO (EWG) Nr. 1612/68, ABl. Nr. L 257 vom 19.10.1968, S. 2 ff.
90 So wird etwa die VO (EWG) Nr. 1408/71 in Kürze durch die VO (EG) 883/2004 ersetzt, sobald die dazu gehörige Durchführungsverordnung in Kraft getreten ist.

denen Politikressorts der Europäischen Union auf den Gesundheitsbereich auch die Perspektive einer gemeinsamen oder abgestimmten Sozialpolitik diskutiert. Mitunter könnte die bereits in anderen Sozialfeldern angewendete Offene Methode der Koordinierung zukünftig auch im Gesundheitsbereich eingesetzt werden. Da insbesondere der Europäische Gerichtshof die Liberalisierung der grenzüberschreitenden Gesundheitsversorgung vorangetrieben hat und um den Standpunkt des Europäischen Gerichtshofs zu verdeutlichen, setzt sich Kapitel 2.2.3 mit den fundamentalen EuGH-Urteilen zum Sozial- und Gesundheitsbereich auseinander. Im nachfolgenden Kapitel 2.2.4 werden die rechtlichen Grundlagen der grenzüberschreitenden Inanspruchnahme und deren Praxis aus Sicht der Gesetzlichen Krankenversicherung dargestellt. Das zweite Kapitel endet schließlich mit einer zusammenfassenden Bewertung (vgl. Kapitel 2.3).

2.1. Die Gesundheitssysteme der Mitgliedstaaten

Die sozialen Sicherungssysteme der EU-Mitgliedstaaten weisen zum Teil deutliche Systemunterschiede auf, die bereits zum Gründungszeitpunkt angelegt wurden und sich seitdem nicht gerade verringert haben.[91] Auf den ersten Blick unterscheiden sich die jeweils betrachteten Systeme möglicherweise nur graduell, tatsächlich sind die Unterschiede in der Regel von beträchtlicher Natur. Insbesondere stellen die ausländischen Gesundheitssysteme keine Spiegelbilder des deutschen Gesundheitssystems mit gleichem Organisationsaufbau dar. So findet sich im europäischen Ausland keine Zweiteilung mit zwei Vollversicherungssystemen wie dies in Deutschland mit der Gesetzlichen Krankenversicherung und der Privaten Krankenversicherung der Fall ist. Eine derart große Zahl von Kassen (und Kassenarten) wie in der Gesetzlichen Krankenversicherung, die gemäß dem Selbstverwaltungsprinzip gemeinsam und einzeln Verträge mit Gruppen von Leistungserbringern oder selektiv mit einzelnen Leistungserbringern abschließen, ist ebenfalls untypisch für die anderen Systeme. Zum Teil sind die ausländischen Systeme als Versicherungsvereine auf Gegenseitigkeit organisiert, oder die Gesundheitsversorgung wird von regionalen und lokalen Gebietskörperschaften übernommen, oder eine zentrale Behörde ist für die Organisation und für Kontraktabschlüsse mit Leistungserbringern zuständig usw. In Abhängigkeit davon variieren die Autonomie der Gesundheitsakteure und folglich auch die Leistungsanreize. Im nachfolgenden Kapitel 2.1.1 können diese Unterschiede daher nur schemenhaft skizziert werden. Jedenfalls sollte man sich stets bewusst sein, dass sich die Systemunterschiede und die damit verbundenen Anreize in einem strukturellen Vergleich nur bedingt widerspiegeln lassen.

---

91 Für einen Überblick über die Organisationsstruktur der sozialen Sicherungssysteme in Europa vgl. die EU-Datenbank MISSOC, *ESIP* (2002), *Beske* (2001, S. 83 ff.).

2.1.1. Systemarten, Finanzierung und Problembereiche

Bei einer Kategorisierung der Gesundheitssysteme kann zweckmäßigerweise zwischen den nachfolgenden Merkmalsausprägungen unterschieden werden (vgl. Tabelle 1):[92]

- dem Träger (nationaler, regionaler oder lokaler Gesundheitsdienst, Krankenversicherung),
- der Art der Finanzierung (Steuern, Beiträge, Prämien, Mischsysteme),
- dem versicherten Personenkreis (Bürger, Einwohner, Erwerbstätige, ...)
- dem Leistungsprinzip (Sachleistungsprinzip, Kostenerstattungsprinzip) und
- dem Leistungsspektrum (Vollversicherung, Grundsicherung, Selbstbeteiligungsregelungen, ...).

Ein weiteres Kategorisierungsmerkmal stellt der Zugang zum ambulanten Bereich und zum Krankenhaus dar. In der Mehrzahl der EU-Mitgliedstaaten steht den Versicherten ein freier Zugang zu einem Allgemeinarzt zu; nur in wenigen Staaten hat der Zugang über einen *Gatekeeper* zu erfolgen oder es bestehen eingeschränkte Wahlmöglichkeiten. Im Unterschied dazu ist der Zugang zu den Fachärzten und den Krankenhäusern in vielen Mitgliedstaaten strikter reglementiert und darf oftmals nur auf Überweisung durch den Allgemeinmediziner erfolgen.

Als Klassifizierungsmerkmal bietet sich grundsätzlich auch eine Differenzierung nach dem Qualitätsniveau der Leistungserbringung an. Da die Diskussion um eine Erfassung von Qualitätsmerkmalen auf der Ebene der Mitgliedstaaten nur langsam voranschreitet, ist man noch weit davon entfernt, valide Qualitätskriterien für einen grenzüberschreitenden Vergleich zu definieren. Prinzipiell ist die Bereitstellung von Informationen über das allgemeine Qualitätsniveau des Gesundheitssystems geeignet, um fehlendes Patientenvertrauen in einzelne ausländische Leistungserbringer durch ein so genanntes Systemvertrauen zu ersetzen (vgl. Kapitel 3.2.4).

Erläuterungen zu den nachfolgenden Tabellen:
m. E. = mit Einschränkung, m. A. = mit Ausnahmen, KH = Krankenhaus, p. T. = pro Tag, Globaler Zuschuss = Für verschiedene soziale Sicherungszweige, (1) VPG = Versicherungspflichtgrenze, (2) AN = Arbeitnehmer, AG = Arbeitgeber, Vers = Versicherte, Selbst = Selbstständige, (3) KE = Kostenerstattungsprinzip, SL = Sachleistungsprinzip

---

[92] Zur Unterscheidung des steuerfinanzierten *Beveridge*-Modells und des über Beitragszahlungen (paritätisch) finanzierten *Bismarck*-Modells vgl. *Neubauer* (2003, S. 77 ff.). Vgl. auch *Europäisches Parlament/Jakubowski/Busse* (1999, S. 21). Um ein Nachschlagen zu erleichtern, wurde in Tabelle 1 die Reihenfolge der MISSOC-Datenbank hinsichtlich der Staaten beibehalten.

Tabelle 1: Strukturen der Gesundheitssysteme der EU-Mitgliedstaaten und anderer Staaten

	Belgien	Tschechien	Dänemark	Deutschland	Estland
Gundprinzip	Obligatorisches Sozialversicherungssystem	Obligatorisches Sozialversicherungssystem	Öffentliches Gesundheitssystem	Obligatorisches Sozialversicherungssystem	Obligatorisches Sozialversicherungssystem
Versicherte	Arbeitnehmer und Gleichgestellte	Alle Einwohner, Arbeitnehmer	Alle Einwohner	Arbeitnehmer und Gleichgestellte	Arbeitnehmer und Gleichgestellte
Ausnahmen von der Versicherungspflicht (1)				> VPG, geringfügig Beschäftigte, Beamte, Selbstständige, Sonstige	
Finanzierung (2)					
- Sachleistungen	Globalbeitrag, (MwSt)	Beitrag	Steuer	Beitrag, Steuer	Globalbeitrag
- Geldleistungen	Globalbeitrag, (MwSt)	Beitrag	Steuer (Globalbeitrag)	Beitrag, Steuer	Globalbeitrag
- Beitragsfinanzierung durch	AN, AG, (Staat)	Vers, AG		Vers, AG	AG, Selbst, Staat
Staatsbeteiligung/öffentliche Hand:					
- Sachleistungen	Bedarfsabhängig	Personengruppen	-	Pauschal + KH	Personengruppen
- Geldleistungen	Bedarfsabhängig	-	Prozentual	Personengruppen + KH	Personengruppen
Leistungsprinzip (3)	KE	SL	SL	SL, KE wählbar m.E.	SL
Arztzugang					
- Allgemeinarzt	Freie Arztwahl	Freie Arztwahl m.E.	Freie Arztwahl	Freie Arztwahl	Freie Arztwahl
- Facharzt	Freie Arztwahl	Freie Arztwahl	Überweisung	Freie Arztwahl	Überweisung
- Kostenbeteiligung Versicherte	n. Einkommensklassen		Nein m.E.	Pauschal p.Q., Prozentual	Pauschal
Krankenhaus					
- Zugang	Freie KH-Wahl	Freie KH-Wahl n. Überweisung	Freie KH-Wahl n. Überweisung	Freie KH-Wahl n. Überweisung	Überweisung
- Kostenbeteiligung Versicherte	Pauschal p.T.	-	-	Pauschal p.T.	Pauschal p.T.

	Griechenland	Spanien	Frankreich	Irland	Island
Gundprinzip	Obligatorisches Sozialversicherungssystem	Öffentliches Gesundheitssystem	Obligatorisches Sozialversicherungssystem	Öffentliches Gesundheitssystem	Öffentliches Gesundheitssystem
Versicherte	Arbeitnehmer und Gleichgestellte	Arbeitnehmer und Gleichgestellte	Erwerbstätige, inländ. Wohnsitz	Alle Einwohner	Alle Einwohner
Ausnahmen von der Versicherungspflicht (1)		Geringfügig Beschäftigte			
Finanzierung (2)					
- Sachleistungen	Beitrag	Steuer	Beitrag	Steuer	Steuer
- Geldleistungen	Beitrag	Steuer, Globalbeitrag	Beitrag	Globalbeitrag	Steuer, Sozialbeitrag
- Beitragsfinanzierung durch	AN, AG, (Staat)	AN, AG	Vers, AG	AN, AG, Selbst	AG, Selbst
Staatsbeteiligung/öffentliche Hand:					
- Sachleistungen	Globaler Zuschuss	Voll	-	ca. 90%	Voll
- Geldleistungen	Globaler Zuschuss	Pauschal	Personengruppen	Defizitdeckung	Teilweise
Leistungsprinzip (3)	SL	SL	KE	SL m.E.	SL
Arztzugang					
- Allgemeinarzt	Freie Arztwahl (Regional) m.E.	Freie Arztwahl (Regional) m.E.	Freie Arztwahl	Freie Arztwahl (Regional) m.E.	Freie Arztwahl
- Facharzt	Freie Arztwahl, Warteliste	Überweisung	Überweisung	Überweisung	Freie Arztwahl
- Kostenbeteiligung Versicherte		Prozentual; Pauschal	Prozentual; Pauschal	Nein m.E.	Pauschal; Prozentual
Krankenhaus					
- Zugang	Zuständiges KH	Zuständiges KH	Freie KH-Wahl	Überweisung	Überweisung
- Kostenbeteiligung Versicherte	-	-	Prozentual; Pauschal p.T.	Nein m.E.	

Quelle: eigene Erstellung; Datengrundlage: MISSOC (Stand: 1. Januar 2006)

	Italien	Zypern	Lettland	Lichtenstein	Litauen
Gundprinzip	Öffentliches Gesundheitssystem	-	Öffentliches Gesundheitssystem	Obligatorisches Sozialversicherungssystem	Obligatorisches Sozialversicherungssystem
Versicherte	Alle Einwohner	Beamte, benachteiligte Gruppen	Alle Einwohner	Alle Einwohner, alle Erwerbstätige	Arbeitnehmer und Gleichgestellte
Ausnahmen von der Versicherungspflicht (1)	Wohnsitz Ausland; Aufenthaltsgenehmigung, nicht Steuerpflichtig	(Entfällt, da kein KV-System)		Grenzgänger aus Drittstaaten	
Finanzierung (2)					
- Sachleistungen	Beitrag	Steuer	Steuer	Beitrag, Steuer	Grundbeitrag, Steuern
- Geldleistungen	Beitrag	Globabeitrag, Steuer	Globalbeitrag	Beitrag, Steuer	Grundbeitrag, Steuern
- Beitragsfinanzierung durch	AG	Vers, AG, (Selbst)	Vers, AG	Vers, AG	Vers, AG
Staatsbeteiligung/öffentliche Hand:					
- Sachleistungen		Voll	Steuer	Beitrag	Personengruppen
- Geldleistungen		Globaler Zuschuss		Teils	Defizitdeckung
Leistungsprinzip (3)	SL	SL	SL	SL	SL
Arztzugang					
- Allgemeinarzt	Freie Arztwahl	Freie Arztwahl	Freie Arztwahl m.E.	Freie Arztwahl	Freie Arztwahl
- Facharzt	Überweisung (Regional)	Überweisung	Überweisung m.A.	Freie Arztwahl	Überweisung
- Kostenbeteiligung Versicherte					
Krankenhaus					
- Zugang	Freie KH-Wahl	Zuständiges KH n. Überweisung	Freie KH-Wahl	Freie KH-Wahl	Überweisung
- Kostenbeteiligung Versicherte		Pauschal p.T.; Prozentual	Pauschal p.T.	Pauschal	-

	Luxemburg	Ungarn	Malta	Niederlande	Norwegen
Gundprinzip	Obligatorisches Sozialversicherungssystem	Obligatorisches Sozialversicherungssystem	Universelles Krankenversicherungssystem	Obligatorisches Sozialversicherungssystem	Öffentliches Gesundheitssystem
Versicherte	Erwerbstätige und Gleichgestellte	Erwerbstätige und Gleichgestellte	Alle Einwohner	Alle Einwohner, alle Beschäftigte	Alle Einwohner
Ausnahmen von der Versicherungspflicht (1)					
Finanzierung (2)					
- Sachleistungen	Beitrag, Subventionen	Beitrag, Steuer	Globalbeitrag	Beitrag	Steuer, Globalbeitrag
- Geldleistungen	Beitrag, Subventionen	Beitrag, Steuer	Globalbeitrag	Beitrag (Fonds)	Globalbeitrag
- Beitragsfinanzierung durch	Vers, AG	Vers, AG	AG, AN, Selbst, Staat	Einwohner, ausl. Beschäftigte	Vers, AN, AG
Staatsbeteiligung/öffentliche Hand:					
- Sachleistungen	ca. 37%	Defizitdeckung	Defizitdeckung		Überwiegend
- Geldleistungen	ca. 10%	Defizitdeckung	Defizitdeckung		Teilweise
Leistungsprinzip (3)	KE	SL	SL	SL	SL
Arztzugang					
- Allgemeinarzt	Freie Arztwahl	Freie Arztwahl m.E.	Freie Arztwahl	Freie Arztwahl	Gate-Keeper
- Facharzt	Freie Arztwahl	Überweisung	Überweisung	Überweisung	Überweisung
- Kostenbeteiligung Versicherte					
Krankenhaus					
- Zugang	Freie KH-Wahl	Überweisung	(geringe KH-Zahl)	Freie KH-Wahl	Freie KH-Wahl
- Kostenbeteiligung Versicherte	Pauschal p.T.	Nein m.E.			

Quelle: eigene Erstellung; Datengrundlage: MISSOC (Stand: 1. Januar 2006)

	Österreich	Polen	Portugal	Schweiz	Slowenien
Gundprinzip	Obligatorisches Sozialversicherungssystem	Obligatorisches Sozialversicherungssystem	Öffentliches Gesundheitssystem	Soziale Pflichtversicherung	Obligatorisches Sozialversicherungssystem
Versicherte	Arbeitnehmer und Gleichgestellte	Erwerbstätige und Gleichgestellte	Alle Einwohner	Alle Einwohner	Alle Staatsangh., alle Erwerbstätige
Ausnahmen von der Versicherungspflicht (1)	geringfügig Beschäftigte	-	-	sind möglich	Landwirte mit geringem Verdienst
Finanzierung (2)					
- Sachleistungen	Beitrag, Steuern	Beitrag, Steuer	Steuer	Prämie (Beitrag)	Beitrag
- Geldleistungen	Beitrag	Beitrag, Steuer	Globalbeitrag	Prämie (Beitrag)	Beitrag, Steuer
- Beitragsfinanzierung durch	Vers, AG	Vers	Vers, AG	Vers, AG	Vers, AG
Staatsbeteiligung/öffentliche Hand:					
- Sachleistungen	an KH	Teilweise	Voll	Beitrag	Personengr., Leistungsbezogen
- Geldleistungen	Teilweise	Defizitdeckung	-	-	Personengr., Leistungsbezogen
Leistungsprinzip (3)	SL	SL	SL	KE	SL
Arztzugang					
- Allgemeinarzt	Freie Arztwahl	Gate-Keeper	Freie Wahl	Freie Wahl	Freie Arztwahl
- Facharzt	Überweisung	Überweisung, z.T. freie Wahl	Freie Wahl	Freie Wahl	Überweisung
Krankenhaus					
- Zugang	Freie KH-Wahl	Freie KH-Wahl n. Überweisung	Freie KH-Wahl	Freie KH-Wahl (Kanton)	Freie KH-Wahl n. Überweisung
- Kostenbeteiligung Versicherte	Kostenübernahme durch Träger, geringer Kostenbeitrag Vers	-	-	Ja	Prozentual

	Slowakei	Finnland	Schweden	Vereinigtes Königreich
Gundprinzip	Obligatorisches Sozialversicherungssystem	Öffentliches Gesundheitssystem	Öffentliches Gesundheitssystem	Nationaler Gesundheitsdienst
Versicherte	Alle Einwohner	Alle Einwohner	Alle Einwohner	Alle Einwohner
Ausnahmen von der Versicherungspflicht (1)	Im Ausland versicherte Personen	-	-	-
Finanzierung (2)				
- Sachleistungen	Beitrag, Staatszuschuss	Steuer	Steuer	Steuer (, Globalbeitrag)
- Geldleistungen	Beitrag, Staatszuschuss	Beitrag	Beitrag	Globalbeitrag, Steuer, AG
- Beitragsfinanzierung durch	Vers, AG	Vers, AG, Selbst	AG, Selbst	AN, AG
Staatsbeteiligung/öffentliche Hand:				
- Sachleistungen	Staatszuschuss, Personengruppen	Voll	Überwiegend	Überwiegend
- Geldleistungen	Staatszuschuss	Defizitdeckung	-	Teilweise
Leistungsprinzip (3)	SL	SL	SL	SL
Arztzugang				
- Allgemeinarzt	Freie Arztwahl	Begrenzte Wahlmöglichkeit	Freie Arztwahl	Freie Arztwahl
- Facharzt	Überweisung	Überweisung	Freie Arztwahl m.E.	Überweisung
Krankenhaus				
- Zugang	Freie KH-Wahl n. Überweisung	Freie KH-Wahl (Reg.) n. Überw.	Freie KH-Wahl (Regional)	-
- Kostenbeteiligung Versicherte	Pauschal p.T.	Pauschal, Prozentual	Pauschal p.T.	-

Quelle: eigene Erstellung; Datengrundlage: MISSOC (Stand: 1. Januar 2006)

Unabhängig von diesen Systemunterschieden durchlaufen die Gesundheitssysteme der Mitgliedstaaten ähnliche Entwicklungen und weisen ähnliche Probleme auf (vgl. auch Kapitel 1.1 und 3). Die Finanzierungsschwierigkeiten ergeben sich insbesondere im Zuge der rückläufigen Bevölkerungsentwicklung und der dadurch wegbrechenden Einnahmenseite, aber auch aufgrund des medizinischen und medizinisch-technischen Fortschritts und der damit verbundenen Expansion des Leistungskatalogs, was sich in steigenden Pro-Kopf-Ausgaben niederschlägt.[93] Als Reaktion auf diese Probleme ist es in nahezu allen Industriestaaten zu einer unterschiedlich stark ausgeprägten Implementierung anreizkompatibler Steuerungs- und Wettbewerbselemente gekommen. Da sich die mit der demografischen Entwicklung verbundenen Finanzierungsschwierigkeiten in den nächsten Jahrzehnten vergrößern werden, dürften sich auch die Umstrukturierungen intensivieren. Im Zuge dessen lässt sich bereits jetzt eine Tendenz zur Verlagerung sozialer Aufgaben vom Staat und den Trägern der Gesundheitssysteme auf die Ebene der Versicherten feststellen. Wenngleich sich somit parallele Entwicklungen der Mitgliedstaaten beobachten lassen, bedeutet dies keinesfalls eine Konvergenz der Systeme (vgl. Kapitel 2.2.1). Neben dem steigenden Finanzierungsvolumen eröffnet der Gesundheitssektor aber ebenso Möglichkeiten der Wohlstandsmehrung und des Einkommenswachstums sowie neue Beschäftigungsfelder.[94] Dabei wurde der Bereich des Gesundheits-, Veterinär- und Sozialwesens von der *Europäischen Kommission* als Sektor mit hohen Qualifikationsanforderungen sowie als wissensintensiver Dienstleistungsbereich eingestuft.[95]

Sofern die grundlegenden Probleme innerhalb der Staaten nicht mit adäquaten Lösungen angegangen werden, führt die Systemumgestaltung allenfalls zu personellen und institutionellen Verlagerungen.[96] Neben den separaten nationalen Problemlösungen besteht die Möglichkeit der grenzüberschreitenden Zusammenarbeit, welche bislang nur eingeschränkt genutzt wird. Für eine Ausweitung der grenzüberschreitenden Kooperationen sprechen neben den gleichartigen Finanzierungsproblemen im Wesentlichen die fortschreitende wirtschaftliche Integration der Europäischen Union sowie die strukturellen Probleme der nationalen Randregionen. Dabei kann eine Handelsliberalisierung zugleich als Quelle für wirtschaftliches Wachstum, Produktivitätssteigerungen und Innovationen dienen.[97]

---

93   Vgl. *Europäische Kommission* (2001d).
94   Vgl. *Knappe* (2000, S. 8).
95   Vgl. *Europäische Kommission* (2001c).
96   Wie *Berthold/Thode* (1996) darlegen, ist die Umstellung von einem beitrags- auf ein steuerfinanziertes System nur eine Scheinlösung, da hierdurch die systeminhärenten Probleme nicht durch adäquate Strategien gelöst werden. Jedoch stützt sich die Finanzierungslast im Fall steuerfinanzierter Systeme auf eine breitere Gemeinschaft. Überdies weisen Steuererhöhungen im Gegensatz zu den unmittelbar nachvollziehbaren Wirkungen von Beitragssatzerhöhungen eine geringere Transparenz hinsichtlich ihrer Verwendung auf. Vgl. auch *Stapf-Finé/Schölkopf* (2003, S. 5 f.).
97   Vgl. *Knappe* (2000, S. 10 ff.).

Ungeachtet der unterschiedlichen Einschränkung der Leistungsinanspruchnahme, haben alle Mitgliedstaaten der Europäischen Union mit ähnlichen Finanzierungsproblemen zu kämpfen. Diese Schwierigkeiten bestehen sowohl auf der Einnahmen- als auch der Ausgabenseite und sind auf den medizinischen und medizinisch-technischen Fortschritt, die demografische Entwicklung, die wechselseitige Beeinflussung der beiden Faktoren („Sisyphussyndrom") sowie systemimmanente Steuerungs- und Anreizprobleme zurückführen. Infolge zusätzlicher Untersuchungs- und Behandlungsmethoden kommt es neben dem wohlfahrtssteigernden Effekt sich ausweitender Behandlungsmöglichkeiten und einer Erhöhung des durchschnittlichen Lebensalters in zunehmendem Umfang zu multimorbiden, chronisch kranken Patienten, mit der Folge, dass die Pro-Kopf-Ausgaben für Gesundheitsleistungen nahezu stetig steigen. Darüber hinaus lassen sich etwa innerhalb der Gesetzlichen Krankenversicherung zahlreiche ordnungspolitische Fehlsteuerungen feststellen. Dies zeigt sich beispielsweise in einer vornehmlich Mengen ausweitenden Inanspruchnahme, systematischen Preisverzerrungen in Form administrierter Fest- und Höchstpreise sowie einer gleich hohen Vergütung qualitativ unterschiedlicher Leistungen (vgl. Kapitel 3). Als Reaktion auf die sich verändernde Finanzierungssituation ergreifen die politischen Entscheidungsträger (aller Mitgliedstaaten) typischerweise bestenfalls kurzfristig wirksame Maßnahmen, wodurch den eigentlichen Ursachen nicht wirksam entgegengesteuert wird. Zudem hängen die Reformmöglichkeiten nicht unwesentlich von dem politischen Einfluss der negativ betroffenen Gruppen ab. Da in einem detailliert regulierten Bereich, wie dem der Gesetzlichen Krankenversicherung, wettbewerbliche Anreize zu einem sparsamen und kostenbewussten Ressourcenumgang weitgehend fehlen, kommt es in statischer Hinsicht zu Verzerrungen bei der Ressourcenallokation. Außerdem sind auch in dynamischer Hinsicht nur geringe Anreize zur Weiterentwicklung der Versorgungs- und Organisationsstrukturen vorhanden. Darüber hinaus erweitern sich im Zuge einer steigenden Belastung auch die Ansprüche der Versicherten auf eine umfassende Gesundheitsversorgung im Krankheitsfall (vgl. Kapitel 3.1). Aufgrund des Zusammenspiels der vorhergehenden Faktoren reagieren die nationalen Gesundheitsmärkte weitgehend inflexibel. Auch zeigt sich, dass die aus Kosten- und Qualitätsgründen ergangenen Regulierungen mitunter zwar zur Kontrolle der nationalen Versorgungsstrukturen geeignet sind, jedoch im grenzüberschreitenden Kontext ihre Wirksamkeit verlieren (vgl. Kapitel 5.3.3).

2.1.2. Ein Ländervergleich

Im Nachfolgenden wird die Entwicklung der Gesundheitsausgaben der OECD-Staaten anhand einiger selektierter Indikatoren untersucht. Dabei ist generell zu beachten, dass die Daten zum Teil unterschiedlich erfasst werden und somit die Aussagekraft des Vergleichs begrenzt ist. Dies gilt insbesondere vor der Verlagerung von Ausgaben der sozialen Sicherungssysteme auf die Haushalte sowie der mangelnden statistischen Erfassung der privaten Gesundheitsausgaben in einzelnen Staaten.

Bei einem Ländervergleich wird oftmals auf den begrenzt aussagekräftigen Anteil der gesamten Gesundheitsausgaben am Bruttoinlandsprodukt (BIP) zurückgegriffen. Gemessen hieran belegt Deutschland mit 10,7 Prozent den vierten Platz hinter den Vereinigten Staaten (15,3 %), der Schweiz (11,6 %) und Frankreich (11,1 %) (vgl. Abbildung 2).[98] Damit ist Deutschland seit Mitte der neunziger Jahre, als man noch auf dem zweiten Platz lag, etwas zurückgefallen. Betrachtet man alle OECD-Staaten, so zeigt sich jedoch der Trend, dass der Anteil der Gesundheitsausgaben am BIP (im Durchschnitt) nahezu stetig von 6,9 Prozent (1990) auf 9,0 Prozent (2005) gestiegen ist.

Abbildung 2: Gesamte Gesundheitsausgaben in Prozent des Bruttoinlandsprodukts (2005)

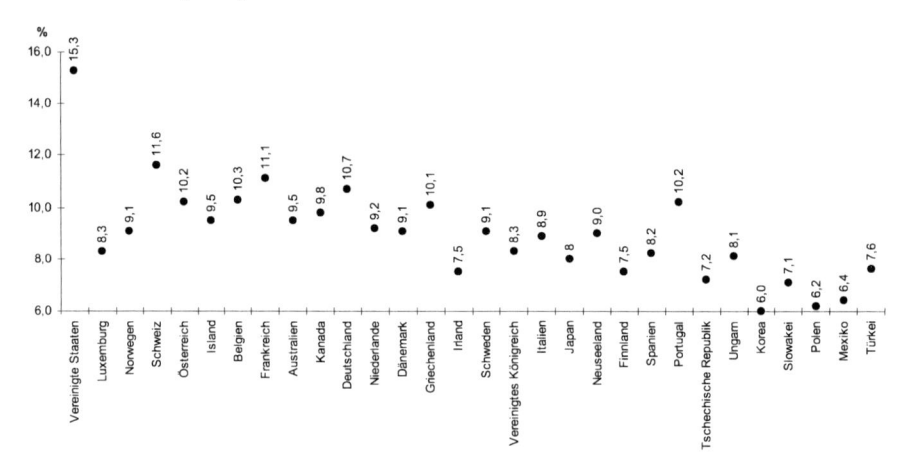

Ein wesentlich besserer Indikator sind die gesamten Gesundheitsausgaben pro Kopf gemessen in Kaufkraftparitäten (KKP). In 2005 beliefen sich in Deutschland die gesamten Pro-Kopf-Gesundheitsausgaben auf 3.287 USD (KKP), was dem elften Platz unter den OECD-Staaten entspricht (vgl. Abbildung 3).[99] Auffällig ist dabei, dass Deutschland hinsichtlich der Pro-Kopf-Ausgaben vom vierten Rang in 1995 kontinuierlich zurückgefallen ist. Unangefochtener Spitzenreiter bei den Pro-Kopf-Ausgaben sind die Vereinigten Staaten mit 6.401 USD (KKP), gefolgt von

---

[98] Für Luxemburg, Australien, die Niederlande, Japan und Ungarn wurden die Werte aus dem Jahr 2004 verwendet.

[99] Für Luxemburg, Australien, die Niederlande, Japan und Ungarn wurden jeweils auf der Grundlage der durchschnittlichen Steigerungsrate zwischen den Jahren 1996 bis 2004 die Werte für das Jahr 2005 fortgeschrieben. Wenn man für die vorgenannten Staaten stattdessen die Vorjahreswerte verwendet, würde Deutschland den zehnten Rang belegen. Vgl. *OECD* (2007).

Luxemburg (5.973 USD), Norwegen (4.364 USD) und den Niederlanden (3.282 USD).[100]

Abbildung 3: Gesamte Gesundheitsausgaben pro Kopf in USD (KKP) (2005)

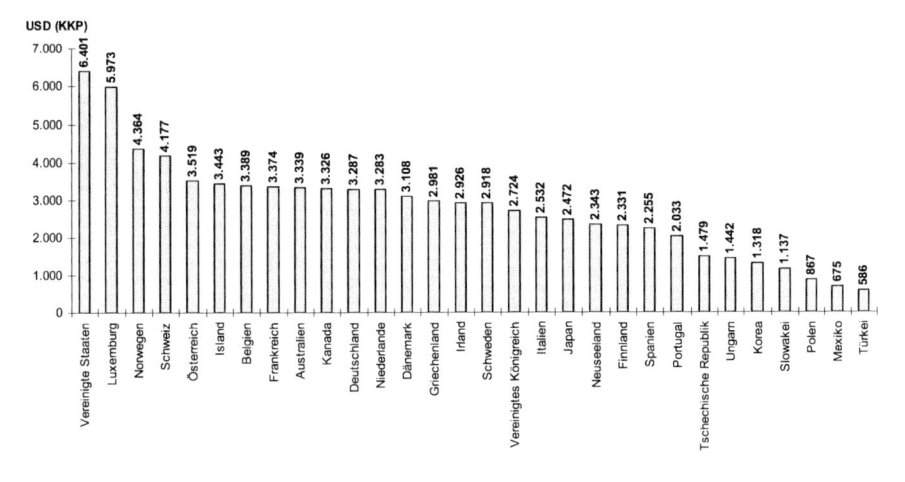

[Balkendiagramm mit folgenden Werten:
Vereinigte Staaten: 6.401;
Luxemburg: 5.973;
Norwegen: 4.364;
Schweiz: 4.177;
Österreich: 3.519;
Island: 3.443;
Belgien: 3.389;
Frankreich: 3.374;
Australien: 3.339;
Kanada: 3.326;
Deutschland: 3.287;
Niederlande: 3.283;
Dänemark: 3.108;
Griechenland: 2.981;
Irland: 2.926;
Schweden: 2.918;
Vereinigtes Königreich: 2.724;
Italien: 2.532;
Japan: 2.472;
Neuseeland: 2.343;
Finnland: 2.331;
Spanien: 2.255;
Portugal: 2.033;
Tschechische Republik: 1.479;
Ungarn: 1.442;
Korea: 1.318;
Slowakei: 1.137;
Polen: 867;
Mexiko: 675;
Türkei: 586]

Quelle: eigene Erstellung und Berechnungen. Daten der *OECD Health Data* 2007

Für eine erste Überprüfung der These, ob es sich bei Gesundheitsleistungen um superiore Güter oder Luxusgüter handelt, also um Güter, für die mit steigendem Wohlfahrtsniveau ein überproportionales Nachfragewachstum zu verzeichnen ist, bietet sich vor allem ein Vergleich der Wachstumsraten des Bruttoinlandsproduktes mit den Wachstumsraten der Gesundheitsausgaben an.[101] Hier zeigt sich, dass die Gesundheitsausgaben in den OECD-Staaten zwischen den Jahren 1998 bis 2005 um durchschnittlich 7,2 Prozent gestiegen sind, während das Bruttoinlandsprodukt im Durchschnitt nur um 4,8 Prozent gewachsen ist (vgl. Abbildung 4).[102] Dabei liegen in allen Staaten die Zuwachsraten der Pro-Kopf-Gesundheitsausgaben über den Zuwachsraten des Bruttoinlandsproduktes pro Kopf. Die größten durchschnittlichen Steigerungsraten beider Indikatoren verzeichnete Luxemburg, was ursächlich dafür ist, dass das Großherzogtum bei den absoluten Werten der Pro-Kopf-Ausgaben für Gesundheit seit 2002 den zweiten Platz hinter den Vereinigten Staaten belegt (vgl. Abbildung 3). Des Weiteren fallen die hohen durchschnittlichen Wachstumsraten der Gesundheitsausgaben in Griechenland, der Türkei, Korea und der Slowakei auf, die alle über zehn Prozent liegen. Deutschland belegt mit einer durchschnittlichen Steigerungsrate der Gesundheitsausgaben von 4,17 Prozent den letzten Platz.

---

100 Diese Reihenfolge bleibt unverändert, wenn man für Luxemburg und die Niederlande im Jahr 2005 anstelle der fortgeschriebenen Werte die tatsächlichen Werte aus 2004 verwendet.
101 Vgl. *Leidl* (1999, S. 155).
102 Vgl. *OECD* (2007), *pk/DP/jha* (2003).

Abbildung 4: Durchschnittliche Wachstumsraten des Bruttoinlandsproduktes und der gesamten Gesundheitsausgaben zwischen den Jahren 1998-2005 (USD, KKP, pro Kopf) sowie das BIP pro Kopf in 2005 (USD, KKP)

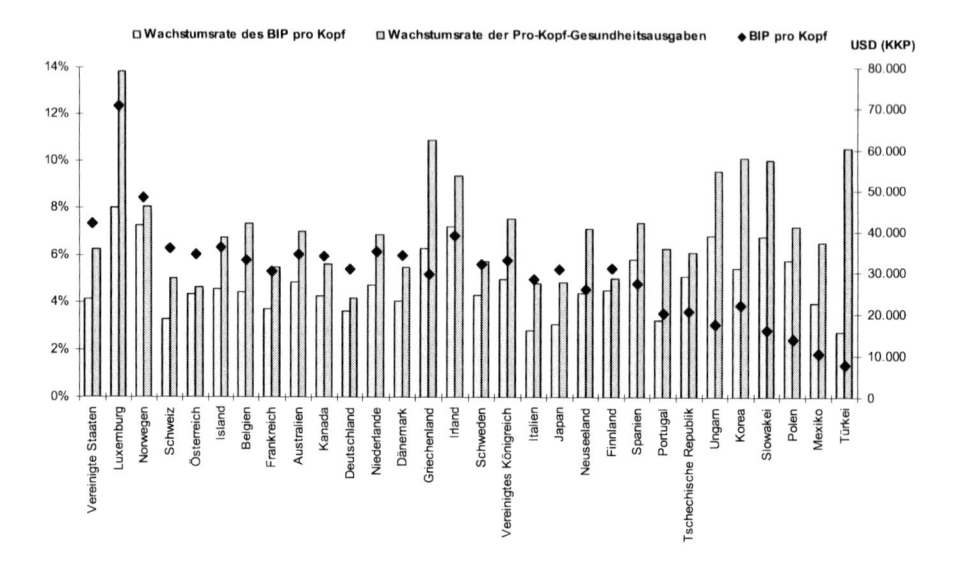

Quelle: eigene Berechnungen. Daten der *OECD Health Data* 2007

Im Jahr 2005 betrug der Anteil der öffentlichen Gesundheitsausgaben an den gesamten Gesundheitsausgaben in den OECD-Staaten durchschnittlich 72,8 Prozent (vgl. Abbildung 5).[103] Allerdings zeigen sich deutliche Unterschiede zwischen den Staaten. So ist der Anteil der öffentlichen Gesundheitsausgaben pro Kopf in Luxemburg mit 90,6 Prozent am höchsten, während der Anteil in Griechenland mit 42,8 Prozent am niedrigsten ausfällt. Deutschland liegt mit einem Anteil von 76,9 Prozent über dem OECD-Durchschnitt von 72,8 Prozent.

---

103 Die zuletzt für die Niederlande verfügbaren Werte stammen aus dem Jahr 2002. Zu diesem Zeitpunkt betrug der Anteil der öffentlichen Gesundheitsausgaben pro Kopf an den Gesamtausgaben knapp 62,5 Prozent.

Abbildung 5: Öffentliche und private Gesundheitsausgaben im Jahr 2005 – absolut, pro Kopf in USD (KKP) – sowie öffentliche Pro-Kopf-Gesundheitsausgaben in Prozent

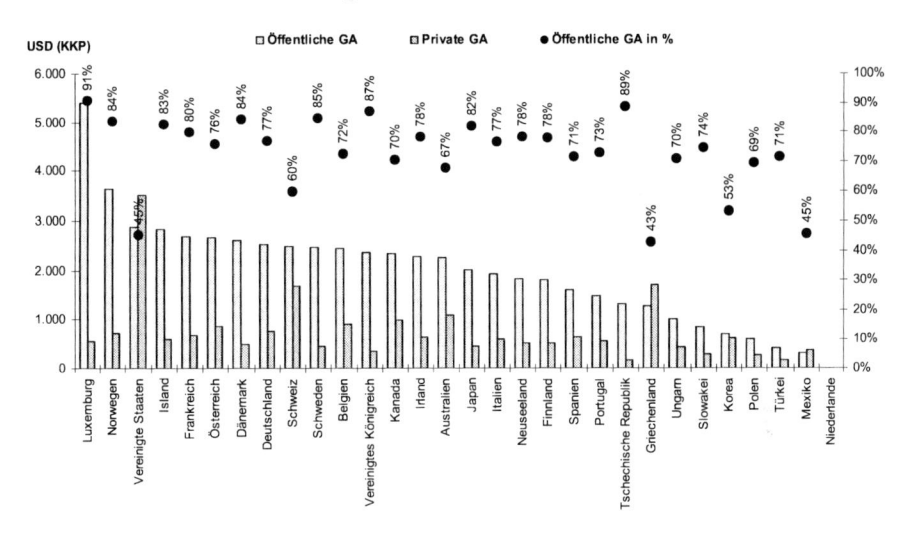

Quelle: eigene Erstellung und Berechnungen; Daten der *OECD Health Data* 2007

Wie hat sich der Pro-Kopf-Anteil der öffentlichen Gesundheitsausgaben an den gesamten Gesundheitsausgaben im Zeitverlauf entwickelt? Zwischen den Jahren 2000 bis 2005 ist der Anteil der öffentlichen Gesundheitsausgaben in den OECD-Staaten durchschnittlich um rund 0,1 Prozent gestiegen.[104] Grundsätzlich könnte vermutet werden, dass Staaten mit einem überdurchschnittlich hohen Anteil tendenziell zu einer Reduzierung neigten, während umgekehrt Staaten mit einem sehr niedrigen Anteil öffentlicher Gesundheitsausgaben tendenziell eher zu einer Ausweitung neigten. Ein derartiges Muster lässt sich anhand der vorliegenden Daten nicht feststellen (vgl. Abbildung 6). So haben einerseits Staaten mit einem hohen Anteil öffentlicher Gesundheitsausgaben, wie Luxemburg, das Vereinigte Königreich, Frankreich, Irland und Italien, im Durchschnitt zwischen den Jahren 2000 bis 2005 ihre Ausgaben ausgeweitet, während andererseits Staaten mit einem vergleichsweise niedrigen Anteil öffentlicher Gesundheitsausgaben, wie Polen, Griechenland und Mexiko, diesen reduziert haben. Auch in Deutschland haben sich die öffentlichen Gesundheitsausgaben zwischen den Jahren 2000 bis 2005 im Schnitt jährlich um 0,55 Prozent verringert.

---

104 Für die Niederlande lagen nur die Daten der Jahre 2000 bis 2002 vor.

Abbildung 6: Durchschnittliche Veränderungsrate der öffentlichen Gesundheitsausgaben pro Kopf in USD (KKP) zwischen 2000 und 2005

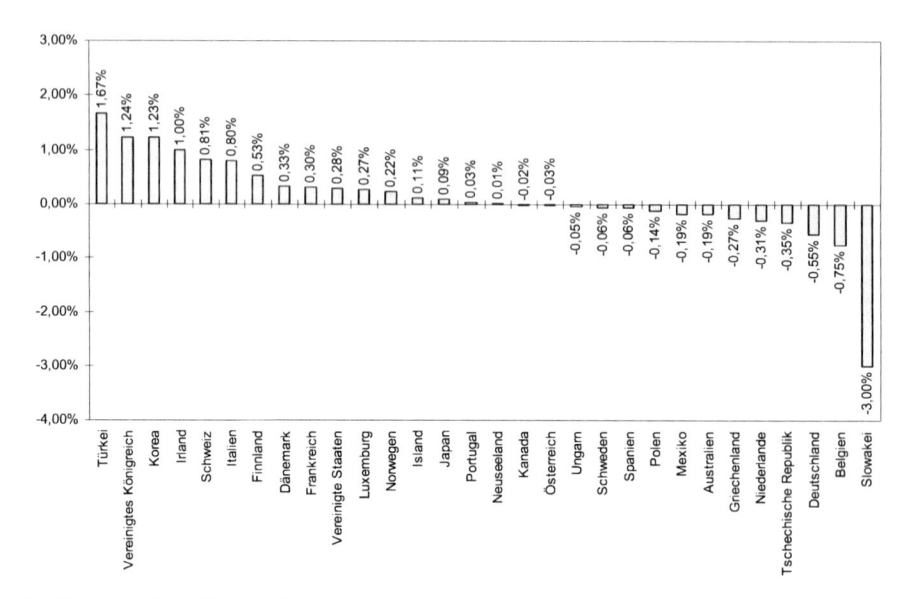

Quelle: eigene Erstellung und Berechnungen; Daten der *OECD Health Data* 2007

Bei einem Vergleich zwischen den Staaten interessiert darüber hinaus, wie sich die Gesundheitsausgaben real, also unter Berücksichtigung der Preissteigerungen, entwickelt haben. Als Deflator wurde dabei der Preisindex des Bruttoinlandsproduktes verwendet. Die höchste durchschnittliche jährliche Steigerungsrate der Pro-Kopf-Gesundheitsausgaben zwischen den Jahren 2000 bis 2005 verzeichnete die Slowakei mit 12,5 Prozent (vgl. Abbildung 7). Das Schlusslicht bildet auch hier wieder Deutschland mit einer Wachstumsrate von 1,3 Prozent.

Auf einen weitergehenden Vergleich wird an dieser Stelle verzichtet. Der interessierte Leser sei daher auf einschlägige Quellen verwiesen.[105] Zugleich zeigen sich in allen vorgenannten Publikationen die grundlegenden Probleme internationaler Vergleiche. Zum einen unterliegen die Länder unterschiedlichen Rahmenbedingungen, die sich in unterschiedlichen Anreizen und Verhaltensweisen der Akteure des Gesundheitswesens widerspiegeln. Zum anderen bestehen erhebliche quantitative und qualitative Datenprobleme, die sich in der unterschiedlichen Datenverfügbarkeit, verschiedenartigen Erfassungsmethoden und der Eignung der Indikatoren für die

---

105 Vgl. etwa die *OECD Health Data*, Schneider/Beckmann/Biene-Dietrich et al. (1998), Schneider/Hofmann/Biene-Dietrich et al. (1999), Schneider/Cerniauskas/Murauskiene (2000), *Stapf-Finé/Schölkopf* (2003), *WHO* (2003a), Schneider/Hofmann/Köse (2004) etc.

jeweiligen Untersuchungszwecke zeigen. Sowohl die Systemunterschiede als auch die Datenqualität führen dazu, dass die Aussagekraft von grenzüberschreitenden Vergleichen beschränkt ist.[106]

Abbildung 7: Reale durchschnittliche Wachstumsrate der Pro-Kopf-Gesundheitsausgaben (2000 bis 2005), Preisindex BIP

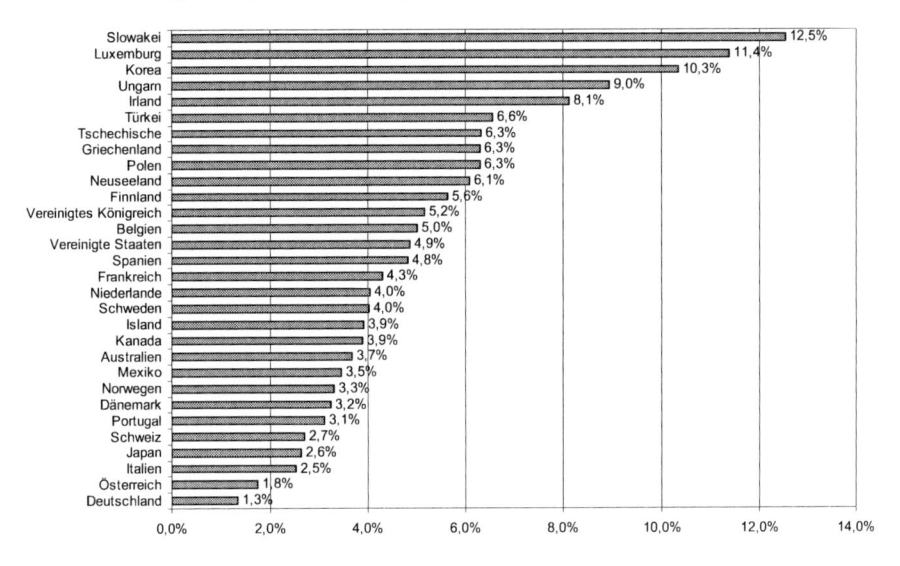

Land	Wachstumsrate
Slowakei	12,5%
Luxemburg	11,4%
Korea	10,3%
Ungarn	9,0%
Irland	8,1%
Türkei	6,6%
Tschechische	6,3%
Griechenland	6,3%
Polen	6,3%
Neuseeland	6,1%
Finnland	5,6%
Vereinigtes Königreich	5,2%
Belgien	5,0%
Vereinigte Staaten	4,9%
Spanien	4,8%
Frankreich	4,3%
Niederlande	4,0%
Schweden	4,0%
Island	3,9%
Kanada	3,9%
Australien	3,7%
Mexiko	3,5%
Norwegen	3,3%
Dänemark	3,2%
Portugal	3,1%
Schweiz	2,7%
Japan	2,6%
Italien	2,5%
Österreich	1,8%
Deutschland	1,3%

Quelle: eigene Erstellung und Berechnungen; Daten der *OECD Health Data* 2007

Im Anschluss beschäftigt sich Kapitel 2.2 mit dem Einfluss der Europäischen Union auf die grenzüberschreitende Inanspruchnahme.

2.2. Die Europäische Sozial- und Gesundheitspolitik

Mit dem Aufkommen neuer Informations- und Kommunikationsmöglichkeiten sowie der fortschreitenden Handelsliberalisierung in Bereichen wie dem Verkehrswesen ergeben sich in zunehmendem Maße Berührungspunkte zwischen den sozialen Sicherungssystemen der Mitgliedstaaten. Das Zusammenwachsen der Mitgliedstaaten macht auch vor dem Gesundheitswesen nicht Halt. Dabei wird eine Ausweitung der grenzüberschreitenden Gesundheitsversorgung insbesondere durch zwei Entwicklungen begünstigt: Zum einen führen die Leistungsausgliederung aus den nationalen Leistungskatalogen, die steigende Kostenbeteiligung und die Bildung von Warteschlangen dazu, dass die Versicherten ausländische Gesundheitsleistungen

---

106 Vgl. *Hofmarcher/Riedel* (2000), *Reker* (2003, S. 41 ff.).

stärker als bisher als substitutives Angebot wahrnehmen.[107] Zum anderen ist durch den Abbau der Grenzkontrollen und die teils erheblichen Preissenkungen im Verkehrssektor die zwischenstaatliche Mobilität gestiegen, was in der EU-eigenen Sprache als Freizügigkeit (der EU-Bürger) bezeichnet wird.[108] Die Preissenkungen machen sich vor allem in Form niedrigerer Raumüberbrückungskosten zwischen den Staaten bemerkbar. Infolge der sinkenden Transport- und Verkehrskosten sind auch die gesamten Bezugskosten von Gesundheitsleistungen gesunken und die Rentabilität der grenzüberschreitenden Inanspruchnahme ist gestiegen (vgl. Kapitel 3.2.2).

Angesichts dieser Entwicklungen ist die bisherige weitgehende Beschränkung öffentlicher Gesundheitsleistungen auf das nationale Territorium auf die Dauer nicht aufrecht zu erhalten. Bislang wirkten und wirken die nationalen Rechtsgrundlagen als nichttarifäre Handelshemmnisse, indem sie den Leistungsbezug auf dem nationalen Hoheitsgebiet als Regelfall definieren und dadurch eine weitergehende Integration der sozialen Sicherungssysteme in den Europäischen Binnenmarkt behindern. Damit verbunden ist die Frage, wie sich eine Liberalisierung im Gesundheitsbereich erzielen lässt. Der Europäischen Union sind aufgrund ihrer vertraglichen Befugnisse im Gesundheitsbereich weitgehend die Hände gebunden. Eine Verlagerung der nationalen Gestaltungskompetenzen auf die europäische Ebene ist allerdings aus subsidiären Gründen weder notwendig noch wahrscheinlich (vgl. Kapitel 2.2.1). Schließlich besteht für die Mitgliedstaaten die Möglichkeit, sich auf bi- oder multilaterale Kooperationen zu verständigen. Welche Rolle die Europäische Union hierbei zukünftig einnimmt, ist noch unklar. Geht man von den derzeitigen Rechtsgrundlagen aus, so wird der Europäischen Gesundheitspolitik im engeren Sinne, nämlich dem Gesundheitsressort, auch in Zukunft eher eine koordinierende Rolle zukommen, indem sie die Zusammenarbeit der Mitgliedstaaten fördert und unterstützt.[109] Allerdings ist die Europäische Union bestrebt, ihre vertraglich zugewiesene, begleitende Rolle zukünftig wesentlich aktiver als bislang wahrzunehmen. Dies zeigen insbesondere die Bemühungen um die Entwicklung einer gesundheitspolitischen Strategie, das erweiterte gesundheitspolitische Aufgabenfeld der Europäischen Union entsprechend dem noch nicht in Kraft getretenen Europäischen Verfassungsvertrag und der Versuch, die Offene Methode der Koordinierung im Gesundheitsbereich zu etablieren (vgl. Kapitel 2.2.1.2 und 2.2.2).

Darüber hinaus wirkt der Europäische Gerichtshof, welcher gerade in der jüngeren Vergangenheit zu strittigen zwischenstaatlichen Fragen des Sozialrechts sowie

---

107 Vgl. *Rat der Europäischen Union* (2002, C183/1).
108 Vgl. etwa Rl. 2004/38/EG, ABl. Nr. L 158 vom 30.4.2004, S. 77 ff.
109 Man beachte: Im vertragsrechtlichen Zusammenhang wird stets von der Europäischen Gemeinschaft gesprochen. Die mit dem Vertrag von Maastricht geschaffene Europäische Union basiert auf drei Säulen: Erstens der *Europäischen Gemeinschaft* (EG), der *Europäischen Gemeinschaft für Kohle und Stahl* (EGKS) sowie der *Europäischen Atomgemeinschaft*, zweitens der *Gemeinsamen Außen- und Sicherheitspolitik* (GASP) und drittens der Zusammenarbeit in den Bereichen Justiz und Inneres (JI). Mit dem Verfassungsvertrag sollen bis auf den Euratom-Vertrag alle bisherigen Verträge konsolidiert werden.

des Geltungsbereichs fundamentaler Prinzipien der Europäischen Union, wie den Grundfreiheiten und dem Diskriminierungsverbot, von den Mitgliedstaaten angerufen wurde, als Integrationsmotor der Europäischen Sozialpolitik (vgl. 2.2.3).[110] Damit der Europäische Gerichtshof tätig werden kann, muss die Notwendigkeit einer tatsächlichen Entscheidungsfindung gegeben sein und der betreffende Sachkomplex eine Fragestellung auf der europäischen Ebene aufwerfen. Oder anders ausgedrückt: Eine Entscheidung zu ausschließlich nationalen Sachkomplexen fällt ebenso wenig in den Zuständigkeitsbereich des Europäischen Gerichtshofs wie hypothetische oder allgemeine Fragen.[111] In den so genannten Vorabentscheidungsersuchen bitten die nationalen Gerichte den Europäischen Gerichtshof um ein Urteil zum strittigen Sachkomplex (vgl. Art. 234 EGV).[112] Da es sich bei den EuGH-Urteilen um Einzelfallentscheidungen (*Case law*) handelt, wird bisweilen der Vorwurf erhoben, dass diesen Elemente von Zufälligkeit anhaften.

Für Aufsehen haben insbesondere die Urteile vom 28. April 1998 in den Fällen *Kohll* und *Decker*[113] gesorgt, an die sich mehrere Folgeurteile mit ähnlichem Urteilstenor anschlossen und die zunächst noch offen gebliebenen Fragen beantworteten. Mit den *Kohll/Decker*-Urteilen hat der Europäische Gerichtshof abseits von der VO (EWG) Nr. 1408/71 einen zusätzlichen Rechtskomplex zur grenzüberschreitenden Gesundheitsversorgung geschaffen. Allerdings ist in den meisten Mitgliedstaaten die Umsetzung in nationales Recht noch nicht erfolgt, sodass die Rechtsansprüche der Versicherten dieser Staaten nicht in einem Regelwerk fixiert sind.

Durch die *Kohll/Decker*-Urteile ist eine umfangreiche Neuordnung der sozialrechtlichen Beziehungen angestoßen worden, die bis dahin nicht absehbar war.[114] Zwar konnte im Zuge der angestrebten Vollendung des Europäischen Binnenmarktes im Bereich der Gesundheitsgüter wie Arznei-, Heil- und Hilfsmittel mit einer zunehmenden Handelsliberalisierung und einer dadurch bedingten steigenden Wettbewerbsintensität gerechnet werden (vgl. Kapitel 5.1). Im Bereich der (passiven)

---

110 Das europäische Recht auf Personenfreizügigkeit knüpft an das Verbot der Ausländerdiskriminierung nach Art. 12 EGV an, das jegliche Diskriminierung aus Gründen der Staatsangehörigkeit, d. h. von Angehörigen anderer Mitgliedstaaten, verbietet. Dieses Diskriminierungsverbot wurde durch den neu geschaffenen Art. 13 EGV erweitert, da nun die Gemeinschaft geeignete Maßnahmen ergreifen kann, um Diskriminierungen aus Gründen des Geschlechts, der Rasse, der ethnischen Herkunft, der Religion oder der Weltanschauung, einer Behinderung, des Alters oder der sexuellen Ausrichtung zu bekämpfen. Überdies wurde die für die im innereuropäischen Ausland arbeitenden Erwerbstätigen geltende Freizügigkeit durch die mit dem Vertrag von Maastricht eingeführte Unionsbürgerschaft auf alle EU-Bürger („Europa der Bürger") ausgeweitet. Dagegen wird der Tatbestand der Diskriminierung von Angehörigen des eigenen Staates, die so genannte Inländerdiskriminierung, durch das europäische Recht nicht erfasst und unterliegt somit ausschließlich dem nationalen Recht.
111 Rs. C-466/04 (*Herrera*), Slg. 2006.
112 Daneben besteht nach Art. 227 EGV die Möglichkeit, dass ein Mitgliedstaat im Fall eines vermeintlichen Vertragsverstoßes durch einen anderen Mitgliedstaat die Europäische Kommission anruft, welche sich dem problematischen Sachverhalt annimmt.
113 Rs. C-158/96 (*Kohll*), Slg. 1998, S. 1931 ff., Rs. C-120/95 (*Decker*), Slg. 1998, S. 1831 ff.
114 Vgl. *Berg* (1997).

Dienstleistungsfreiheit, der Patientenmobilität, war eine vereinfachte Inanspruchnahme durch die Versicherten der sozialen Gesundheitssysteme jedoch nur zu vermuten. Die Patientenmobilität, die den Schwerpunkt dieser Arbeit bildet, stellt nur eine von vier möglichen Arten des grenzüberschreitenden Handels mit Gesundheitsdienstleistungen dar (vgl. Kapitel 5.2.1). Die Folgen der *Kohll/Decker*-Urteile für die sozialen Sicherungssysteme im Gesundheitsbereich und die zukünftigen Interaktionen zwischen den Akteuren lassen sich nur erahnen (vgl. Kapitel 5.3).

Bevor in Kapitel 2.2.2 f. auf den Einfluss und die Aktivitäten der europäischen Institutionen, insbesondere des Europäischen Gerichtshofs näher eingegangen wird, gibt das nachfolgende Kapitel 2.2.1 einen Überblick über die Entwicklung der Europäischen Sozialpolitik und der vertraglich zugewiesenen Kompetenzen im Bereich Gesundheitswesen.

2.2.1. Die Europäische Sozialpolitik und Vertragskompetenzen der Gemeinschaft im Gesundheitsbereich

Nach *Lampert/Althammer* umfasst die praktische Sozialpolitik „*jenes politische Handeln, das darauf abzielt, erstens die wirtschaftliche und soziale Stellung von wirtschaftlich und/oder sozial absolut oder relativ schwachen Personenminderheiten durch den Einsatz geeignet erscheinender Mittel im Sinne der in einer Gesellschaft verfolgten gesellschaftlichen und sozialen Grundziele (freie Entfaltung der Persönlichkeit, soziale Sicherheit, soziale Gerechtigkeit, Gleichbehandlung) zu verbessern und zweitens den Eintritt wirtschaftlicher und/oder sozialer Schwäche im Zusammenhang mit dem Auftreten existenzgefährdender Risiken zu verhindern*" (*Lampert/Althammer* (2001, S.4)).[115] Damit die auf supranationaler Ebene getroffenen sozialpolitischen Regelungen unmittelbare Verbindlichkeit in den beteiligten Staaten erlangen können, müssen nationale sozialpolitische Handlungskompetenzen wie die Gesetzgebung, die Verwaltung und die Finanzierung partiell oder vollständig auf supranationale Institutionen übertragen werden.[116] Eine derartige supranationale Sozialpolitik ist strikt von einer internationalen Sozialpolitik zu unterscheiden, da Letztere zwar auf zwischenstaatlichen Abkommen zum Sozialbereich basiert, jedoch die nationalen Souveränitäten unberührt lässt.[117]

2.2.1.1. Entwicklung und Status quo der Europäischen Gesundheitspolitik

Die *Europäische Sozialpolitik* (ESP) ist entsprechend der vorherigen Unterscheidung eher als internationale Sozialpolitik zu werten, da sie aufgrund der zugestande-

---

115 Vgl. *Berthold* (1991).
116 Vgl. *Berié* (1993, S. 32).
117 Vgl. *Lampert/Althammer* (2001, S. 433 f.)

nen Kompetenzen zumeist eine mittelbare Wirkung in Form einer Angleichung der nationalen Maßnahmen und der Systemausgestaltung entfaltet.[118] Da die Mitgliedstaaten bis zum heutigen Zeitpunkt mehrheitlich bestrebt sind, die Sozialpolitik in der nationalen Zuständigkeit zu belassen, wurde und wird die Europäische Sozialpolitik mehr als Ergänzung zur sozialpolitischen Absicherung wirtschaftlicher Maßnahmen gesehen.[119] Entsprechend dieser ergänzenden Rolle beschränkt sich die *Europäische Sozialpolitik* auf allgemeine Regelungen, um nicht zuletzt potenzielle Interessenskonflikte zu vermeiden und die Funktionsfähigkeit europäischer Entscheidungs- und Handlungsprozesse nach außen aufrecht zu erhalten.[120] Zu den Maßnahmen Europäischer Sozialpolitik zählen schwerpunktmäßig die Koordinierung der sozialen Sicherungssysteme (z. B. VO (EWG) Nr. 1408/71[121], VO (EWG) Nr. 574/72[122]), die Schaffung sozialer Grundrechte sowie Maßnahmen subsidiärer und abstimmender Art. Als sozialpolitische Akteure agieren dabei auf europäischer Ebene der *Rat der Europäischen Union* (Ministerrat), die *Europäische Kommission*, der *Europäische Gerichtshof* (EuGH), das *Europäische Parlament* (EP) sowie verschiedene Sozialpartner und lobbyistische Vertretungen.[123] Zwar wurde bis zum heutigen Tag die Wichtigkeit der sozialen Komponente immer wieder betont.[124] De facto überwiegt jedoch die ökonomische und institutionelle Integration, was sich in der Wirtschafts- und Währungsunion sowie in einer fortschreitenden wirtschaftlichen Abstimmung, Harmonisierung und Angleichung widerspiegelt.[125]

Die ausschließlich flankierende Funktion der Sozialpolitik in Ergänzung zu ökonomischen Integrationsmaßnahmen zeigt sich bereits in den Anfängen der europäischen Vertragsverhandlungen: Da sich nach den Vertragsverhandlungen der Mitgliedstaaten der Montanunion mit Ausnahme von Frankreich, das die (vermeintlich) höchsten Sozial- und Lohnkosten aufwies, rasch Widerstand gegen die ursprüngliche Intention einer Harmonisierung von Bereichen des Arbeitsmarktes formierte, mündete dies schließlich im Kompromiss, Bestimmungen zur Sozialvorschrift aufzunehmen.[126] Erst im Zuge der unter dem Kommissionspräsidenten *Delors* verabschiedeten Binnenmarktinitiative im Jahre 1985 wurden die Forderungen nach flankierenden sozialen Maßnahmen vonseiten der politischen und wirtschaftlichen Vertreter der Mitgliedstaaten – insbesondere der Gewerkschaften – wieder lauter. Das

---

118 Nach *Berié* (1993) kann eine unmittelbare Wirkung in erster Linie bei Verordnungen und Ratsbeschlüssen vermutet werden, wogegen Richtlinien und Mindestvorschriften eher mittelbar wirken.
119 Vgl. *Wellner/Schmich* (1988, S. 14 ff.).
120 Vgl. *Danner* (2001, S. 204).
121 VO (EWG) Nr. 1408/71, ABl. Nr. L 149 vom 5.7.1971, S. 2 ff.
122 VO (EWG) Nr. 574/72, ABl. Nr. L 74 vom 27.3.1972, S. 1 ff.
123 Vgl. *Schmähl* (1997, S. 14 f.). Man beachte, dass es sich bei dem Ministerrat und dem Europäischen Rat, beide EU-Institutionen, sowie dem Europarat um unterschiedliche Institutionen handelt. Vgl. *Weidenfeld/Emmanouilidis/Metz et al.* (2006, S. 70).
124 Vgl. *Weinstock* (1989, S. 32).
125 Vgl. *Ohr/Gruber* (2001).
126 Vgl. *Berié* (1991, S. 25).

Ergebnis war schließlich die rechtlich unverbindliche Absichtserklärung der „Gemeinschaftscharta der Grundrechte der Arbeitnehmer"[127] (auch: Sozialcharta, 1989), in der die moralischen Verpflichtungen und die Beachtung sozialer Rechte betont werden. Da die Sozialcharta trotz diverser Zugeständnisse an das Vereinigte Königreich Großbritannien und Nordirland nur von elf Mitgliedstaaten angenommen wurde, besaß sie keine Rechtsverbindlichkeit, sondern stellte lediglich eine politische Willensbekundung dar.[128] In dem zwei Jahre später ratifizierten Protokoll über die Sozialpolitik (1991)[129], welches dem Vertrag zur Gründung der *Europäischen Gemeinschaft* beigefügt war, drückten die Unterzeichnerstaaten den Wunsch zur Umsetzung der Sozialcharta von 1989 und nach substanziellen sozialpolitischen Fortschritten in Form von sieben Artikeln aus. Da das Protokoll zunächst nur von elf Mitgliedstaaten unterzeichnet wurde – das Vereinigte Königreich nutzte die Möglichkeit des *opting out* –, verkomplizierte sich die Europäische Sozialpolitik bis 1999.[130] Aus diesem Grund war dem Protokoll über die Sozialpolitik ein Abkommen[131] beigefügt, mit dem das Vereinigte Königreich die anderen Mitgliedstaaten zum weiteren Voranschreiten ermächtigte, ohne sich selbst sozialpolitisch zu beteiligen. Entsprechend dem Vertrag von Maastricht[132] wurde der Gesundheitsbereich nun in Art. 129 EG-Vertrag geregelt (vgl. Exkurs 1).

Exkurs 1: Die Regelung des Gesundheitswesens nach dem Vertrag von Maastricht (1993)

TITEL X – GESUNDHEITSWESEN - Artikel 129

(1) Die Gemeinschaft leistet durch Förderung der Zusammenarbeit zwischen den Mitgliedstaaten und erforderlichenfalls durch Unterstützung ihrer Tätigkeit einen Beitrag zur Sicherstellung eines hohen Gesundheitsschutzniveaus.
Die Tätigkeit der Gemeinschaft ist auf die Verhütung von Krankheiten, insbesondere der weitverbreiteten schwerwiegenden Krankheiten einschließlich der Drogenabhängigkeit, gerichtet; dabei werden die Erforschung der Ursachen und der Übertragung dieser Krankheiten sowie die Gesundheitsinformation und -erziehung gefördert.

---

127 KOM (1989) 471 endg. Nicht zu verwechseln mit der vom Europarat im Jahre 1961 initiierten und in 1996 neu überarbeiteten Europäischen Sozialcharta.
128 Vgl. *Europäisches Parlament* (1999c, S. 10), *Berié* (1993, S. 61 f.).
129 Nicht ratifiziert von dem Vereinigten Königreich Großbritannien und Nordirland.
130 Damit wichtige Verträge auch ohne Zustimmung aller Mitgliedstaaten zu Stande kommen und um eine Blockierung zu vermeiden, hat sich in der Europäischen Union die Ausnahmeregelung des *opting out* eingebürgert. Durch *opting-out*-Klauseln wird den Ländern das Recht eingeräumt, unliebsame Verträge nicht unterzeichnen zu müssen. Das Vereinigte Königreich und Dänemark nutzten die Möglichkeit des *opting out* auch bei der dritten Stufe der Wirtschafts- und Währungsunion.
131 Die genaue Bezeichnung lautet: „Abkommen zwischen den Mitgliedstaaten der Europäischen Gemeinschaft mit Ausnahme des Vereinigten Königreichs Großbritannien und Nordirland über die Sozialpolitik".
132 Unterzeichnet am 7. Februar 1992, in Kraft getreten am 1. November 1993. Mit dem Maastrichter Vertrag wurde die Europäische Wirtschaftsgemeinschaft in Europäische Gemeinschaft umbenannt.

Die Erfordernisse im Bereich des Gesundheitsschutzes sind Bestandteil der übrigen Politiken der Gemeinschaft.

(2) Die Mitgliedstaaten koordinieren untereinander im Benehmen mit der Kommission ihre Politiken und Programme in den in Absatz 1 genannten Bereichen. Die Kommission kann in enger Fühlungnahme mit den Mitgliedstaaten alle Initiativen ergreifen, die dieser Koordinierung förderlich sind.

(3) Die Gemeinschaft und die Mitgliedstaaten fördern die Zusammenarbeit mit dritten Ländern und den für das Gesundheitswesen zuständigen internationalen Organisationen.

(4) Als Beitrag zur Verwirklichung der Ziele dieses Artikels erlässt der Rat
- gemäß dem Verfahren des Artikels 189 b und nach Anhörung des Wirtschafts- und Sozialausschusses und des Ausschusses der Regionen Fördermaßnahmen unter Ausschluss jeglicher Harmonisierung der Rechts- und Verwaltungsvorschriften der Mitgliedstaaten;
- mit qualifizierter Mehrheit auf Vorschlag der Kommission Empfehlungen.

Nach dem Regierungswechsel im Vereinigten Königreich Großbritannien und Nordirland im Mai 1997 gaben diese ihr *opting out* auf. Mit dem Amsterdamer Vertrag[133] konnte somit das Abkommen über die Sozialpolitik in den Vertrag zur Gründung der Europäischen Gemeinschaft mit den erweiterten Bestimmungen des Titels XI „Sozialpolitik, allgemeine und berufliche Bildung und Jugend" (Art. 136 ff. EGV) integriert sowie das Protokoll über die Sozialpolitik förmlich aufgehoben werden.[134] Die Ziele der Europäischen Sozialpolitik werden „eingedenk" der Gemeinschaftscharta der Grundrechte der Arbeitnehmer von 1989 und der Europäischen Sozialcharta von 1961 definiert als „*die Förderung der Beschäftigung, die Verbesserung der Lebens- und Arbeitsbedingungen, um dadurch auf dem Wege des Fortschritts ihre Angleichung zu ermöglichen, einen angemessenen sozialen Schutz, den sozialen Dialog, die Entwicklung des Arbeitskräftepotentials im Hinblick auf ein dauerhaft hohes Beschäftigungsniveau und die Bekämpfung von Ausgrenzungen*" (Art. 136 Abs. 1 ff. EGV). Zur Verwirklichung dieser Ziele unterstützt und ergänzt die Europäische Gemeinschaft die Politik der Mitgliedstaaten in folgenden Bereichen: Verbesserungen der Arbeitsumwelt zum Schutz von Sicherheit und Gesundheit der Arbeitnehmer; Arbeitsbedingungen; Unterrichtung und Anhörung der Arbeitnehmer; berufliche Eingliederung der aus dem Arbeitsmarkt ausgegrenzten Personen; Chancengleichheit von Männern und Frauen auf dem Arbeitsmarkt und Gleichbehandlung am Arbeitsplatz. Darüber hinaus kann die Gemeinschaft über den Rat Anreizmaßnahmen speziell zur Bekämpfung der sozialen Ausgrenzung initiieren. Ausdrücklich ausgenommen sind Eingriffe der Gemeinschaft in das Arbeitsentgelt, das Koalitionsrecht, das Streikrecht sowie das Aussperrungsrecht (Art. 136 Abs. 6 ff. EGV).

---

133 Unterzeichnet am 2. Oktober 1997, in Kraft getreten am 1. Mai 1999. Mit dem Amsterdamer Vertrag wurden der EU- und EG-Vertrag geändert und neu nummeriert.

134 Das Vereinigte Königreich Großbritannien und Nordirland verpflichtete sich dazu, die aufgrund des Protokolls von den anderen Mitgliedstaaten bereits angenommenen Richtlinien innerhalb von zwei Jahren umzusetzen.

Der Bereich Gesundheitswesen wird seit dem Amsterdamer Vertrag (insbesondere) durch die Bestimmungen des Titels XIII, Art. 152 EGV (ex-Art. 129 EG-Vertrag), geregelt, die auch vom Vertrag von Nizza[135] unberührt blieben (vgl. Exkurs 2). Die Kompetenzen der Europäischen Union im Bereich „Gesundheitswesen" sind durch Art. 152 EGV klar definiert. Entsprechend dem Subsidiaritätsprinzip nach Art. 5 EGV liegt die Verantwortung für die Organisation des Gesundheitswesens und die medizinische Versorgung bei den Mitgliedstaaten (Art. 152 Abs. 5 EGV). Dem zufolge beschränken sich die gesundheitspolitischen Maßnahmen der Europäischen Union auf den Bereich der öffentlichen Gesundheit (*Public Health*). Ein Eingriff außerhalb der Gemeinschaftskompetenzen ist gemäß Art. 5 EGV nur vorgesehen, „*soweit die Ziele der in Betracht gezogenen Maßnahmen auf Ebene der Mitgliedstaaten nicht ausreichend erreicht werden können und daher wegen ihres Umfangs oder ihrer Wirkungen besser auf Gemeinschaftsebene erreicht werden können.*"

Grundsätzlich ist entsprechend Art. 152 Abs. 1 Satz 1 EGV bei der Festlegung und Durchführung aller Gemeinschaftspolitiken und -maßnahmen im Gesundheitswesen ein hohes Gesundheitsschutzniveau sicherzustellen. Die Konzentration der gemeinschaftlichen Maßnahmen auf den Gesundheitsschutz ist bereits in Art. 3 Abs. 1p EGV dargelegt, nach dem die Gemeinschaftstätigkeit „*einen Beitrag zur Erreichung eines hohen Gesundheitsschutzniv*eaus" umfasst. Als weitere Ziele definiert Art. 152 EGV präventive Maßnahmen der Gesundheitsförderung, die Verhütung von Humankrankheiten sowie die Beseitigung von Ursachen der Gesundheitsgefährdung, die mit Aktionsprogrammen wie gegen Rauchen, Alkohol oder allgemein gegen den Drogenmissbrauch umgesetzt werden (vgl. Kapitel 2.2.2.3).[136] Die gemeinschaftlichen Maßnahmen liegen neben der Ergänzung der Gesundheitspolitik der Mitgliedstaaten in der Förderung und Unterstützung der zwischenstaatlichen Zusammenarbeit in den zuvor genannten Politikfeldern des Art. 152 Abs. 1 EGV. Darüber hinaus fördern die Gemeinschaft und die Mitgliedstaaten auch die Zusammenarbeit mit Drittstaaten und internationalen Organisationen (Art. 152 Abs. 3 EGV). Schließlich wird auch der Rat durch den Erlass von Maßnahmen zu den Zielen des Art. 152 EGV unterstützend tätig, die in Art. 152 Abs. 4 EGV weiter konkretisiert sind.

---

135 Unterzeichnet am 26. Februar 2001, in Kraft getreten am 1. Februar 2003. Das Anliegen des Vertrages von Nizza war eine institutionelle Reform, um die Funktionsfähigkeit der Europäischen Union nach der Erweiterung von 15 auf 25 Mitgliedstaaten zu gewährleisten. Zugleich wurden der Vertrag über die Europäische Union, der Vertrag zur Gründung der Europäischen Gemeinschaft und der Vertrag von Nizza konsolidiert.

136 Hierunter fällt etwa das Verbot der Tabakwerbung in den EU-Mitgliedstaaten. Vgl. auch die Rs. C-380/03 (*Bundesrepublik Deutschland*).

Exkurs 2: Die Regelung des Gesundheitswesens nach dem Vertrag von Amsterdam (1999)

TITEL XIII (ex-Titel X) – GESUNDHEITSWESEN - Artikel 152 (ex-Artikel 129)

(1) Bei der Festlegung und Durchführung aller Gemeinschaftspolitiken und –maßnahmen wird ein hohes Gesundheitsschutzniveau sichergestellt.
Die Tätigkeit der Gemeinschaft ergänzt die Politik der Mitgliedstaaten und ist auf die Verbesserung der Gesundheit der Bevölkerung, die Verhütung von Humankrankheiten und die Beseitigung von Ursachen für die Gefährdung der menschlichen Gesundheit gerichtet. Sie umfasst die Bekämpfung der weit verbreiteten schweren Krankheiten; dabei werden die Erforschung der Ursachen, der Übertragung und der Verhütung dieser Krankheiten sowie die Gesundheitsinformation und -erziehung gefördert.
Die Gemeinschaft ergänzt die Maßnahmen der Mitgliedstaaten zur Verringerung drogenkonsumbedingter Gesundheitsschäden einschließlich der Informations- und Vorbeugungsmaßnahmen.
(2) Die Gemeinschaft fördert die Zusammenarbeit zwischen den Mitgliedstaaten in den in diesem Artikel genannten Bereichen und unterstützt erforderlichenfalls deren Tätigkeit. Die Mitgliedstaaten koordinieren untereinander im Benehmen mit der Kommission ihre Politiken und Programme in den in Absatz 1 genannten Bereichen. Die Kommission kann in enger Verbindung mit den Mitgliedstaaten alle Initiativen ergreifen, die dieser Koordinierung förderlich sind.
(3) Die Gemeinschaft und die Mitgliedstaaten fördern die Zusammenarbeit mit dritten Ländern und den für das Gesundheitswesen zuständigen internationalen Organisationen.
(4) Der Rat trägt gemäß dem Verfahren des Artikels 251 und nach Anhörung des Wirtschafts- und Sozialausschusses sowie des Ausschusses der Regionen mit folgenden Maßnahmen zur Verwirklichung der Ziele dieses Artikels bei:
 a) Maßnahmen zur Festlegung hoher Qualitäts- und Sicherheitsstandards für Organe und Substanzen menschlichen Ursprungs sowie für Blut und Blutderivate; diese Maßnahmen hindern die Mitgliedstaaten nicht daran, strengere Schutzmaßnahmen beizubehalten oder einzuführen;
 b) abweichend von Artikel 37 Maßnahmen in den Bereichen Veterinärwesen und Pflanzenschutz, die unmittelbar den Schutz der Gesundheit der Bevölkerung zum Ziel haben;
 c) Fördermaßnahmen, die den Schutz und die Verbesserung der menschlichen Gesundheit zum Ziel haben, unter Ausschluss jeglicher Harmonisierung der Rechts- und Verwaltungsvorschriften der Mitgliedstaaten.
Der Rat kann ferner mit qualifizierter Mehrheit auf Vorschlag der Kommission für die in diesem Artikel genannten Zwecke Empfehlungen erlassen.
(5) Bei der Tätigkeit der Gemeinschaft im Bereich der Gesundheit der Bevölkerung wird die Verantwortung der Mitgliedstaaten für die Organisation des Gesundheitswesens und die medizinische Versorgung in vollem Umfang gewahrt. Insbesondere lassen die Maßnahmen nach Absatz 4 Buchstabe a die einzelstaatlichen Regelungen über die Spende oder die medizinische Verwendung von Organen und Blut unberührt.

In dem zeitweiligen Ausscheren des Vereinigten Königreichs Großbritannien und Nordirland treten die mitunter partikularistischen Interessen der Mitgliedstaaten bzw. der jeweiligen landespolitischen Vertreter zutage. Zugleich wirkt die Möglichkeit des *opting out* aus einzelnen Politikfeldern den Zentralisierungsbestrebungen in

Form einer sukzessiven Vermachtung der Zentralorgane der Europäischen Union als supranationaler Leviathan entgegen.[137] Die Zustimmung zu gemeinschaftlichen Maßnahmen und Rechtsetzungsinitiativen sowie die damit verbundenen Kosten und Nachteile für den einzelnen Mitgliedstaat sind als politisches Zugeständnis zu werten, das dem jeweiligen Mitgliedstaat im Gegenzug in anderen (Teil-)Bereichen entsprechende Vorteile bringt. Eine solche politische, mit Vor- und Nachteilen verbundene Paketlösung wird als *log-rolling* (Tauschgeschäft) bezeichnet. Da ein *opting out* grundsätzlich für alle Gemeinschaftsbereiche denkbar ist, sind im Folgenden verschiedene Konzepte einer abgestuften Integration diskutiert worden, die den Mitgliedstaaten eine flexiblere, den nationalen Interessen entsprechende Integrationspolitik ermöglichen sollen.

Trotz der geringen Gestaltungskompetenzen der Europäischen Sozialpolitik sind seit den Anfängen der Europäischen Gemeinschaft wichtige Regelungen zum Sozialbereich verabschiedet worden, die überwiegend den Arbeitsmarkt betreffen. Hierunter fallen Maßnahmen zur vollen Arbeitnehmerfreizügigkeit (VO (EWG) Nr. 1612/68[138]), die soziale Sicherheit der Wanderarbeitnehmer (Art. 42 EGV; VO (EWG) Nr. 1408/71[139], VO (EWG) Nr. 574/72[140]), der Austausch junger Arbeitskräfte (Art. 41 EGV), die Errichtung des arbeitsmarkt- und beschäftigungspolitischen Instruments des Europäischen Sozialfonds (ESF, 1960), die im Anschluss an die *Defrenne*-Urteile[141] ergangenen Gleichbehandlungsrichtlinien von Männern und Frauen (1975/76) sowie verschiedene Maßnahmen zum Arbeitsschutz (ab 1978), zur Berufsausbildung (ab 1986; ERASMUS, COMETT), zur Arbeitnehmerunterrichtung und -anhörung (Europäische Betriebsräte, 1994), zum Schutz von vorübergehend im Ausland beschäftigten Arbeitnehmern (Entsenderichtlinie, 1996) und zur Wahrung von Arbeitnehmeransprüchen (Übergang von Unternehmen, 2001).[142] Obwohl die Regulierung arbeitsrechtlicher Belange nach wie vor dominiert, wird seit den Maastrichter Verträgen und den erweiterten Bestimmungen des Kapitels XI des EGV der Altersversorgung und dem Gesundheitsbereich größere Beachtung geschenkt. Dabei beschränken sich die Gemeinschaftsaktivitäten im Gesundheitsbereich im Wesentlichen auf Initiativen des Gesundheitsschutzes (vgl. Kapitel 2.2.2).

Vergleicht man die EU-Mitgliedstaaten hinsichtlich ihrer Pro-Kopf-Ausgaben im Bereich der Sozialleistungen, so lässt sich ein Nord-Süd-Gefälle bzw. ein Zentrum-Peripherie-Gefälle feststellen (vgl. auch Kapitel 2.1).[143] Dieses Gefälle hängt neben der nationalen Sozialpolitik unmittelbar mit der Konzentration der Wirtschaft im

---

137 Vgl. *Buchanan/Faith* (1987).
138 VO (EWG) Nr. 1612/68, ABl. Nr. L 257 vom 19.10.1968, S. 2 ff.
139 VO (EWG) Nr. 1408/71, ABl. Nr. L 149 vom 5.7.1971, S. 2 ff.
140 VO (EWG) Nr. 574/72, ABl. Nr. L 74 vom 27.3.1972, S. 1 ff.
141 Rs. 80/70 (*Defrenne I*), Slg. 1971, S. 445 ff., Rs. 43/75 (*Defrenne II*), Slg. 1976, S. 455 ff., Rs. 149/77 (*Defrenne III*), Slg. 1978, S. 1365 ff.
142 Diese Maßnahmen sind im Zeitverlauf zum Teil ergänzt oder ersetzt worden. Für eine detaillierte Darstellung bis Anfang der 90er Jahre vgl. *Berié* (1993).
143 Vgl. *European Commission* (1998).

geografischen Zentrum zusammen, was sich in der relativen Wirtschaftsschwäche der Peripherie sowie der agrarwirtschaftlichen Prägung der südeuropäischen Regionen zeigt. Im Allgemeinen leiden diese wirtschaftlichen Problemregionen unter einer unzureichenden öffentlichen Infrastruktur wie Straßen und Schulen, zugleich weisen die Einrichtungen des Gesundheitsbereichs in der Regel Mängel auf.[144] Aber auch innerhalb der zentralen, industrialisierten Regionen findet im Zuge der fortschreitenden wirtschaftlichen Integration ein struktureller Umbruch statt, der unmittelbar durch die Wettbewerbsfähigkeit der Mitgliedstaaten in der Attrahierung der Produktionsfaktoren Arbeit und Kapitel beeinflusst wird. Die Attrahierungsfähigkeit und Standortattraktivität ist auf unterschiedliche Produktivitäts- und Einkommensniveaus, verschiedenartige Konsumgewohnheiten der Verbraucher sowie unterschiedliche Reglementierungen im Umwelt-, Steuer- und Sozialbereich zurückzuführen. Mittelbar wird hierdurch auch das Wirtschaftswachstum und die Beschäftigung in den Mitgliedstaaten beeinflusst. Festzuhalten bleibt somit, dass die relative Standortattraktivität von einer Vielzahl nationaler, regionaler und lokaler Faktoren verschiedenster Art abhängt, von denen die sozialen Sicherungssysteme nur einen Teil darstellen.[145] Infolgedessen ist eine generelle Reduzierung der Abgabenbelastung erstrebenswert, um so die inländischen Unternehmen zu entlasten und eine größere Attrahierung auf in- und ausländische Produktionsfaktoren zu entfalten. Eine in diesem Sinne effizientere Verwendung finanzieller Mittel ist sowohl aus allokativen als auch distributiven Gründen zu begrüßen.

Zur Abmilderung der negativen Effekte insbesondere auf die weniger wettbewerbsfähigen Mitgliedstaaten und Regionen werden seit Bestehen der Europäischen Gemeinschaft verschiedene Konzepte auf der Gemeinschaftsebene diskutiert. Die vor allem im Vorfeld der Europäischen Wirtschafts- und Währungsunion diskutierten Gemeinschaftsmodelle im Bereich Sozialpolitik könnten bei einer fortschreitenden Integration des Europäischen Binnenmarktes im Gesundheitsbereich wieder an Popularität gewinnen. Das Spektrum der Integrationsvorschläge reicht von gemeinsamen, unverbindlich formulierten Absichtsbekundungen bis zu einer vollständigen Harmonisierung der Sozialpolitik.[146] Obwohl Forderungen nach einer weiterge-

---

144 Vgl. *Wellner/Schmich* (1988, S. 22).
145 Vgl. *Ecker/Häussler/Schneider* (2004), *Berthold* (1999a), *Berthold* (1993, S. 7 f.).
146 Eine vollständige Harmonisierung der sozialen Standards wird in der Regel mit dem Begriff der Europäischen Sozialunion (ESU) gleichgesetzt, der erstmals von Bundeskanzler *Willy Brandt* nach der europäischen Gipfelkonferenz von Paris (Herbst 1972) verwendet wurde. Nach dem Verständnis von *André* (1973, S. 483) bedeutet eine Europäische Sozialunion im Gegensatz zur Zollunion bzw. Wirtschafts- und Währungsunion keinesfalls einen Raum mit „*einer einheitlichen Sozialgesetzgebung mit überall gleichen Beiträgen und Leistungen und gleichen Ausgestaltungen*", sondern vielmehr „*die Ausrichtung der Politik auf konkrete Ziele.*" Weitere wichtige Integrationskonzepte sind: 1.) die abgestufte Integration, nach der die Mitgliedstaaten nicht an allen politischen Gebieten, sondern nur an einer Mindestzahl gemeinsamer Ziele partizipieren müssen (*Europa à la carte*), 2.) die Akzeptanz unabänderlicher Unterschiede zwischen den Mitgliedstaaten, aus denen das Potenzial einer dauerhaften Trennung in Ländergruppen unterschiedlicher Entwicklungsstufen resultieren kann (*Europa mit*

henden Integration im Sozialbereich von unterschiedlichen politischen Lagern immer wieder erhoben werden, zeigen sich sogar innerhalb der einzelnen Lager deutliche Meinungsunterschiede. Angesichts dessen ist die Verständigung auf eine gemeinsame, supranationale Sozialpolitik auf europäischer Ebene in absehbarer Zeit nicht realistisch.[147] Eine Alternative zu den vorgenannten Integrationskonzepten stellt möglicherweise die Offene Methode der Koordinierung dar (vgl. Kapitel 2.2.2.4).[148]

2.2.1.2. Der Entwurf über einen Europäischen Verfassungsvertrag

Mit einer wachsenden Zahl von EU-Mitgliedstaaten und einer zunehmenden Aufgabenwahrnehmung durch die Europäische Union war eine simple Anpassung der bestehenden Verträge und Weiterentwicklung der Entscheidungsverfahren nicht mehr zweckgemäß. Eine grundlegende Neuordnung sollte erfolgen, um die Europäische Union für die anstehenden Aufgaben handlungsfähiger zu machen und bürgernäher zu gestalten. Aus diesem Grund wurde von den Staats- und Regierungschefs im Nachgang zu dem Gipfel von Nizza ein Gremium eingesetzt, der so genannte Europäische Konvent, der diese Aufgabe übernahm.[149] Herausgekommen ist letztlich der Entwurf über einen Europäischen Verfassungsvertrag, der „Vertrag über eine Verfassung für Europa" (VVU), welcher nach einigen Verhandlungen zwischen den Mitgliedstaaten schließlich auf der Tagung des Europäischen Rates am 18. Juni 2004 in Brüssel verabschiedet wurde. Als problematisch erwies sich insbesondere die Neuordnung der Stimmanteile der Mitgliedstaaten, da sich vor allem Spanien und Polen benachteiligt sahen und dagegen intervenierten.

In dem Europäischen Verfassungsvertrag werden die sozialpolitischen Ziele des Gemeinschaftsvertrages ebenso wie die Charta der Grundrechte der Europäischen Union[150] übernommen. Der Europäische Verfassungsvertrag wurde am 29. Oktober

---

variabler Geometrie), 3.) die Verfolgung gemeinsamer Ziele durch eine Ländergruppe integrationsfähiger und williger Staaten, denen die nicht teilnehmenden Staaten später nachfolgen (*Europa unterschiedlicher Geschwindigkeiten*).

147 Der interessierte Leser sei an dieser Stelle auf einige Publikationen zum Thema Europäische Sozialpolitik (vgl. *Schuster* (2001), *Reiners/Welter* (2001), *Kaltenborn* (2001), *Busch* (2001), *Waldschmitt* (2001), *Kuhn* (1993b)), der Standortdebatte (vgl. *Deutscher Bundestag* (2002b)) sowie der Diskussion um Sozialdumping und soziale Mindeststandards (vgl. *Busse/Grossmann* (2003), *Berthold/Neumann* (2002), *Eekhoff* (1998), *Van Suntum* (1999), *Krugman* (1998), *Kuhn* (1993a), *Oberender* (1992)) verwiesen.

148 Vgl. *Bauer/Knöll* (2003, S. 38).

149 Vgl. *Weidenfeld/Emmanouilidis/Metz et al.* (2006, S. 41 ff.).

150 Vgl. insbesondere Art. 35 der Charta der Grundrechte (Gesundheitsschutz): „*Jede Person hat das Recht auf Zugang zur Gesundheitsvorsorge und auf ärztliche Versorgung nach Maßgabe der einzelstaatlichen Rechtsvorschriften und Gepflogenheiten. Bei der Festlegung und Durchführung aller Politiken und Maßnahmen der Union wird ein hohes Gesundheitsschutzniveau sichergestellt.*"

2004 von den Staats- und Regierungschefs in Rom unterzeichnet. Damit die Verfassung in Kraft tritt, muss der Vertrag in allen Mitgliedstaaten entsprechend dem jeweiligen nationalen konstitutionellen Verfahren, per Referendum oder per parlamentarischem Verfahren, ratifiziert werden. Nach den negativen Referenden in Frankreich und in den Niederlanden in der Mitte des Jahres 2005 sowie der darauf beschlossenen Aussetzung des Referendums in Großbritannien und in anderen Ländern war der Ratifizierungsprozess ins Stocken geraten. Die Bundesrepublik Deutschland, welche die Ratspräsidentschaft im ersten Halbjahr 2007 innehatte, hat ihre Aufgabe, die Vertragsreform neu zu beleben, wohl bestmöglich gelöst.[151] Nach zähen Verhandlungen verständigten sich die Regierungschefs während der Ratstagung im Juni 2007 in Brüssel schließlich darauf, bis Ende 2007 zu klären, welche Vertragsänderungen nötig sind. Des Weiteren soll das Reformwerk nicht mehr als „Verfassung" bezeichnet werden und die EU-Grundrechtscharta wird auf Drängen Großbritanniens von dem Reformvertrag ausgenommen werden. Obwohl der Europäische Verfassungsvertrag somit nicht in seiner derzeitigen Form verabschiedet wird, ist zu vermuten, dass sich die Vertragspassagen zu den einzelnen Bereichen kaum ändern. Dafür sprechen sowohl die Bemühungen der deutschen EU-Ratspräsidentschaft möglichst viel Substanz des Verfassungsentwurfs zu erhalten als auch der enge Zeitplan. Aus diesem Grund werden der Verfassungsentwurf und die Regelungen zum Gesundheitsbereich im Nachfolgenden in ihrer ursprünglichen Form kurz dargestellt.

Nach *Weidenfeld* verfolgt der Europäische Verfassungsvertrag unter anderem drei zentrale Ziele: Erstens die Schaffung von mehr Transparenz der Rechtsgrundlagen, zweitens eine organisatorische Neuordnung und Verbesserung der Entscheidungsverfahren und drittens die Stärkung der demokratischen Prozesse.[152] Ein wesentliches Anliegen des Verfassungsvertrages ist es, die Kompetenzverteilung zwischen der EU, den Mitgliedstaaten und innerstaatlichen Akteuren wie den deutschen Bundesländern klarer abzugrenzen. Grundsätzlich gilt, dass die Verfassung und das europäische Recht Vorrang vor dem nationalen Recht haben. Da der Europäische Verfassungsvertrag von seiner Natur ein völkerrechtlicher Vertrag ist und hierdurch kein europäischer Staat geschaffen wird, werden die nationalen Verfassungen nicht ersetzt sondern nur ergänzt. Somit gelten auch zukünftig die nationalen Gesetzesgrundlagen, wenn es um nationale Angelegenheiten geht und der Europäische Verfassungsvertrag, wenn europäische Angelegenheiten betroffen sind. Um die Kompetenzen möglichst klar abzugrenzen, unterscheidet der Verfassungsvertrag drei Zuständigkeitsarten (vgl. Teil I – Titel I - Art. 11 ff. VVU):
- Bereiche mit ausschließlicher Zuständigkeit der Europäischen Union,
- Bereiche geteilter Zuständigkeit der Europäischen Union und der Mitgliedstaaten sowie
- Unterstützungs-, Koordinierungs- und Ergänzungsmaßnahmen.

---
151 Vgl. *Die Bundesregierung* (2006, S. 4), *af* (2007), *Danner* (2006, S. 42 ff.).
152 Vgl. *Weidenfeld/Emmanouilidis/Metz et al.* (2006, S. 12 ff.).

Darüber hinaus ist die Europäische Union für die Koordinierung der Wirtschafts- und Beschäftigungspolitik sowie die Erarbeitung und Verwirklichung der Gemeinsamen Außen- und Sicherheitspolitik zuständig. Obwohl unter Art. 11 ff. VVU einzelne Bereiche wie etwa der Gesundheitsbereich bereits den Zuständigkeitskategorien zugeordnet werden, ergeben sich der Zuständigkeitsumfang der Europäischen Union und weitere Einzelheiten aus den Bestimmungen des Teil III zu den jeweiligen Bereichen. Eine deutlichere Abgrenzung der Zuständigkeiten in dem Verfassungsvertrag wäre zwar wünschenswert, dies dürfte jedoch angesichts der Vielzahl von Regulierungsinhalten zu den einzelnen Bereichen kaum praktikabel sein.

Die Bestimmungen zum Gesundheitsbereich finden sich nun in Titel III der EU-Verfassung, Art. 278, wieder (vgl. Exkurs 3). Entsprechend der zuvor aufgelisteten Zuständigkeitsabgrenzung ist die Europäische Union im Gesundheitsbereich zur Durchführung von Unterstützungs-, Koordinierungs- und Ergänzungsmaßnahmen berechtigt. Verglichen mit dem bisherigen Art. 152 EGV sieht der Verfassungsentwurf allerdings eine Erweiterung der Gemeinschaftsaufgaben vor. Dies wird vor allem bei einem Vergleich der jeweils letzten Absätze deutlich: Während gemäß Art. 152 Abs. 5 Satz 1 EGV die Verantwortung der Mitgliedstaaten für die Organisation des Gesundheitswesen und für die medizinische Versorgung in „*vollem Umfang*" gewahrt wird, soll nach Art. 278 Abs. 7 Satz 1 der Verfassung lediglich die Verantwortung der Mitgliedstaaten für die Festlegung ihrer Gesundheitspolitik sowie die Organisation des Gesundheitswesens und die medizinische Versorgung gewahrt werden. Von einer vollen Wahrung der Verantwortung der Mitgliedstaaten für den Gesundheitsbereich ist somit nicht mehr die Rede. Als Folge eines derartigen Verständnisses der Kompetenzverteilung wird etwa in einer Pressemitteilung der Europäischen Union von der „*primären Zuständigkeit der Mitgliedstaaten für die Gesundheitssysteme*" (*Europäische Kommission* (2006a, S. 2)) gesprochen.

Das erweiterte Aufgabenfeld der EU spiegelt sich bereits in der Erweiterung der Absätze von fünf auf sieben wider. Die in Art. 152 Abs. 4 EGV bislang nicht namentlich genannte Gesetzgebung durch den Rat gemäß dem Mitentscheidungsverfahren von Art. 251 EGV wird entsprechend der Neuordnung der bisherigen Rechtsakte durch den Verfassungsentwurf nun als Europäisches Gesetz oder Rahmengesetz benannt.[153] Gegenüber dem bisherigen Status quo des Art. 152 EGV sollen mit Artikel III-278 im Wesentlichen fünf neue Aufgabenfelder eingeführt werden. Dies sind erstens die „*Beobachtung, frühzeitige*(n) *Meldung und Bekämpfung schwerwiegender grenzüberschreitender Gesundheitsgefahren*" und die Ergreifung entsprechender Maßnahmen durch die Gemeinschaft. Zweitens soll die Gemeinschaft insbesondere die Zusammenarbeit der Mitgliedstaaten fördern, die auf eine Verbesserung der Komplementarität der Gesundheitsdienste in den Grenzregionen abzielt. Drittens könnte die Kommission die Koordinierung der nationalen Politik und Programme

---

153 Das Europäische Gesetz entspricht der heutigen Verordnung und entfaltet somit unmittelbare Geltung in den Mitgliedstaaten, wogegen das Europäische Rahmengesetz der heutigen Richtlinie entspricht und dabei die Form und die Wahl der Mittel, um die verbindlichen Richtlinienziele zu erreichen, den Mitgliedstaaten überlässt.

der Mitgliedstaaten unterstützen, indem sie Initiativen ergreift, die darauf abzielen *„Leitlinien und Indikatoren festzulegen, den Austausch bewährter Verfahren durchzuführen und die erforderlichen Elemente für eine regelmäßige Überwachung und Bewertung auszuarbeiten"*. Dieser Punkt dürfte vor allem einer zukünftigen Anwendung der offenen Koordinierungsmethode im Gesundheitsbereich geschuldet sein (vgl. Kapitel 2.2.2.4). Viertens könnten per Europäischem Gesetz oder Rahmengesetz Maßnahmen zur Festlegung hoher Qualitäts- und Sicherheitsstandards für Arzneimittel und Medizinprodukte ergriffen werden. Und schließlich könnte die Kommission ebenso per Europäischem Gesetz oder Rahmengesetz Maßnahmen zum unmittelbaren Schutz der Gesundheit der Bevölkerung vor Tabakkonsum und Alkoholmissbrauch festlegen.

Exkurs 3: Die Regelung des Gesundheitswesens in dem Verfassungsentwurf

KAPITEL V BEREICHE, IN DENEN DIE UNION BESCHLIESSEN KANN, EINE UNTERSTÜTZUNGS, KOORDINIERUNGS, ODER ERGÄNZUNGSMASSNAHME DURCHZUFÜHREN

ABSCHNITT 1 ÖFFENTLICHE GESUNDHEIT - Artikel III-278

(1) Bei der Festlegung und Durchführung der Politik und Maßnahmen der Union in allen Bereichen wird ein hohes Gesundheitsschutzniveau sichergestellt.
Die Tätigkeit der Union ergänzt die Politik der Mitgliedstaaten und ist auf die Verbesserung der Gesundheit der Bevölkerung, die Verhütung von Humankrankheiten und die Beseitigung von Ursachen für die Gefährdung der körperlichen und geistigen Gesundheit gerichtet. Sie umfasst
a) die Bekämpfung weit verbreiteter schwerer Krankheiten; dabei werden die Erforschung der Ursachen, der Übertragung und der Verhütung dieser Krankheiten sowie die Gesundheitsinformation und -erziehung gefördert;
b) die Beobachtung, frühzeitige Meldung und Bekämpfung schwerwiegender grenzüberschreitender Gesundheitsgefahren.
Die Union ergänzt die Maßnahmen der Mitgliedstaaten zur Verringerung drogenkonsumbedingter Gesundheitsschäden einschließlich der Informations- und Vorbeugungsmaßnahmen.
(2) Die Union fördert die Zusammenarbeit zwischen den Mitgliedstaaten in den in diesem Artikel genannten Bereichen und unterstützt erforderlichenfalls deren Tätigkeit. Sie fördert insbesondere die Zusammenarbeit zwischen den Mitgliedstaaten, die darauf abzielen, die Komplementarität ihrer Gesundheitsdienste in den Grenzgebieten zu verbessern.
Die Mitgliedstaaten koordinieren untereinander im Benehmen mit der Kommission ihre Politik und ihre Programme in den in Absatz 1 genannten Bereichen. Die Kommission kann in enger Verbindung mit den Mitgliedstaaten alle Initiativen ergreifen, die dieser Koordinierung förderlich sind, insbesondere Initiativen, die darauf abzielen, Leitlinien und Indikatoren festzulegen, den Austausch bewährter Verfahren durchzuführen und die erforderlichen Elemente für eine regelmäßige Überwachung und Bewertung auszuarbeiten. Das Europäische Parlament wird in vollem Umfang unterrichtet.
(3) Die Union und die Mitgliedstaaten fördern die Zusammenarbeit mit Drittländern und den für die öffentliche Gesundheit zuständigen internationalen Organisationen.
(4) Abweichend von Artikel I-12 Absatz 5 und Artikel I-17 Buchstabe a und nach Artikel I-14 Absatz 2 Buchstabe k wird durch Europäisches Gesetz oder Rahmengesetz zur

Verwirklichung der Ziele dieses Artikels beigetragen, indem folgende Maßnahmen festgelegt werden, um den gemeinsamen Sicherheitsanliegen Rechnung zu tragen:
a) Maßnahmen zur Festlegung hoher Qualitäts- und Sicherheitsstandards für Organe und Substanzen menschlichen Ursprungs sowie für Blut und Blutderivate; diese Maßnahmen hindern die Mitgliedstaaten nicht, strengere Schutzmaßnahmen beizubehalten oder einzuführen;
b) Maßnahmen in den Bereichen Veterinärwesen und Pflanzenschutz, die unmittelbar den Schutz der Gesundheit der Bevölkerung zum Ziel haben;
c) Maßnahmen zur Festlegung hoher Qualitäts- und Sicherheitsstandards für Arzneimittel und Medizinprodukte;
d) Maßnahmen zur Beobachtung, frühzeitigen Meldung und Bekämpfung schwerwiegender grenzüberschreitender Gesundheitsgefahren.
Das Europäische Gesetz oder Rahmengesetz wird nach Anhörung des Ausschusses der Regionen und des Wirtschafts- und Sozialausschusses erlassen.
(5) Durch Europäisches Gesetz oder Rahmengesetz können unter Ausschluss jeglicher Harmonisierung der Rechtsvorschriften der Mitgliedstaaten auch Fördermaßnahmen, die den Schutz und die Verbesserung der menschlichen Gesundheit sowie insbesondere die Bekämpfung weit verbreiteter schwerer grenzüberschreitender Krankheiten zum Ziel haben, sowie Maßnahmen, die unmittelbar den Schutz der Gesundheit der Bevölkerung vor Tabakkonsum und Alkoholmissbrauch zum Ziel haben, festgelegt werden. Es wird nach Anhörung des Ausschusses der Regionen und des Wirtschafts- und Sozialausschusses erlassen.
(6) Für die Zwecke dieses Artikels kann der Rat ferner auf Vorschlag der Kommission Empfehlungen abgeben.
(7) Bei der Tätigkeit der Union wird die Verantwortung der Mitgliedstaaten für die Festlegung ihrer Gesundheitspolitik sowie die Organisation des Gesundheitswesens und die medizinische Versorgung gewahrt. Die Verantwortung der Mitgliedstaaten umfasst die Verwaltung des Gesundheitswesens und der medizinischen Versorgung sowie die Zuweisung der dafür bereitgestellten Mittel. Die Maßnahmen nach Absatz 4 Buchstabe a lassen die einzelstaatlichen Regelungen über die Spende oder die medizinische Verwendung von Organen und Blut unberührt.

2.2.2. Die Gesundheitspolitik der Europäischen Union

Nach dem kurzen Ausblick auf eine mögliche zukünftige Europäische Gesundheitspolitik auf der Grundlage des Europäischen Verfassungsvertrages wird im Nachfolgenden die konkrete Ausgestaltung der Gesundheitspolitik auf der Grundlage der geltenden Verträge, also im Wesentlichen auf Basis des Art. 152 EGV, näher untersucht.

Die Europäische Kommission sieht die Herausforderung im Gesundheitsbereich darin, drei große Ziele miteinander in Einklang zu bringen (vgl. Abbildung 8):[154]

1. *Zugänglichkeit*: Ein wesentliches Ziel besteht darin, den allgemeinen Zugang zur Gesundheitsversorgung zu sichern, insbesondere von einkommensschwachen Personen und sozial benachteiligten Gruppen. Um dieses Ziel zu erreichen, bieten sich entsprechend dem Europäischen Rat von Nizza folgende Maßnahmenpakete an:

---

154 Vgl. *Europäische Kommission* (2001d, S. 11), *AG SpiK* (2002, S. 7).

- Ausbau der Vorsorge und Gesundheitserziehung (Mutter-Kind-Beratungsstellen, Schul-/Betriebsärzte etc.),
- Verbesserung des Zugangs zu Gesundheitsleistungen durch eine höhere Kostenübernahme bis hin zu Kostenfreiheit für Geringverdiener und
- Maßnahmen für sozial schwache Gruppen wie psychisch Kranke, Migranten, Obdachlose, Alkohol- oder Drogenabhängige, Prostituierte etc.

2. *Qualität*: Als zweites Ziel ist entsprechend den Versichertenbedürfnissen ein qualitativ möglichst hochwertiges Leistungsangebot unter Berücksichtigung der damit verbundenen Kosten zu verfolgen. Trotz oder gerade wegen der strukturellen und qualitativen Unterschiede der Mitgliedstaaten wäre nach Ansicht der Kommission eine vergleichende Analyse von Gesundheitssystemen und Behandlungsmethoden wünschenswert, um die Leistungstransparenz und die Qualität zu verbessern (vgl. Kapitel 2.2.2.4). Aufgrund der sich erweiternden Kommunikationsmöglichkeiten, der Vertiefung des Binnenmarktes und der zunehmenden Personenmobilität ist hierbei auch „*eine früher unbekannte grenzüberschreitende Dimension einzubeziehen*" (*Europäische Kommission* (2001d, S. 12)).

3. *Langfristige Finanzierbarkeit*: Unabhängig von der Organisationsform machen sich in allen Gesundheitssystemen der Zwang zu Kosteneinsparungen und der Nachfragedruck bemerkbar. Um eine qualitativ hochwertige Gesundheitsversorgung auf der Höhe des medizinischen Fortschritts auch zukünftig anbieten zu können und die öffentlichen Finanzen zu konsolidieren, sind weitere Kostendämpfungsmaßnahmen in Verbindung mit politischen Maßnahmen notwendig.

Abbildung 8: Langfristige Ziele im Gesundheitsbereich

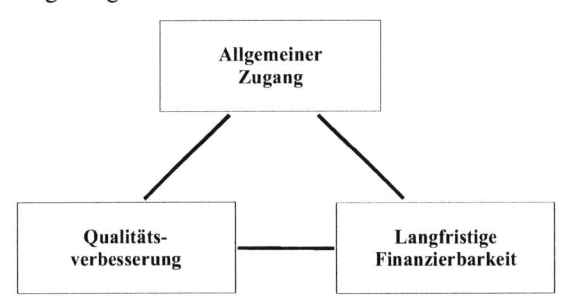

Quelle: vgl. *Europäische Kommission* (2001d, S. 15)

Die vorgenannten Ziele bilden die Basis bzw. Diskussionsgrundlage für eine Weiterentwicklung der Europäischen Gesundheitspolitik. Der Europäische Rat hat im März 2002 in Barcelona die Ziele angenommen und die Kommission sowie den Ministerrat beauftragt, die damit verbundenen Fragen bis zur Frühjahrstagung in 2003 eingehender zu prüfen. Herausgekommen ist ein gemeinsamer Bericht der Kommission und des Ministerrates, der die sich ändernden Rahmenbedingungen betont und zeigt, dass sich alle Gesundheitssysteme ähnlichen Herausforderungen und Problemen im Gesundheitsbereich und der Langzeitpflege stellen müssen.[155]

Die im Frühjahrsbericht 2004[156] angekündigte Mitteilung[157] zur Festlegung eines gemeinsamen gesundheitspolitischen Rahmens sowie die auf dem „Reflexionsprozess auf hoher Ebene über die Patientenmobilität und die Entwicklungen der gesundheitlichen Versorgung in der Europäischen Union" aufbauende Mitteilung[158] beschreiben die Grundlagen einer gemeinschaftlichen Gesamtstrategie für die Gesundheitssysteme. Hierauf aufbauend leitete die Europäische Kommission mit der Initiative „Gesundheit für alle ermöglichen – ein Reflexionsprozess mit Blick auf eine neue gesundheitspolitische Strategie der EU" eine Anhörung ein, die Ende 2004 abgeschlossen wurde.

Als Reaktion auf die durch die Patientenmobilität aufgeworfenen Fragen sind nach Auffassung der Europäischen Kommission insbesondere zwei Fragen zu beantworten. Zum einen gilt es, die Rechtssicherheit für die Patienten, Beschäftigten und Kostenträger zu erhöhen. Denn mit den *Kohll/Decker*-Urteilen wurden neben der Rechtsgrundlage der VO (EWG) Nr. 1408/71 zusätzliche Rechtsgrundsätze geschaffen, welche die grenzüberschreitende Gesundheitsversorgung betreffen, deren Anwendung und Praktikabilität jedoch zu klären ist. Zum anderen stellt sich die Frage, in welchen Bereichen ein gemeinsames Vorgehen einzelstaatlichen Maßnahmen vorzuziehen ist und wie die EU die Mitgliedstaaten hier unterstützen kann. Angeregt durch die Aufforderung der Gesundheitsminister auf der Ratstagung am 1. Juni 2006 hatte die Kommission einen Konsultationsprozess initiiert, der bis Anfang 2007 dauerte und gewissermaßen die Grundlage zur Entwicklung der gesundheitspolitischen Strategie bildet (vgl. Kapitel 2.2.2.1).[159] Mit den Worten von Gesundheitskommissar *Kyprianou* geht es insbesondere darum, wie *„die größere individuelle Wahlfreiheit mit der allgemeinen Nachhaltigkeit der Gesundheitssysteme zu vereinbaren"* (*Europäische Kommission* (2006f)) ist. Nach einer ersten Zusammenfassung der eingegangenen Antworten wird unter anderem eine bessere Information der Patienten als notwendig erachtet.[160] Zudem bestünde ein breiter Konsens darüber, dass die Länder für die Qualität und Sicherheit der gesundheitlichen Versorgung verantwortlich seien.

Erwähnenswert ist diesem Zusammenhang, dass die Arbeit der Europäischen Kommission, speziell der Direktion „Gesundheit und Verbraucherschutz" von zwei wichtigen Arbeitsgruppen unterstützt wird. Dies ist zum einen die *Hochrangige Gruppe für das Gesundheitswesen und die medizinische Versorgung* (*High Level Group on Health Services and Medical Care*, HLG), die nach dem Generaldirektor für Gesundheit- und Verbraucherschutz, *Robert Madelin*, auch als *Madelin*-Gruppe

---

155 Vgl. *Europäische Kommission/Rat der Europäischen Union* (2003).
156 Vgl. *Europäische Kommission* (2004b).
157 Vgl. *Europäische Kommission* (2004d).
158 Vgl. *Europäische Kommission* (2003h).
159 Vgl. *Europäische Kommission* (2006e), *European Commission* (2007).
160 Vgl. *Europäische Kommission* (2007b).

bezeichnet wird und als *Follow-up* zum Reflexionsprozess zur Patientenmobilität im Juli 2004 ihre Arbeit aufgenommen hat.[161] Die *Madelin*-Gruppe, die sich aus Experten aus allen Mitgliedstaaten zusammensetzt, soll als ständiges Forum die Zusammenarbeit der Mitgliedstaaten unterstützen sowie die Auswirkungen der EU auf die Gesundheitssysteme prüfend überwachen und geeignete Vorschläge unterbreiten. Als Arbeitsschwerpunkte gelten die „Grenzübergreifende Erbringung und Inanspruchnahme von Gesundheitsdienstleistungen", „Leistungserbringer im Gesundheitswesen", „Referenzzentren", „Technologiefolgenabschätzung im Gesundheitswesen", „Information und Gesundheitstelematik", *„Health Impact Assessment* und Gesundheitssysteme" sowie die „Patientensicherheit".

Davon zu unterscheiden ist der *Ausschuss hochrangiger Regierungssachverständiger für Öffentliche Gesundheit* (*High Level Committee on Public Health*, HLCPH), der sich aus Mitgliedern der Gesundheitsministerien der EU-Mitgliedstaaten, der Kandidatenstaaten und der EFTA-Staaten zusammensetzt und sich in der Regel zwei- bis dreimal jährlich trifft, jeweils in dem Land, welches die Ratspräsidentschaft inne hat. Als informelles Beratungsgremium soll der Ausschuss die Kommission in Fragen der gesundheitspolitischen Strategie beraten und zugleich den Informationsaustausch auf der EU-Ebene und zwischen den Mitgliedstaaten fördern.

2.2.2.1. Eine neue gesundheitspolitische Strategie

Die grenzüberschreitende Gesundheitsversorgung zwischen den Mitgliedstaaten entwickelt sich ständig weiter, dies gilt in den letzten Jahren insbesondere für den Bereich der Patientenmobilität. Entsprechend der zunehmenden Verflechtung zwischen den Mitgliedstaaten und den damit verbundenen Anforderungen verändert sich auch die Europäische Gesundheitspolitik. Hierdurch hat sich der frühere Schwerpunkt der Europäischen Gesundheitspolitik, der auf Maßnahmen des Gesundheitsressorts zur öffentlichen Gesundheit lag, verschoben. Entsprechend ihren vertraglichen Kompetenzen verfolgt die Europäische Union nun eine breit angelegte, koordinierte Gesundheitsstrategie, die sich über alle von Gesundheitsaspekten betroffenen Bereiche erstreckt und noch im Jahr 2007 verabschiedet werden soll.[162] Nach den Kommissionsvorstellungen soll hiermit erstmals ein umfassender strategischer Rahmen geschaffen werden, der sowohl die Kernfragen im Gesundheitsbereich als auch Gesundheitsfragen in allen Politikbereichen und globale Gesundheitsfragen beinhaltet.[163]

Der Gedanke einer neuen, umfassenderen Gesundheitsstrategie ist keineswegs neu, sondern wird seit Ende der 90er Jahre verstärkt diskutiert. Während entspre-

---

161 Vgl. *Europäische Kommission* (2004e), *European Commission* (2004).
162 Vgl. *Europäische Kommission* (2006d).
163 Vgl. die Webseite der Europäischen Union, *Weinbrenner/Wörz/Busse* (2007, S. 23).

chend dem Maastrichter-Vertrag (1993) die Erfordernisse im Bereich des Gesundheitsschutzes nur Bestandteil der übrigen Politiken der Gemeinschaft sind, formuliert der Amsterdamer-Vertrag (1999) die Gemeinschaftsaufgaben deutlicher.[164] So ist entsprechend Art. 152 Abs. 1 Satz 1 EGV bei der Festlegung und Durchführung aller Gemeinschaftspolitiken und –maßnahmen ein hohes Gesundheitsschutzniveau sicherzustellen (vgl. Kapitel 2.2.1.1). Dem zufolge ist die Europäische Union nicht nur für spezielle Maßnahmen im Bereich der öffentlichen Gesundheit zuständig, vielmehr muss der Gesundheitsschutz auch durch andere zentrale Bereiche der Gemeinschaftspolitik aktiv gefördert werden. Als Beispiele werden explizit die Bereiche Binnenmarkt, soziale Angelegenheiten, Forschung und Entwicklung, Landwirtschaft, Handels- und Entwicklungspolitik sowie Umwelt aufgeführt (vgl. Kapitel 2.2.2.2). Innerhalb der Europäischen Union scheint man sich soweit einig, dass angesichts des breiten Maßnahmenspektrums zur Sicherstellung eines hohen Gesundheitsschutzniveaus zunächst gewisse Schwerpunktaktivitäten zu setzen sind. Ein schrittweises Vorgehen, bei dem einzelne Politikfelder ausgewählt werden, würde die spätere Entwicklung einer umfassenden Gemeinschaftsstrategie, welche das Ziel verfolgt, die Gesundheitserfordernisse in die Gemeinschaftspolitiken zu integrieren, erleichtern.[165] In einer Mitteilung der Kommission aus dem Jahr 2000 wird die „*breit angelegte gesundheitspolitische Strategie der Gemeinschaft*" erstmals offensichtlich.[166] Neben besagtem Art. Art. 152 Abs. 1 Satz 1 EGV wird pauschal argumentiert, dass „*die Menschen in Europa hohe Erwartungen an die Politik in Bezug auf Maßnahmen zur Gesundheitsförderung und zum Gesundheitsschutz hätten*", die sich an „*alle Politikbereiche, nicht nur an die Gesundheitspolitik im engeren Sinne*" richte.[167] Die Kommission nimmt dies zum Anlass, die anderen Gemeinschaftsorgane (und die Mitgliedstaaten) aufzufordern, gemeinsam die Gesundheit der Bevölkerung zu schützen und zu verbessern. Des Weiteren stellt der vormalige Gesundheitskommissar, *David Byrne*, in einem Reflexionspapier heraus, dass sich die EU-Politik immer mehr in den Dienst der Gesundheit stellen soll.[168] Obwohl der Gesundheitsschutz der Bevölkerung und die Verbesserung der Gesundheit begrüßenswerte Ziele darstellen, gehen diese Interpretation und die damit verbundenen Aktivitäten der Europäischen Gesundheitspolitik mit einer Ausweitung des Einflusses der EU-Institutionen auf die Gesundheitssysteme einher, was sicher nicht ganz uneigennützig ist.

Die neue Gesundheitsstrategie der Europäischen Union wird wahrscheinlich aus drei Hauptelementen bestehen:[169]

- *Kernthemen*: Mit den Kernthemen sollen klare Ziele für die gesamte Bandbreite an Gesundheitsmaßnahmen gesetzt werden. Ihre Aufgabe besteht im Schutz und

---

164 Vgl. *Europäische Kommission* (2000f).
165 Vgl. *Europäische Kommission* (1999b, Rdnr. 17 ff.).
166 Vgl. *Europäische Kommission* (2000f).
167 Vgl. *Europäische Kommission* (2000f, S. 23 f.).
168 Vgl. *Byrne* (2004).
169 Vgl. *Europäische Kommission* (2006d).

der Verbesserung der Gesundheit in der EU. Im Wesentlichen handelt es sich dabei um die „klassischen" Aufgaben der Europäischen Gesundheitspolitik i. e. S. Dabei ist davon auszugehen, dass die Europäische Union diese Aufgaben im Rahmen ihrer vertraglich zugestandenen Kompetenzen zukünftig aktiver wahrnimmt.

- *Gesundheit in allen Politikbereichen* (HIAP): Wie die Bezeichnung offenbart, sollen in Zukunft alle Politikbereiche ihren Beitrag zur Verbesserung und zum Schutz der Gesundheit leisten. So bestehen bereits Partnerschaften auf den Gebieten „*Arzneimittel, demografischer Wandel und Alterung, Einsatz der Strukturfonds für Gesundheitsaspekte und Gesundheit in der Informationsgesellschaft*" (*Europäische Kommission* (2006d, S. 8)). Besonderes Augenmerk soll hierbei auf eine Verbesserung der Folgenabschätzung für Gesundheitssysteme gelegt werden, d.h. darauf, welche Folgen sich aus einer neuen oder wichtigen Gemeinschaftsinitiative eines anderen Bereichs für die Gesundheit und die Gesundheitssysteme ergeben.
- *Globale Gesundheitsfragen*: Mit diesem Element soll die Effizienz der EU-Aktivitäten auf globaler Ebene erhöht werden. Das Element baut auf bestehenden bereichsübergreifenden Initiativen und Maßnahmen wie dem Rahmenabkommen zur Eindämmung des Tabakkonsums auf; zukünftig soll mit der Strategie jedoch ein klar definierter Rahmen zur Behandlung von globalen Gesundheitsfragen gesetzt werden. Hierbei wird unter anderem die Entwicklung eines Gesundheitsinformationssystems mit vergleichbaren Gesundheitsinformationen eine wichtige Rolle spielen.

Voraussichtlich soll die Strategie für zehn Jahre gelten und nach fünf Jahren anhand eines Zwischenberichts bewertet werden. Mit der Strategie sollen einige allgemeine Ziele gesetzt werden, welche wohl auf bestehenden Zielen in den Bereichen Gesundheitsförderung und –schutz aufbauen, und den „*Weg für Maßnahmen zur Erreichung dieser Ziele*" (*Europäische Kommission* (2006d, S. 9)) bereiten. Im Rahmen dessen protegiert die Europäische Kommission wieder einmal die von ihr favorisierte offene Koordinierungsmethode.

2.2.2.2. Kommissionsressorts und Politikfelder

Auf welche Art und Weise übt die Europäische Kommission bislang ihre Gesundheitspolitik aus? Um dies zu verstehen, ist es sinnvoll, sich den organisatorischen Aufbau der Kommission sowie ihre Tätigkeitsbereiche zu verdeutlichen. Innerhalb der Europäischen Union nimmt die Europäische Kommission eine Schlüsselrolle ein, da sie die Umsetzung der Rechtsvorschriften durch die Mitgliedstaaten kontrol-

liert und das einzige Organ ist, das neue Rechtsvorschriften vorschlagen kann. Im Einzelnen nimmt die Kommission folgende Aufgaben wahr: [170]
- Sie unterbreitet Rechtsvorschläge an das Europäische Parlament und den Rat der Europäischen Union (Entscheidungsvorbereitung und -findung),
- sie ist verantwortlich für die Politikumsetzung und überwacht die Verwaltung des EU-Haushalts (Entscheidungsdurchführung),
- sie überwacht in Zusammenarbeit mit dem Europäischen Gerichtshof die Einhaltung der europäischen Rechtsvorschriften (Entscheidungskontrolle, „Hüterin der Verträge") und
- sie vertritt die Europäische Union auf internationaler Ebene (Außenbeziehungen).

Die Europäische Kommission unterteilt sich in insgesamt 26 Generaldirektionen und neun Dienste, die sich mit diversen Politikfeldern beschäftigen.[171] Der Kommissionspräsident, aktuell der Portugiese *José Manuel Barroso*, legt dabei die Verantwortlichkeit der 26 Kommissare – je ein Kommissar pro Mitgliedstaat – für die einzelnen Politikfelder fest, deren Zuständigkeit auch während der fünfjährigen Amtszeit der Kommission neu verteilt werden kann. Somit lässt sich eine Vielzahl von Ressorts bzw. Politikfeldern identifizieren, welche einen unterschiedlich starken Einfluss auf die Gesundheitssysteme der Mitgliedstaaten ausüben.[172]

Da die quantitative Erfassung der thematischen Eingriffsmöglichkeiten der Ressorts nichts über das Ausmaß des Eingriffspotenzials in den Gesundheitsbereich aussagt, werden im Rahmen dieser Arbeit die Gestaltungskompetenzen und Themenfelder anhand der Tätigkeitsbereiche und vertraglichen Kompetenzen des EGV identifiziert. In Abbildung 9 werden die Tätigkeitsbereiche zum einen nach ihren Einflussmöglichkeiten auf die nationale Gesundheitspolitik in zwei Gruppen unterteilt, eine Gruppe mit vergleichsweise hohem Einflusspotenzial (innerer Kreis) und eine Gruppe mit eher geringem Einfluss (äußerer Kreis).[173] Zum anderen wird versucht, thematische Verbindungen zwischen den Politikfeldern aufzudecken, was angesichts der gefächerten thematischen Ausrichtungen und damit gegebenen Überschneidungen nicht trennscharf erfolgen kann. Jedoch lassen sich neben den inneren Bereichen Wettbewerb (Wettbewerb, Binnenmarkt und Unternehmen), Sozialpolitik (Beschäftigung und Sozialpolitik, Gesundheitswesen) sowie Justiz die Themenblöcke „Information, Kommunikation, Verkehr", „EU-Bürger und Gesundheitsschutz", „Wirtschaftliche und Politische Integration" sowie „Beziehungen zu Drittländern" identifizieren. Wie bereits für den Bereich „Information und Kommunikation, Verkehr" dargelegt, beeinflussen die drei erstgenannten Bereiche mittelbar auch die nationale Gesundheitspolitik (vgl. Kapitel 1.1.3). Die nachfolgenden Ausführungen beschäftigen sich mit der wirtschaftlichen und politischen Integration sowie dem

---

170 Vgl. *Weidenfeld/Emmanouilidis/Metz et al.* (2006), *Diedrichs* (2002). Zum Europäischen Gerichtshof vgl. Kapitel 2.2.3.
171 Vgl. die Webseite der Europäischen Union.
172 Vgl. *Europäische Kommission* (2001d, S. 16 ff.).
173 Vgl. *Busse* (2004).

Gesundheitsschutz der EU-Bürger vor dem rechtlichen Hintergrund der Europäischen Union.

Abbildung 9: Eingriffsmöglichkeiten in die nationale Gesundheitspolitik nach Tätigkeitsbereichen

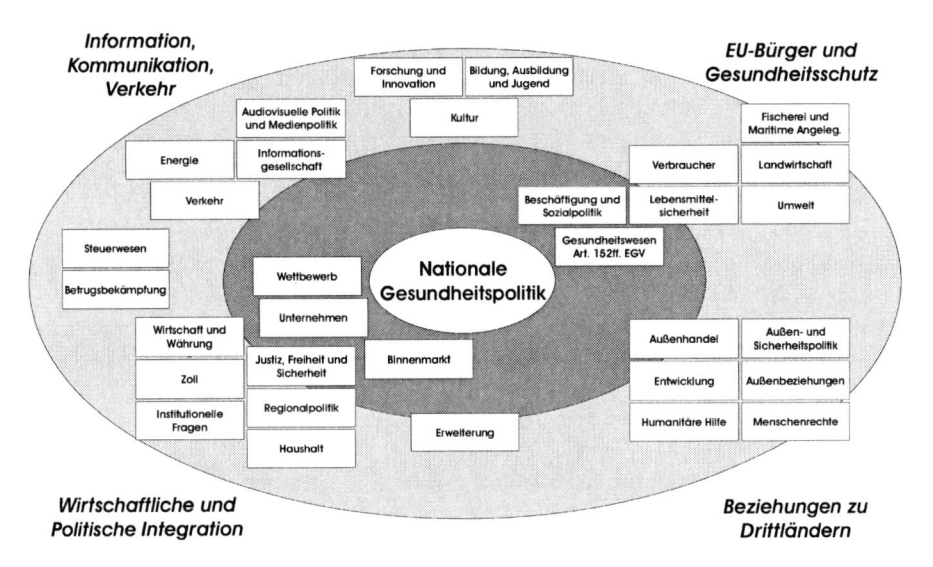

Quelle: eigene Erstellung

Angesichts der komplexen Materie gestaltet sich die Abgrenzung bezüglich der Zuständigkeitsbereiche der verschiedenen Ressorts als schwierig.[174] Wenngleich die Koordinierung der sozialen Sicherungssysteme in erster Linie durch das Ressort „Beschäftigung und Soziales" erfolgt, werden durch die grenzüberschreitende Gesundheitsversorgung auch verwandte Bereiche, wie der Binnenmarkt, die Lebensmittelsicherheit, der Verbraucherschutz und der Wettbewerb berührt, die in die Zuständigkeit der Ressorts „Binnenmarkt", „Unternehmen", „Wettbewerb" und „Gesundheit und Verbraucherschutz" fallen. Indirekt kann die Gesundheitspolitik beispielsweise durch Maßnahmen ausgeübt werden, welche dem Schutz der Bevölkerung bzw. einzelner Personengruppen wie dem Schutz von Arbeitskräften dienen (vgl. Art. 30 EGV). Des Weiteren werden in Art. 136 Abs. 1 EGV als Ziele der Allgemeinen Sozialpolitik die „Verbesserung der Lebens- und Arbeitsbedingungen" sowie ein „angemessene(r) soziale(r) Schutz" definiert (vgl. Kapitel 2.2.1). Die hierzu durchgeführten Maßnahmen der Gemeinschaft und der Mitgliedstaaten sollen entsprechend Art. 136 Abs. 2 EGV der „Vielfalt der einzelstaatlichen Gepflogenheiten" sowie der Erhaltung der Wettbewerbsfähigkeit der Gemeinschaft Rechnung tragen.

---

[174] Vgl. *Blasius* (2001, S. 203).

Art. 136 Abs. 3 EGV führt darüber hinaus aus: „*Sie (Anm. d. Verf.: die Gemeinschaft und die Mitgliedstaaten) sind der Auffassung, dass sich eine solche Entwicklung sowohl aus dem eine Abstimmung der Sozialordnungen begünstigenden Wirken des Gemeinsamen Marktes als auch aus den in diesem Vertrag vorgesehenen Verfahren sowie aus der Angleichung ihrer Rechts- und Verwaltungsvorschriften ergeben wird.*" In diesem Zusammenhang ist auch Art. 140 EGV hervorzuheben, welcher zur Erreichung der Ziele nach Art. 136 EGV die Förderung der Zusammenarbeit zwischen den Mitgliedstaaten sowie eine Erleichterung der zwischenstaatlichen Abstimmung, unter anderem auf den Gebieten Soziale Sicherheit und Gesundheitsschutz bei der Arbeit, durch die Europäische Kommission vorsieht. Ebenso kann die Gesundheitspolitik der Mitgliedstaaten indirekt über Maßnahmen in den Politikbereichen Arbeitnehmerschutz und Umwelt beeinflusst werden.[175] Und schließlich hat die Freizügigkeit der Arbeitskräfte im Rahmen der Assoziierung der überseeischen Länder und Hoheitsgebiete nach Art. 186 EGV vorbehaltlich der Bestimmungen über die Volksgesundheit zu geschehen. Da sich die Tätigkeiten der letztgenannten Ressorts etwa auf die Sicherheit von Lebensmitteln, Gesundheits- und Sicherheitsanforderungen an Produkte sowie die Verbraucherrechte erstrecken, sind diese Maßnahmen zwar in unserem Alltag mittelbar bzw. unmittelbar spürbar, allerdings ist ihr Einfluss auf die Strukturen und Finanzen der Gesundheitssysteme bislang gering geblieben.[176]

Ein typisches Beispiel für den Einfluss anderer Tätigkeitsbereiche als den des Gesundheitsressorts auf die sozialen Gesundheitssysteme ist die Dienstleistungsrichtlinie. Das Ziel der Dienstleistungsrichtlinie, so die Europäische Kommission, besteht darin, die grenzüberschreitende Dienstleistungsausübung zu erleichtern. Von dem ursprünglichen Vorschlag unter dem ehemaligen EU-Binnenmarkt-Kommissar *Frits Bolkestein*, der eine weitreichende Liberalisierung des Binnenmarktes für Dienstleistungen vorsah, ist nicht mehr viel übrig geblieben.[177] So ist das Herkunftslandprinzip, nach dem Anbieter, die ihre Leistungen jenseits der eigenen Landesgrenzen erbringen, den Vorschriften des Heimatlandes unterliegen, aus dem geänderten Vorschlag gestrichen worden.[178] Wie zuvor müssen sich nun ausländische Dienstleister an die Vorschriften des Landes halten, in dem sie ihre Tätigkeit ausüben. Der Gesundheitsbereich wurde erst nach fortdauernder Intervention ebenso wie weitere Bereiche (Finanzdienstleistungen, Verkehrsdienstleistungen, Grunddienstleistungen bei Post, Energie, Wasser und Abfall, ...) von der Richtlinie ausgenommen. Allerdings hat der amtierende Kommissar für den Binnenmarkt und den Dienstleistungssektor, *Charlie McCreevy*, bereits angekündigt, den Gesundheitsbereich in einer

---

175 Vgl. beispielsweise *Europäische Kommission* (2003c), *Europäische Kommission* (2004a).
176 Vgl. beispielsweise Rs. C-180/96 (*Vereinigtes Königreich*), Slg. 1996, I-3903, insbesondere Rdnr. 120.
177 Vgl. *Europäische Kommission* (2004g), *Reker* (2007), *Donges/Eekhoff/Franz et al.* (2007), *Arnold* (2007).
178 Vgl. Rl. 2006/123/EG, *Europäische Kommission* (2006b).

eigenen Initiative regeln zu wollen.[179] Angesichts des noch nicht weiter konkretisierten Inhaltes kann nur vermutet werden, dass es sich hierbei um eine Richtlinie handelt, die schwerpunktmäßig die Patientenmobilität regelt. Möglicherweise wird aber auch eine darüber hinausgehende Liberalisierung des Gesundheitsbereichs anvisiert.

Ein weiteres Beispiel für den zunehmenden Einfluss der Europäischen Union auf den Gesundheitsbereich über andere Tätigkeitsfelder stellt die Reform der Arbeitszeitrichtlinie[180] dar, die nach wie vor umstritten ist. Gemäß der Arbeitszeitrichtlinie ist der Bereitschaftsdienst der Ärzte als Arbeitszeit zu werten, woraus sich strukturelle und finanzielle Konsequenzen für die Mitgliedstaaten ergeben (vgl. Kapitel 5.3.3).[181] Dabei zeigte sich mancher Mitgliedstaat äußerst interpretationsfreudig, indem etwa die 48-Stunden-Woche pro Arbeitsvertrag und nicht pro Arbeitnehmer gewertet wurde. Mit mehreren Arbeitsverträgen pro Arbeitnehmer glaubte man auf legale Weise den Arbeitsschutz einzuhalten, der von der Europäischen Union vorgegeben wird. Auch dieses Beispiel verdeutlicht, dass die europäischen Initiativen und Vorschriften die Gegebenheiten in den Mitgliedstaaten oftmals unberücksichtigt lassen. Angesichts der gewachsenen Strukturen in den Mitgliedstaaten und des zusätzlichen Finanzvolumens bedarf manche Umstellung – und sei sie noch so gut gemeint – entsprechender Zeit. Es kann daher nicht verwundern, dass die Mitgliedstaaten auf der Ausnahmeregelung des *opting out* bestehen, um unliebsame EU-Vorschriften umgehen zu können (vgl. auch Kapitel 2.2.1).[182]

Im Zuge der fortschreitenden Implementierung neuer Informations- und Kommunikationstechnologien im Gesundheitswesen und der von der Europäischen Kommission im Jahr 1999 eingeleiteten *eEurope*-Initiative ist es in einigen Bereichen zur Zusammenarbeit zwischen den Ressorts „Gesundheit und Verbraucherschutz" und „Informationsgesellschaft" gekommen. Die Zusammenarbeit in dem Bereich *eHealth* konzentriert sich schwerpunktmäßig auf die Erarbeitung und Verbreitung von Prinzipien des *Best Practice* sowie der gemeinsamen Entwicklung relevanter Benchmarkkriterien. Dabei soll primär der Aufbau einer Infrastruktur an Informationstechnologien des Telematikbereichs durch die Anbieter von Gesundheitsdiensten erster und zweiter Stufe erfolgen, die den Kriterien Nutzerfreundlichkeit, Gültigkeit und Kompatibilität genügt. Zusätzliche Ziele liegen in der Entwicklung von Qualitätskriterien für gesundheitsbezogene Webseiten, der Identifizierung und Verbreitung von *Best-Practice*-Verfahren elektronisch gestützter Dienste der Gesundheitsfürsorge, dem Aufbau gemeinsamer Datennetzwerke sowie der Klärung rechtlicher Aspekte des *eHealth*.[183] Des Weiteren sind in den Mitgliedstaaten seit dem 1. Juni 2004 Europäische Krankenversicherungskarten (EHIC) eingeführt worden, welche die E-Formulare zum Teil ersetzen (vgl. Kapitel 2.2.3.6). Zu guter Letzt wurde mit dem *Europäischen Zentrum für die Prävention und die Kontrolle von*

---

179 Vgl. *Charlie McCreevy* (2006).
180 Vgl. Rl. 2003/88/EG.
181 Vgl. *Blum/Müller/Offermanns* (2004).
182 Vgl. *Deutsche Sozialversicherung Europavertretung* (2006).
183 Vgl. *Europäische Kommission* (2002c).

Krankheiten (ECDC, *European Centre for Disease Prevention and Control*) eine Gesundheitsagentur zur Seuchenüberwachung geschaffen, die 2005 ihre Arbeit aufgenommen hat.[184]

2.2.2.3. Aktionsprogramme

Um dem durch den Maastrichter Vertrag erweiterten Handlungsspielraum des Art. 152 EGV zum Gesundheitsbereich gerecht zu werden, hat die Europäische Kommission in der Folge im Bereich der öffentlichen Gesundheit acht Aktionsprogramme (1996–2002) erlassen. Hierbei handelt es sich um die Bereiche „Gesundheitsförderung", „Gesundheitsberichterstattung", „Prävention von AIDS und anderen übertragbaren Krankheiten", „Krebs", „seltene Krankheiten", „Verhütung von Verletzungen", „umweltbedingte Krankheiten" sowie „Suchtprävention".[185] Aufbauend auf dem bisherigen Maßnahmenreview und dem daraus resultierenden Vorschlag der Europäischen Kommission vertraten die Europäischen Gemeinschaften den Standpunkt, ein neues Aktionsprogramm im Bereich der öffentlichen Gesundheit zu verabschieden.[186] Das neue, über einen Zeitraum von 6 Jahren laufende Aktionsprogramm (2003–2008) orientiert sich an den drei Hauptzielen „Gesundheitsinformation", „Gesundheitsgefahren" sowie „Gesundheitsfaktoren". Die eher untergeordnete Bedeutung der Europäischen Gesundheitspolitik im engeren Sinne spiegelt sich auch in dem Finanzvolumen wider. So stehen dem Aktionsprogramm „Öffentliche Gesundheit" für den Zeitraum 2003-2008 gerade einmal 353,7 Mio. EUR, also rund 59 Mio. EUR jährlich, und dem Aktionsprogramm „Verbraucherschutz" für den Zeitraum 2004-2007 81,8 Mio. EUR, also rund 20,5 Mio. EUR jährlich, zur Verfügung.

Wenig überraschend hat die Europäische Kommission bereits angekündigt, die Programme in den Bereichen öffentliche Gesundheit und Verbraucherschutz zusammenzulegen und im Zuge dessen die Finanzmittel für den nachfolgenden Zeitraum 2007-2013 auf rund das Dreifache, nämlich 1.203 Mio. EUR, aufstocken zu wollen, wovon alleine 969 Mio. EUR für den Gesundheitsbereich bestimmt waren.[187] Nach der interinstitutionellen Vereinbarung über den Finanzrahmen 2007-2013 ist das Programm für den Bereich Gesundheit von dem Programm zum Verbraucherschutz getrennt worden. Die Mittel für das zweite „Aktionsprogramm der Gemeinschaft im Bereich der Gesundheit (2007-2013)" werden nun wohl insgesamt 365,6 Mio. EUR, d.h. 52,2 Mio. EUR jährlich, betragen und damit sogar unter den durchschnittlichen Beträgen des vorhergehenden Zeitraums liegen.[188] Im Rah-

---

184 Vgl. *Europäische Kommission* (2004f), *EU* (2004), *con* (2004).
185 Vgl. *Europäische Kommission* (1997b).
186 Vgl. *Europäische Gemeinschaften* (2001b), *Europäische Kommission* (1998d), *Kessler* (2000).
187 Vgl. *Europäische Kommission* (2005a).
188 Vgl. *Europäische Kommission* (2006c).

men des Programms werden die drei breiten Ziele „Besserer Gesundheitsschutz der Bürger", „Gesundheitsförderung zur Steigerung von Wohlstand und Solidarität" und „Schaffung und Verbreitung von Wissen zu Gesundheitsfragen" verfolgt.

Verglichen mit den finanziellen Mitteln der sozialen Gesundheitssysteme der Mitgliedstaaten spielen die bewilligten Fördermittel für Projekte im Bereich der öffentlichen Gesundheit eine untergeordnete Rolle. Dennoch können sie einen bescheidenen Beitrag zum Gesundheitsschutz leisten.

2.2.2.4. Die offene Koordinierungsmethode

Neben einer institutionellen Harmonisierung im Sinne einer zentralisierten Europäischen Sozialpolitik oder einer funktionalen Harmonisierung nach dem Prinzip der gegenseitigen Anerkennung und der Beschränkung auf allgemein formulierte Mindestanforderungen an die Sicherheits- bzw. Qualitätsanforderungen besteht die Möglichkeit, von den Erfahrungen einzelner Mitgliedstaaten hinsichtlich der Realisierung nationaler Ziele sowie von den angewendeten Zielerreichungsmethoden gegenseitig zu lernen.[189]

Mit dem Vertrag von Amsterdam (1999) wurde ein Beschäftigungskapitel in den EGV aufgenommen (Art. 125-130 EGV), das eine koordinierte Beschäftigungspolitik und eine jährliche Berichterstattung und Überwachung vorsieht (vgl. Art. 128 EGV). Dies war die Geburtsstunde der „Offenen Methode der Koordinierung" (OMK; auch: offene Koordinierungsmethode), die als Folge des neuen Beschäftigungskapitels und des dadurch initiierten „Luxemburg-Prozesses" als Koordinierungsverfahren eingesetzt wurde. Mit der Tagung des Europäischen Rates im März 2000 in Lissabon wurde die so genannte „Lissabon-Strategie" ins Leben gerufen, die im Nachgang weiterentwickelt wurde. Mit der Lissabon-Strategie werden die beiden Ziele verfolgt, die Europäische Union zur weltweit wettbewerbsfähigsten Wirtschaft zu entwickeln und bis zum Jahr 2010 Vollbeschäftigung zu erreichen. Als Instrument ist dabei unter anderem die Anwendung der offenen Koordinierungsmethode vorgesehen. Bei der offenen Koordinierungsmethode, welche mittlerweile auch in den Politikfeldern soziale Eingliederung, Sozialschutz, Bildung, Jugend und Ausbildung angewandt wird, werden die Kompetenzen für einzelne Politikfelder bei den Mitgliedstaaten zu belassen.[190] Während die anzustrebenden Ziele gemeinsam bestimmt werden, steht den Mitgliedstaaten die Art und Weise der Zielerreichung frei. Da die offene Koordinierungsmethode im Wesentlichen jenseits rechtlicher Grundlagen stattfindet, ziehen in der Regel weder eine Zielverletzung noch ein Verfehlen der gemeinsam festgelegten Ziele Sanktionen nach sich.[191] Der Prozessablauf gestaltet sich folgendermaßen: Aufbauend auf den auf der Ratsebene

---

189 Vgl. *Rat der Europäischen Union* (1992), *Busche* (2002, S. 96 ff.).
190 Vgl. *Eichenhofer* (2002, S. 326 ff.), *Europäische Kommission* (2004h, S. 20).
191 Vgl. *Bauer/Knöll* (2003), *Göbel* (2003).

formulierten Leitlinien und Indikatoren erstellen die Mitgliedstaaten Berichte über die national ergriffenen Maßnahmen, welche wiederum vom Rat evaluiert werden.[192]

Nach den Vorstellungen der Kommission soll die offene Koordinierungsmethode zukünftig auch in den Bereichen Gesundheitsversorgung und Langzeitpflege angewendet werden. So ersuchte der Europäische Rat von Göteborg im Juni 2001 die Europäische Kommission für die Frühjahrstagung des Rates in 2002, Leitlinien für den Gesundheitsbereich und die Altenpflege gemäß der offenen Koordinierungsmethode zu erstellen, dem die Europäische Kommission in Form eines Berichtes nachkam.[193] Zur Effizienzsteigerung und besseren Integration in den Lissabon-Prozess sollten nach den Vorstellungen der *Europäischen Kommission* die Arbeiten in den Bereichen Eingliederung und Renten sowie in den Bereichen Gesundheitsversorgung und Langzeitpflege zu einem Gesamtprozess zusammengefasst werden, was sie auch als „Prozessstraffung" bezeichnet.[194] Hierzu hat die Kommission ein einheitliches Berichterstattungs- und Bewertungsmodell vorgeschlagen. Die Arbeiten für eine Ausweitung der offenen Koordinierungsmethode auf die Bereiche Gesundheitsversorgung und Langzeitpflege sind somit bereits angelaufen.[195] Dabei verfolgt die offene Koordinierungsmethode in dem Teilbereich „Gesundheit und Langzeitpflege" das Ziel, *„eine für alle zugängliche, qualitativ hochwertige und nachhaltige Gesundheitsversorgung und Langzeitpflege sicherzustellen"* (*Europäische Kommission* (2005c, S. 7)), was mit den Zielen der Abbildung 8 korrespondiert.

Da die Maßnahmenergreifung zur Erreichung der vorgegebenen Ziele in den Zuständigkeitsbereich der Mitgliedstaaten fällt, stellt die offene Koordinierungsmethode eine Art zwischenstaatliches *Benchmarking* dar, welches gegenüber den sonst üblichen Programmen auf europäischer Ebene eine größere Flexibilität aufweist. Angesichts der bislang unzureichenden Rechtsgrundlagen zur Anwendung der offenen Koordinierungsmethode für den Gesundheitsbereich und der Verlagerung politischer Gestaltungskompetenzen innerhalb der Europäischen Union auf die Exekutive, können die Ressentiments und Widerstände der an Befugnissen verlierenden EU-

---

192 Vgl. *Europäische Kommission* (2004d), *AG SpiK* (2004, S. 31 ff.), *Eichenhofer* (2002, S. 328). *Bauer/Knöll* (2003, S. 36) beschreiben den Prozess für den Beschäftigungsbereich folgendermaßen: „*Demnach prüft der Europäische Rat anhand eines Jahresberichts des Rates die Beschäftigungssituation in der Gemeinschaft und nimmt hierzu Schlussfolgerungen an. Anhand dieser Schlussfolgerungen legt der Rat auf Vorschlag der Kommission und nach Anhörung des Europäischen Parlaments, des Wirtschafts- und Sozialausschusses und des Ausschusses der Regionen mit qualifizierter Mehrheit Leitlinien fest, welche die Mitgliedstaaten in ihrer Beschäftigungspolitik zu berücksichtigen haben. Die Mitgliedstaaten berichten über die Maßnahmen, die sie hierzu ergreifen. Der Rat prüft diese Berichte und kann auf Vorschlag der Kommission mit qualifizierter Mehrheit Empfehlungen an diese richten, ihre Politik zu ändern. Rat und Kommission erstellen auf Basis der Ergebnisse diese Berichte und deren Prüfung einen gemeinsamen Jahresbericht an den Europäischen Rat, und der Zyklus kann von neuem beginnen.*"
193 Vgl. *Europäische Kommission* (2004d).
194 Vgl. *Europäische Kommission* (2003i).
195 Vgl. *Meusch* (2006), *Europäische Kommission* (2005c, S. 4).

Einrichtungen gegen diese Methode nicht verwundern.[196] Vor allem aber könnten die Mitgliedstaaten befürchten, dass auf diese Weise eine sukzessive Harmonisierung der Gesundheitspolitik angestrebt wird.[197] Um eine von nationalen Interessen losgelöste Festlegung zu vermeiden, sind daher eine höchstmögliche Transparenz des Entscheidungsprozesses sowie die Einbindung sowohl supranationaler als auch nationaler Entscheidungsträger bei der Bestimmung der Ziele anzustreben. Dagegen sollte die Auswahl der Zielerreichungsmethode aufgrund der nationalen Spezifikationen der Gesundheitssysteme, der bedürfnis- und bedarfsnäheren Ausgestaltungsmöglichkeiten sowie der mangelnden Vergleichbarkeit von Indikatoren in der Zuständigkeit der Mitgliedstaaten verbleiben.[198] Die Bereitstellung von Gesundheitsleistungen durch eine untergeordnete Ebene (Bund, Länder, Gemeinden) lässt sich aus Gründen der Bürgernähe, der besseren Bedürfnisberücksichtigung sowie zur Reduzierung der Bereitstellungskosten als auch aus subsidiären Überlegungen zur Vermeidung einer Überforderung der staatlichen oder europäischen Ebene rechtfertigen.[199] Dabei sollte nicht vergessen werden, dass den Mitgliedstaaten infolge einer ordnungspolitischen Anpassung an die festgelegten Ziele und einer Umstrukturierung der nationalen Rahmenbedingungen zwar Kosten entstehen; allerdings entstünden den Mitgliedstaaten ebenso Kosten infolge einer unabgestimmten Anpassung der nationalen Rechtsgrundlagen an die Anforderungen des europäischen Rechts.[200]

Nachdem in den vorherigen Kapiteln die Möglichkeiten und Grenzen zur Verabschiedung gemeinsamer Standards und Ziele für den Sozialbereich im Allgemeinen und des Gesundheitsbereichs im Speziellen aufgezeigt wurden, befasst sich das anschließende Kapitel 2.2.3 mit den fundamentalen Urteilen des Europäischen Gerichtshofs zum Gesundheitsbereich in den letzten Jahren.

2.2.3. Der Europäische Gerichtshof

Nach Art. 152 Abs. 5 EGV sowie der ständigen Rechtsprechung des Europäischen Gerichtshofs lässt das Gemeinschaftsrecht die Verantwortung der Mitgliedstaaten zur Ausgestaltung der Gesundheitssysteme unberührt (vgl. u. a. Urteil *Duphar*[201],

---

196 Vgl. *Stein* (2003).
197 Vgl. *Danner* (2003a).
198 Zu den Schwierigkeiten der Übertragbarkeit nationaler Erfahrungen auf andere Länder und der Vergleichbarkeit von Gesundheitssystemen vgl. FN 471, *AG SpiK* (2002). Überdies zeigen die Erfahrungen im Bereich der Beschäftigungspolitik, dass es trotz Anwendung der offenen Koordinierungsmethode nicht zu einer Angleichung der Arbeitslosenzahlen gekommen ist (vgl. *Eichenhofer* (2002, S. 330)). Zur Definition der Begriffe Bedürfnisse und Bedarf vgl. Kapitel 3.1.
199 Vgl. *Breton/Scott* (1978), *Schuster/Vaubel* (1996, S. 180).
200 Derartige Kosten bezeichnet man auch als politische Transaktionskosten. Vgl. *Richter/Furubotn* (1996, S. 54 ff.)
201 Rs. C-238/82 (Duphar), Slg. 1984, S. 523. So heißt es in dem *Duphar*-Urteil, Rdnr. 16 (vgl. Exkurs 6), „*dass das Gemeinschaftsrecht die Befugnis der Mitgliedstaaten nicht berührt, ihre*

Rdnr. 16; Urteil *Sodemare*[202], Rdnr. 27; Urteil *Kohll*[203], Rdnr. 17). Grundsätzlich liegt es daher an den Mitgliedstaaten, die nationalen Vorschriften zu konkretisieren. Allerdings sind hierbei die fundamentalen Prinzipien des Gemeinschaftsrechts zu beachten und nicht unnötigerweise zu verletzen. Dies gilt auch, wenn die nationale Regelung einer Bestimmung des abgeleiteten Rechts wie dem Art. 22 VO (EWG) Nr. 1408/71 entspricht (vgl. Urteil *Decker*[204], Rdnr. 27). Demzufolge lässt sich das Verhältnis zwischen dem nationalen Sozialrecht und dem europäischen Markt- und Wettbewerbsrecht durch die juristische Figur des „pragmatischen Gebots der praktischen Konkordanz" kennzeichnen, wenngleich der grundsätzliche Anwendungsvorrang des Gemeinschaftsrechts vor dem nationalen Recht gilt.[205] Für die Mitgliedstaaten ergibt sich somit die Notwendigkeit, die nationalen Rechtsgrundlagen früher oder später so anzupassen, dass diese einerseits nicht in Konflikt zu europäischem Recht stehen, andererseits die soziale Sicherung hierdurch nicht gefährdet wird.[206] Die Verpflichtung der Mitgliedstaaten, ihre Gesundheitssysteme an die grundlegenden gemeinschaftlichen Erfordernisse anzupassen, ist jedoch nicht als Eingriff in die nationale Souveränität, die nach Art. 152 Abs. 5 EGV besteht, zu werten (*Watts*[207], Rdnr. 146 ff.).

Leistungen der sozialen Sicherungssysteme sind daher nicht zwangsläufig von der Anwendung des Vertrags zur Europäischen Union und den elementaren Grundsätzen des Gemeinschaftsrechts, wie dem freien Dienstleistungsverkehr (Art. 49 ff. EGV) und dem freien Warenverkehr (Art. 28 ff. EGV), ausgenommen. Auch ist etwa Art. 49 EGV auf eine notwendige Krankenhausbehandlung im Ausland anwendbar, ohne dass dabei zu prüfen wäre, ob die Krankenhausbehandlung, auf die die Versicherten im nationalen Territorium Anspruch haben, unter die Bestimmungen des freien Dienstleistungsverkehrs fällt.[208]

Die europäischen Rechtsgrundlagen unterteilen sich in das Primärrecht in Form der Verträge, in Sekundärrechtsakte, d. h. den Erlass von Verordnungen und Richtlinien, sowie die Rechtsprechung des Europäischen Gerichtshofs, dessen Urteile mit erheblicher Wirkung für die sozialen Sicherungssysteme im Bereich „Gesundheit"

Systeme der sozialen Sicherheit auszugestalten und insbesondere zur Erhaltung des finanziellen Gleichgewichts ihrer Krankenversicherungssysteme Maßnahmen zur Regulierung des Arzneimittelverbrauchs zu treffen."

202 Rs. C-70/95 (*Sodemare*), Slg. 1997, S. 3395 ff.
203 Rs. C-158/96 (*Kohll*), Slg. 1998, S. 1931 ff.
204 Rs. C-120/95 (*Decker*), Slg. 1998, S. 1831 ff.
205 Die juristische Figur der praktischen Konkordanz entstammt dem Bereich des Verfassungsrechts und besagt, dass im Fall zweier kollidierender Grundrechtspositionen zum Ausgleich ein Eingriff durch den Gesetzgeber erfolgen kann. Die Auslegung der Rechte erfolgt in der konkreten Sache (Einzelfall/Tatbestand), und sie sind so zu begrenzen, dass sie für alle Beteiligten möglichst weitgehend wirksam werden. Vgl. BVerfGE 89, 214, 232 – Bürgschaft; *Richter/Schuppert/Bumke* (2001, S. 45 ff.).
206 Vgl. *Schulte* in *Klusen* (2000, S. 107).
207 Rs. C-372/04 (*Watts*), Slg. 2006.
208 Rs. C-372/04 (*Watts*), Slg. 2006.

nachfolgend erörtert werden.[209] Um einen strukturierten Überblick über die Berührungspunkte mit nationalen Grundsätzen zu geben, erfolgt eine Unterteilung in die Teilbereiche „Wettbewerb und wettbewerblicher Ausnahmebereich", „Leistungsexport", „Negativ- und Positivliste", „Kostenerstattungs- und Sachleistungsprinzip", „Planungsvorbehalt und fehlender Gefährdungsnachweis" sowie „Wartelisten und Rechtzeitigkeit der Behandlung".

2.2.3.1. Wettbewerb und wettbewerblicher Ausnahmebereich

Aufgrund der engen Verzahnung des Wettbewerbs mit der Vollendung des Binnenmarktes können Fragen hinsichtlich der vier Grundfreiheiten des Waren-, Kapital-, Dienstleistungs- und Personenverkehrs sowie des Diskriminierungsverbots insbesondere in die Zuständigkeit der Ressorts Binnenmarkt und Wettbewerb, aber auch thematisch verwandter Ressorts, wie dem der Steuern und Zollunion, fallen (vgl. Kapitel 2.2.2).[210] Dabei wird das europäische Wettbewerbsrecht erst bei grenzüberschreitenden Aktivitäten berührt. Beschränkt sich beispielsweise das vermeintlich wettbewerbsbeschränkende Verhalten auf eine einzelne Stadt oder innerstaatliche Region, fällt der Sachkomplex unter die nationale Wettbewerbsaufsicht des betroffenen Mitgliedstaates. Die Wettbewerbspolitik der Europäischen Union umfasst schwerpunktmäßig die vier Bereiche der Kartellbildung, der Fusionierung, der Liberalisierung von Monopolmärkten sowie der Liberalisierung der staatlichen Beihilfenkontrolle. Dementsprechend hat die Beurteilung der Gesundheitssysteme, der Institutionen und der angebotenen Leistungen auf ihre europarechtliche Konformität anhand der nachfolgend präzisierten Binnenmarktregeln und des Wettbewerbsrechts zu erfolgen.

Im Rahmen des EGV wird nach dem Initiator der Wettbewerbsbeschränkung unterschieden, sodass zwischen wettbewerbseinschränkenden Maßnahmen des Staates einerseits und jenen von Unternehmen andererseits zu differenzieren ist:
- Die Zuständigkeit für die Vollendung des Binnenmarktes liegt schwerpunktmäßig beim gleichnamigen Ressort „Binnenmarkt", das sich neben der Umsetzung der europäischen Vorschriften zum Binnenmarkt in nationales Recht mit dem Abbau tarifärer und nichttarifärer Handelshemmnisse beschäftigt.[211] Entsprechend Art. 23 ff. EGV ist die Erhebung von Ein- und Ausfuhrzöllen sowie von Abgaben gleicher Wirkung zwischen den Mitgliedstaaten verboten. Überdies sehen die Art. 28 ff. EGV das Verbot von mengenmäßigen Ein- und Ausfuhrbeschränkungen zwischen den Mitgliedstaaten vor. Von diesem Verbot un-

---

209 Die allgemeinen Grundlagen der Sekundärrechtsakte bilden die so genannte Vertragsabrundungsklausel (Art. 308 EGV) sowie die Angleichung der Rechtsvorschriften (Art. 94 ff. EGV). Vgl. *Fischer/Schley* (1998, S. 19).
210 Vgl. auch *Fritsch/Wein/Ewers* (2003, S. 6 ff.).
211 Vgl. *Busche* (2002).

berührt bleiben Einfuhr-, Ausfuhr- und Durchfuhrverbote oder -beschränkungen gemäß Art. 30 EGV. Diese Verbote und Beschränkungen dürfen jedoch weder ein Mittel zur willkürlichen Diskriminierung noch zur verdeckten Handelsbeschränkung zwischen den Mitgliedstaaten darstellen.

- Dagegen fallen die Art. 81 ff. EGV im Rahmen der Wettbewerbspolitik der Europäischen Union schwerpunktmäßig in die Zuständigkeit des Wettbewerbsressorts.[212] Von besonderer Relevanz ist hierbei zum einen Art. 81 EGV, welcher Vereinbarungen zwischen Unternehmen, Beschlüsse von Unternehmensvereinigungen und aufeinander abgestimmte Verhaltensweisen, die den Handel zwischen den Mitgliedstaaten beeinträchtigen könnten und eine Wettbewerbsbehinderung, -einschränkung oder -verfälschung innerhalb des Gemeinsamen Marktes bezwecken oder bewirken, verbietet. Zum anderen ist entsprechend Art. 82 EGV die Ausübung einer marktbeherrschenden Stellung auf dem Gemeinsamen Markt oder einem wesentlichen Teilmarkt mit dem Binnenmarkt unvereinbar und verboten, sofern dies zu einer Beeinträchtigung des Handels zwischen den Mitgliedstaaten führen kann.[213]
- Nach Art. 86 Abs. 1 EGV dürfen die Staaten weder zu Gunsten öffentlicher Unternehmen noch für Unternehmen, denen sie besondere oder ausschließliche Rechte gewähren, Maßnahmen treffen oder beibehalten, die gegen den EGV verstoßen.[214] Hierzu zählen insbesondere Verstöße gegen das Diskriminierungsverbot und gegen die Wettbewerbsregeln. Darüber hinaus fällt die Kontrolle staatlicher Beihilfen gemäß Art. 87 ff. EGV ebenfalls in die Aufgabe des Wettbewerbsressorts.[215]
- Schließlich verstoßen gemäß Art. 90 ff. EGV auch steuerliche Vorschriften wie die Erhebung mittelbar oder unmittelbar benachteiligender Abgaben auf Waren aus anderen Mitgliedstaaten, Abgabenentlastungen und Rückvergütungen auf exportierte Waren sowie Ausgleichsabgaben auf importierte Waren gegen gemeinschaftliche Normen.

Im Gegensatz zur differenzierten Handhabung der Gewährung von Gesundheitsdienstleitungen (ambulante Leistungen, Krankenhäuser) sprechen die Urteile des Europäischen Gerichtshofs in den Fällen *Duphar* und *Decker* für eine möglichst uneingeschränkte Anwendung des Grundsatzes des freien Warenverkehrs innerhalb der Mitgliedstaaten der Europäischen Union (vgl. Kapitel 2.2.3.5). Dies zeigt sich bereits in dem *Dassonville-*[216] sowie dem *Cassis-de-Dijon*-Urteil[217]. Im Sinne des

---

212 Vgl. *Friedrich* (2002).
213 Vgl. VO (EWG) Nr. 4064/89, ABl. Nr. L 395 vom 30.12.1989, S. 1 ff.
214 Vgl. *Kingreen* (2007, S. 9).
215 Gemäß Art. 87 Abs. 2a EGV sind Beihilfen sozialer Art an einzelne Verbraucher mit dem Gemeinsamen Markt vereinbar, wenn sie ohne Diskriminierung nach der Herkunft der Waren gewährt werden.
216 Rs. 8-74 (*Dassonville*), Slg. 1974, S. 37 ff. Im Fall *Dassonville* hatten belgische Händler einen in Frankreich rechtmäßig in den Verkehr gebrachten Posten *Scotch Whiskey* erworben, dessen Import nach Belgien aufgrund fehlender Ursprungsbescheinigungen der britischen Zollbehörden gegen belgisches Recht verstieß. Der Europäische Gerichtshof stellte fest, dass

Dassonville-Urteils stellt jede nationale Regelung der Mitgliedstaaten, welche den innergemeinschaftlichen Handel mittelbar oder unmittelbar, tatsächlich oder potenziell behindern kann, eine kontingentliche Maßnahme im Sinne einer mengenmäßigen Einfuhrbeschränkung gemäß Art. 28 EGV dar. Für einen Verstoß bedarf es folglich keiner diskriminierenden Absicht.[218] Zwar kann der Mitgliedstaat angesichts fehlender Gemeinschaftsvorschriften Maßnahmen ergreifen, die dem Verbraucher die Echtheit der Ursprungsbezeichnung signalisieren. Diese Maßnahmen müssen jedoch sinnvoll sein und dürfen weder eine willkürliche Diskriminierung noch eine verschleierte Handelsbeschränkung nach Art. 30 EGV darstellen. Eine Alleinvertriebsvereinbarung ist insbesondere in Verbindung mit einer nationalen Regelung geeignet, den Warenimport von anderen Personen zu verhindern, wenn sie dem Konzessionär rechtlich oder tatsächlich die Unterbindung von Parallelimporten aus anderen Mitgliedstaaten ermöglicht oder nicht verwehrt, und verstößt daher gegen Art. 81 EGV. Bei der Prüfung der Erfüllung des Tatbestandes sind sowohl die sich aus den Bestimmungen ergebenden Rechte und Pflichten als auch der wirtschaftliche und rechtliche Gesamtzusammenhang zu berücksichtigen. Hierbei bilden die Preisunterschiede zwischen den Mitgliedstaaten ein wesentliches Indiz.

Entsprechend dem bisherigen Urteilstenor des Europäischen Gerichtshofs lässt sich eine wettbewerbliche Ausnahmeregelung rechtfertigen, wenn
- es sich um „Dienste von allgemeinem wirtschaftlichem Interesse" nach Art. 16 EGV handelt,[219]
- die öffentliche Ordnung und Sicherheit sowie der Gesundheitsschutz betroffen sind oder es sich um eine hoheitliche Aufgabe handelt,
- die Beschränkungen hinsichtlich der Zielerreichung notwendig und verhältnismäßig sind und überdies das geringste Handelshindernis darstellen (vgl. das *Cassis-de-Dijon*-Urteil[220]) und

---

die Beschaffung der entsprechenden Bescheinigung dem mittelbar einführenden Importeur (hier: von Großbritannien über Frankreich nach Belgien) offensichtlich schwerer fällt, als dem unmittelbar einführenden Importeur (hier: von Großbritannien nach Frankreich).

217 Rs. 120-78 (*Rewe-Zentral AG*), Slg. 1979, S. 649 ff. Vgl. Fußnote 220.
218 Vgl. *Europäische Kommission* (2000a, S. 12).
219 Dies umfasst auch privatwirtschaftliche Anbieter gemeinnütziger sozialer Dienste. Vgl. *o. V.* (2002b).
220 Rs. 120-78 (*Rewe-Zentral AG*), Slg. 1979, S. 649 ff. Wenngleich der innergemeinschaftliche Handel aus zwingenden Erfordernissen wie einer wirksamen steuerlichen Kontrolle, dem Schutz der öffentlichen Gesundheit, der Lauterkeit des Handelsverkehrs und des Verbraucherschutzes beschränkt werden kann, fällt eine nationale Regelung zur Festsetzung von Grenzwerten beim Weingeistgehalt, welche die Erfüllung dieser Regelung von in anderen Mitgliedstaaten rechtmäßig hergestellten und in Verkehr gebrachten alkoholischen Getränken als Voraussetzung für die Verkehrsfähigkeit im eigenen Mitgliedstaat anlegt, nicht hierunter und stellt somit ein innergemeinschaftliches Handelshemmnis im Sinne von Art. 30 EG-Vertrag (nach Änderung jetzt Art. 28 EGV) dar. In seinem Urteil macht der EuGH des Weiteren deutlich, dass im konkreten Fall Art. 37 EG-Vertrag (nach Änderung jetzt Art. 31 EGV) über staatliche Handelsmonopole oder vom Staat übertragene Monopole, welche zur Diskriminierung der Absatz- und Versorgungsbedingungen zwischen den Angehörigen der Mitgliedstaa-

- keine Ausländerdiskriminierung ohne einen sachlichen Grund erfolgt.[221]

Bei den „Diensten von allgemeinem wirtschaftlichem Interesse" handelt es sich um marktbezogene Leistungen, welche im Interesse der Allgemeinheit erbracht werden und daher mit besonderen Gemeinwohlverpflichtungen verbunden sind. Hierzu zählen insbesondere Leistungen aus dem Verkehrsbereich (Luft, Schienen, städtischer Verkehr), dem Energiebereich (Elektrizität, Gas, Wasser) sowie den Kommunikationsnetzen (Telekommunikation, Post- und Paketdienst).[222] Unternehmen, welche mit der Erbringung von „Diensten von allgemeinem wirtschaftlichen Interesse" betraut sind, können zur Erfüllung der ihnen übertragenen Aufgaben besondere oder ausschließliche Rechte eingeräumt bekommen und damit von dem Geltungsbereich der Vorschriften entbunden werden, soweit die Erfüllung der ihnen übertragenen besonderen Aufgaben rechtlich oder tatsächlich durch die Anwendung der Wettbewerbsregeln verhindert wird (vgl. das Urteil *Höfner/Elser*[223]). Durch das Urteil im Fall *Ferring* (Rs. C-53/00)[224] wird Unternehmen, welche mit der Erbringung von „Diensten von allgemeinem wirtschaftlichem Interesse" beauftragt sind, ein Ausgleich zugebilligt, welcher demzufolge keine Beihilfe im Sinne von Art. 87 Abs. 1 EGV darstellt.[225] Allerdings ist auch hier der Grundsatz der Verhältnismäßigkeit zu beachten, sodass das mit dem Dienst beauftragte Unternehmen die Aufgabenerfüllung wahrnehmen kann, jedoch der Handelsverkehr nicht in einem solchen Ausmaß beeinträchtigt wird, welches den gemeinschaftlichen Interessen zuwiderläuft.[226] Den Stellenwert dieser Dienste unterstreicht Art. 16 EGV: *„Unbeschadet der Artikel 73, 86 und 87 und in Anbetracht des Stellenwerts, den Dienste von allgemeinem wirtschaftlichem Interesse innerhalb der gemeinsamen Werte der Union einnehmen, sowie ihrer Bedeutung bei der Förderung des sozialen und territorialen Zusammenhalts tragen die Gemeinschaft und die Mitgliedstaaten im Rahmen ihrer jeweiligen Befugnisse im Anwendungsbereich dieses Vertrags dafür Sorge, dass die Grundsätze und Bedingungen für das Funktionieren dieser Dienste so gestaltet sind, dass sie ihren Aufgaben nachkommen können."*[227]

Wenngleich im EGV ausschließlich von „Diensten von allgemeinem wirtschaftlichem Interesse" die Rede ist, sind diese von dem in der Praxis verwendeten Begriff

---

ten führen, hiervon nicht betroffen ist. Das Prinzip der gegenseitigen Anerkennung (Gleichwertigkeitsprinzip; *Mutual Recognition*) gilt seit dem *Cassis-de-Dijon*-Urteil nicht nur im Bereich des Warenverkehrs. Vgl. *Busche* (2002, S. 97 f.).
221 Vgl. *Meyer* (2002, S. 103), Schulte (2001, S. 45) (2002), *Europäische Kommission* (2000e, S. 13 ff.).
222 Vgl. *Europäische Kommission* (2000d).
223 Rs. C-41/90 (*Höfner/Elser*), Slg. 1991, S. 1979 ff.
224 Rs. C-53/00 (*Ferring*), Slg. 2001, S. 9067 ff.
225 Vgl. *Europäische Gemeinschaften* (2001a, S. 124). Die Kommission vertritt dabei den Standpunkt, dass Unternehmen, welche mit Leistungen von allgemeinem wirtschaftlichem Interesse beauftragt wurden, auch die entsprechenden Modalitäten der öffentlichen Auftragsvergabe beachten müssen.
226 Vgl. *Europäische Gemeinschaften* (2001a, S. 123).
227 Vgl. *Ebsen/Greß/Jacobs et al.* (2003, S. 29 ff.).

der „Dienste von allgemeinem Interesse" zu unterscheiden.[228] Der Begriff der „Dienstleistungen von allgemeinem Interesse" umfasst die drei Kategorien
- marktbezogener Dienstleistungen,
- nichtmarktbezogener Dienstleistungen, die von staatlichen Stellen im Interesse der Allgemeinheit erbracht werden und mit spezifischen Gemeinwohlverpflichtungen verknüpft sind, sowie
- nichtwirtschaftlicher Tätigkeiten und Dienstleistungen ohne Auswirkungen auf den Handel, für die keine spezifischen Vertragsvorschriften existieren, die jedoch wie alle anderen Dienste den grundlegenden Gemeinschaftsregeln, wie dem Diskriminierungsverbot, unterliegen.[229]

Dagegen unterliegen wirtschaftliche Tätigkeiten zusätzlich den Vertragsvorschriften des freien Dienstleistungsverkehrs, der Niederlassungsfreiheit, des Wettbewerbs und der staatlichen Beihilfenkontrolle.[230] Im Unterschied zu den „Diensten von allgemeinem wirtschaftlichem Interesse" in den Bereichen Telekommunikation, Transport, Postleistungen, Gas und Elektrizität spielt die Liberalisierung anderer „Dienste von allgemeinem wirtschaftlichem Interesse", wie der Abfallwirtschaft, der Wasserversorgung oder des öffentlich-rechtlichen Rundfunks, eine untergeordnete Rolle.[231]

Maßgebliches Urteil zur Rechtfertigung des wettbewerblichen Ausnahmebereichs der sozialen Sicherungssysteme sowie der mit der Durchführung beauftragten Einrichtungen ist das Urteil in den verbundenen Rechtssachen *Poucet* (C-159/91) und *Pistre* (C-160/91)[232] (vgl. Exkurs 4). Demnach werden Einrichtungen, welche mit der Verwaltung von sozialen Sicherungssystemen betraut sind, weder von dem Kartellverbot nach Art. 81 EGV noch dem Verbot einer marktbeherrschenden Stellung nach Art. 82 EGV erfasst, da die zuvor genannten Artikel auf den unternehmerischen Zweck des Gewinnstrebens abzielen. Jedoch ist auch eine Sonderstellung im Bereich der sozialen Sicherungssysteme nur zu rechtfertigen, solange kein gleichwertiges Angebot privater Anbieter bereits besteht oder potenziell bestehen könnte.[233] Ist das betraute Unternehmen offensichtlich nicht in der Lage, der Erfüllung einer besonderen Aufgabe, wie beispielsweise der Arbeitsvermittlung von Führungskräften, nachzukommen, kann die besondere Aufgabe durch die Anwendung des Art. 82 EGV folglich nicht verhindert werden. In diesem Fall ist bereits die Aufrechterhaltung einer Ausnahmeregelung, welche dem begünstigten Unternehmen das Potenzial einer missbräuchlichen Stellung einräumt, nicht zu rechtfertigen und

---

228 Vgl. *Europäische Kommission* (2003f, S. 7). Gemäß der *Europäische Kommission* (2003f, S. 8) ist die Verwendung des Begriffs „Öffentlicher Dienst" für „Dienste von allgemeinem wirtschaftlichem Interesse" und „Dienste von allgemeinem Interesse" angesichts mangelnder Exaktheit und des Zuschreibens von verschiedenen Bedeutungen zu vermeiden.
229 Vgl. *Europäische Kommission* (2003f, S. 13 f.).
230 Vgl. ebenda, S. 17.
231 Vgl. ebenda, S. 12.
232 Rs. C-159/91 (*Poucet*) und C-160/91 (*Pistre*), Slg. 1993, S. 637 ff.
233 Vgl. *Schulz-Weidner* (1997, S. 454 f.), *Knappe* (1998, S. 25), *Knappe/Jobelius* (2000).

stellt einen Verstoß gegen Art. 86 EGV dar (vgl. Urteil *Höfner/Elser*[234], Rdnr. 32). Die von dem *Poucet/Pistre*-Urteil[235] abweichende Argumentation in den Urteilen zum Arbeitsvermittlungsmonopol[236] und zur Zusatzrentenversicherung[237] ist auf den unterschiedlichen Aufgabencharakter von Krankenkassen des sozialen Sicherungssystems einerseits und Unternehmen der Arbeitsvermittlung andererseits zurückzuführen. So können Arbeitsvermittlungsunternehmen zwar ebenso wie Krankenkassen oder sonstige Einrichtungen, die bei der öffentlichen Aufgabe der sozialen Sicherheit mitwirken, in der Rechtsform öffentlich-rechtlicher Unternehmen agieren. Im Unterschied zu den Unternehmen der Arbeitsvermittlungen erfüllen die Krankenkassen des sozialen Sicherungssystems bzw. die von den Krankenkassen bevollmächtigten Unternehmen jedoch ausschließlich Aufgaben mit sozialem Charakter.

Exkurs 4: Das *Poucet/Pistre*-Urteil (1993) – Solidaritätsgrundsatz

EuGH, Urteil vom 17. Februar 1993, Verbundene Rs. C-159/91 und C-160/91
Christian Poucet gegen *Assurances Generales De France und Caisse Mutuelle Regionale Du Languedoc-Roussillion* (Calmurac) und *Daniel Pistre* gegen *Caisse Autonome Nationale De Compensation De L´Assurance Vieillesse Des Artisans*

Die französischen Staatsangehörigen *Poucet* und *Pistre* legten gegen die ihnen von der *Caisse mutuelle régionale du Langduedoc-Roussillion* (Calmurac), einer mit der Verwaltung des Versicherungssystems für Krankheit und Mutterschaft der Selbstständigen nichtlandwirtschaftlicher Berufe betrauten Einrichtung, bzw. von deren vertraglicher Abwicklungseinrichtung *Assurances générales de France* (AGF) zugestellten Zahlungsbefehle Widerspruch ein. Nach Auffassung von *Poucet* und *Pistre* übten diese Einrichtungen eine marktbeherrschende Stellung entgegen den Wettbewerbsregeln des EG-Vertrages aus, deren einseitig festgelegten Bedingungen sie sich nicht zu unterwerfen brauchten. Überdies sei es ihnen freigestellt, sich an jede niedergelassene private Versicherungsgesellschaft zu wenden. Das zuständige *Tribunal Affaires de sécurité sociale de l´Hérault* bat daraufhin den Europäischen Gerichtshof um eine Vorabentscheidung in den strittigen Fragen.
Nach den Ausführungen des Europäischen Gerichtshofs dient der obligatorische Schutz des betroffenen sozialen Sicherungssystems einem sozialen Zweck und beruht auf dem Grundsatz der Solidarität. Kernelemente des Solidaritätsgrundsatzes sind die Umverteilungen
- im Rahmen der Versicherung für Krankheit und Mutterschaft in Form einkommensabhängiger Beitragszahlungen und von der Beitragshöhe unabhängiger Leistungsbezüge,
- im Rahmen des Alterssicherungssystems zwischen den Erwerbstätigen und Rentnern sowie
- zwischen den Systemen in Form der Defizitfinanzierung aus überschüssigen Mitteln des anderen Bereichs.

---

234 Rs. C-41/90 (*Höfner/Elser*), Slg. 1991, S. 1979 ff.
235 Rs. C-159/91 (*Poucet*) und C-160/91 (*Pistre*), Slg. 1993, S. 637 ff.
236 Rs. C-41/90 (*Höfner/Elser*), Slg. 1991, S. 1979 ff.
237 Rs. C-244/94 (*Fédération française des sociétés d´assurance*), Slg. 1995, S. 4013 ff.

Zur Anwendung des Solidaritätsgrundsatzes und zur Gewährleistung des finanziellen Gleichgewichts der Systeme ist das Bestehen einer Versicherungspflicht unerlässlich. Kraft Gesetz ist die Verwaltung dieser Systeme auf soziale Kassen übertragen worden, welche unter staatlicher Aufsicht stehen und aufgrund der Gesetzesanwendung keinen Einfluss auf die Beitragshöhe, die Mittelverwendung oder den Leistungsumfang haben. Hierzu räumt das französische Recht den regionalen Krankenkassen die Möglichkeit ein, von ihnen bevollmächtigte Einrichtungen mit dem Beitragseinzug sowie der Leistungsgewährung zu betrauen. Nach dem Urteil des Europäischen Gerichtshofs erfüllen die Kassen sowie die von ihnen betrauten Einrichtungen eine Aufgabe mit ausschließlich sozialem Charakter, welche auf dem Solidaritätsgrundsatz beruht, die ohne Gewinnzweck ausgeübt wird und deren Leistungen qua Gesetz sowie unabhängig von der Beitragshöhe erbracht wird. Folglich handelt es sich nicht, wie im Fall eines Unternehmens, um eine wirtschaftliche Tätigkeit, weshalb die betrauten Einrichtungen keine Unternehmen im Sinne der Art. 85 EG-Vertrag (jetzt Art. 81 EGV) und Art. 86 EG-Vertrag (jetzt Art. 82 EGV) darstellen.

Quelle: eigene Erstellung

Aufbauend auf den vorherigen Ausführungen ist für die Unternehmen und Leistungen der sozialen Gesundheitssysteme somit die zentrale Frage zu beantworten, ob es sich hierbei – ebenso wie bei den Leistungen der Privaten Krankenversicherung – um „Dienste von allgemeinem wirtschaftlichem Interesse" handelt und diese damit die fundamentalen Regeln des Binnenmarktes zu beachten haben oder ob sie den nichtwirtschaftlichen Tätigkeiten zuzuordnen sind. Die Beantwortung dieser Frage knüpft direkt an den Unternehmensbegriff und die Definition unternehmerischer Tätigkeit auf europäischer Ebene an.[238] Gemäß der ständigen Rechtsprechung des Europäischen Gerichtshofs umfasst die Unternehmensdefinition im Sinne des Wettbewerbsrechts *„jede eine wirtschaftliche Tätigkeit ausübende Einheit unabhängig von ihrer Rechtsform und der Art ihrer Finanzierung"* (Urteil *Höfner/Elser*[239], Rdnr. 21; Urteil *Pavlov*[240], Rdnr. 74), wobei *„jede Tätigkeit, die darin besteht, Güter oder Dienstleistungen auf einem bestimmten Markt anzubieten"* (Urteil *Pavlov*[241], Rdnr. 75) eine wirtschaftliche Tätigkeit darstellt. Die Unternehmensdefinition zielt folglich nicht auf den Unternehmensstatus ab, sondern wird handlungsbezogen interpretiert (funktionaler Unternehmensbegriff).[242]

Die Einstufung als wettbewerblicher Ausnahmebereich in Abhängigkeit des Solidaritätscharakters zeigt sich ebenso in dem nachfolgenden Urteil zur Zusatzrentenversicherung[243]. So wurde die französische Kasse (CCMSA), welche die Zusatzrentenversicherung für Selbstständige landwirtschaftlicher Berufe (Bez.: *Coreva*) verwaltet, aufgrund der Ausgestaltung der Zusatzversicherung in Form des freiwilligen Beitritts, der Anwendung des Kapitalisierungsprinzips und der zugrunde gelegten

---

238 Vgl. *Skorczyk* (2003, S. 97 f.).
239 Rs. C-41/90 (*Höfner/Elser*), Slg. 1991, S. 1979 ff.
240 Rs. C-180/98 bis C-184/98 (*Pavlov*), Slg. 2000, S. 6451 ff.
241 Ebenda.
242 Vgl. *Kingreen* (2007, S. 9).
243 Rs. C-244/94 (*Fédération française des sociétés d'assurance*), Slg. 1995, S. 4013 ff.

Beitragsvoraussetzungen, der Beitragszahlungen und des beitragsabhängigen Leistungsbezugs, als Unternehmen im Sinne von Art. 81 EGV eingestuft.[244] Wenngleich das Unternehmen keine Gewinnerzielungsabsicht hat und das System zahlreiche soziale und solidarische Elemente aufweist, steht die CCMSA aufgrund des freiwilligen Versicherungsbeitritts im Wettbewerb mit privaten Versicherungsunternehmen. Überdies weisen bereits verschiedene private Gruppen-Lebensversicherungsverträge soziale und solidarische Elemente wie jene der CCMSA auf oder können derartige Elemente aufnehmen. Der Europäische Gerichtshof führt daher aus: „*Da das Versicherungssystem auf Freiwilligkeit beruht, gilt der Grundsatz der Solidarität jedenfalls nur äußerst begrenzt*" (Rs. C-244/94[245], Rdnr. 19). Ohne diese als solche zu bezeichnen, konkretisiert der Europäische Gerichtshof in dem *Brentjens*-Urteil[246] das Vorliegen adverser Selektionsprozesse als notwendigen Grund für das Bestehen einer Pflichtversicherung: Besteht keine solidarische Pflichtversicherung, dürften sich versicherungswillige Personen für die vermeintlich günstigere Alternative entscheiden. Insbesondere könnten sich Unternehmen mit jungem und gesundem Personal, das keine gefährlichen Tätigkeiten ausübt und das demnach zu den guten Risiken zählt, sukzessive aus der staatlich gebilligten Zusatzversicherung zurückziehen. In diesem Fall wird das Angebot einer entsprechenden Zusatzversicherung für schlechte Risiken, nämlich kleinere und mittlere Unternehmen mit älterem, gefährlichere Tätigkeiten ausübendem Personal, unmöglich (vgl. *Brentjens*, Rdnr. 108 bis 111). Die Erfüllung einer Aufgabe von allgemeinem wirtschaftlichem Interesse unter wirtschaftlich akzeptablen Bedingungen ist dann nicht mehr zu gewährleisten. Überdies wäre das finanzielle Gleichgewicht gefährdet. So lassen sich entsprechend Art. 86 EGV die zugewiesenen Rechte bereits durch die potenzielle Gefährdung der auf ein Unternehmen übertragenen besonderen Aufgabe rechtfertigen (vgl. *Brentjens*, Rdnr. 107).[247] Ein Kennzeichen solidarischer Pflichtversiche-

---

244 Rs. C-115/97 bis C-117/97 (*Brentjens' Handelsonderneming BV*), Slg. 1999, S. 6025 ff., Rdnr. 79. Zur Freistellung von Art. 81 Abs. 3 EGV im Einzelfall bzw. für Gruppen vergleiche beispielsweise den Bereich des Kraftfahrzeugvertriebs. Medizinische Geräte werden in der Regel über ein selektives Vertriebsnetz verkauft (vgl. *Europäische Kommission* (2000b, S. 10 ff.)). Im Fall des selektiven Vertriebsnetzes werden dem Händler vom Hersteller sowohl verschiedene qualitative Kriterien (Beschäftigung von Fachkräften, Ausgestaltung der Verkaufsräume, Bereitstellung nach festgelegten Standards, ...) als auch in der Regel quantitative Kriterien (Zahl der im gleichen Absatzgebiet tätigen Händler, Mengenvorgaben, ...) auferlegt. Allerdings ist der Hersteller nicht dazu berechtigt, eine räumliche Marktaufteilung vorzunehmen und die Händler wie im Fall eines ausschließlichen Vertriebsnetzes verschiedenen Regionen zuzuweisen.
245 Rs. C-244/94 (*Fédération française des sociétés d'assurance*), Slg. 1995, S. 4013 ff.
246 Rs. C-115/97 bis C-117/97 (*Brentjens' Handelsonderneming BV*), Slg. 1999, S. 6025 ff.
247 Art. 86 Abs. 2 EGV: „*Für Unternehmen, die mit Dienstleistungen von allgemeinem wirtschaftlichem Interesse betraut sind oder den Charakter eines Finanzmonopols haben, gelten die Vorschriften dieses Vertrags, insbesondere die Wettbewerbsregeln, soweit die Anwendung dieser Vorschriften nicht die Erfüllung der ihnen übertragenen besonderen Aufgabe rechtlich oder tatsächlich verhindert. Die Entwicklung des Handelsverkehrs darf nicht in einem Ausmaß beeinträchtigt werden, das dem Interesse der Gemeinschaft zuwiderläuft.*"

rungen ist, dass diese eine geringere Wettbewerbsfähigkeit als private Versicherungsgesellschaften aufweisen und somit den Versicherungszwang rechtfertigen (vgl. *Brentjens*, Rdnr. 110).

2.2.3.2. Leistungsexport

In den meisten Mitgliedstaaten der Europäischen Union existiert keine eigenständige Pflegeversicherung wie die Soziale Pflegeversicherung der Bundesrepublik Deutschland.[248] Darüber hinaus variieren zum einen die Begriffsdefinitionen und Anwendungsbereiche, zum anderen werden Pflegeleistungen innerhalb verschiedenster Sicherungssysteme wie der Invaliditätsversicherung, der Krankenversicherung oder dem allgemeinen Sicherungssystem miterfasst.[249] Gemäß dem *Molenaar*-Urteil[250] ist der Bezug von Pflegegeld auch im Fall eines von dem Versicherungsstaat abweichenden Aufenthaltsstaates, Wohnsitzes oder eines längeren Auslandsaufenthalts im EG/EWR-Raum möglich (vgl. Exkurs 5). Bezugsberechtigt sind indes nur Personen, welche in der Pflegeversicherung direkt versichert sind oder über die Familienversicherung erfasst werden. Die allgemeinen Leistungsvoraussetzungen knüpfen an die Feststellung der Pflegebedürftigkeit an, wobei nur das Pflegegeld, jedoch keine Pflegesachleistungen exportiert werden. Wie der Europäsche Gerichtshof im Fall *Molenaar*[251] feststellte, ist das Pflegegeld aufgrund mehrerer Gründe als Geldleistung bei Krankheit einzustufen (vgl. Exkurs 5). Bei Geldleistungen wird nur die Voraussetzung des Leistungsanspruchs nach dem Recht des zuständigen Staates geprüft, wogegen die Rechtslage im Wohnsitzland unerheblich ist. Angesichts dessen verstößt es zwar nicht gegen Art. 12 EGV und Art. 38 EGV, im Ausland lebende und im Inland arbeitende Personen zur Finanzierung eines inländischen Systems heranzuziehen, jedoch gegen Art. 19 Abs. 1, Art. 25 Abs. 1 und Art. 28 Abs. 1 der VO (EWG) Nr. 1408/71[252], die Leistungsgewährung vom Wohnsitz im Inland abhängig zu machen (vgl. § 34 SGB XI).[253] Ein doppelter Leistungsbezug von Pflegesachleistungen des Aufenthaltslandes als auch von Pflegegeld des Versicherungslandes ist rechtlich ausgeschlossen. Außerhalb der Europäischen Union bzw. des Europäischen Wirtschaftsraums ist der Bezug von Pflegegeld für einen Zeitraum von bis zu sechs Wochen begrenzt.

Um den Ausführungen des Europäischen Gerichtshofs zum *Molenaar*-Urteil[254] im Rahmen der Verordnungen (EWG) Nr. 1408/71 und Nr. 574/72 gerecht zu werden,

---

248 Vgl. *Europäische Kommission* (2005b).
249 Vgl. hierzu die Datenbank MISSOC der Europäischen Union, in der Daten zu den sozialen Sicherungssystemen der Mitgliedstaaten erfasst sind.
250 Rs. C-160/96 (*Molenaar*), Slg. 1998, S. 843 ff.
251 Ebenda.
252 VO (EWG) Nr. 1408/71, ABl. Nr. L 149 vom 5.7.1971, S. 2 ff.
253 Vgl. *Meyer* (2002, S. 100).
254 Rs. C-160/96 (*Molenaar*), Slg. 1998, S. 843 ff.

beschloss die *Verwaltungskommission der Europäischen Gemeinschaften für die Soziale Sicherheit der Wanderarbeitnehmer* (VerwKEGfSoSi), dass Pflegeleistungen unabhängig von ihrer Einstufung nach nationalen Rechtsvorschriften unter den Sammelbegriff der Sachleistungen bei Krankheit zu subsumieren sind, wenn diese den objektiven Kriterien des Europäischen Gerichtshofs genügen.[255] Neben den aufgrund der nationalen Rechtsvorschriften bestehenden Ansprüchen gelten als Sachleistungen bei Krankheit solche Sachleistungen der Pflegeversicherung, die eine partielle oder vollständige Kostenübernahme von aufgrund der Pflegebedürftigkeit entstandenen Leistungen, wie beispielsweise für die Krankenpflege und Haushaltshilfe, den Kauf von Pflegehilfsmitteln oder Maßnahmen zur Verbesserung des Wohnumfelds, vorsehen. Wesensähnliche Sachleistungen, die nicht aufgrund des Bestehens einer Pflegeversicherung erbracht werden, aber ähnliche Züge wie die Sachleistungen der Pflegeversicherung aufweisen, fallen ebenfalls hierunter.

Exkurs 5: Das *Molenaar*-Urteil (1998) – Pflegegeldexport

EuGH, Urteil vom 5. März 1998, Rs. C-160/96: Manfred *Molenaar*/Barbara *Fath-Molenaar* gegen *Allgemeine Ortskrankenkasse Baden-Württemberg*

Das in Deutschland eine Erwerbstätigkeit ausübende, in Frankreich lebende Paar *Molenaar* mit niederländischer (Herr M.) und deutscher (Frau F.-M.) Staatsangehörigkeit hatte zum Jahreswechsel 1994/95 von der zuständigen AOK die Mitteilung erhalten, dass sie aufgrund ihrer freiwilligen Versicherung in der GKV gleichfalls Beiträge zur Sozialen Pflegeversicherung (SPV) zu entrichten haben, jedoch kein Anspruch auf Leistungen der Pflegeversicherung besteht bzw. dieser Anspruch ruht, solange sie ihren Wohnsitz in Frankreich hätten. Daraufhin hatte das Paar beim zuständigen Sozialgericht Karlsruhe geklagt, welches die Frage auf Vorabentscheidung an den Europäischen Gerichtshof weiterleitete.
Der Europäische Gerichtshof stellte fest, dass Leistungen der Pflegeversicherung nicht ausschließlich einem der in Art. 4 Abs. 1 VO (EWG) Nr. 1408/71 genannten Zweige (Krankheit, Invalidität, Alter, ...) zugeordnet werden können. Jedoch bezwecken die Leistungen der Sozialen Pflegeversicherung im Wesentlichen die Ergänzung der Leistungen der Krankenversicherung, mit der sie zudem organisatorisch verknüpft sind. Ausschlaggebend ist hierbei die ständige Rechtsprechung, wohingegen die Einstufung als eine Leistung der sozialen Sicherheit im Sinne der nationalen Rechtsvorschriften unerheblich ist. Infolgedessen ist eine Leistung wie das Pflegegeld nach den Bestimmungen von Art. 19 VO (EWG) Nr. 1408/71 zu erörtern. Dieser sieht vor, dass
- Sachleistungen vom Träger im Wohnsitzland nach den dort geltenden Rechtsvorschriften erbracht und dem zuständigen Träger in Rechnung gestellt werden und
- Geldleistungen vom zuständigen Träger nach den für diesen Träger geltenden Rechtsvorschriften erhalten werden.

Wenngleich das Pflegegeld auch Züge von Sachleistungen trägt, ist es aufgrund der periodischen Zahlung, des festen Betrages sowie der weitgehend freien Verwendung als finanzielle Unterstützung zu interpretieren und stellt somit eine Geldleistung bei Krankheit dar. Da nach Art. 19 Abs. 1b VO (EWG) Nr. 1408/71 ein Wanderarbeitnehmer Geldleistungen im Wohnsitzland erhalten kann, auch wenn das dortige Recht derartige Leistungen nicht vorsieht, verstößt § 34 Abs. 1 Nr. 1 SGB XI (Ruhen der Leistungsansprüche) gegen

---

255 Vgl. *VerwKEGfSoSi* (2000a).

entsprechenden Artikel bzw. gegen Art. 25 Abs. 1b und Art. 28 Abs. 1b der VO (EWG) Nr. 1408/71 (Arbeitslose und Rentner). Hieraus folgt jedoch weder der Anspruch auf teilweise oder vollständige Befreiung von der Beitragszahlung zur Pflegeversicherung noch eine verpflichtende Prüfung durch den zuständigen Träger hinsichtlich der Möglichkeit der Leistungsinanspruchnahme des Arbeitnehmers. Zudem würde hieraus eine divergierende Risikoabdeckung in Abhängigkeit vom Wohnsitz erfolgen. Ausschlaggebend für die Leistungsinanspruchnahme sind daher alleine die Voraussetzungen nach dem Recht des zuständigen Staates. Ein Verstoß gegen Art. 6 EG-Vertrag (nach Änderung jetzt Art. 12 EGV) und Art. 46 Abs. 2 EG-Vertrag (jetzt Art. 38 EGV) bei der Beitragsheranziehung ist hingegen nicht gegeben. Es verstößt jedoch gegen Art. 19 Abs. 1, Art. 25 Abs. 1 und Art. 28 Abs. 1 der VO (EWG) Nr. 1408/71, den Leistungsanspruch auf das Pflegegeld, welches eine Geldleistung bei Krankheit darstellt, davon abhängig zu machen, dass der Versicherte in dem Staat wohnt, in dem er der Versicherung angeschlossen ist.

Quelle: eigene Erstellung

Für im Ausland lebende Leistungsbezieher können im Fall einer geringeren Kaufkraft im Wohnsitzland zusätzliche Vorteile resultieren. Zu dem durch das Urteil begünstigten Personenkreis gehören

- Rentner und deren Familienangehörige mit alleinigem Rentenanspruch gegenüber einem deutschen Rentenversicherungsträger (vgl. *Müller-Fauré/Van Riet*, Exkurs 11),
- in Deutschland arbeitende Grenzgänger mit Wohnsitz im innereuropäischen Ausland sowie
- die Familienangehörigen von in Deutschland erwerbstätigen und versicherten Arbeitnehmern, welche in einem anderen EU-Mitgliedstaat wohnen.[256]

2.2.3.3. Negativ- und Positivliste

Der Ausgestaltung der Leistungskataloge kommt eine zentrale Rolle bei der grenzüberschreitenden Gesundheitsversorgung zu, da das Patienteninteresse nach einer Inanspruchnahme ausländischer Leistungen in der Regel auf unterschiedlich ausgestalteten Leistungskatalogen des Versicherungsstaates und anderer Staaten gründet (vgl. Kapitel 5.3.1). Dabei lassen sich grundsätzlich die versicherungsgedeckten Fälle der Leistungsaushilfe nach der VO (EWG) Nr. 1408/71 und die gezielte Inanspruchnahme entsprechend der *Kohll/Decker*-Fälle als auch die Absicherung über private Versicherungsverträge unterscheiden. Im Unterschied zu einer Warteliste, welche die Frage „Wann wird die Leistung erbracht?" beantwortet, steht bei einer Positiv-/Negativliste die Frage „Welche Leistungen umfasst die Versicherung?" im Mittelpunkt (vgl. Kapitel 2.2.3.6).

Entsprechend dem bisherigen Urteilstenor des Europäischen Gerichtshofs ist die Aufnahme von Leistungen in eine Negativliste bzw. die Nichtaufnahme in eine

---

256 Vgl. *Meyer* (2002, S. 101).

Positivliste mithilfe objektiver, überprüfbarer Kriterien zu begründen und darf nicht den Tatbestand der Diskriminierung ausländischer Leistungen erfüllen oder die elementaren gemeinschaftlichen Grundsätze aus rein wirtschaftlichen Gründen beschneiden.[257] So sind abschließende Listen der Kostenerstattung aus Gründen der Kostensenkung, gleich ob es sich um den Ausschluss von Gesundheitsgütern wie Arzneimittel (vgl. *Duphar*-Urteil[258], Rdnr. 17; Exkurs 6) oder den Ausschluss ärztlicher und klinischer Leistungen (vgl. *Geraets-Smits/Peerbooms*, Rdnr. 86 ff.)[259] handelt, nicht mit dem Gemeinschaftsrecht vereinbar. Ohne derartige Ermessensgrenzen bestünde für die nationalen Behörden die Möglichkeit einer missbräuchlichen Ausübung ihrer Stellung (vgl. *Analir*-Urteil[260], Rdnr. 38). Jedoch kann beispielsweise das Inverkehrbringen von Arzneimitteln aus Gründen der Qualität, Sicherheit oder Wirksamkeit verweigert werden.[261]

Wie die Rechtssache C-424/99[262] gezeigt hat, sind alleine der Zweck und die Wirkung einer solchen Liste im Sinn einer Positivliste entscheidend und nicht die Bezeichnung der von dem Krankenversicherungssystem erstattungsfähigen Liste als Verzeichnis, Positivliste etc. Selbst wenn die Liste (Verzeichnis) in dem Sinne offen ist, dass auch nicht enthaltene Arzneimittel grundsätzlich erstattungsfähig sind, sofern die Behandlung des Patienten diese erfordert und der zuständige Träger dies bewilligt hat, weist ein Verzeichnis den Charakter einer Positivliste auf, wenn zum einen die Kostenübernahme der im Verzeichnis aufgenommenen Arzneimittel in der Regel automatisch erfolgt und zum anderen eine Kostensenkung für das soziale Sicherungssystem hierdurch ermöglicht wird.[263]

Exkurs 6: Das *Duphar*-Urteil (1984) – Negativliste für Arzneimittel

EuGH, Urteil vom 7. Februar 1984, Rs. C-238/82: *Duphar B.V* und andere gegen den niederländischen Staat

Der niederländische Staat hatte in einer Verordnung aus dem Jahr 1982 den Anspruch auf die Gewährung von bestimmten Arzneimitteln durch die nationale Krankenversicherung (Pflichtversicherung) aufgrund des Preises und der Erhältlichkeit in Drogerien ausgeschlossen, und festgelegt, dass der Anspruch nur im Fall einer zu erwartenden, unannehmbaren Auswirkung auf die Behandlung und der vorherigen Genehmigung gewährt wird. Der Zweck der Verordnung bestand in der Qualitätsverbesserung sowie der Defizitverminderung der niederländischen Krankenversicherung. Daraufhin hatten 23 pharmazeutische Unternehmen gegen den Ausschluss der in den Anhängen genannten Arzneimittel von der Kostenerstattung geklagt, da dies gegen das europäische Recht verstoße.

257 Vgl. Rs. C-238/82 (*Duphar*), Slg. 1984, S. 523 ff. (vgl. Exkurs 6), Rs. C-424/99 (*Republik Österreich*), Slg. 2001, S. 9285 ff.
258 Rs. C-238/82 (*Duphar*), Slg. 1984, S. 523 ff.
259 Rs. C-157/99 (*Geraets-Smits/Peerbooms*), Slg. 2001, S. 5473 ff.
260 Rs. C-205/99 (*Analir*), Slg. 2001, S. 1271 ff.
261 Vgl. Rl. 89/105/EWG, ABl. Nr. L 40 vom 11.2.1989, S. 8 ff. Vgl. auch *Blasius* (2001, S. 206)
262 Rs. C-424/99 (*Republik Österreich*), Slg. 2001, S. 9285 ff.
263 In der Regel gewähren die pharmazeutischen Unternehmen im Gegenzug für die Verzeichnisaufnahme eine Preissenkung.

Der Europäische Gerichtshof hat in seinem Urteil die Klage abgewiesen, jedoch bei der Ausgestaltung einer solchen Negativliste auf die Vereinbarkeit mit Art. 30 EG-Vertrag (nach Änderung jetzt Art. 28 EGV) hingewiesen. Die Vereinbarkeit mit Art. 30 EG-Vertrag ist gewährleistet, wenn eine Diskriminierung bzw. das Verbot des Inverkehrbringens aufgrund des Ursprungs der Erzeugnisse unterbleibt und die Auswahl auf objektiven und übertragbaren Kriterien beruht. Als konforme Ausschlusskriterien führt der Europäische Gerichtshof exemplarisch
a) die Bezugsmöglichkeit billigerer Erzeugnisse mit gleicher therapeutischer Wirkung,
b) die verordnungsfreie Handelbarkeit der Erzeugnisse und
c) den Schutz der öffentlichen Gesundheit
auf. Dabei muss es *„jedoch möglich sein, die Listen jederzeit zu ändern, wenn die Einhaltung der betreffenden Kriterien dies verlangt"* (Urteilstenor, Rdnr. 1)

Quelle: eigene Erstellung

2.2.3.4. Kostenerstattungs- und Sachleistungsprinzip

Aufgrund der Einzelfallentscheidungen des Europäischen Gerichtshofs, die sich immer nur auf einen bestimmten Mitgliedstaat beziehen, ist die Übertragbarkeit der im Folgenden dargestellten Urteile in den Fällen *Kohll*[264] und *Decker*[265] auf die unterschiedlich ausgestalteten, sozialen Gesundheitssysteme zunächst kontrovers diskutiert worden. So stellte das *Bundesministerium für Gesundheit* seinerzeit die Übertragbarkeit auf die Gesetzliche Krankenversicherung in Frage, da die Vorabentscheidungen zum einen zunächst nur auf die Verfahrensbeteiligten (Luxemburg, Belgien) wirkten und zum anderen in der Gesetzlichen Krankenversicherung anstelle des Kostenerstattungsprinzips in der Regel das Sachleistungsprinzip angewendet werde.[266] In der Folgezeit sind einige deutsche Krankenkassen zunächst dazu übergegangen, jenen GKV-Versicherten, welche die Kostenerstattung nach § 13 SGB V gewählt hatten, die Inanspruchnahme von Gesundheitsleistungen aus den Mitgliedstaaten des EG/EWR-Raums ohne eine vorherige Genehmigung zu gestatten. Diese zeitweilige Praxis wurde von dem *Bundesversicherungsamt* (BVA) für unzulässig erklärt.[267] Aufgrund der konkretisierenden Folgeurteile in den Fälle *Geraets-Smits/Peerbooms*[268] und *Müller-Fauré/van Riet*[269] ist es im Zuge des GKV-Modernisierungsgesetzes zur Erweiterung von § 13 SGB V gekommen (vgl. Kapitel 2.2.3.5). Das Urteil im Fall *Watts*[270] hat weitere Fragen hinsichtlich des Leistungsanspruchs und der Erstattungsmechanismen beantwortet (vgl. Exkurs 12).

---

264 Rs. C-158/96 (*Kohll*), Slg. 1998, S. 1931 ff.
265 Rs. C-120/95 (*Decker*), Slg. 1998, S. 1831 ff.
266 Vgl. *AG SpiK* (1999), *Palm/Nickless/Lewalle et al.* (2000, S. 78 ff.), *Blasius* (2001, S. 210), *Schulte* (2001, S. 44), *Korzilius* (2000b), *BMG* (1998).
267 Vgl. *BVA* (2001, S. 14).
268 Rs. C-157/99 (*Geraets-Smits/Peerbooms*), Slg. 2001, S. 5473 ff.
269 Rs. C-385/99 (*Müller-Fauré/van Riet*), Slg. 2003, S. 4509 ff.
270 Rs. C-372/04 (*Watts*), Slg. 2006.

Gesundheitsdienstleistungen sind aufgrund standortspezifischer Investitionen in die Ausstattung wie Praxen und Krankenhäuser in der Mehrzahl räumlich gebunden und können somit kurzfristig nur eingeschränkt etwa in Form des personengebundenen Humankapitals über Grenzen transferiert werden. Aufgrund dessen kommt der Freizügigkeit eine wesentliche Bedeutung zu, da die Inanspruchnahme standortgebundener ausländischer Dienstleistungen erst hierdurch ermöglicht wird.[271] So bewertete der Europäische Gerichtshof den Genehmigungsvorbehalt im ambulanten Bereich als Verstoß gegen die europäischen Wettbewerbsregeln und gegen grundlegende Prinzipien des Europäischen Binnenmarktes, wie die Grundfreiheiten und das Diskriminierungsverbot (vgl. Kapitel 2.2.3.5).[272] Darüber hinaus führte der Kläger *Kohll*[273] sowohl quantitative als auch qualitative Argumente an, indem er darauf verwies, dass zum Zeitpunkt der Inanspruchnahme des ausländischen Zahnarztes nur ein inländischer Facharzt in seinem Wohnsitzland Luxemburg tätig war und überdies kein wissenschaftlicher Grund zur Annahme bestünde, dass in Luxemburg vorgenommene Behandlungen wirksamer als ausländische seien (*Kohll*, Rdnr. 23 und 44). Bezugnehmend auf das Qualitätsargument erläuterte der Europäische Gerichtshof, dass der Zugang und die Ausübung der Tätigkeiten des Arztes und Zahnarztes Gegenstand mehrerer Richtlinien seien und die niedergelassenen Ärzte bzw. Zahnärzte in anderen Mitgliedstaaten daher als ebenso qualifiziert gelten müssten, wie jene im Inland (vgl. Kapitel 5.2.2).[274]

Exkurs 7: Das *Kohll*-Urteil (1998) – Freier Dienstleistungsverkehr

EuGH, Urteil vom 28. April 1998, Rs. C-158/96: *Raymond Kohll* gegen *Union des caises de maladie* (UCM)

Der Antrag des luxemburgischen Arztes *Raymond Kohll* bei seiner zuständigen Krankenkasse UCM, eine Zahnbehandlung seiner minderjährigen Tochter in Trier (Deutschland) durchführen zu lassen, wurde nach einer ablehnenden Stellungnahme der ärztlichen Kontrollstelle der sozialen Sicherheit von der UCM abgelehnt, da die Behandlung nicht zwingend sei und ebenfalls in Luxemburg erbracht werden könnte. Die anschließende Klage vor dem *Conseil arbitral des assurances social* des Verstoßes gegen Art. 59 EG-Vertrag (nach Änderung jetzt Art. 49 EGV) wurde gleichfalls abgewiesen. Der *Conseil supérieur des assurances sociales* bestätigte dieses Urteil und wies darauf hin, dass die entsprechenden Artikel des luxemburgischen Sozialrechts sowie der UCM-Satzung mit der VO (EWG) Nr. 1408/71 vereinbar seien. Nach diesen Artikeln bedarf die nicht dringliche Auslandsbehandlung einer vorherigen Genehmigung durch den zuständigen Träger. Gemäß der UCM-Satzung darf für Leistungen, für die im Inland keine Kostenerstattung vorgesehen ist, auch keine Genehmigung für eine Inanspruchnahme im Ausland erteilt werden, wogegen eine genehmigte Behandlung zu den Sätzen des Behandlungsstaates übernommen wird. Die Genehmigung erfolgt nach ärztlicher Überprüfung des schriftlichen Antrags eines in Luxemburg niedergelassenen Arztes, in dem das empfohlene Kranken-

---

271 Vgl. *Danner* (1997).
272 Vgl. *Meyer* (2002, S. 104).
273 Rs. C-158/96 (*Kohll*), Slg. 1998, S. 1931 ff.
274 Im Einzelnen wird auf die Richtlinien 78/686/EWG, 78/687/EWG und 93/16/EWG (ABl. L 165, S. 1) verwiesen (vgl. C-158/96, Rdnr. 47).

haus bzw. der empfohlene Arzt sowie die Umstände und Kriterien angegeben werden, wieso die Behandlung nicht in Luxemburg erfolgen kann. Der Kläger legte gegen das Urteil des *Conseil arbitral des assurances social* Kassationsbeschwerde vor dem *Cour de cassation* ein, welcher dem Europäischen Gerichtshof die Frage zur Vorabentscheidung vorlegte.[275]

Gemäß dem Europäischen Gerichtshof stellt eine entgeltliche Leistung, wie die eines Zahnarztes in einem anderen Mitgliedstaat, eine Dienstleistung im Sinne von Art. 60 EG-Vertrag (jetzt Art. 50 EGV) dar. Daher ist die strittige Regelung darauf zu prüfen, ob sie den freien Dienstleistungsverkehr behindert und ob sie sich objektiv rechtfertigen lässt. Nach ständiger Rechtsprechung verstößt jede nationale Regelung gegen Art. 59 EG-Vertrag (nach Änderung jetzt Art. 49 EGV), welche den Bezug ausländischer Dienstleistungen gegenüber inländischen Dienstleistungen erschwert. Wenngleich die Regelung möglicherweise Art. 22 VO (EWG) Nr. 1408/71 entspricht, ist zu beachten, dass Art. 22 VO (EWG) Nr. 1408/71 die Erstattung im Fall der vorherigen Genehmigung regelt, jedoch bei einer zweckgerichteten Auslegung im Fall ohne Genehmigung die Kostenerstattung auch nicht behindert. Obwohl die strittige Regelung den Leistungsbezug nicht grundsätzlich behindert, wird die Kostenerstattung der im Rahmen der Inanspruchnahme eines ausländischen Leistungserbringers angefallenen Kosten von einer vorherigen Genehmigung abhängig gemacht, wogegen im Inland angefallene Kosten keiner Genehmigung bedürfen. Aufgrund dessen stellt die strittige Regelung sowohl für Sozialversicherte als auch für ausländische Leistungserbringer ein Hemmnis des freien Dienstleistungsverkehrs dar. Der Europäische Gerichtshof führt des Weiteren aus, dass die Kostenerstattung nach den Tarifen des Versicherungsstaates keine wesentlichen Auswirkungen auf die Finanzierung des Systems der sozialen Sicherheit habe und überdies die Qualität in- und ausländischer ärztlicher Leistung aufgrund verschiedener Koordinierungs- und Harmonisierungsrichtlinien als gleichwertig einzustufen ist. Wenngleich nach Art. 56 EG-Vertrag (nach Änderung jetzt Art. 46 EGV) und Art. 66 EG-Vertrag (jetzt Art. 55 EGV) die Mitgliedstaaten eine Beschränkung des freien Dienstleistungsverkehrs aus Gründen des Gesundheitsschutzes vornehmen können, soweit dies zur Erhaltung eines bestimmten Umfangs medizinischer und pflegerischer Gesundheitsversorgung, eines bestimmten inländischen Heilkundeniveaus oder für das Überleben der Bevölkerung erforderlich ist, haben weder die UCM noch die Regierungen der Mitgliedstaaten nachgewiesen, dass die strittige Regelung zur Aufrechterhaltung einer ausgewogenen, allen zugänglichen ärztlichen und klinischen Versorgung notwendig ist. Die Kostenerstattung einer ausländischen Zahnbehandlung (nach dem Tarif des Versicherungsstaats) von einer vorherigen Genehmigung abhängig zu machen, verstößt somit gegen Art. 59 EG-Vertrag (nach Änderung jetzt Art. 49 EGV) und Art. 60 EG-Vertrag (jetzt Art. 50 EGV).

Quelle: eigene Erstellung

Das am gleichen Tag wie das *Kohll*-Urteil[276] ergangene Urteil im Fall *Decker*[277] bezieht sich auf den freien Warenverkehr nach Art. 28 EGV bzw. Art. 30 EGV (vgl. Exkurs 8). Der Europäische Gerichtshof argumentiert im Urteil *Decker* sinngemäß wie im *Kohll*-Urteil[278], dass das Recht der Mitgliedstaaten auf eine souveräne Aus-

---

275 Bei der Kassationsbeschwerde handelt es sich um ein im deutschen Recht nicht übliches Rechtsmittel, mit dem rechtsfehlerhafte Urteile von einem übergeordneten Kassationsgericht aufgehoben werden können.
276 Rs. C-158/96 (*Kohll*), Slg. 1998, S. 1931 ff.
277 Rs. C-120/95 (*Decker*), Slg. 1998, S. 1831 ff.
278 Rs. C-158/96 (*Kohll*), Slg. 1998, S. 1931 ff.

gestaltung ihrer sozialen Sicherungssysteme und die Anwendung des Art. 22 VO (EWG) Nr. 1408/71 nicht dem elementaren Grundsatz auf freien Warenverkehr entgegenstehen darf. Ebenso wie beim *Kohll*-Urteil wird im Kern der Genehmigungsvorbehalt zum Beziehen ausländischer Leistungen beanstandet, welcher bei einer inländischen Inanspruchnahme nicht angewendet wird. Die von den Urteilen betroffenen Länder Belgien und Luxemburg haben im Anschluss ihre Gesetzgebung an die Urteile angepasst.[279]

Exkurs 8: Das *Decker*-Urteil (1998) – Freier Warenverkehr

EuGH, Urteil vom 28. April 1998, Rs. C-120/95: *Nicolas Decker* gegen *Caises de maladie des emloyés privés*

Der luxemburgische Staatsangehörige *Decker* hatte bei einem belgischen Optiker eine Brille mit Korrekturgläsern erworben, welche er von einem in Luxemburg niedergelassenen Augenarzt verordnet bekam. Seinen Antrag auf Kostenerstattung lehnte die *Caisse de maladie des employés privés* (CMEP) mit der Begründung ab, dass die Brille ohne ihre vorherige Genehmigung im Ausland erworben wurde. Der Kläger berief sich darauf hin auf den EG-Vertrag, welche die CMEP ebenso wie der *Conseil arbitral des assurances sociales* abwiesen. Den darauf folgenden Einspruch wies die *Conseil arbitral des assurances sociales* mit der Begründung ab, dass sich die Angelegenheit nicht auf den freien Warenverkehr, sondern auf die VO (EWG) Nr. 1408/71 beziehe. Schließlich zog der Kläger vor ein Kassationsgericht. Der *Conseil arbitral des assurances sociales* verwies auf die Anwendung der entsprechenden Artikel des luxemburgischen Sozialrechts bzw. der Satzung der *Union des caisses de maladié des salariés*, hatte jedoch Zweifel an der Vereinbarkeit mit dem Gemeinschaftsrecht, insbesondere mit Art. 30 EG-Vertrag (nach Änderung jetzt Art. 28 EGV) und mit Art. 36 EG-Vertrag (nach Änderung jetzt Art. 30 EGV), weshalb er den Europäischen Gerichtshof um Vorabentscheidung in der Angelegenheit bat.
Gemäß dem Europäischen Gerichtshof gehört die strittige Regelung zwar zum Bereich der sozialen Sicherheit, jedoch wird die Anwendung von Art. 30 EG-Vertrag hierdurch nicht ausgeschlossen. Wenngleich die Regelung Art. 22 VO (EWG) Nr. 1408/71 entspricht, ist zu beachten, dass Art. 22 VO (EWG) Nr. 1408/71 die Erstattung im Fall der vorherigen Genehmigung regelt, jedoch bei einer zweckgerichteten Auslegung im Fall ohne Genehmigung die Kostenerstattung auch nicht behindert. Folglich ist zu prüfen, ob die strittige Regelung den innergemeinschaftlichen Handelsverkehr unmittelbar oder mittelbar, tatsächlich oder potenziell behindert.[280] Zwar stellt die Regelung kein grundsätzliches Einfuhrverbot dar, allerdings wird die Kostenerstattung von medizinischen Erzeugnissen, deren Kosten in einem anderen Mitgliedstaat angefallen sind, von der vorherigen Genehmigung abhängig gemacht, wohingegen im Inland angefallene Kosten keiner Genehmigung bedürfen. Folglich stellt die Regelung ein Hindernis des freien Warenverkehrs dar, da sie die Sozialversicherten zum Erwerb und Anpassung der Erzeugnisse im Inland veranlasst. Da die Pauschalerstattung von Korrekturgläsern keinen zwingenden Grund des Allgemeininteresses im Sinn einer erheblichen Gefährdung des finanziellen Gleichgewichts des Systems der sozialen Sicherung darstelle, welcher die Beschränkung des freien Warenverkehrs rechtfertigen könne, aufgrund des Bestehens von Koordinierungsrichtlinien hinsichtlich des Zugangs und der Ausübung geregelter Berufe von gleichwertigen Garantien bzw. gleichwertiger Qualität im In- und Ausland auszugehen sei und über-

---

279 Vgl. *Lewalle* (2002, S. 6).
280 Vgl. die Rs. 8-74 (*Dassonville*), Slg. 1974, S. 837 ff., Rdnr. 5.

dies die Sicherung des Gesundheitsschutzes aufgrund der augenärztlichen Verschreibung gewährleistet sei, verstößt die vorherige Genehmigung medizinischer Erzeugnisse im Ausland gegen Art. 30 EG-Vertrag (nach Änderung jetzt Art. 28 EGV) und Art. 36 EG-Vertrag (nach Änderung jetzt Art. 30 EGV).

Quelle: eigene Erstellung

Das *Vanbraekel*-Urteil[281] weist hinsichtlich der Rechtfertigung des grenzüberschreitenden Leistungsbezugs zum Teil eine ähnliche Argumentation wie das *Kohll*-Urteil[282] mit Verweisen auf Art. 49 EGV auf (vgl. Exkurs 9). Im Kern beschäftigt sich das Urteil mit der handelshemmenden Wirkung der Gewährung von unterschiedlichen Erstattungssätzen für die inländische und ausländische Behandlung sowie mit der nachträglichen Erstattung einer unrechtmäßig verweigerten Genehmigung zur Auslandsbehandlung. Demnach wird der freie Dienstleistungsverkehr nach Art. 49 EGV durch die unterschiedliche Erstattungshöhe im In- und Ausland beschränkt: *„Im vorliegenden Fall ist der Umstand, dass ein Sozialversicherter eine weniger günstige Erstattung erhält, wenn er sich einer Krankenhausbehandlung in einem anderen Mitgliedstaat unterzieht, als wenn er die gleiche Behandlung im Mitgliedstaat der Versicherungszugehörigkeit in Anspruch nimmt, zweifellos geeignet, diesen Versicherten davon abzuschrecken oder ihn gar daran zu hindern, sich an Erbringer von medizinischen Dienstleistungen in anderen Mitgliedstaaten zu wenden, und stellt sowohl für die Versicherten als auch für die Dienstleistenden eine Behinderung des freien Dienstleistungsverkehrs dar"* (Urteil *Vanbraekel*[283], Rdnr. 45). Stellt sich die Genehmigungsverweigerung im Nachhinein als unbegründet heraus, hat der Versicherte unmittelbare Ansprüche auf Kostenerstattung gegenüber dem zuständigen Träger, und zwar in einer Höhe, wie dies bei einer von vornherein ordnungsgemäß erteilten Genehmigung der Fall gewesen wäre (vgl. Urteil *Vanbraekel*[284], Rdnr. 53). Sofern die Auslandsbehandlung genehmigt ist und die zu erstattenden Kosten der ausländischen Krankenhausdienstleistungen unterhalb der Kosten einer inländischen Erstattung liegen, ist dem Versicherten vom zuständigen Träger eine ergänzende Erstattung in Höhe dieser Differenz zu gewähren. Denn schließlich stellt eine derartige ergänzende Erstattung keine zusätzliche finanzielle Belastung für den zuständigen Träger dar, weshalb nicht davon auszugehen ist, dass sich dies wesentlich auf die Finanzierung des sozialen Sicherungssystems auswirkt oder diese gar gefährdet.[285] Für den Fall, dass die Kosten der ausländischen Krankenhausbehandlung die gewährte Erstattungshöhe einer inländischen Behandlung übersteigen, weist der Europäische Gerichtshof darauf hin, dass Art. 22 der VO (EWG) Nr. 1408/71 den Versicherungsträger weder an einer ergänzenden Erstattung

---

281 Rs. C-368/98 (*Vanbraekel*), Slg. 2001, S. 5363 ff.
282 Rs. C-158/96 (*Kohll*), Slg. 1998, S. 1931 ff.
283 Rs. C-368/98 (*Vanbraekel*), Slg. 2001, S. 5363 ff.
284 Ebenda.
285 Vgl. die Rs. C-368/98 (*Vanbraekel*), Slg. 2001, Rdnr. 52; *Klusen* in *Klusen* (2000), *Korzilius* (2001).

hindert, noch eine ergänzende Erstattung vorschreibt.[286] Entsprechend der VO (EWG) Nr. 1408/71 umfasst die Kostenerstattung nicht sämtliche Krankheitskosten, sondern ist auf die Regelung der Kostenerstattung von Sachleistungen zwischen dem Träger des Versicherungslandes und dem Träger des Aufenthaltslandes beschränkt.

Exkurs 9:   Das *Vanbraekel*-Urteil (2001) – Erstattung des Differenzbetrags

EuGH, Urteil des EuGH vom 12. Juli 2001, Rs. C-368/98, *Abdon Vanbraekel* und andere gegen *Alliance nationale des mutualités chrétiennes* (ANMC)

Die an doppelseitiger Gonarthrose erkrankte Belgierin Frau *Descamps* hatte bei der zuständigen ANMC die Genehmigung für einen orthopädisch-chirurgischen Eingriff in Frankreich beantragt. Dieser wurde von der ANMC als unzureichend begründet abgelehnt, da Frau *Descamps* nicht das Gutachten eines inländischen Hochschularztes vorgelegt hatte. Trotz fehlender Genehmigung unterzog sich Frau *Descamps* der Behandlung in Frankreich und klagte anschließend vor dem *Tribunal du travail Tournai* (Belgien) auf Kostenerstattung, welches die Klage mangels fehlenden Gutachtens ebenfalls abwies. Daraufhin legte Frau *Descamps* Rechtsmittel vor dem *Cour du travail Mons* ein, der die gutachterliche Feststellung der Erforderniss der Behandlungsnotwendigkeit im Ausland als überzogen einstufte. Der von dem *Cour du travail Mons* bestellte Sachverständige stellte in seinem Gutachten fest, dass die Wiederherstellung der Gesundheit von Frau *Descamps* einen Krankenhausaufenthalt erfordere, welcher im Ausland unter besseren medizinischen Bedingungen erfolgen könne. Dabei stellt sich die Frage, ob sich die Erstattung der Kosten nach französischem Recht in Höhe von 38.608,89 FRF oder nach belgischem Recht in Höhe von 49.935,44 FRF bemisst und ob der aus der günstigeren Leistungserbringung resultierende Differenzbetrag gegebenenfalls dem Kläger zustehe.[287] Nachdem Frau *Descamps* im Jahr 1996 verstarb, übernahmen der Ehemann, Herr *Vanbraekel*, und ihre Kinder das Verfahren. Der *Cour du travail Mons* setzte das Verfahren aus und legte die strittige Frage dem Europäischen Gerichtshof zur Vorabentscheidung vor.

Der Europäische Gerichtshof stellte fest, dass Art. 22 VO (EWG) Nr. 1408/71 eine ergänzende Erstattung nicht behindert, allerdings auch nicht vorschreibt. Da nach ständiger Rechtsprechung jede nationale Regelung gegen Art. 59 EG-Vertrag (nach Änderung jetzt Art. 49 EGV) verstößt, welche den Leistungsbezug aus dem Ausland gegenüber dem Leistungsbezug im Inland erschwert und eine unterschiedliche Erstattung einer in- und ausländischen Behandlung durch den zuständigen Versicherungsträger den Versicherten abschrecken oder sogar behindern kann, stellt dies eine Behinderung des freien Dienstleistungsverkehrs sowohl für den Versicherten als auch für die Dienstleistenden dar. Darüber hinaus ist eine unterschiedliche Leistungserstattung objektiv nicht zu rechtfertigen, da dem Versicherten die Kostenerstattung in entsprechender Höhe im Fall einer Krankenhausbehandlung im Versicherungsstaat (Inland) auch zustünde und somit nicht angenommen werden kann, dass sich die ergänzende Erstattung wesentlich auf die Finanzierung des Systems der Sozialen Sicherheit auswirkt. Infolgedessen stellt dies weder einen

---

286   Zur Erläuterung: Das *Vanbraekel*-Urteil besagt, dass im Fall einer ungerechtfertigten Genehmigungsverweigerung, der Versicherte nachträglich nicht nur Anspruch auf eine Erstattung der Kosten in Höhe des (niedrigeren) ausländischen Vertragssatzes hat, sondern darüber hinaus – sofern der Rechnungsbetrag den ausländischen Vertragssatz übersteigt, aber unterhalb des inländischen Vertragssatzes liegt – auch auf eine ergänzende Erstattung in Höhe der Differenz zwischen dem Rechnungsbetrag und dem ausländischen Vertragssatz.

287   Der Differenzbetrag von 11.326,55 FRF entspricht 1.726,72 EUR (offizieller Umtauschkurs: 1 FRF ≈ 0,152449 EUR).

zwingenden Grund des Allgemeininteresses im Sinne einer erheblichen Gefährdung des finanziellen Gleichgewichts des sozialen Sicherungssystems dar, noch widerstrebt dies dem Ziel der Aufrechterhaltung einer ausgewogenen, allen zugänglichen ärztlichen und klinischen Versorgung oder gefährdet die Erhaltung eines bestimmten Umfangs der medizinischen und pflegerischen Versorgung oder eines bestimmten Niveaus der inländischen Heilkunde. Daher ist dem Sozialversicherten vom zuständigen Träger eine ergänzende Erstattung für die Krankenhausbehandlung bis maximal in Höhe des Differenzbetrages zwischen der niedrigeren Auslandsbeteiligung und jener nach Inlandssätzen zu gewähren. Auch wenn sich die Ablehnung eines ordnungsgemäß gestellten Genehmigungsantrags im Nachhinein als unbegründet herausstellt, leitet sich von Art. 36 der VO (EWG) Nr. 1408/71 kein Anspruch zur Erstattung sämtlicher Krankheitskosten ab, da dieser lediglich die Übernahme der durch Sachleistungen entstandenen Kosten zwischen den Trägern regelt.

Quelle: eigene Erstellung

Das *Watts*-Urteil[288] ergänzt die vorhergehenden Urteile in den Bereichen Kostenerstattungs-/Sachleistungsprinzip und Erstattungsregeln. Demzufolge kann in einem Krankenversicherungssystem wie dem britischen *National Health Service* (NHS), das auf dem Sachleistungsprinzip basiert und eine kostenfreie Inanspruchnahme durch die Versicherten vorsieht, d.h. es existieren keine Erstattungstarife für britische Versicherte, die Genehmigungsverweigerung einer Auslandsbehandlung nicht damit begründet werden, dass entsprechende finanzielle Mechanismen fehlen (*Watts*[289], Rdnr. 74). An dieser Stelle macht der EuGH einen juristischen Kunstgriff und bedient sich der Argumentation des Generalanwalts. Entsprechend den Ausführungen des Generalanwalts in seinen Schlussanträgen führen die Verpflichtung der Mitgliedstaaten, ihre Gesundheitssysteme mit den sich aus den Gemeinschaftsfreiheiten ergebenden Erfordernissen in Einklang zu bringen, ebenso wie die Erfordernisse nach Art. 22 der VO (EWG) Nr. 1408/71 dazu, entsprechende Mechanismen für die Kostenübernahme von ausländischen Krankenhausbehandlungen vorzusehen (*Watts*[290], Rdnr. 122 f.). Folglich findet de facto ein Eingriff in die Organisationsfreiheit der Mitgliedstaaten statt, ohne dass der Europäische Gerichtshof dies explizit vorgibt. Da sich die Grundfreiheiten auch im Gesundheitsbereich nicht ohne weiteres beschränken lassen, bedeutet dies in Konsequenz, dass die Mitgliedstaaten entsprechende Erstattungsmechanismen für Auslandsbehandlungen vorsehen müssen. Das *Watts*-Urteil[291] bringt ebenfalls Klärung im Bereich der Reise- und Unterbringungskosten (*Watts*[292], Rdnr. 134 ff.): Nach Art. 22 der VO (EWG) Nr. 1408/71 haben Versicherte nur Anspruch auf die Kosten der eigentlichen medizinischen Leistungen und die damit untrennbar verbundenen Ausgaben des Krankenhausaufenthalts. In Ergänzung dazu können im Sinne von Art. 49 EGV Versicherte, die eine Genehmigung erhalten haben oder bei denen sich die Genehmigungsverweigerung

---

288 Rs. C-372/04 (*Watts*), Slg. 2006.
289 Ebenda.
290 Ebenda.
291 Ebenda.
292 Ebenda.

später als unbegründet erweist, nur dann die Übernahme von Nebenkosten verlangen, wenn eine entsprechende Übernahmepflicht im Fall einer inländischen Inanspruchnahme vorgesehen ist. Sofern im nationalen Kontext eine derartige Kostenübernahme vorgesehen ist, hat die Übernahme für entsprechende Kosten einer Auslandsbehandlung unter denselben objektiven und transparenten Voraussetzungen und Beschränkungen zu erfolgen. Auch im Fall einer genehmigten Krankenhausbehandlung im Ausland begründen Art. 22 Abs. 1 c und 2 sowie Art. 36 der VO (EWG) Nr. 1408/71 nicht die Übernahme der Reise-, Aufenthalts- und Verpflegungskosten durch den zuständigen Träger.[293] Anders ausgedrückt können die nationalen Regelungen eine Übernahme der vorgenannten Kosten vorsehen. Dabei ist zu beachten, dass eine differenzierte Regelung, nämlich die Gewährung im nationalen Kontext, während die Kosten im Fall einer Inanspruchnahme im Ausland nicht übernommen werden, gegen Art. 49 EGV verstößt.

2.2.3.5. Planungsvorbehalt und fehlender Gefährdungsnachweis

Entsprechend den nachfolgenden Urteilen in den Fällen *Geraets-Smits/Peerbooms*[294] und *Müller-Fauré/van Riet*[295] ist bei grenzüberschreitendem Leistungsbezug zwischen dem ambulanten Sektor und dem Krankenhausbereich zu differenzieren. Überdies klären die Urteile potenzielle Missverständnisse hinsichtlich der Übertragbarkeit der *Kohll/Decker*-Urteile[296] auf Staaten, deren Gesundheitssystem auf dem Sachleistungsprinzip basiert. Demzufolge gehen der Dienstleistungscharakter und die Zugehörigkeit zum Geltungsbereich des durch den EGV gewährten freien Dienstleistungsverkehrs nicht durch die Anwendung unterschiedlicher Finanzierungssysteme (Sachleistungsprinzip, Kostenerstattungsprinzip) und nationale Regelungen oder Definitionen verloren. Darüber hinaus sieht Art. 50 EGV keine Übereinstimmung vor zwischen dem Finanzier der Dienstleistung und demjenigen, dem sie zugute kommt.

Zu den Besonderheiten des Krankenhausbereichs, welche eine Bedarfsplanung notwendig machen, schreibt der Europäische Gerichtshof: *„So ist allgemein bekannt, dass die Zahl der Krankenanstalten, ihre geografische Verteilung, ihr Ausbau und die Einrichtungen, über die sie verfügen, oder auch die Art der medizinischen Leistungen, die sie anbieten können, planbar sein müssen"* (*Geraets-Smits/Peerbooms*[297], Rdnr. 76). Die Bedarfsplanung erfolgt sowohl aus Gründen der Kostenkontrolle als auch aus Gründen der Qualitätskontrolle. Hinsichtlich der Kostenkontrolle führt der Europäische Gerichtshof weiter aus: *„Zum anderen soll sie*

---

293 Rs. C-466/04 (*Herrera*), Slg. 2006.
294 Rs. C-157/99 (*Geraets-Smits/Peerbooms*), Slg. 2001, S. 5473 ff.
295 Rs. C-385/99 (*Müller-Fauré/van Riet*), Slg. 2003, S. 4509 ff.
296 Rs. C-158/96 (*Kohll*), Slg. 1998, S. 1931 ff., Rs. C-120/95 (*Decker*), Slg. 1998, S. 1831 ff.
297 Rs. C-157/99 (*Geraets-Smits/Peerbooms*), Slg. 2001, S. 5473 ff.

(Anm. d. Verf.: die Planung) dazu beitragen, die Kosten zu beherrschen und, soweit wie möglich, jede Verschwendung finanzieller, technischer und menschlicher Ressourcen zu verhindern. Eine solche Verschwendung wäre umso schädlicher, als der Sektor der Krankenhausversorgung bekanntlich erhebliche Kosten verursacht und wachsenden Bedürfnissen entsprechen muss, während die finanziellen Mittel, die für die Gesundheitspflege bereitgestellt werden können, unabhängig von deren Art und Weise der Finanzierung nicht unbegrenzt sind" (Geraets-Smits/Peerbooms, Rdnr. 79). Nach Auffassung des Europäischen Gerichtshofs ist der Genehmigungsvorbehalt der Kostenübernahme einer Auslandsbehandlung und damit eine Einschränkung der Grundfreiheiten daher sowohl notwendig als auch angemessen. Sofern das Kriterium einer hinreichenden internationalen Erprobung und Anerkennung der ärztlichen oder klinischen Behandlung bei der Entscheidung der Genehmigungserteilung einer Auslandsbehandlung angewendet wird, müssen die nationalen Behörden *„alle verfügbaren einschlägigen Gesichtspunkte berücksichtigen, darunter insbesondere die vorhandenen wissenschaftlichen Veröffentlichungen und Untersuchungen, maßgebende Auffassungen von Sachverständigen und die Frage, ob die betreffende Behandlung vom Krankenversicherungssystem des Mitgliedstaats, in dem sie erfolgt, gedeckt wird"* (Geraets-Smits/Peerbooms[298], Rdnr. 98). Des Weiteren weist der Europäische Gerichtshof in dem *Geraets-Smits/Peerbooms*-Urteil[299] (Rdnr. 103 f.) darauf hin, dass bei der Überprüfung der Genehmigungserteilung einer Auslandsbehandlung hinsichtlich des Kriteriums der Rechtzeitigkeit der Behandlung durch eine Einrichtung, welche in vertraglicher Beziehung mit einer Krankenkasse steht, alle Umstände zu berücksichtigen sind. Dies beinhaltet die gesamte Patientenanamnese und nicht nur den Gesundheitszustand zum Zeitpunkt der Antragstellung (vgl. Exkurs 10). Eng damit verbunden ist die Frage nach der prioritären Leistungszuteilung, d.h. dem Bestehen von Wartelisten, die im Fall *Watts*[300] beantwortet wurde (vgl. Kapitel 2.2.3.6).

Exkurs 10: Das *Geraets-Smits/Peerbooms*-Urteil (2001) – Genehmigungsvorbehalt zwecks Planbarkeit

EuGH, Urteil vom 12. Juli 2001, Rs. C-157/99:
B.S.M. Smits, verheiratete *Geraets*, gegen *Stichting Ziekenfonds VGZ* (*Stichting VGZ*) und *H.T.M. Peerbooms* gegen *Stichting CZ Groep Zorgverzekeringen* (*Stichting CZ*)

1. Die an Parkinson erkrankte niederländische Staatsangehörige Frau *Smits* beantragte bei der Stic*hting VGZ* die Erstattung der im Rahmen der Versorgung in einer deutschen Klinik bei kategorialer und multidisziplinärer Behandlung entstandenen Kosten. Die ablehnenden Bescheide begründete die *Stichting VGZ* mit den entgegen stehenden Regelungen des *Ziekenfondswets* (ZFW; Gesetz zur Regelung der Krankenversicherung), da eine ausreichende und angemessene Behandlung der Krankheit in den Niederlanden möglich sei, die durchgeführte kategoriale Behandlung keinen zu-

---

298 Ebenda.
299 Ebenda.
300 Rs. C-372/04 (*Watts*), Slg. 2006.

sätzlichen Vorteil mit sich bringe und keine medizinische Notwendigkeit für eine Behandlung in der ausländischen Klinik bestehe. In der von Frau *Smits* beantragten Stellungnahme des *Ziekenfondsraad* wurden die Bescheide als zutreffend bestätigt. Daraufhin erhob Frau *Smits* Klage vor der *Arrondissementsrechtsbank Roermond*. Der von der *Arrondissementsrechtsbank Roermond* hinzugezogene Sachverständige hob in seinem Gutachten hervor, dass kein klinischer oder wissenschaftlicher Beweis vorliege, welcher die Vorteilhaftigkeit der kategorialen Behandlung gegenüber der in den Niederlanden angewendeten symptombezogenen Behandlung bestätigt, und folglich keine strikte Indikation der Behandlung in Deutschland bestehe.

2. Der aufgrund eines Verkehrsunfalls ins Koma gefallene niederländische Staatsangehörige *Peerbooms* wurde nach seiner Einlieferung in den Niederlanden in vegetativem Zustand in die Universitätsklinik Innsbruck (Österreich) verlegt, wo er einer speziellen intensiven Neurostimulationstherapie unterzogen wurde. Diese Therapie wird in den Niederlanden nur in zwei medizinischen Versuchszentren an Patienten, die nicht älter als 25 Jahre sind – ein Alter, welches Herr *Peerbooms* zu diesem Zeitpunkt bereits überschritten hatte (Geburtsjahr 1961) – angewendet. Der Neurologe von Herrn *Peerbooms* beantragte bei der zuständigen *Stichting CZ* die Übernahme der Behandlungskosten, welche nach Stellungnahme durch einen Vertrauensarzt die Kostenerstattung mit der Begründung ablehnte, dass eine angemessene Behandlung bei einem niederländischen Leistungserbringer möglich gewesen sei, mit der die *Stichting CZ* eine vertragliche Vereinbarung abgeschlossen hat. Die anschließende Beschwerde wurde gleichfalls abgelehnt. Nachdem Herr *Peerbooms* aus dem Koma aufgewacht und zur Fortführung der Rehabilitation in die Klinik Hoensbroeck (Niederlande) verlegt worden war, erhob er bei der *Arrondissementsrechtsbank Roermond* Klage gegen die Bescheide der Stichting CZ. Der von der *Arrondissementsrechtsbank Roermond* hinzugezogene Sachverständige gelangte zu dem Ergebnis, dass aufgrund des Alters von Herrn *Peerbooms* für diesen in den Niederlanden keine geeignete und angemessene Behandlungsmöglichkeit bestand.

Aufgrund der rechtlichen Unsicherheiten hatte die *Arrondissementsrechtsbank Roermond* beide Verfahren ausgesetzt und dem Europäischen Gerichtshof zur Vorabentscheidung vorgelegt.

Der Europäische Gerichtshof stellte fest, dass das Gemeinschaftsrecht nach ständiger Rechtsprechung die Zuständigkeit der Mitgliedstaaten zur Ausgestaltung ihrer sozialen Sicherungssysteme unberührt lässt, gleichwohl hätten die Staaten bei der Ausgestaltung das Gemeinschaftsrecht zu beachten. Überdies schließen die Besonderheiten bestimmter Dienstleistungen nicht aus, dass diese nicht unter Art. 49 f. EGV fallen. So erfasst Art. 50 EGV medizinische Tätigkeiten unabhängig davon, ob sie innerhalb oder außerhalb einer Krankenhausanstalt erbracht werden. Überdies geht die Zugehörigkeit zum Geltungsbereich des freien Dienstleistungsverkehrs nicht dadurch verloren, dass die Tätigkeiten anstelle nationaler Regulierungen entsprechend dem Sachleistungsprinzip in einem anderen Mitgliedstaat nach dem Kostenerstattungsprinzip erbracht werden. Des Weiteren sieht Art. 50 EGV keine Übereinstimmung zwischen dem Finanzier der Dienstleistung und demjenigen, dem sie zugute kommt, vor. Schließlich weisen Zahlungen der Krankenkassen als wirtschaftliche Gegenleistung für Krankenhausleistungen das Wesensmerkmal eines Entgelts gemäß Art. 50 EGV auf. Nach ständiger Rechtsprechung verstößt jede nationale Regelung gegen Art. 49 EGV, welche die Inanspruchnahme ausländischer Leistungen verglichen mit der Inanspruchnahme inländischer Leistungen erschwert. Zwar wird durch die ZFW-Regelung die Möglichkeit der Inanspruchnahme ausländischer Dienstleistungserbringer nicht grundsätzlich genommen, jedoch wird infolge der Abhängigkeit der Genehmigung von den beiden Voraussetzungen, nämlich der Einstufung als übliche Behandlung sowie der medizinischen Notwendigkeit, die Inanspruchnahme durch Versicherte erschwert, weshalb sie ein Hindernis des freien Dienstleistungsverkehrs darstellt. Im Unterschied zu dem ambulanten Sektor weist der Krankenhaussektor Besonderheiten auf, welche eine Planung der Krankenhauskapazitäten erfordern, damit ein ausgewogenes Angebot qualitativ hochwertiger Krankenhausversorgung ständig ausreichend zugänglich ist, die Kosten beherrschbar sind und weitestmöglich jede Verschwendung finanzieller, technischer und menschlicher Ressourcen verhindert wird. Da im Fall einer den Versicherten frei stehenden Inanspruchnahme in- oder ausländischer Krankenhäuser, mit denen die Krankenkasse keine vertragliche Vereinbarung abgeschlossen hat, die Planungs- und Rationalisierungsanstrengungen unterlaufen würden, ist das Genehmigungserfordernis sowohl notwendig als auch angemessen, allerdings müssen die Voraussetzungen zur Genehmigungserteilung gerechtfertigt und verhältnismäßig sein. Gemäß dem Europäischen Gerichtshof beruht das durch die ZFW ausgestaltete Krankenversicherungssystem auf objektiven und nicht diskriminierenden Kriterien, welche den Krankenkassen die Übernahme von in ärztlichen Kreisen als üblich erachteten Leistungen im Sinne einer hinreichenden Erprobung und Anerkennung auf internationaler Ebene ermöglichen, weshalb die streitigen Regelungen nicht gegen Art. 49 EGV verstoßen. Die Genehmigung der Auslandsbehandlung kann daher versagt werden, wenn die gleiche oder für den Patienten ebenso wirksame Behandlung rechtzeitig in einer Einrichtung geschehen kann, mit der die Krankenkasse eine Vereinbarung geschlossen hat.

Quelle: eigene Erstellung

Das nachfolgende Urteil in den Fällen *Müller-Fauré* und *van Riet*[301] basiert in wesentlichen Punkten auf dem *Geraets-Smits/Peerbooms*[302]-Urteil (vgl. Exkurs 11).[303] In analoger Weise unterscheidet der Europäische Gerichtshof in den Fällen *Müller-Fauré/van Riet* zwischen Leistungen von Krankenhäusern und ambulant erbrachten Leistungen. Nach dem Verständnis des Europäischen Gerichtshofs dürfte es illusorisch sein, dass die meisten ausländischen Klinikeinrichtungen jemals einen Anlass sehen, vertragliche Vereinbarungen mit den jeweils zuständigen inländischen Krankenkassen zu treffen, da die Behandlung der bei den jeweiligen Krankenkassen Versicherten eher zufällig erfolgt oder zahlenmäßig beschränkt bleibt (vgl. *Geraets-Smits/Peerbooms*, Rdnr. 65 f., *Müller-Fauré/van Riet*, Rdnr. 43). Daher ist ein Genehmigungsvorbehalt für den Leistungsbezug von ausländischen Leistungserbringern, mit denen die Krankenkasse keine vertraglichen Vereinbarungen getroffen hat, seiner Art nach geeignet, die grenzüberschreitende Inanspruchnahme stark einzuschränken und stellt somit eine Behinderung des freien Dienstleistungsverkehrs dar. Wenngleich das Ziel der Erhaltung einer qualitativ hochwertigen, ausgewogenen sowie allen zugänglichen ärztlichen und klinischen Versorgung zu den Ausnahmen von Art. 56 EG-Vertrag (nach Änderung jetzt Art. 46 EGV) zählt, ist diese Regelung auf ihre objektive Rechtfertigung und Angemessenheit zu prüfen (vgl. *Müller-Fauré/van Riet*, Rdnr. 44 f. und 67 f.; *Geraets-Smits/Peerbooms*, Rdnr. 69). Ein Genehmigungsvorbehalt und damit eine Einschränkung der Dienstleistungsfreiheit ist trotz der engen Verbundenheit des vorher genannten Ziels mit der Finanzierungsart und der Ausgabenkontrolle aus rein wirtschaftlichen Gründen nicht zu rechtfertigen.

---

301 Rs. C-385/99 (*Müller-Fauré/van Riet*), Slg. 2003, S. 4509 ff.
302 Rs. C-157/99 (*Geraets-Smits/Peerbooms*), Slg. 2001, S. 5473 ff.
303 Vgl. *Palm* (2002).

Im Unterschied dazu stellt der Genehmigungsvorbehalt der Kostenübernahme zur Gewährleistung der Bedarfsplanung des kostenintensiven Krankenhausbereichs sowie der Funktionsfähigkeit der hierzu angewendeten Instrumente der Kosten- und Qualitätskontrolle eine sowohl notwendige als auch angemessene Maßnahme dar (vgl. *Müller-Fauré/van Riet*, Rdnr. 81).[304] Allerdings muss das Genehmigungssystem auf zuvor bekannten, objektiven, nichtdiskriminierenden Kriterien beruhen, welche dem Betroffenen die Bearbeitung des Antrags in angemessener Frist garantieren und gerichtlich anfechtbar sind (vgl. *Analir*-Urteil[305], Rdnr. 38). In den Fällen *Müller-Fauré* und *van Riet* ist dabei weniger die Behandlungsmöglichkeit im niederländischen Krankenversicherungssystem, als die medizinische Notwendigkeit der Auslandsbehandlung in Deutschland und in Belgien strittig. Denn ohne einen derartigen Genehmigungsvorbehalt werden der Grundsatz des Abschlusses vertraglicher Vereinbarungen und somit auch die Planungs- und Rationalisierungsanstrengungen in Frage gestellt (vgl. *Müller-Fauré/van Riet*, Rdnr. 91). Indes darf die Genehmigung einer Auslandsbehandlung nur versagt werden, wenn die gleiche oder eine ebenso wirksame Behandlung rechtzeitig in einer Einrichtung erfolgen kann, mit der die Krankenkasse eine vertragliche Behandlungsvereinbarung getroffen hat (vgl. *Geraets-Smits/Peerbooms*, Rdnr. 103; *Müller-Fauré/van Riet*, Rdnr. 89). Ebenso ist eine generelle Verwehrung der Kostenübernahme einer Behandlung in einer ausländischen Privatklinik durch einen nationalen Träger des sozialen Sicherungssystems unzulässig und verstößt gegen Art. 49 EGV (vgl. *Stamatelaki*[306]). Überdies stellt eine Versagung der vorherigen Genehmigung im Fall einer alleinigen Existenz von Wartelisten, ohne dass sich diese aus wirtschaftlichen Gründen rechtfertigen ließe und ohne eine Berücksichtigung des konkreten Gesundheitszustandes des Versicherten, eine nicht wirklich gerechtfertigte Behinderung des freien Dienstleistungsverkehrs dar (vgl. *Watts*[307], Kapitel 2.2.3.6). Vielmehr ist eine zu lange oder unübliche Wartezeit eher geeignet, den Zugang zu einem ausgewogenen Komplex von qualitativ hochwertigen Krankenhausbehandlungen einzuschränken, als den Schutz

---

304 Entsprechend Art. 31 VO (EWG) Nr. 1408/71 darf der Bezug von Sachleistungen für Rentner, die sich in einem anderen Land als ihrem Wohnsitzland aufhalten, nicht von dem plötzlichen Krankheitsauftritt und der unverzüglichen Behandlungsnotwendigkeit sowie der vorherigen, ordnungsgemäßen Genehmigung abhängig gemacht werden. Die Weigerung der deutschen Krankenkasse, das vorgelegte, nicht ordnungsgemäße Formularblatt E 111 (anstelle des Formulars E 112) zu akzeptieren, sowie die Weigerung des zuständigen, griechischen Trägers, auf Antrag der deutschen Krankenkasse mittels des Formulars E 107 nachträglich eine Genehmigung E 112 auszustellen, kommt einem Verstoß gegen Art. 31 der Verordnung (EWG) Nr. 1408/71 gleich. Wird die Gewährung der Sachleistungen vom Träger des Aufenthaltsorts unrechtmäßig abgelehnt, so richtet sich der Anspruch des Rentners auf Kostenerstattung unmittelbar gegen den zuständigen Träger des Wohnsitzlandes. Vgl. Rs. C-326/00 (*Ioannidis*), Slg. 2003, S. 1703.
305 Rs. C-205/99 (*Analir*), Slg. 2001, S. 1271 ff.
306 Rs. C-444/05 (*Stamatelaki*), 2007. Vgl. auch *Kaempfe* (2007).
307 Rs. C-372/04 (*Watts*), Slg. 2006.

der öffentlichen Gesundheit zu gewährleisten (vgl. *Müller-Fauré/van Riet*, Rdnr. 92).
Wie der Europäische Gerichtshof für ambulant erbrachte Leistungen weiter ausführt, haben die niederländischen Krankenkassen *Zwijndrecht* und *Amsterdam* sowie die niederländische Regierung eine erhebliche Gefährdung des finanziellen Gleichgewichts des niederländischen sozialen Sicherungssystems infolge der Nichtexistenz eines Genehmigungsvorbehalts nicht belegt (vgl. *Müller-Fauré/van Riet*, Rdnr. 93 ff.). Obgleich ohne einen Genehmigungsvorbehalt die Möglichkeit der Kostenkontrolle eingeschränkt wird, kann angesichts *„der Sprachbarrieren, der räumlichen Entfernung, der Kosten eines Auslandsaufenthalts und des Mangels an Informationen über die Art der im Ausland geleisteten Versorgung"* (*Müller-Fauré/van Riet*, Rdnr. 95) sowie der Tatsache, dass die *„Versorgung im Allgemeinen in der Nähe des Wohnortes des Patienten in einer kulturellen Umgebung, die ihm vertraut ist und es ihm erlaubt, ein Vertrauensverhältnis zum behandelnden Arzt aufzubauen"* (*Müller-Fauré/van Riet*, Rdnr. 96) erfolgt, nicht davon ausgegangen werden, dass das ausländische Leistungsangebot in erheblichem Umfang in Anspruch genommen wird. Demnach wird ohne einen Genehmigungsvorbehalt weder das finanzielle Gleichgewicht des sozialen Sicherungssystems der Niederlande erheblich gestört noch das Gesamtniveau des öffentlichen Gesundheitsschutzes gefährdet. Des Weiteren verweist der Europäische Gerichtshof darauf, dass sich Patienten – abgesehen von Notfällen – vor allem in Grenzgebieten oder zur Behandlung spezieller Erkrankungen ins Ausland begeben, wobei die niederländischen Krankenkassen für die beiden letztgenannten Fälle dazu neigen, entsprechende vertragliche Vereinbarungen mit ausländischen Ärzten zu unterhalten (vgl. Kapitel 5). Dessen ungeachtet liegt es im Ermessen der Mitgliedstaaten, den Umfang des Krankenversicherungsschutzes und der Kostenübernahme für den Fall einer nicht erfolgten Genehmigung zu bestimmen. Aus der Sicht des freien Dienstleistungsverkehrs ist es unerheblich, ob die Leistung entsprechend dem Kostenerstattungsprinzip zunächst von dem Versicherten bezahlt wird und dieser nachträglich die Kostenerstattung bei der zuständigen Krankenkasse beantragt oder ob entsprechend dem Sachleistungsprinzip die Leistung von der zuständigen Krankenkasse oder aus dem Staatshaushalt bezahlt wird, da die Leistung unabhängig von dem zugrunde liegenden Prinzip nicht ihren Dienstleistungscharakter verliert (vgl. *Müller-Fauré/van Riet*, Rdnr. 103). Dabei gelangt der Europäische Gerichtshof zu dem Schluss, dass die Aufhebung des Genehmigungsvorbehalts nicht dazu geeignet ist, die wesentlichen Merkmale des niederländischen Krankenversicherungssystems zu beeinträchtigen.[308] Als Begründung führt der Gerichtshof an, dass erstens aufgrund der VO (EWG) Nr. 1408/71 jene Mitgliedstaaten, deren Leistungsgewährung nach dem Sachleistungsprinzip

---

308 Im Fall von Frau *Müller-Fauré* ist die Krankenkasse *Zwijndrecht* im Rahmen der garantierten Deckung dazu verpflichtet, nur 221,03 EUR von den insgesamt 3.806,35 EUR zu übernehmen. Darüber hinaus verwendet der Europäische Gerichtshof sinngemäß den Begriff des *Gatekeepers*: *„… Dies gilt insbesondere für das Erfordernis, vor dem Facharzt zunächst einen Allgemeinarzt zu konsultieren"* (*Müller-Fauré/van Riet*, Rdnr. 106).

funktioniert oder welche einen nationalen Gesundheitsdienst haben, Mechanismen der nachträglichen Kostenerstattung für im Ausland entstandene Behandlungskosten vorsehen müssen. Zweitens kann die garantierte Kostenübernahme einer zuvor nicht genehmigten Auslandsbehandlung auf die Höhe der inländischen Kostendeckung beschränkt oder an nichtdiskriminierende Zugangsbedingungen wie die vorherige Konsultation eines inländischen *Gatekeepers* geknüpft werden. Und drittens werden die Mitgliedstaaten an der Festsetzung von Erstattungsbeträgen, welche auf objektiven, nichtdiskriminierenden und transparenten Kriterien beruhen, nicht gehindert.

Exkurs 11: Das *Müller-Fauré/Van Riet*-Urteil (2003) – Vertragliche Vereinbarung

EuGH, Urteil vom 13. Mai 2003, Rs. C-385/99:
V.G. *Müller-Fauré* gegen *Onderlinge Waarborgmaatschappij OZ Zorgverzekeringen UA* (kurz: *KK Zwijndrecht*) und
E.E.M. *van Riet* gegen *Onderlinge Waarborgmaatschappij ZAO Zorgverzekeringen* (kurz: *KK Amsterdam*)

1. Die in den Niederlanden versicherte Frau *Müller-Fauré* ließ während eines Deutschlandsurlaubs ohne die vorherige Genehmigung der zuständigen Krankenkasse *Zwijndrecht* eine ambulante Zahnbehandlung durchführen. Die *KK Zwijndrecht* lehnte aufgrund des Gutachtens ihres Vertrauenszahnarztes die Kostenübernahme in Höhe von 7.444,59 DM ab. In der von Frau *Müller-Fauré* ersuchten Stellungnahme des *Ziekenfondsraad* bestätigte Letzterer die Ablehnung durch die KK mit dem Verweis, dass die Versicherten zwar Anspruch auf Behandlung hätten, jedoch lediglich in Ausnahmefällen auf Kostenerstattung. Die daraufhin erhobene Klage vor der *Arrondissementsrechtbank Rotterdam* bestätigte gleichfalls die Haltung der *KK Zwijndrecht*, mit dem Verweis, dass aufgrund der sich über mehrere Wochen hinziehenden Behandlung kein Ausnahmefall vorgelegen habe. Der *Centrale Raad* von Beroep führt des Weiteren aus, dass jedenfalls nur ein Teil der Behandlung von dem *Verstrekkingenbesluit*, welcher die Leistungsansprüche und den Leistungsumfang regelt, erfasst würde und somit erstattungsfähig sei.
2. Die bereits seit längerer Zeit an Schmerzen im rechten Handgelenk leidende niederländische Staatsangehörige Frau *van Riet* beantragte über ihren Hausarzt bei dem Vertrauensarzt der zuständigen *Krankenkasse Amsterdam* eine Genehmigung auf Arthroskopie im belgischen Krankenhaus Deurne, um zu einem früheren Zeitpunkt als dem im Inland in Aussicht gestellten Termin untersucht zu werden. Ohne die Stellungnahme der *KK Amsterdam* abzuwarten, ließ Frau *van Riet* die Arthroskopie im Krankenhaus Deurne sowie eine anschließende schmerzlindernde Ulnaresektion durchführen, deren Vorbereitung, Ausführung und Nachbehandlung teils im Krankenhaus, teils ambulant stattfand. Die Krankenkasse lehnte die nachträgliche Kostenübernahme in Höhe von 93.782 BEF mit der Begründung ab, dass dieser Eingriff auch in den Niederlanden hätte vorgenommen werden können. In der Bestätigung durch den *Ziekenfondsraad* verwies dieser darauf, dass die Auslandsbehandlung weder aus Dringlichkeitsgründen noch aufgrund medizinischer Notwendigkeit erforderlich gewesen sei. Die daraufhin erhobene Klage vor der *Arrondissementsrechtbank* wurde aus den gleichen wie den von der *KK Amsterdam* aufgeführten Gründen abgelehnt. Gemäß dem *Centrale Raad* von Beroep falle die Behandlung zwar weitgehend unter die Leistungen des *Verstrekkingenbesluit*, angesichts der noch nicht erfolgten Genehmigung sowie des nicht erbrachten Nachweises, dass ein Abwarten auf die Genehmigung aufgrund medizinischer Gründe nicht zumutbar gewesen wäre und

eine Wartezeit von sechs Monaten nicht angemessen sei, bestätigte dieser die Haltung der *KK Amsterdam*.
Aufgrund dieser Umstände hatte der *Centrale Raad* von Beroep das Verfahren ausgesetzt und den Europäischen Gerichtshof um eine Vorabentscheidung ersucht.
Nach dem Urteil des Europäischen Gerichtshofs stehen die Art. 59 EG-Vertrag (nach Änderung jetzt Art. 49 EGV) sowie Art. 60 EG-Vertrag (jetzt Art. 50 EGV) den Rechtsvorschriften einer vorherigen Genehmigung der Kostenübernahme durch die zuständige Krankenkasse für den Bereich der Krankenhausversorgung nicht entgegen, sofern es sich um einen ausländischen Leistungserbringer handelt, mit dem keine vertraglichen Vereinbarungen bestehen. Jedoch kann die Genehmigung nur versagt werden, wenn die gleiche oder eine ebenso wirksame Behandlung rechtzeitig in einer Einrichtung erbracht werden kann, mit der die Krankenkasse vertragliche Vereinbarungen getroffen hat.
Im Gegensatz dazu stehen außerhalb des Krankenhausbereichs die Art. 59 EG-Vertrag (nach Änderung jetzt Art. 49 EGV) sowie Art. 60 EG-Vertrag (jetzt Art. 50 EGV) den Rechtsvorschriften einer vorherigen Genehmigung der Kostenübernahme entgegen, auch wenn die Krankenkasse keine vertraglichen Vereinbarungen mit der Person oder Einrichtung getroffen hat. Dies gilt unabhängig davon, ob es sich um ein Sachleistungssystem handelt, da die Versicherten Anspruch auf eine kostenlose Versorgung und nicht auf Kostenerstattung haben.

Quelle: eigene Erstellung

2.2.3.6. Wartelisten und Rechtzeitigkeit der Behandlung

Das Urteil im Fall *Watts*[309] beantwortet einige der in den Fällen *Geraets-Smits/Peerbooms*[310] und *Müller-Fauré/van Riet*[311] offen gebliebenen Fragen (vgl. Exkurs 12, Kapitel 2.2.3.4). Zu Beginn des *Watts*-Urteils stellt der EuGH klar, dass die Rechtssache ausschließlich medizinische Leistungen in einem Krankenhaus betrifft (*Watts*, Rdnr. 50).

Sofern die beiden Voraussetzungen des Art. 22 Abs. 2 Unterabs. 2 der VO (EWG) Nr. 1408/71 erfüllt sind, nämlich wenn zum einen die betreffende Leistung zum inländischen Leistungskatalog gehört und wenn zum anderen angesichts des Gesundheitszustandes des Versicherten und des voraussichtlichen Krankheitsverlaufs die Leistung nicht rechtzeitig im Inland erbracht werden kann, rechtfertigen weder die höheren Kosten einer Auslandsbehandlung noch der Zwang, einen finanziellen Mechanismus vorzusehen, der die Erstattung der Behandlungskosten erlaubt, eine Genehmigungsverweigerung (*Watts*, Rdnr. 73 f.). Konkretisierungsbedürftig ist hierbei vor allem der Begriff „rechtzeitig", der unter Bezugnahme auf die Urteile *Geraets-Smits/Peerbooms*[312], *Müller-Fauré/van Riet*[313] im Fall *Inizan*[314] präzisiert

---

309 Rs. C-372/04 (*Watts*), Slg. 2006.
310 Rs. C-157/99 (*Geraets-Smits/Peerbooms*), Slg. 2001, S. 5473 ff.
311 Rs. C-385/99 (*Müller-Fauré/van Riet*), Slg. 2003, S. 4509 ff.
312 Rs. C-157/99 (*Geraets-Smits/Peerbooms*), Slg. 2001, S. 5473 ff.
313 Rs. C-385/99 (*Müller-Fauré/van Riet*), Slg. 2003, S. 4509 ff.
314 Rs. C-56/01 (*Inizan*), Slg. 2003, S. 12403.

wurde (vgl. *Inizan*[315], Rdnr. 44 ff.). Dem zufolge sind sämtliche Umstände des konkreten Falles zu beachten, was den Gesundheitszustand zum Zeitpunkt der Einreichung des Antrages auf Auslandsbehandlung und seine Vorgeschichte umfasst. Eine Ablehnung des Genehmigungsantrages darf sich folglich nicht nur auf die Existenz von Wartelisten berufen, sondern muss den individuellen Gesundheitszustand und den klinischen Bedarf berücksichtigen (vgl. Exkurs 11). Darüber hinaus hat die Festlegung von Wartezeiten flexibel und dynamisch zu erfolgen, sodass eine Überprüfung des Gesundheitszustandes nach dem ersten (ablehnenden) Genehmigungsantrag möglich ist (*Watts*, Rdnr. 69). Überschreitet die Wartezeit nicht den medizinisch vertretbaren Zeitrahmen, wird das Kriterium der Rechtzeitigkeit entsprechend Art. 22 Abs. 2 Unterabs. 2 der VO (EWG) Nr. 1408/71 nicht verletzt und die Genehmigung kann vom zuständigen Träger abgelehnt werden. Hierdurch sollen Patientenwanderungsströme zwischen den Mitgliedsstaaten vermieden werden, die dadurch forciert werden, dass die betreffenden Leistungen in einem anderen Mitgliedstaat schneller erbracht werden, die jedoch die Planungs- und Rationalisierungsanstrengungen der Mitgliedstaaten in Frage stellen könnten.

Exkurs 12:   Das *Watts*-Urteil (2006) – Wartelisten

EuGH, Urteil vom 16. Mai 2006, Rs. C-372/04:
The Queen, auf Antrag von *Yvonne Watts* gegen *Bedford Primary Care Trust* und *Secretary of State for Health*

Die im NHS versicherte Frau *Watts*, welche an Hüftarthritis litt, erkundigte sich beim *Bedford PCT* nach der Möglichkeit einer Auslandsbehandlung. Die Untersuchung bei einem britischen Facharzt im Oktober 2002 ergab, dass es sich um einen Routinefall handle und verglichen mit anderen Patienten keine besondere Dringlichkeit bestehe. Der *Bedford PCT* lehnte das Gesuch einer Auslandsbehandlung daher mit der Begründung ab, dass eine Behandlung rechtzeitig in einem wohnortnahen NHS-Krankenhaus erfolgen könne. Für Frau *Watts* bedeutete dies eine Wartezeit von rund einem Jahr, weshalb sie ein Verfahren für eine Anfechtungsklage einleitete. Anfang Januar 2003 unterzog sich Frau *Watts* zwischenzeitlich einer Untersuchung durch einen französischen Facharzt, der die Notwendigkeit einer Operation aufgrund des sich verschlechternden Gesundheitszustandes als dringlicher werdend einstufte. Eine nochmalige Untersuchung durch denselben britischen Facharzt Ende Januar 2003 bestätigte das französische Untersuchungsergebnis. Frau *Watts* sei nun als Patientin einzustufen, die eine baldige Operation benötige, was eine verkürzte Wartezeit von drei bis vier Monaten bedeutete. Der *Bedford PCT* wiederholte aufgrund der verkürzten Wartezeit seine Weigerung einer Auslandsbehandlung. Am 7. März 2003 unterzog sich Frau *Watts* im französischen Abbeville dennoch einer Hüftoperation. Die Kosten in Höhe von umgerechnet 3.900 GBP beglich sie selbst und reichte anschließend einen Antrag auf Erstattung beim NHS ein. Der mit dem Fall befasste *High Court of Justice* erkannte an, dass die ursprüngliche Wartezeit von einem Jahr unter keinem Gesichtspunkt rechtzeitig gewesen sei, allerdings aufgrund der nachträglich verkürzten Wartezeit das Merkmal „nicht rechtzeitig" entfalle wäre. Frau *Watts* habe es daher nicht zugestanden, sich einer Auslandsbehandlung zu unterziehen und die Erstattung der Kosten vom NHS zu verlangen. Der Fall landete schließlich vor dem *Court of Appeal (Civil*

---

315   Ebenda.

Division), der sich mit einem umfangreichen Fragenkomplex an den Europäischen Gerichtshof wandte.
Nach dem Urteil des Europäischen Gerichtshofs darf entsprechend Art. 22 Abs. 2 Unterabs. 2 VO (EWG) Nr. 1408/71 die Genehmigung einer ausländischen Krankenhausbehandlung nur dann unter Berufung auf das Bestehen einer Wartezeit versagt werden, wenn nachgewiesen wird, dass die Wartezeit nicht den vertretbaren Zeitrahmen überschreitet, der sich aus einer objektiven medizinischen Beurteilung des Gesundheitszustandes unter Berücksichtigung sämtlicher Parameter zum Zeitpunkt des Antrags bzw. einer erneuten Antragstellung ergibt. Art. 49 EGV steht dem nicht entgegen, dass die Kostenübernahme einer ausländischen Krankenhausbehandlung von einer vorherigen Genehmigung abhängig gemacht wird. Allerdings darf sich die Genehmigungsverweigerung nicht auf die bloße Existenz von Wartelisten aus Gründen der Planbarkeit stützen, ohne dabei die objektive medizinische Beurteilung des Gesundheitszustandes, die Vorgeschichte, die voraussichtliche Krankheitsentwicklung, das Ausmaß der Schmerzen und den Behinderungsgrad zum Zeitpunkt der Antragstellung bzw. der erneuten Beantragung zu berücksichtigen. Überschreitet die Wartezeit den Zeitrahmen, der sich aus einer objektiven medizinischen Beurteilung entsprechend der vorherigen Kriterien ergibt, kann der zuständige Träger die Genehmigung nicht unter Berufung auf die Wartelisten, die Zuteilung entsprechend der jeweiligen Dringlichkeit, die Kostenfreiheit im nationalen System, die Verpflichtung, Finanzmittel für die Kosten einer Auslandbehandlung vorzusehen und/oder einen Kostenvergleich zwischen der In- und Auslandsbehandlung verweigern. Eine Genehmigungsverpflichtung im vorhergehenden Sinne verstößt nicht gegen Art. 152 Abs. 5 EGV, nämlich das Recht der Mitgliedstaaten, ihr Gesundheitssystem und die medizinische Versorgung eigenverantwortlich zu organisieren.

Quelle: eigene Erstellung

2.2.4. Die grenzüberschreitende Inanspruchnahme in der Praxis

Aufgrund der differenzierten Regelungen zwischenstaatlicher Ansprüche ist eine detaillierte Darstellung im Rahmen dieser Arbeit nicht möglich. So hängen die Ansprüche neben der Erfassung durch unterschiedliche Rechtsnormen (EWG-Recht, Sozialversicherungsabkommen, Rheinschiffer-Übereinkommen) insbesondere von der Dauer des Auslandsaufenthalts ab (vgl. Kapitel 1.1). Hierbei ist zwischen dem Fall des vorübergehenden (befristeten) Aufenthalts, d. h. einer zeitlich begrenzten Verweildauer in einem anderen Staat, sowie des gewöhnlichen (dauerhaften) Aufenthalts, infolge einer Verlegung des Wohnortes in einen anderen Staat, zu unterscheiden. Darüber hinaus ist der Umfang der zwischenstaatlichen Leistungsaushilfe in Abhängigkeit der Zugehörigkeit zu bestimmten Personengruppen unterschiedlich geregelt. Nach der Art der Leistungsaushilfe wird dabei zum einen zwischen Sach- und Geldleistungen differenziert. Der Bereich der Sachleistungen regelt den Umfang der Ansprüche auf Dienstleistungen und Güter, während beispielsweise der Anspruch auf Krankengeld in den Bereich der Geldleistungen fällt. Zum anderen wird schwerpunktmäßig zwischen den Gruppen Touristen, Grenzgänger, Rentner, entsendete Arbeitnehmer, Arbeitslose/Arbeitssuchende, Selbstständige sowie mitversicherte Familienangehörige unterschieden. Angesichts dieser Vielzahl von Regelungen konzentrieren sich die folgenden Ausführungen auf jene GKV-Versicherten, welche ihren ständigen Wohnsitz in der Bundesrepublik Deutschland haben und sich vorübergehend in einen anderen Staat begeben.

Das deutsche Sozialversicherungssystem ist von dem territorialen Leistungsbezug (Territorialitätsprinzip) geprägt. Gemäß § 3 SGB IV und § 16 Abs. 1 SGB V sowie vorbehaltlich abweichender Bestimmungen ruht daher der Anspruch auf Sachleistungen der Gesetzlichen Krankenversicherung während eines Auslandsaufenthalts. Dies gilt unabhängig von der zeitlichen Dauer und umfasst sinngemäß auch das Ruhen von Geldleistungen.[316] Die gesetzgeberischen Motive hierfür dürften in der erschwerten Überprüfung der Leistungsvoraussetzungen durch die Krankenkassen, der Gefahr des Leistungsmissbrauchs sowie der Vermeidung von Doppelleistungen liegen.

Seit dem GKV-Modernisierungsgesetz können die GKV-Versicherten ausländische Gesundheitsleistungen innerhalb der Europäischen Gemeinschaft bzw. des Europäischen Wirtschaftsraums und nach Ergänzung durch das Vertragsarztrechtsänderungsgesetz (VÄndG) seit 2007 neuerdings auch in der Schweiz vereinfacht auf der nationalen Rechtsgrundlage des SGB V in Anspruch nehmen. Für GKV-Versicherte existieren nun drei unterschiedliche Rechtsgrundlagen, welche die Gesundheitsversorgung im Ausland regeln (vgl. Abbildung 10). Im Einzelnen sind dies

- die deutsche Rechtsgrundlage von § 13 Abs. 4 ff. SGB V,
- das übergeordnete, europäische Recht der VO (EWG) Nr. 1408/71 und
- der § 140e SGB V (vgl. Kapitel 5.3.1).[317]

Außerhalb des Rechtsraums der Europäischen Gemeinschaft und des Europäischen Wirtschaftsraums existieren mit einigen Staaten so genannte Sozialversicherungsabkommen, welche zum Teil die Leistungsaushilfe der Vertragsstaaten für den Fall der Erkrankung ihrer Bürger während eines Auslandsaufenthalts vorsehen. Diese Staaten werden auch als Abkommensstaaten bezeichnet. Grundsätzlich gilt dabei die Regel, dass die Ansprüche in Abkommensstaaten weniger weitreichend geregelt sind als jene in den EG/EWR-Staaten. So werden in den Abkommensstaaten in aller Regel nur *medizinisch sofort notwendige* Maßnahmen erbracht, während für die GKV-Versicherten bei einem vorübergehenden Aufenthalt in den EG/EWR-Staaten Anspruch auf die *medizinisch notwendigen* Leistungen besteht. In Staaten, welche weder von der VO (EWG) Nr. 1408/71 noch von einem Sozialversicherungsabkommen mit spezifischen Regelungen zum Krankheitsfall erfasst werden, sind die Leistungen direkt durch den Patienten zu finanzieren oder können gegebenenfalls über eine private Zusatzversicherung erstattet werden. Zudem hat sich mit

---

316 Vgl. *Schulte* (2001, S. 36). Nach Auffassung von Schaller sollte das Territorialitätsprinzip durch das Personalitätsprinzip ersetzt werden (vgl. *Schaller* in *Klusen* (2000, S. 116)). Gemäß § 6 SGB IV bleiben abweichende Regelungen des über- und zwischenstaatlichen Rechts von den Bestimmungen des § 3 ff. SGB IV und somit vom Grundsatz des Territorialitätsprinzips unberührt. Ruhende Leistungen gelten gegenüber jener Person, welche den Ruhetatbestand verwirklicht, als bezogen, wogegen für die nach § 10 SGB V mitversicherten Familienangehörigen, sofern sie den Tatbestand nicht erfüllen, der Leistungsanspruch weiterhin besteht.

317 Vgl. *AG SpiK* (2004).

dem GKV-Modernisierungsgesetz auch hier die nationale Rechtsgrundlage des § 18 SGB V geändert.

Im Folgenden werden die vorgenannten Rechtsgrundlagen expliziter dargestellt.

Deutsche Rechtsgrundlage: § 13 Abs. 4-6 SGB V

Mit § 13 Abs. 4 ff. SGB V hat die Gesetzliche Krankenversicherung als erster Mitgliedsstaat die formalrechtliche Umsetzung der Urteile in den Fällen *Kohll*[318] und *Decker*[319] sowie in den nachfolgenden Fällen realisiert. Entsprechend den EuGH-Urteilen wird dabei zwischen ambulanten Leistungen und Krankenhausleistungen unterschieden. Im Unterschied zu den Versicherten der meisten anderen Mitgliedstaaten können die GKV-Versicherten daher bei der Inanspruchnahme ausländischer Gesundheitsleistungen zusätzlich auf eine nationale, erweiterte Rechtsgrundlage zurückgreifen, wogegen sich die Versicherten der anderen Mitgliedstaaten mehrheitlich auf die überstaatliche, europäische Rechtsgrundlage der VO (EWG) Nr. 1408/71 berufen müssen. Denn bislang sind die EuGH-Urteile erst in fünf Staaten in nationales Recht umgesetzt worden.

Seit dem GKV-Modernisierungsgesetz können GKV-Versicherte entsprechend § 13 Abs. 4 SGB V ambulante ausländische Leistungen ohne vorherige Genehmigung durch die zuständige Krankenkasse im Wege der Kostenerstattung in Anspruch nehmen (vgl. Exkurs 13, Abbildung 10).[320] Dies gilt unabhängig davon, ob der Versicherte Kostenerstattung entsprechend § 13 Abs. 2 SGB V gewählt hat. Die Kostenerstattung für diese Leistungen erfolgt entsprechend dem Ursprungslandprinzip höchstens bis zur Höhe der Vergütung für eine gleichartige, im Inland erbrachte Sachleistung.[321] Eine Ausnahme von dieser Erstattungsregel bilden Behandlungen, deren Erstattung für den jeweiligen Personenkreis im anderen Staat auf der Grundlage eines Pauschalbetrages erfolgt oder welche aufgrund eines vereinbarten Erstattungsverzichts nicht der Erstattung unterliegen.[322] Für den Fall, dass eine dem allgemein anerkannten Stand der medizinischen Erkenntnisse entsprechende Behandlung nur in einem Staat der Europäischen Gemeinschaften oder des Europäischen Wirtschaftsraums sowie der Schweiz möglich ist, können die Kosten auch in voller Höhe

---

318 Rs. C-158/96 (*Kohll*), Slg. 1998, S. 1931 ff.
319 Rs. C-120/95 (*Decker*), Slg. 1998, S. 1831 ff.
320 In der Gesetzesbegründung werden die Urteile des Europäischen Gerichtshofs in den Fällen *Kohll*, *Decker*, *Smits/Peerbooms* und *Müller-Fauré/van Riet* sowie die Beachtung der Grundsätze des freien Warenverkehrs (Art. 28 EGV) und des freien Dienstleistungsverkehrs (Art. 49 EGV) im Bereich der sozialen Sicherheit angeführt.
321 Zur Möglichkeit der Erstattung geringfügiger Krankheitskosten, welche während des Aufenthalts in einem anderen Mitgliedstaat entstanden sind, vgl. das EuGH-Urteil Rs. C-193/03 (*BKK der Robert Bosch GmbH*) vom 14. Oktober 2004.
322 Erstattungsverzichte bestehen aktuell mit Irland und Norwegen.

übernommen werden (vgl. § 13 Abs. 4 Satz 6 SGB V).[323] Hierzu bedarf es gemäß der Gesetzesbegründung im Regelfall einer Entscheidung der inländischen Krankenkasse bzw. gegebenenfalls medizinischer Gutachter, dass eine vergleichbare Behandlung im Inland nicht möglich ist. Aus Gründen der Qualitätssicherung dürfen generell nur jene Leistungserbringer in Anspruch genommen werden, deren Berufszugang und Berufsausübung durch eine Richtlinie der Europäischen Gemeinschaft reglementiert wird oder die zur Versorgung im jeweiligen Aufenthaltsstaat zugelassen sind (vgl. § 13 Abs. 4 Satz 2 SGB V, Kapitel 5.2.2).

Exkurs 13: § 13 Abs. 4 ff. SGB V

(4) Versicherte sind berechtigt, auch Leistungserbringer in anderen Staaten, in denen die Verordnung (EWG) Nr. 1408/71 des Rates vom 14. Juni 1971 zur Anwendung der Systeme der sozialen Sicherheit auf Arbeitnehmer und deren Familien, die innerhalb der Gemeinschaft zu- und abwandern (ABl. EG Nr. L 149 S. 2), in ihrer jeweils geltenden Fassung anzuwenden ist, der Sach- oder Dienstleistung im Wege der Kostenerstattung in Anspruch zu nehmen, es sei denn, Behandlungen für diesen Personenkreis im anderen Staat sind auf der Grundlage eines Pauschbetrages zu erstatten oder unterliegen aufgrund eines vereinbarten Erstattungsverzichts nicht der Erstattung. Es dürfen nur solche Leistungserbringer in Anspruch genommen werden, bei denen die Bedingungen des Zugangs und der Ausübung des Berufes Gegenstand einer Richtlinie der Europäischen Gemeinschaft sind oder die im jeweiligen nationalen System der Krankenversicherung des Aufenthaltsstaates zur Versorgung der Versicherten berechtigt sind. Der Anspruch auf Erstattung besteht höchstens in Höhe der Vergütung, die die Krankenkasse bei Erbringung als Sachleistung im Inland zu tragen hätte. Die Satzung hat das Verfahren der Kostenerstattung zu regeln. Sie hat dabei ausreichende Abschläge vom Erstattungsbetrag für Verwaltungskosten und fehlende Wirtschaftlichkeitsprüfungen vorzusehen sowie vorgesehene Zuzahlungen in Abzug zu bringen. Ist eine dem allgemein anerkannten Stand der medizinischen Erkenntnisse entsprechende Behandlung einer Krankheit nur in einem anderen Mitgliedstaat der Europäischen Union oder einem anderen Vertragsstaat des Abkommens über den Europäischen Wirtschaftsraum möglich, kann die Krankenkasse die Kosten der erforderlichen Behandlung auch ganz übernehmen.

(5) Abweichend von Absatz 4 können in anderen Staaten, in denen die Verordnung (EWG) Nr. 1408/71 des Rates vom 14. Juni 1971 zur Anwendung der Systeme der sozialen Sicherheit auf Arbeitnehmer und deren Familien, die innerhalb der Gemeinschaft zu- und abwandern (ABl. EG Nr. L 149 S. 2), in ihrer jeweils geltenden Fassung anzuwenden ist, Krankenhausleistungen nach § 39 nur nach vorheriger Zustimmung durch die Krankenkasse in Anspruch genommen werden. Die Zustimmung darf nur versagt werden, wenn die gleiche oder eine für den Versicherten ebenso wirksame, dem allgemein anerkannten Stand der medizinischen Erkenntnisse entsprechende Behandlung einer Krankheit rechtzeitig bei einem Vertragspartner der Krankenkasse im Inland erlangt werden kann.

(6) § 18 Abs. 1 Satz 2 und Abs. 2 gilt in den Fällen der Absätze 4 und 5 entsprechend.

Anm.: Stand nach dem Vertragsarztrechtsänderungsgesetz.

---

323 Vgl. die Änderungen durch das Vertragsarztrechtsänderungsgesetz, die zum 1. Januar 2007 in Kraft getreten sind.

Dagegen bedarf der Bezug ausländischer Krankenhausleistungen innerhalb der Europäischen Gemeinschaft, des Europäischen Wirtschaftsraums und der Schweiz nach wie vor der Genehmigung der zuständigen Krankenkasse (vgl. § 13 Abs. 5 SGB V, Kapitel 2.2.3 ff.). Die Genehmigung darf nur versagt werden, wenn die gleiche oder „*eine für den Versicherten ebenso wirksame, dem allgemein anerkannten Stand der medizinischen Erkenntnisse entsprechende Behandlung*" rechtzeitig bei einem inländischen Vertragspartner der zuständigen Krankenkasse erfolgen könnte. Wird die Genehmigung erteilt, besteht überdies Anspruch auf Krankengeld. Des Weiteren liegt es im Ermessen der Krankenkasse, weitere Kosten der Versicherten und einer Begleitperson teilweise oder vollständig zu übernehmen.

Abbildung 10: Rechtsgrundlagen der Inanspruchnahme ausländischer Leistungen während eines vorübergehenden Aufenthalts im EU/EWR-Raum

Rechtsgrundlage	Art der Inanspruchnahme / Gesundheitszustand	Zugangsvoraussetzung	Leistungssektor	Vergütungsabwicklung
EG-Recht				
VO (EWG) Nr. 1408/71, VO (EWG) Nr. 574/72 in Kürze abgelöst durch: VO (EWG) Nr. 883/2004 nebst Durchführungsverordnung	Anspruch auf medizinisch notwendige Sachleistungen (seit 1.7.2004) a) akuter Leistungsfall b) Verschlechterung des Gesundheitszustands	Ohne vorherige Genehmigung Zugang über: a) Separate EHIC b) EHIC / nationale Krankenversicherungskarte c) PEB (bei Verlust, Diebstahl,...)	Ambulant & Krankenhaus	- Vergütung wird zwischen aus- und inländischem Träger abgewickelt (Sachleistungsprinzip)
	Gezielte Inanspruchnahme a) Zweck des Auslandsaufenthalts b) Behandlung vor dem Auslandsaufenthalt absehbar	Vorherige Genehmigung (Zustimmungsfall) Zugang über E 112	Ambulant & Krankenhaus	- Vergütung wird zwischen aus- und inländischem Träger abgewickelt (Sachleistungsprinzip) - Die Zustimmung darf nur versagt werden, wenn eine vergleichbare, ebenso wirksame Leistung rechtzeitig bei einem inländischen Vertragspartner erbracht werden könnte
Deutsches Sozialrecht				
§ 13 Abs. 4 SGB V gilt innerhalb des EG/EWR-Raums und m. E. in der Schweiz	Gezielte Inanspruchnahme a) Zweck des Auslandsaufenthalts b) Behandlung vor dem Auslandsaufenthalt absehbar	Kein Genehmigungsvorbehalt - Leistungserbringer: Zugang und Ausübung des Berufs muss Gegenstand einer EU-Richtlinie sein oder LE muss zur Versorgung der Versicherten des Aufenthaltsstaates berechtigt sein	Ambulant	Patient tritt in Vorlage (Kostenerstattungsprinzip) - nicht möglich in Ländern mit denen ein Abkommen über Erstattungsverzicht besteht (Norwegen, Irland) sowie Ländern mit denen die Vergütung über Kopfpauschalen abgerechnet wird (§ 13 Abs. 4 Satz 1 SGB V) - Anspruch auf Kostenerstattung nach den Sätzen des ausländischen Trägers (Art. 34 Abs. 1 VO (EG) Nr. 574/72) - Abschlag von Verwaltungskosten und vorgesehenen Zuzahlungen (§ 13 Abs. 4 Satz 5 SGB V) - Gewährleistungsansprüche des Versicherten bestehen unmittelbar gegenüber dem Leistungserbringer
§ 13 Abs. 5 SGB V gilt innerhalb des EG/EWR-Raums und m. E. in der Schweiz	Gezielte Inanspruchnahme a) Zweck des Auslandsaufenthalts b) Behandlung vor dem Auslandsaufenthalt absehbar	Vorherige Genehmigung (Zustimmungsfall)	Krankenhaus	Patient tritt in Vorlage (Kostenerstattungsprinzip) s.o. - Die Zustimmung darf nur versagt werden, wenn eine vergleichbare, ebenso wirksame Leistung rechtzeitig bei einem inländischen Vertragspartner erbracht werden könnte
§ 140e SGB V	Gezielte Inanspruchnahme oder akute Erkrankung	Direktvertrag der Krankenkasse mit ausländischem Leistungserbringer. Leistungen und Zugang entsprechend der Vertragsinhalte. Leistungserbringer: Zugang und Ausübung des Berufs muss Gegenstand einer EU-Richtlinie sein oder LE muss zur Versorgung der Versicherten des Aufenthaltsstaates berechtigt sein	Ambulant & stationär	- Vergütung wird entsprechend der vertraglichen Regelungen zwischen ausländischem Leistungsanbieter und inländischem Träger abgewickelt (Sachleistungsprinzip, Kostenerstattungsprinzip)
Privatrecht				
Ausländisches bzw. deutsches Recht	Gezielte Inanspruchnahme oder akute Erkrankung	Bedarf keiner Genehmigung	Ambulant & stationär	- Patient trägt Kosten - Eventuell Erstattung über private Zusatzversicherung

Quelle: eigene Erstellung; vgl. auch *AG SpiK* (2004, S. 11 ff.)

Überstaatliche, europäische Rechtsgrundlage: VO (EWG) Nr. 1408/71

Die Europäische Gemeinschaft hat sich der Problematik der grenzüberschreitenden Inanspruchnahme von Leistungen der sozialen Sicherungssysteme mit der Verordnung (EWG) Nr. 1408/71[324] sowie der dazugehörigen Durchführungsverordnung (EWG) Nr. 574/72[325] bereits frühzeitig angenommen (vgl. Exkurs 14).[326] Diese Regelungen erstrecken sich durch den Abkommensbeitritt des Europäischen Wirtschaftsraums auch auf die Staaten Liechtenstein, Norwegen und Island sowie Kraft sektoraler Abkommen ebenso auf die Schweiz. Wie dem Titel der vorgenannten Verordnungen zu entnehmen ist, regelten diese ursprünglich grenzüberschreitend die Rechtsansprüche von Arbeitnehmern und Selbstständigen sowie unter Berücksichtigung einiger Besonderheiten auch die Ansprüche der Familienangehörigen dieser Gruppen.[327] Die Verordnungen koordinieren zwar die zwischenstaatlichen Belange der sozialen Sicherungssysteme der EU-Mitgliedstaaten, sie begründen jedoch keine Ansprüche.[328]

Die konkrete Anwendung und Auslegung der VO (EWG) Nr. 1408/71 und der VO (EWG) Nr. 574/72 fördert aufgrund des komplexen Sachverhalts immer wieder vermeintliche Gesetzeslücken sowie abweichende Auslegungen von Trägern und Versicherten zutage.[329] Um den veränderten nationalen Regelungen, der Rechtsprechung des Europäischen Gerichtshofs oder rein technischen Änderungen gerecht zu werden, erfolgt eine jährliche Überarbeitung der Verordnungen. Die VO (EWG) Nr. 1408/71 und die VO (EWG) Nr. 574/72 sollen zukünftig durch die VO (EWG) Nr. 883/2004 nebst Durchführungsverordnung ersetzt werden, die darauf abzielen, die derzeitigen Regeln zu vereinfachen und zu modernisieren. Die VO (EWG) Nr. 883/2004 wird nach Verabschiedung der zugehörigen Durchführungsverordnung in Kraft treten.

Gemäß der VO (EWG) Nr. 1408/71 erfolgt die Inanspruchnahme ausländischer Gesundheitsleistungen nach dem Sachleistungsprinzip und umfasst nur medizinisch notwendige Leistungen. Tritt beispielsweise während eines Kurzurlaubs in einem EG/EWR-Staat ein Bruch einer Zahnprothese auf, so werden zwar die Kosten der Reparatur (zunächst) von der aushelfenden ausländischen Krankenkasse übernommen, jedoch ist der Einsatz einer neuen Zahnprothese aufgrund des kurzen Aufenthalts medizinisch nicht notwendig.[330] Ebenso gelten auch Heil- und Hilfsmittel in der Regel als medizinisch nicht notwendige Leistungen.

---

324 VO (EWG) Nr. 1408/71, ABl. Nr. L 149 vom 5.7.1971, S. 2 ff.
325 VO (EWG) Nr. 574/72, ABl. Nr. L 74 vom 27.3.1972, S. 1 ff.
326 Vgl. *Feld/Kirchgässner/Savioz* (1997, S. 39), *Sinn* (1995).
327 Zur exakten Definition der Begriffe Wohn(sitz)land, Aufenthaltsland, zuständiger Träger, zuständige Behörde, zuständiger Staat bzw. zuständiges Versicherungsland, Träger des Wohnorts bzw. Aufenthaltsort vgl. die VO (EWG) Nr. 1408/71 (vgl. Exkurs 14).
328 Vgl. *Blasius* (2001, S. 202).
329 Vgl. *Europäische Kommission* (1997a, S. 27).
330 Vgl. *DVKA* (2006, S. 12 f.).

Seit dem 1. Juli 2004 ist der Genehmigungsvorbehalt zur Inanspruchnahme medizinisch notwendiger Leistungen, welche bei einem vorübergehenden Aufenthalt in einem anderen EG/EWR-Staat erforderlich werden, aufgehoben worden. Allerdings darf der Grund des Auslandsaufenthalts nicht in dem Bezug der Gesundheitsleistungen bestehen.[331] Denn im Fall einer gezielten Auslandsbehandlung auf der Grundlage der VO (EWG) Nr. 1408/71 ist nach wie vor eine Genehmigung beim zuständigen Kostenträger einzuholen. Grundsätzlich liegt es dabei im Ermessen der zuständigen Krankenkasse, ob die Genehmigung zur Auslandsbehandlung erteilt wird.

Um die Mobilität von Personen in Dauerbehandlungen zu fördern, erstellt die Verwaltungskommission entsprechend Art. 22 Abs. 1a VO (EWG) Nr. 1408/71 eine Liste von Sachleistungen, für die eine vorherige Vereinbarung zwischen der behandelten Person und dem ausländischen Leistungserbringer notwendig ist. Hierunter fallen beispielsweise die Nierendialyse und die Sauerstofftherapie. Für diese Leistungen ist eine gesonderte Zustimmung der Krankenkasse zur Behandlung in einem EG/EWR-Staat nicht nötig, sofern sich die Person schon im Wohnsitzland in Behandlung befand. Diese Ausnahmeregelung wurde geschaffen, da bei den vorgenannten Leistungen eine Behandlung während eines Auslandsaufenthalts absehbar ist und es sich somit quasi um eine gezielte Inanspruchnahme handelt.

Hinsichtlich der Kostenabwicklung werden drei Verfahrensweisen unterschieden:
- Sofern alle Anspruchsberechtigungen erfüllt sind, werden die Kosten der Auslandsbehandlung vorbehaltlich abweichender Regelungen zulasten der zuständigen Krankenkasse erbracht. In Abhängigkeit des zwischenstaatlichen Abkommens kann die zuständige Krankenkasse der aushelfenden ausländischen Krankenkasse die entstandenen Kosten in Höhe des tatsächlichen Aufwands erstatten. Neben dem grundsätzlichen Problem der Datenverfügbarkeit können die zwischen den Verbindungsstellen ausgetauschten Daten abrechnungsbedingte Zufälligkeiten aufweisen, welche sich beispielsweise aus einer verzögerten Abrechnung ergeben und damit erst im Folgejahr oder gar deutlich später finanziell wirksam werden.
- Besteht hingegen ein Pauschalerstattungsabkommen zwischen den Staaten, wird – unabhängig von der tatsächlichen Kostenhöhe – ein monatlicher Pauschalbetrag in Höhe der durchschnittlichen Kosten des behandelnden Staates erstattet. Da die Leistungsaushilfe für einen größeren Personenkreis höhere Kosten verursacht, besteht die Möglichkeit, im Wege des Sammelabrechnungsverfahrens zunächst Vorauszahlungen vorzunehmen, welche nach Ablauf des Kalenderjahres mit den endgültigen Pauschalbeträgen verrechnet werden. Die Abrechnungsmethode der pauschalen Erstattung wird in der Regel ausschließlich bei gewöhnlichem Aufenthalt angewendet. Sowohl die Regelung der Erstattungsansprüche nach tatsächlichem Aufwand als auch die der Monatspauschale sowie

---

331 Vgl. auch *Europäische Kommission* (2003d, S. 11).

Sammelabrechnung erfolgt über die *Deutsche Verbindungsstelle Krankenversicherung-Ausland* sowie die jeweils zuständige ausländische Stelle.[332]
- Darüber hinaus bestehen mit verschiedenen Staaten Abkommen über einen Erstattungsverzicht, was bedeutet, dass der jeweils andere Staat auf die Erstattung der im Wege der Leistungsaushilfe entstandenen Kosten verzichtet. Eine solche Regelung ist insbesondere vorteilhaft, wenn die Kosten, welche die beiden Staaten für die Versicherten des Partnerstaates zu tragen haben, in ungefähr gleicher Höhe anfallen. Da es dem Erkrankten frei steht, die aushelfende Krankenkasse des Aufenthaltsstaates selbst zu bestimmen, könnten jedoch einzelne Krankenkassen, insbesondere jene in Grenznähe, hierdurch finanziell stärker belastet werden. Infolgedessen wird in der Gesetzlichen Krankenversicherung ein Umlageverfahren angewendet, nach dem die umlagefähigen Kosten der Leistungsaushilfe anteilig nach den Mitgliederzahlen auf alle Krankenkassen verteilt werden.

Exkurs 14: Die Verordnungen (EWG) Nr. 1408/71 und Nr. 574/72

Um Personen, welche sich aufgrund des Freizügigkeitsrechts innerhalb der Mitgliedstaaten der Europäischen Union frei bewegen, Rechtssicherheit hinsichtlich ihrer sozialen Sicherheit zu gewähren, haben die EU-Mitgliedstaaten Gemeinschaftsbestimmungen in Form der Verordnung (EWG) Nr. 1408/71 und der dazu gehörigen Durchführungsverordnung (EWG) Nr. 574/72 erlassen. Aufgrund des EWR-Abkommens und der sektoriellen Kooperationsabkommen der EG mit der Schweiz erstreckt sich der Geltungsbereich auch auf die vorgenannten Staaten. Das Ziel der VO (EWG) Nr. 1408/71 besteht in der Koordinierung verschiedenartiger nationalspezifischer Regelungen, um die erworbenen Ansprüche und Vorteile sowie die Anwartschaften des erfassten Personenkreises unabhängig vom Wohnsitz innerhalb der Gemeinschaft zu gewährleisten. Die eigenverantwortliche Organisation des Gesundheitswesens durch die Mitgliedstaaten bleibt entsprechend Art. 152 Abs. 5 EGV davon unberührt. Die Verordnung umfasst grundsätzlich alle Personen, die im Rahmen der für Arbeitnehmer und Selbstständige bereitgestellten Systeme sozialer Sicherheit oder aufgrund der Ausübung einer Arbeitnehmer- oder Selbstständigentätigkeit versichert sind. Dies beinhaltet die Personengruppen Arbeitnehmer und Selbstständige, die Staatsangehörige eines Mitgliedstaates sind, sowie deren Angehörige und Hinterbliebene (vgl. die landesspezifischen Definitionen der Personengruppen in Anhang I der VO). Der Geltungsbereich der VO (EWG) Nr. 1408/71 erstreckt sich über alle Sozialversicherungszweige, welche folgende Leistungen betreffen: a) Leistungen bei Krankheit und Mutterschaft, b) Leistungen bei Invalidität einschließlich der Leistungen, die zur Erhaltung oder Besserung der Erwerbsfähigkeit bestimmt sind, c) Leistungen bei Alter, d) Leistungen an Hinterbliebene, e) Leistungen bei Arbeitsunfällen und Berufskrankheiten, f) Sterbegeld, g) Leistungen bei Arbeitslosigkeit, h) Familienleistungen (vgl. Art. 4 Abs. 1 VO (EWG) Nr. 1408/71). Vom Geltungsbereich ausgeklammert sind beispielsweise für Deutschland bestimmte Sondersysteme für Selbstständige, wie die Versicherungs- und Versorgungswerke und die für die erweiterte Honorarverteilung zuständi-

---

332 Deutsche Verbindungsstelle der Kranken- und Pflegeversicherung zur Koordinierung der Beziehungen und des Abschlusses von Vereinbarungen mit ausländischen Verbindungsstellen ist die *Deutsche Verbindungsstelle Krankenversicherung-Ausland* (DVKA), welche von den Spitzenverbänden der gesetzlichen Krankenkassen getragen wird und seit dem 1. Januar 2000 rechtlich selbstständig ist.

gen Systeme von näher bestimmten Personengruppen (u. a. Ärzte, Zahnärzte, Tierärzte und Apotheker) sowie beitragsunabhängige Sonderleistungen für Behinderte und Blinde (vgl. Art. 4 Abs. 2 VO (EWG) Nr. 1408/71, Anhang II). Ungeachtet vorhandener Ausnahmen gelten folgende Grundregeln:
- Die Person unterliegt immer nur den Rechtsvorschriften eines Mitgliedstaates.
- Die Person unterliegt der Versicherungspflicht des Mitgliedstaates, in dem sie ihre Erwerbstätigkeit ausübt.
- Die Personen unterliegen ebenso wie die Staatsangehörigen den Rechten und Pflichten des Wohnsitzstaates (Gleichbehandlungsgrundsatz nach Art. 3 VO (EWG) Nr. 1408/71).

Die Ausführungen der VO (EWG) Nr. 1408/71 sehen für den Bereich „Krankheit und Mutterschaft" u. a. Folgendes vor:
- Art. 20: Grenzgänger (sowie deren Familienangehörige) können die Leistungen auch im Gebiet des zuständigen Staates erhalten.
- Art. 21: Arbeitnehmer oder Selbstständige (sowie gegebenenfalls deren Familienangehörige) mit Wohnsitz im Ausland erhalten während des Aufenthalts im Gebiet des zuständigen Staates Leistungen, als ob diese dort ansässig wären. Grenzgänger sind hiervon ausgenommen.
- Art. 22: Arbeitnehmer und Selbstständige (sowie deren Familienangehörige), welche die Voraussetzungen des zuständigen Trägers auf Leistungsanspruch erfüllen, haben a) während eines vorübergehenden Aufenthalts in einem anderen Mitgliedstaat Anspruch auf die unter Berücksichtigung der Art der Leistungen und der voraussichtlichen Aufenthaltsdauer medizinisch notwendigen Sachleistungen. Des Weiteren hat besagter Personenkreis b) im Fall einer Erkrankung im Staat des zuständigen Trägers und nach erteilter Genehmigung zur Rückkehr in den Wohnsitzstaat oder im Fall des Wohnortwechsels, oder c) nachdem der zuständige Träger die Genehmigung zur Behandlung in einem anderen Mitgliedstaat erteilt hat, Anspruch auf
i) Sachleistungen entsprechend den Rechtsvorschriften des Aufenthalts- oder Wohnsitzstaats, deren Kosten dem zuständigen Träger vom aushelfenden Träger in Rechnung gestellt werden, sowie
ii) Geldleistungen vom zuständigen Träger nach den für diesen geltenden Rechtsvorschriften. Auch hier besteht qua Vereinbarung die Möglichkeit, dass der Träger des Wohnortes die Leistungen entsprechend den Rechtsvorschriften des zuständigen Trägers erbringt und diese dem zuständigen Träger in Rechnung stellt.
- Die Genehmigung der Rückkehr oder des Wohnortwechsels darf nur verweigert werden, wenn der Gesundheitszustand gefährdet bzw. dadurch die Durchführung der ärztlichen Behandlung in Frage gestellt würde. Dagegen darf die Genehmigung der Behandlung in einem anderen Mitgliedstaat nicht verweigert werden, wenn die betreffende Leistung zum Leistungskatalog des Wohnsitzlandes gehört und in Anbetracht des derzeitigen Gesundheitszustandes und des voraussichtlichen Krankheitsverlaufs die Behandlung nicht in einem für im Wohnsitzland erforderlichen Zeitraum zu erbringen ist (Genehmigungspflicht).

Quelle: eigene Erstellung

In der Vergangenheit wurden aufbauend auf der VO (EWG) Nr. 1408/71 und der VO (EWG) Nr. 574/2 zur Abwicklung der grenzüberschreitenden Inanspruchnahme von Sozialversicherungsleistungen verschiedene Formblätter der Reihe E 100 genutzt.[333] Dabei kam es nicht selten vor, dass ausländische Leistungserbringer die Formulare ablehnten und auf Barzahlungen drängten.[334] Mit der Einführung der Europäischen Krankenversicherungskarte (*European Health Insurance Card*, EHIC) im Juni 2004 sind die Formblätter zum Teil aufgehoben worden, wie etwa die als „Auslandskrankenscheine" bekannten Formulare E 111 und E 111 B bei vorübergehendem Auslandsaufenthalt.[335] Angesichts der unterschiedlichen Ausgangsbedingungen wurden den Mitgliedstaaten zur Einführung der EHIC auf Antrag unterschiedliche Übergangsfristen bis Ende 2005 eingeräumt. Außerdem steht es den Mitgliedstaaten frei, die EHIC als Rückseite einer nationalen Krankenversicherungskarte oder als eigenständige Karte einzuführen (Vorderseite) sowie zusätzliche Daten zu erfassen.[336] Im Fall einer verzögerten Ausstellung der EHIC, bei Verlust oder wenn die Karte vergessen wurde, kann der zuständige Träger eine provisorische Ersatzbescheinigung (PEB) ausstellen.[337] Entsprechend dem Sachleistungsprinzip der VO (EWG) Nr. 1408/71 erhalten Versicherte bei einem vorübergehenden Aufenthalt gegen Vorlage der EHIC medizinisch notwendige Leistungen nach den Rechtsvorschriften des Aufenthaltstaates. Kann dem ausländischen Leistungserbringer weder die EHIC noch eine PEB vorgelegt werden, darf der Leistungserbringer die Behandlung auf privatärztlicher Basis mit dem Versicherten abrechnen und gegebenenfalls höhere Behandlungssätze ansetzen. Der Versicherte trägt dann das Risiko, auf einem Teil seiner Kosten sitzen zu bleiben. Für solche Fälle erfolgt die Erstattung in Höhe der Kosten, die dem ausländischen Träger entstanden wären; sofern der Versicherte damit einverstanden ist, kann bei Beträgen unterhalb der 1.000-EUR-Grenze auch eine Erstattung in Höhe der heimischen (deutschen) Sätze erfolgen.[338] Hierdurch soll unnötiger Verwaltungsaufwand vermieden und der von den Versicherten verauslagte Geldbetrag möglichst schnell erstattet werden, allerdings begünstigt die so genannte 1.000-EUR-Regelung auch eine missbräuchliche Inanspruchnahme ausländischer Gesundheitsleistungen auf Basis der VO (EWG) Nr. 1408/71. Wenn keine anderweitigen zwischenstaatlichen Vereinbarungen zwischen den Mitgliedstaaten oder den zuständigen Behörden bestehen, sind die auf Kosten des aushelfenden Trägers erbrachten Leistungen diesem gegen Nachweis der tatsächlichen Aufwendungen oder unter Zugrundelegung eines Pauschalbetrages von dem zuständigen Träger zu erstatten (vgl. Art. 36 VO (EWG) Nr. 1408/71). Des Weiteren besteht die Möglichkeit des Erstattungsverzichts.

---

333 Vgl. *Europäische Kommission* (1997a, S. 25 f.).
334 Vgl. *Danner* (2004a, S. 55).
335 VO (EWG) Nr. 1408/71, ABl. Nr. L 149 vom 5.7.1971, S. 2 ff. Zu den Änderungen vgl. ABl. Nr. L 100 vom 6.4.2004, S. 1 ff. Vgl. *Europäische Kommission* (2003d), *VerwKEGfSoSi* (2003a), (2003c), *Friedrich* (2003).
336 Vgl. *SpiK* (2004), *Büscher* (2004), *Europäische Kommission* (2003d).
337 Vgl. *VerwKEGfSoSi* (2003b), *VerwKEGfSoSi* (2003c).
338 Vgl. *VerwKEGfSoSi* (2000b).

Bilaterale Rechtsgrundlagen: Sozialversicherungsabkommen

Daneben hat die Bundesrepublik Deutschland zwischenstaatliche Sozialversicherungsabkommen mit einzelnen Ländern, so genannten Abkommensstaaten, abgeschlossen (vgl. Exkurs 15).[339] Derartige bilaterale Länderabkommen bestehen beispielsweise zwischen der Bundesrepublik Deutschland auf der einen Seite sowie Japan, Kanada, der Türkei und den USA auf der anderen Seite. In Ergänzung zum Gemeinschaftsrecht hat die Bundesrepublik Deutschland Sozialversicherungsabkommen mit der Mehrzahl der EU-Mitgliedstaaten geschlossen. Darüber hinaus bestehen mit verschiedenen Staaten Ressortabkommen, um die Zusammenarbeit auf dem Gebiet des Gesundheitswesens und der medizinischen Wissenschaft zu fördern.[340] Hierunter fallen beispielsweise die Abkommen mit Frankreich, China und Australien.

Exkurs 15: Sozialversicherungsabkommen (SVA)

Mithilfe bilateraler Sozialversicherungsabkommen (SVA) werden die Beziehungen zweier Staaten in verschiedenen Sozialversicherungszweigen geregelt, mit dem Ziel unterschiedliche sozialversicherungsrechtliche Stellungen von Personen des Versicherungsstaates und des Aufenthaltsstaates abzumildern. In der Regel wird dabei der Grundsatz der Gleichbehandlung angewendet, welcher von besonderen Regelungen über die Versicherungs- und Beitragspflicht sowie die Aufrechterhaltung anwartschaftlicher oder bestehender Ansprüche für die Zeit nach dem Auslandaufenthalt und damit auch über den Leistungsexport ins Heimatland oder Drittland reicht. Die SVA können sowohl Ansprüche gegenüber dem Versicherungs- als auch dem Aufenthaltsland begründen und umfassen die relevanten Tatbestände über die vereinbarten Sozialversicherungsbereiche, wie der Krankenversorgung, der Altersversorgung, der Pflege und Invalidität. Des Weiteren kann der Umgang mit Sprachproblemen geregelt werden. Die Aufgabe der Krankenkassen besteht dabei in der Prüfung auf Anspruchsberechtigung, der Betragsfestsetzung (volle oder partielle Leistungsansprüche) sowie der Zuführung der Mittel an berechtigte Personen. Neben den bilateralen Abkommen bestehen zum Teil übergeordnete Dachverträge, welche die bilateralen Vertragsbeziehungen mehrerer Länder zusammenfassen (vgl. die VO (EWG) Nr. 1408/71 und die VO (EWG) Nr. 574/72 (vgl. Exkurs 14)). Die Bundesrepublik Deutschland hat Sozialversicherungsabkommen mit diversen Ländern abgeschlossen (z. B. der Schweiz und der Türkei). Da sich die Sozialversicherungsabkommen nur auf die jeweils vereinbarten Sozialversicherungsbereiche erstrecken, ist die Absicherung im Krankheitsfall nicht zwangsläufig bei Bestehen eines Abkommens gegeben. Der Krankenversicherte erwirbt aufgrund der SVA ein Anrecht auf Sachleistungen nach den Rechtsvorschriften des ausländischen Krankenversicherungsträgers, welche entsprechend den landestypischen Gepflogenheiten erbracht werden. Charakteristisch hierfür sind:
- ein im Vergleich zum Versicherungsland eingeschränkter Leistungsumfang oder eine eingeschränkte Kostenübernahme des Versicherungsträgers.
- Die Inanspruchnahme ausländischer Leistungsanbieter ist erst nach Einreichung des Auslands-/Urlaubskrankenscheins beim zuständigen Krankenversicherungsträger möglich, der diesen gegen eine Bescheinigung oder einen Behandlungsausweis eintauscht.

339 Vgl. die Webseiten der DVKA und des BMG.
340 Vgl. die Webseite des *Bundesministeriums für Bildung und Forschung* (BMBF).

- Die Behandlung kann nur von für die Sozialversicherung bzw. den staatlichen Gesundheitsdienst zugelassenen Leistungsanbietern erfolgen.

Da über die SVA oftmals nicht alle Kosten abgedeckt werden, sind diese zum Teil vom Versicherten zu tragen, wie etwa der krankheitsbedingte Rücktransport in das Heimat-/Versicherungsland oder zu zahlende Eigenanteile. Überdies verlieren ausländische Personen ihren Leistungsanspruch, sobald sie das jeweilige Gastland verlassen. Sie können jedoch unter bestimmten Voraussetzungen Ansprüche auf Rückerstattung der geleisteten Beiträge stellen. Daneben besteht das Problem, dass der jeweilige Auslandskrankenschein in der Praxis von den Leistungsanbietern oftmals nicht akzeptiert und anstelle dessen Barzahlung verlangt wird. Daher empfiehlt sich der Abschluss einer zusätzlichen privaten Auslandsreise-Krankenversicherung, welche gleichsam für Privatversicherte bei einem längerfristigen Auslandsaufenthalt relevant wird, sofern die Aufenthaltsdauer die zeitliche Abdeckung im Rahmen der allgemeinen privaten Krankenversicherung überschreitet. Um Schwierigkeiten zu vermeiden, wird gelegentlich die Mitnahme der privaten Auslandsreise-Krankenversicherungspolice sowie des abgestempelten Zahlscheins angeraten. Entsprechend dem Kostenerstattungsprinzip werden die durch die Inanspruchnahme der Sachleistungen entstandenen Kosten dem Versicherten im Allgemeinen gegen Vorlage der Originalbelege und der Betragsbestätigung durch den ausländischen Krankenversicherungsträger zurückerstattet. Die eingereichten Belege sollten zur vereinfachten Abwicklung in deutscher Sprache ausgestellt oder übersetzt sein und müssen überdies die Krankheitsbezeichnung, die Behandlungsdaten sowie genaue Angaben über die durchgeführten Leistungen enthalten. Darüber hinaus sind gegebenenfalls die Arzneimittelverordnung des Arztes (bei mehreren Verordnungen getrennt aufzuführen) sowie detaillierte Angaben zum Unfallhergang beizufügen. Nicht erstattet werden die nach ausländischem Recht vorgesehenen Eigenanteile sowie Kosten für Leistungen, welche vom Leistungsumfang des Versicherungslandes ausgeschlossen sind, oder für vertragsärztlich nicht zugelassene Leistungsanbieter.

Quelle: eigene Erstellung

Deutsche Rechtsgrundlage: § 18 SGB V

Im Zuge der erweiterten Bezugsmöglichkeiten ausländischer Gesundheitsleistungen durch den § 13 Abs. 4 ff. SGB V wurde auch der § 18 SGB V an die veränderten Bedingungen angepasst. Dieser sieht nun vor, dass die Krankenkasse die Kosten einer notwendigen Behandlung außerhalb des EG/EWR-Raums inklusive der Schweiz ganz oder teilweise übernehmen kann, wenn eine dem *„allgemein anerkannten Stand der medizinischen Erkenntnisse entsprechende Behandlung"* nur außerhalb des vorgenannten Gebietes möglich ist. Demnach muss die Heilmethode grundsätzlich anerkannt sein, jedoch im innergemeinschaftlichen Inland nicht zur Verfügung stehen. Im Fall neuartiger Leistungen, welche von dem Gemeinsamen Bundesausschuss (G-BA) noch nicht abgelehnt wurden, dürfte Letzteres gegeben sein, wenn die Leistungen zumindest zum regulären Leistungskatalog des ausländischen Staates gehören (vgl. Kapitel 5.3.1). Zu den übernahmefähigen Kosten zählen neben den erforderlichen Behandlungskosten ebenso weitere Kosten für den Versicherten oder eine erforderliche Begleitperson, wie Flug-/Transportkosten, Unterbringungskosten, Verpflegungskosten (vgl. § 18 Abs. 2 SGB V).

Darüber hinaus hat sich auch die Rechtssicherheit aktuarisch schlechter Risiken durch § 18 Abs. 3 SBG V verbessert. Sofern der Abschluss einer privaten Krankenversicherung aufgrund von Vorerkrankungen oder des Lebensalters nicht möglich ist und die gesetzliche Krankenkasse dies vor Beginn des Auslandsaufenthalts festgestellt hat, übernimmt die Krankenkasse die Kosten einer unverzüglich erforderlichen Behandlung, die auch im Inland möglich wäre, jedoch maximal bis zu einer Dauer von sechs Wochen (vgl. § 18 Abs. 3 SGB V, Härtefallregelung). Die Voraussetzung der unverzüglich erforderlichen Behandlung ist gegeben, wenn diese zur Vermeidung ernster gesundheitlicher Schäden notwendig ist. Der Anlass des vorübergehenden Auslandsaufenthalts – urlaubs- oder berufsbedingt – spielt für den Leistungsanspruch keine Rolle, jedoch ist die Kostenübernahme unzulässig, sofern sich die Versicherten gezielt zur Behandlung in Staaten außerhalb der Europäischen Gemeinschaft bzw. des Europäischen Wirtschaftsraums begeben (§ 18 Abs. 3 Satz 3 SGB V). Insbesondere haben der Nachweis der privaten Nichtversicherungsmöglichkeit sowie die Feststellung der Anspruchsvoraussetzungen durch die gesetzliche Krankenkasse im Einzelfall vor dem Reiseantritt zu erfolgen. Die Nachweispflicht der Nichtversicherungsmöglichkeit liegt dabei beim Versicherten. Ebenso wie für die EG/EWR-Staaten und die Abkommensstaaten gilt auch für vertragslose Staaten der Grundsatz, dass die Krankenkasse höchstens die Kosten übernimmt, welche für eine gleichartige Behandlung im Inland entstanden wären. Sofern weder ein privater noch ein gesetzlicher Versicherungsschutz besteht, haben die Versicherten die Behandlungskosten selbst zu tragen. Zusätzlich dazu wird in einigen Ländern im Fall der Nichtversicherung bzw. für Ausländer, welche keinen Versicherungsnachweis erbringen können, ein Bußgeld erhoben.[341]

Private Zusatzversicherung

In vertragslosen Drittstaaten, d. h. Staaten außerhalb der Europäischen Gemeinschaft bzw. des Europäischen Wirtschaftsraums sowie in Staaten, mit denen die Bundesrepublik Deutschland kein Sozialversicherungsabkommen abgeschlossen hat, besteht weder eine sozialrechtliche Absicherung qua Gemeinschaftsrecht noch qua Abkommensrecht. Die GKV-Versicherten haben im Fall eines vorübergehenden Aufenthalts daher den Status von Privatpatienten inne und müssen die entstandenen Kosten selbst tragen. Unabhängig davon fällt den Patienten eine vorherige Einschätzung des Selbstbeteiligungsausmaßes in vertragslosen Drittstaaten aus verschiedenen Gründen oftmals schwer.

Angesichts der komplexen Regelungen des grenzüberschreitenden Krankenversicherungsschutzes verwundert es nicht, dass private Versicherungsunternehmen ein erhebliches Absatzpotenzial im Auslandsversicherungsschutz sehen.[342] Vor allem für Drittstaaten ist der Abschluss einer privaten Auslandsreise-Krankenversicherung anzuraten.[343] Aufgrund der risikoäquivalenten Prämienbemessung zuzüglich eines

---

341 Beispielsweise erhob die Tschechische Republik für Ausländer ohne Krankenversicherungsschutz Bußgelder in Höhe von 10.000 Kronen (ca. 300 EUR). Vgl. *EB* (2000a).
342 Vgl. *VdPKV* (1999).
343 Vgl. *VdPKV* (2004).

Organisations- und Gewinnaufschlages, dem so genannten Lastfaktor, können Personen, welche zu den aktuarisch schlechteren, aber versicherungsfähigen Risiken zählen, wie ältere, multimorbide Personen oder Personen mit schweren Vorerkrankungen, den Abschluss einer privaten Auslandsreise-Krankenversicherung gegebenenfalls als nicht vorteilhaft empfinden.[344] Der allgemeine Versicherungsschutz der Privaten Krankenversicherung gilt in Abhängigkeit der Versicherung und des Versicherungstyps innerhalb Europas einschließlich der osteuropäischen Staaten für einen maximalen Zeitraum von ein bis drei Monaten. Zur Ausweitung des Versicherungsraums, der maximalen Versicherungsdauer, des Leistungsumfangs (z. B. medizinisch notwendiger Rücktransport) oder zur Aufrechterhaltung des Anspruchs auf Beitragsrückerstattung ist gegebenenfalls der Abschluss einer zusätzlichen Auslandsreise-Krankenversicherung notwendig.

Da die privaten Krankenversicherungen den Teilbereich der Auslandsreise-Krankenversicherung mit einem jährlichen Beitrag von zwischen 8 EUR und 30 EUR finanzieren, könnte die Abdeckung solcher Risiken ebenso über den Leistungskatalog der Gesetzlichen Krankenversicherung erfolgen.[345] Letztlich handelt es sich um eine politische Entscheidung, den Bereich der Auslandsreise-Krankenversicherung für vertragslose Staaten nicht in den regulären GKV-Leistungskatalog aufzunehmen. Seit dem 1. Januar 2004 können die gesetzlichen Krankenkassen Leistungen, die eine Ergänzung zum gesetzlichen Leistungskatalog darstellen, als fakultative Satzungsleistungen anbieten und dabei als Vermittler zwischen ihren Versicherten und einer privaten Krankenkasse auftreten (vgl. § 194 Abs. 1a SGB V, Kapitel 5.3.1). Hierunter fällt auch der Abschluss von Auslandsreise-Krankenversicherungen.

2.3. Zusammenfassende Bewertung

Mit den *Kohll/Decker*-Urteilen ist neben der zwischenstaatlichen Aushilfe auf der Grundlage der VO (EWG) Nr. 1408/71[346] ein zusätzlicher Rechtskomplex auf der europäischen Ebene geschaffen worden. Die grenzüberschreitende Gesundheitsversorgung im Rahmen der sozialen Sicherungssysteme hat hierdurch innerhalb des EG/EWR-Raums sowie der Schweiz eine gewisse Handelsliberalisierung erfahren. Eine Handelsliberalisierung im eigentlichen Sinne, nämlich eine Grenzöffnung, begründen die *Kohll/Decker*-Fälle nicht, da den Bürgern der EU-Mitgliedstaaten die unmittelbare Inanspruchnahme ausländischer Gesundheitsleistungen auf eigene Kosten ohnehin freisteht.[347]

---

344 Zu den administrativen Kosten des Versicherungsangebots vgl. *Toepffer* (1997, S. 222).
345 Vgl. *VdPKV* (2004, S. 6).
346 VO (EWG) Nr. 1408/71, ABl. Nr. L 149 vom 5.7.1971, S. 2 ff.
347 Die Konsumentenfreiheit kann etwa durch ein Importverbot bestimmter, vom Gesetzgeber als gefährdend erachteter Substanzen oder Arzneimittel eingeschränkt werden.

Der Europäischen Gesundheitspolitik (im engeren Sinne) kommt entsprechend Art. 152 EGV nur eine ergänzende und fördernde Rolle bei der Zusammenarbeit zwischen den Mitgliedstaaten zu, während die Souveränität zur Ausgestaltung der nationalen Gesundheitssysteme bei den Mitgliedstaaten verblieben ist. Aufgrund dieser Kompetenzverteilung wird die Öffnung der sozialen Sicherungssysteme im Bereich Gesundheit in erster Linie durch die Gesundheitspolitik im weiteren Sinne vorangetrieben. Als federführende Institutionen fungieren dabei der Europäische Gerichtshof sowie andere Gemeinschaftsressorts, vor allem die Ressorts „Binnenmarkt", „Unternehmen" und „Wettbewerb". Dabei sollte man sich die unterschiedlichen Initiatoren einer Handelsliberalisierung vergegenwärtigen: Während der Europäische Gerichtshof erst nach Durchlaufen aller nationalen Instanzen auf Initiative der Versicherten aktiv wird und die Konformität der nationalen Regelungen mit dem Europarecht überprüft, bringen die vorgenannten Kommissionsressorts selbst Gesetzesinitiativen ein. Im ersten Fall geht die Initiative somit von unten, nämlich von einzelnen EU-Bürgern, im zweiten Fall dagegen von oben, nämlich von der Europäischen Union, aus.

Während unmittelbar nach den Urteilen in den Fällen *Kohll*[348] und *Decker*[349] noch Unsicherheit hinsichtlich der Übertragung dieser Einzelfallentscheidungen auf anders organisierte Gesundheitssysteme herrschte, hat der Europäische Gerichtshof mit seinen Folgeurteilen einen eigenständigen Rechtskomplex abseits der VO (EWG) Nr. 1408/71 geschaffen, der viele der zunächst offen gebliebenen Fragen beantwortet. Gemäß dem Urteilstenor in allen wesentlichen EuGH-Entscheidungen gelten fundamentale Prinzipien der Europäischen Union, wie die vier Grundfreiheiten und das Diskriminierungsverbot, grundsätzlich auch für den Gesundheitsbereich. Eine Einschränkung des Wettbewerbs stellt somit die Ausnahme dar. Angesichts der stringenten Argumentation des Europäischen Gerichtshofs haben sich die Mitgliedstaaten mit einer erweiterten Patientenmobilität anfreunden müssen.

Obwohl man sich der Notwendigkeit einer europarechtskonformen Ausgestaltung des nationalen Ordnungsrahmens bewusst ist, hat eine formalrechtliche Umsetzung der *Kohll/Decker*-Fälle in Form des § 13 Abs. 4 ff. SGB V als erstes in der Gesetzlichen Krankenversicherung der Bundesrepublik Deutschland stattgefunden. Lediglich vier weitere Staaten haben die Urteile bislang ebenfalls in nationales Recht umgesetzt.[350] Dagegen hält man sich in den anderen Mitgliedstaaten eher bedeckt, was die Weitergabe von Informationen hinsichtlich der europäischen Versichertenrechte und was die Umsetzung in nationales Recht betrifft. Eine zurückhaltende Informationspolitik wird vor allem von den weniger wohlhabenden, mittel- und osteuropäischen Mitgliedstaaten mit einer eingeschränkten Gesundheitsversorgung, aber auch von anderen Staaten mit einer Mangelversorgung und einer Zuteilung von Gesundheitsleistungen, wie beispielsweise dem Vereinigten Königreich Großbritan-

---

348 Rs. C-158/96 (*Kohll*), Slg. 1998, S. 1931 ff.
349 Rs. C-120/95 (*Decker*), Slg. 1998, S. 1831 ff.
350 Vgl. *Klusen* (2006, S. 20).

nien und den Niederlanden, praktiziert. Wenngleich sich die Versichertenrechte aufgrund der EuGH-Urteile und der Vorrangigkeit des europäischen Rechts erweitert haben, führt die Nichtumsetzung in nationales Recht dazu, dass sich die Versicherten nicht auf nationales Recht berufen können und somit ihr Recht erst erstreiten müssen – in letzter Instanz findet man sich dann vor dem Europäischen Gerichtshof wieder. Die Nichtumsetzung in nationales Recht wirkt zum einen abschreckend auf die Versicherten, da möglicherweise ein längerer Rechtsstreit zu befürchten ist, weshalb angesichts der Vordringlichkeit mancher Behandlung auf eine Klage verzichtet wird. Zum anderen wird auch die Informationsverbreitung gebremst, da sich eine schriftlich fixierte nationale Regelung in der Öffentlichkeit leichter darstellen lässt als ein umfangreicher Rechtskomplex. Ein freier Bezug ausländischer Gesundheitsleistungen zulasten der Gesundheitssysteme ist somit nicht vorgesehen und auch auf unbestimmte Zeit nicht zu erwarten.

Zwar hat der ursprüngliche Entwurf einer Dienstleistungsrichtlinie stark polarisiert; positiv an dem Entwurf war jedoch, dass die Urteile des Europäischen Gerichtshofs zur Vorabgenehmigung einer Auslandsbehandlung und der Erstattung von Behandlungskosten mit Art. 23 des Richtlinienentwurfs explizit in europäisches Recht umgesetzt worden wären (vgl. Exkurs 16).[351] Zwar wurde in der Öffentlichkeit in erster Linie die strittige Anwendung des Herkunftslandsprinzips auf den Sozial- und Gesundheitsbereich diskutiert. Nicht zuletzt dürfte aber auch Art. 23 ein wesentlicher Grund für die heftigen Proteste gewesen sein, da insbesondere Staaten mit einer Warteschlangenbildung ein Unterlaufen ihrer Zuteilungs- und Rationierungsmethoden hätten befürchten müssen.

Exkurs 16: Art. 23 des ursprünglichen Entwurfs einer Dienstleistungsrichtlinie

Artikel 23: Erstattung von Behandlungskosten

1. Die Mitgliedstaaten dürfen die Kostenerstattung für außerhalb eines Krankenhauses erfolgte Behandlungen nicht an die Erteilung einer Genehmigung knüpfen, sofern die Kosten für diese Behandlung, wenn sie auf ihrem Hoheitsgebiet durchgeführt worden wäre, im Rahmen ihres Systems der sozialen Sicherheit erstattet würden;
Auf Patienten, die in einem anderen Mitgliedstaat Behandlung außerhalb des Krankenhauses erhalten haben, können die Bedingungen und Verfahren angewendet werden, denen die Mitgliedstaaten in ihrem Hoheitsgebiet die Gewährung von außerhalb eines Krankenhauses erfolgenden Behandlungen unterwerfen, wie insbesondere die Anforderung, vor der Behandlung durch eine Spezialarzt einen Arzt für Allgemeinmedizin zu konsultieren oder die Modalitäten der Kostenübernahme für bestimmte Zahnbehandlungen.
2. Die Mitgliedstaaten tragen dafür Sorge, dass die Genehmigung für die Kostenübernahme für eine Krankenhausversorgung in einem anderen Mitgliedstaat durch ihr System der sozialen Sicherheit nicht verweigert wird, sofern diese Behandlungen zu denen gehören, die in den Rechtsvorschriften des Mitgliedstaat der Versicherungszugehörigkeit vorgesehen sind, und sofern sie nicht in einem in Anbetracht des derzeiti-

---

351 Vgl. *Europäische Kommission* (2004g, insbes. Rdnr. 51 ff. und Art. 23).

gen Gesundheitszustands des Patienten und des voraussichtlichen Verlaufs der Krankheit medizinisch angemessenen Zeitraum erbracht werden können.
3. Die Mitgliedstaaten tragen dafür Sorge, dass der von ihrem System der sozialen Sicherheit gewährte Erstattungsbetrag für Behandlungen in einem anderen Mitgliedstaat nicht niedriger ist als der, den ihre Sozialversicherung für ähnliche Behandlungen vorsieht, die auf ihrem Hoheitsgebiet durchgeführt werden.
4. Die Mitgliedstaaten tragen dafür Sorge, dass ihre Genehmigungsregelungen für die Kostenerstattung für in einem anderen Mitgliedstaat erfolgte Behandlungen mit den Artikeln 9, 10, 11 und 13 vereinbar sind.

Quelle: *Europäische Kommission* (2004g)

Für die Versicherten dieser Mitgliedstaaten stellt somit die VO (EWG) Nr. 1408/71 nach wie vor die zentrale Rechtsgrundlage zur Inanspruchnahme ausländischer Gesundheitsleistungen während eines vorübergehenden Auslandsaufenthalts dar. Entsprechend der VO (EWG) Nr. 1408/71 erfordert eine gezielte Inanspruchnahme ausländischer Gesundheitsleistungen die Genehmigung des zuständigen Trägers. Allerdings wurde die Inanspruchnahme einer ausländischen Notfallversorgung über die sozialen Sicherungssysteme vereinfacht, da nun alle Versicherten während eines vorübergehenden Auslandsaufenthalts in den EG/EWR-Staaten ohne vorherige Genehmigung Anspruch auf medizinisch notwendige Leistungen unter Berücksichtigung der voraussichtlichen Aufenthaltsdauer und der Art der Leistungen haben. Problematisch gestaltet sich dabei, dass eine trennscharfe Unterscheidung zwischen einer akuten und einer gezielten Inanspruchnahme nicht immer gegeben sein dürfte.

Angesichts der bestehenden Quasivollversicherung in der Gesetzlichen Krankenversicherung der Bundesrepublik Deutschland auf qualitativ hohem Niveau ist eine stark steigende Inanspruchnahme ausländischer Leistungen durch die GKV-Versicherten nicht zu erwarten. Denn im Unterschied zu der Versorgungssituation anderer Mitgliedstaaten dürfte aufgrund des umfassenden GKV-Leistungskatalogs nur bei wenigen Gesundheitsleistungen das Bedürfnis bestehen, ausländische Gesundheitsleistungen in Anspruch zu nehmen. Wie die – wenn auch nur auf geringem Niveau – wachsende Inanspruchnahme in den Grenzregionen zu den mittel- und osteuropäischen Staaten zeigt, handelt es sich dabei in erster Linie um Leistungen, die bereits aus dem GKV-Leistungskatalog ausgeklammert wurden bzw. um Leistungen, die Zuzahlungen durch die Versicherten unterliegen. Im Konkreten sind dies Zahnersatzleistungen sowie Vorsorge- und Rehabilitationsmaßnahmen, die, verglichen mit den deutschen Vergütungssätzen, zum Teil ein deutlich niedrigeres Preisniveau aufweisen. Daneben besteht auch im Bereich der Gesundheitsgüter, wie Arzneimittel, ein Interesse am Import ausländischer Leistungen, das aufgrund der in der Regel geringfügigen Absolutbeträge und der dadurch geringeren Rentabilität des Auslandsbezugs entsprechend niedriger ausfällt.

Im Unterschied dazu dürfte vonseiten der Versicherten aus anderen Mitgliedstaaten, insbesondere jene mit einer stärker eingeschränkten Gesundheitsversorgung durch das soziale Sicherungssystem, ein größeres Interesse an der Inanspruchnahme ausländischer Gesundheitsleistungen bestehen. Dies gilt insbesondere für Versicherte aus den neuen EU-Mitgliedstaaten, sodass sich für wohlhabendere Staaten mit einer umfassenden, qualitativ hochwertigen Gesundheitsversorgung, wie dies in der Bundesrepublik Deutschland der Fall ist, zusätzliche Absatzmöglichkeiten ergeben. Mithin resultieren für die Versicherten ausländischer Staaten Anreize, die Leistungen zulasten der sozialen Sicherungssysteme in Anspruch zu nehmen, oder gegebenenfalls auch privat zu finanzieren. Da entsprechend der VO (EWG) Nr. 1408/71 der aushelfende Träger die Sachleistungen so zu erbringen hat, als ob die ausländischen Versicherten im Staat des behandelnden Trägers versichert wären, bestehen Anreize, ausländische Leistungen gezielt nachzufragen und dies gegenüber dem aushelfenden und dem zuständigen Träger als medizinisch notwendige Leistungen während eines vorübergehenden Auslandsaufenthalts darzustellen, sodass der zuständige Träger für die Behandlungskosten aufzukommen hat. Derartige Anreize dürften vor allem für weniger wohlhabende Versicherte aus den Staaten mit einer Mangelversorgung bestehen. Nicht zuletzt stellt dies eine Möglichkeit dar, um inländische Steuerungselemente und Rationierungen, wie die Bildung von Warteschlangen, zu umgehen. Absichtserklärungen der Patienten, in der Form, dass der Auslandsbesuch nicht zum Zweck einer Behandlung erfolgt ist, sind kaum geeignet, eine potenziell wachsende missbräuchliche Inspruchnahme einzudämmen.[352] Eine zusätzliche Begünstigung erfährt die missbräuchliche Inspruchnahme durch die 1.000-EUR-Regelung für „Bagatellfälle". Ob die derzeitigen Erstattungsvereinbarungen entsprechend der Pauschalerstattung, insbesondere aber auf Basis des tatsächlichen Leistungsaufwands, die finanziellen Möglichkeiten der weniger wohlhabenden Staaten überfordern oder ob im Falle des Erstattungsverzichts eine erhebliche Belastung auf den aushelfenden Staat zukommt, bleibt abzuwarten.

Zur Klärung hinsichtlich der Übertragbarkeit der *Kohll/Decker*-Urteile auf anders organisierte Gesundheitssysteme haben maßgeblich die Urteile in den Fällen *Geraets-Smits/Peerbooms*[353] und *Müller-Fauré/van Riet*[354] beigetragen. Demzufolge geht der Dienstleistungscharakter von medizinischen Leistungen nicht durch die Anwendung unterschiedlicher Erstattungsprinzipien (Sachleistungsprinzip, Kostenerstattungsprinzip) verloren. Hinsichtlich der europarechtlichen Konformität des Genehmigungsvorbehalts der Versicherungsträger differenziert der Europäische Gerichtshof zwischen dem ambulanten Bereich und dem Krankenhausbereich: Während der kostenintensive Krankenhausbereich aus Gründen der Planbarkeit, insbesondere der Kosten- und Qualitätskontrolle, nach wie vor der vorherigen Genehmigung bedarf, argumentiert der Europäische Gerichtshof, dass sich die Kosten der grenzüberschreitenden Inanspruchnahme ambulanter, medizinisch notwendiger Leistungen durch eine entsprechende Ausgestaltung der Erstattungsregeln kontrollieren lassen.[355] Überdies fände die Inanspruchnahme überwiegend in Grenzregionen

---

352 Siehe hierzu die Vordruckmuster 80 und 81 der Gesetzlichen Krankenversicherung.
353 Rs. C-157/99 (*Geraets-Smits/Peerbooms*), Slg. 2001, S. 5473 ff.
354 Rs. C-385/99 (*Müller-Fauré/van Riet*), Slg. 2003, S. 4509 ff.
355 Als potenzielle Reaktion auf das *Müller-Fauré/van Riet*-Urteil ließen sich beispielsweise Erstattungsmechanismen wie im österreichischen Gesundheitssystem einführen, gemäß dem die Versicherten im Fall der Inanspruchnahme von Leistungserbringern, mit denen keine ver-

statt, in denen zum Teil schon grenzüberschreitende Kooperationen zwischen in- und ausländischen Leistungserbringern und Kostenträgern bestehen, die keines Genehmigungsvorbehalts bedürften.

Diese Argumentation ist aus zwei Gründen zu hinterfragen. Zum einen müssen die Kosten einer Krankenhausbehandlung nicht notwendigerweise jene einer ambulanten Behandlung übersteigen, wie im Übrigen bereits die zahnärztliche Versorgung von Frau *Müller-Fauré* und die stationäre Versorgung von Frau *van Riet* zeigen. Zum anderen kann im Krankenhausbereich auch kein grenzüberschreitender Wettbewerb zustande kommen, weil § 13 Abs. 5 SGB V dem ausländischen Angebot schwerpunktmäßig eine ergänzende Rolle zuweist. So kann die zuständige Krankenkasse ihre Genehmigung im Fall der Existenz substitutiver inländischer Leistungen verweigern. Infolgedessen stellt sich ebenso die Frage nach dem relevanten Markt, d. h. der Substituierbarkeit von in- und ausländischen Leistungen sowie nach der Marktmacht der Anbieter (vgl. Kapitel 3.3). Möglicherweise könnten einzelne Krankenkassen die Genehmigung in Abhängigkeit vom Versicherungsrisiko unterschiedlich kulant handhaben. So erscheint eine Genehmigungsverweigerung insbesondere für schlechte Risiken nicht unwahrscheinlich, erhöht sich doch hierdurch die Wahrscheinlichkeit eines Versicherungswechsels. Dagegen ist für gute Risiken ein großzügigerer Umgang trotz substitutiver Angebote im Inland zu vermuten.

Für die deutschen Krankenhäuser besteht aufgrund der europaweit einzigartigen dualen Finanzierungsweise grundsätzlich die Möglichkeit, ihre Leistungen vergleichsweise günstiger als ausländische Konkurrenten in Staaten mit vergleichbarem Wohlfahrtsniveau anzubieten, da diese ihre Investitionskosten über entsprechende Entgeltforderungen zu tragen haben (vgl. Kapitel 5.3.3).[356] Die duale Finanzierung kommt somit einer Subventionierung deutscher Krankenhäuser gleich, deren Gültigkeit angesichts der fortschreitenden Liberalisierung des Binnenmarktes durch den Europäischen Gerichtshof beanstandet werden könnte, wodurch der Übergang zu einer monistischen Finanzierung erzwungen würde.[357]

Des Weiteren trägt das *Geraets-Smits/Peerbooms*-Urteil[358] nur in einem Teilbereich des stationären Sektors, dem Krankenhausbereich, zur Klärung der Kostenübernahme eines grenzüberschreitenden Leistungsbezugs bei. Die Übertragbarkeit

---

      tragliche Vereinbarung besteht, nur einen prozentualen Anteil (bspw. 80 Prozent) des üblichen Erstattungsbetrages rückerstattet bekommen. Vgl. *Palm* (2003, S. 11).

356 In der Bundesrepublik Deutschland teilt sich die Krankenhausfinanzierung auf in die laufenden Kosten, welche die Krankenhäuser mittels Pflegesätzen von den Krankenkassen erstattet bekommen (Betriebskosten), sowie die Investitionskosten, welche aus öffentlichen Steuermitteln getragen werden (Fixkosten). Die gesetzlichen Krankenkassen dürfen gemäß § 108 SGB V die Krankenhausbehandlung nur durch zugelassene Krankenhäuser (Hochschulkrankenhäuser, Plankrankenhäuser sowie Krankenhäuser, die einen Versorgungsvertrag mit den Landesverbänden der Krankenkassen und den Verbänden der Ersatzkassen geschlossen haben) erbringen lassen.

357 Vgl. *Europäische Kommission* (2004h, S. 15 ff.), *Dietrich* (2003), *Schulte* (2002, S. 44).

358 Rs. C-157/99 (*Geraets-Smits/Peerbooms*), Slg. 2001, S. 5473 ff.

des *Müller-Fauré/van Riet*-Urteils[359] auf stationäre Krankenanstalten wie Rehabilitations- und Pflegeeinrichtungen ist fraglich, da sich der Europäische Gerichtshof expressis verbis auf die Krankenhausversorgung bezieht.[360] In diesem Sinne sieht auch § 13 Abs. 5 SGB V ausdrücklich die Möglichkeit des Bezugs ausländischer Krankenhausleistungen vor.

Auch wenn die bisherigen Urteile des Europäischen Gerichtshofs einigen gesundheitspolitischen Akteuren zu liberal erscheinen, wird in nahezu allen vorgenannten Urteilen auf den fehlenden Nachweis einer finanziellen Gefährdung der sozialen Sicherungssysteme infolge der Handelsliberalisierung sowie die Geltung grundlegender europäischer Prinzipien, wie die Grundfreiheiten und das Diskriminierungsverbot, hingewiesen. Zwar dürfte ein Gefährdungsnachweis zweifelsfrei erst erbracht werden können, wenn die sozialen Sicherungssysteme bereits in eine finanzielle Schieflage aufgrund der grenzüberschreitenden Gesundheitsversorgung geraten sind. Angesichts des derzeit geringen Anteils grenzüberschreitender Gesundheitsdienstleistungen und der Quasivollversicherung der Gesetzlichen Krankenversicherung ist aber eine derartige Gefährdung aus deutscher Sicht nicht wahrscheinlich. Allerdings ist nicht auszuschließen, dass im Zuge der Leistungsaushilfe deutsche Träger größere Summen vorstrecken könnten, deren Rückerstattung durch die zuständigen ausländischen Träger im Fall einer steigenden Belastung finanzschwacher ausländischer Gesundheitssysteme fraglich bleibt. Indirekt könnte dann auch die Gesetzliche Krankenversicherung infolge einer wachsenden Inanspruchnahme deutscher Gesundheitsleistungen durch ausländische Versicherte belastet werden. Jedoch ist für den Fall einer nachweislichen finanziellen Gefährdung von einer Einschränkung des Gemeinschaftsrechts auszugehen, wie die Argumentationen des Europäischen Gerichtshofs nahe legen. Das Szenario eines versorgungsinduzierten „Sozialtourismus", welcher zu zusätzlichen Finanzierungsschwierigkeiten der Sozialsysteme führt, wird daher dauerhaft kaum Wirklichkeit werden.

Darüber hinaus führen die Bewältigung der Finanzierungsprobleme und die damit verbundene sukzessive Einführung von Wettbewerbselementen in die sozialen Gesundheitssysteme dazu, dass die Systeme ihre wettbewerbliche Sonderstellung im Europäischen Binnenmarkt und im Rahmen der WTO-Abkommen zusehends verlieren (vgl. Kapitel 5.3.4).[361] Anders ausgedrückt, wird die Sonderstellung der sozialen Gesundheitssysteme durch den Abbau systemimmanenter Solidaritätselemente in Frage gestellt. Die nationale Solidarität zeigt sich vor allem in dem obligatorischen Einbezug von Bevölkerungsgruppen, der Umverteilung der Finanzierungslast der bereitgestellten Leistungen zwischen Personengruppen (Reichere zu Ärmeren), der Umverteilung zwischen Risikogruppen (niedrige zu hohen Risken), der Umverteilung im Leistungsbezug (Gesunde zu Kranken), der Umverteilung zwischen Haushalten (Singles zu Familien) sowie einer systemübergreifenden Finanzierung (Über-

---

359 Rs. C-385/99 (*Müller-Fauré/van Riet*), Slg. 2003, S. 4509 ff.
360 Vgl. *Schulte* (2002, S. 46).
361 Vgl. *Palm* (2001, S. 6).

schuss- zu Defizitsystemen).[362] Die Argumentationen des Europäischen Gerichtshofs zur Rechtfertigung eines wettbewerblichen Ausnahmebereichs stützen sich wesentlich auf die obligatorische Mitgliedschaft sowie die Solidarität zwischen nationalen Teilsystemen und beschäftigen sich überdies mit der Frage, ob ein Angebot privatwirtschaftlicher Unternehmer besteht oder potenziell bestehen könnte.[363] Dagegen konzentriert sich die gesundheitspolitische Diskussion im Inland auf die Frage, inwiefern eine Notwendigkeit zur Realisierung der zuvor aufgeführten Solidaritätselemente innerhalb der Krankenversicherung besteht. Da die Anerkennung dieser solidarischen Elemente auch der subjektiven Auslegung unterliegt, kann die sukzessive Einführung von Wettbewerbselementen, wie etwa die Einführung von Versorgungsnetzwerken und selektiven Vertragsgestaltungsmöglichkeiten, gegebenenfalls als eine Unterwanderung des Solidaritätsprinzips ausgelegt werden, mit der Folge, dass die gesetzlichen Krankenkassen quasi als privatwirtschaftliche Unternehmen einzustufen wären.[364]

Nachdem die ersten Schritte einer vereinfachten Inanspruchnahme von Dienstleistungen des Gesundheitsbereichs zulasten der sozialen Sicherungssysteme vollzogen sind, wird sich die zukünftige grenzüberschreitende Gesundheitsversorgung mit den zentralen Fragen der Abrechnung, der Finanzierung und des grenzüberschreitenden Wettbewerbs beschäftigen. Dabei werden insbesondere die Kosten und die Qualität der angebotenen Gesundheitsleistungen als Wettbewerbsparameter im Mittelpunkt des Interesses stehen. Mit dem Beitritt zwölf neuer Mitgliedstaaten seit 2004 und den sich dadurch vergrößernden Versorgungsunterschiede haben zudem Fragen hinsichtlich der Leistungsqualität an Bedeutung gewonnen.[365] Neben der Zulassung zur Gesundheitsversorgung, die zum Teil bereits durch Richtlinien und die gegenseitige Anerkennung von Abschlüssen geregelt ist, muss die Berufsausübung aus Gründen des Versichertenschutzes und einer leistungsgerechten Vergütung stärkeren Qualitätskontrollen unterliegen. Im Rahmen dessen könnte die Europäische Kommission künftig für verlässliche Datengrundlagen sorgen, um einen grenzüberschreitenden Vergleich der „Preise, Mengen, Qualitätsstandards und frei-

---

362 Vgl. *Schulz-Weidner* (1997, S. 454 ff.).
363 Interessant ist in diesem Zusammenhang auch das *Grzelczyk*-Urteil, das die Solidarität zwischen den Mitgliedstaaten betont, die auf den Status der Unionsbürgerschaft und die daraus resultierenden Ansprüche zurückzuführen ist: „*Der Unionsbürgerstatus ist nämlich dazu bestimmt, der grundlegende Status der Angehörigen der Mitgliedstaaten zu sein, der es denjenigen unter ihnen, die sich in der gleichen Situation befinden, erlaubt, unabhängig von ihrer Staatsangehörigkeit und unbeschadet der insoweit ausdrücklich vorgesehenen Ausnahmen die gleiche rechtliche Behandlung zu genießen*" (Grzelczyk, Rdnr. 31). Das *Grzelczyk*-Urteil fußt im Wesentlichen auf den zentralen Argumenten der Beitragsunabhängigkeit sozialer Leistungen sowie einer zeitlich begrenzten Solidarität des Aufenthaltslandes mit dem Versicherungsland. Vgl. Rs. C-184/99 (*Grzelczyk*), Slg. 2001, S. 6193 ff. Vgl. auch: Rs. C-197/86 (*Brown*), Slg. 1988, S. 3205 ff., Rdnr. 18; Rs. C-249/83 (*Hoeckx*), Slg. 1985, S. 973 ff.
364 Vgl. *Pitschas* (2002, Rdnr. 3), *Münnich* (2000b).
365 Vgl. *Schulte* (2001, S. 47), *Dietrich* (2003).

e(n) Kapazitäten von Gesundheitsdienstleistungen" zu ermöglichen.[366] Darüber hinaus sind ein erweiterter Informationsaustausch und eine verstärkte zwischenstaatliche Zusammenarbeit auf Basis der offenen Koordinierungsmethode anvisiert, deren Ausgestaltung bislang nicht wesentlich konkretisiert wurde. Gleichwohl wehren sich bereits heute einige gesundheitspolitische Protagonisten gegen die gegenseitige Anerkennung und gegen eine steigende Leistungstransparenz.

Nachdem in den beiden ersten Kapiteln der Status quo der grenzüberschreitenden Gesundheitsversorgung in ihren Grundzügen dargestellt wurde, beschäftigen sich die nachfolgenden Kapitel mit den Bestimmungsgründen und Entwicklungspotenzialen sowie deren Auswirkungen auf die Gesetzliche Krankenversicherung. Dazu werden in Kapitel 3 wesentliche Determinanten der Gesundheitsversorgung zunächst im nationalen Kontext erarbeitet und in den anschließenden Kapiteln 4 und 5 auf die grenzüberschreitende Ebene transferiert.

---

366 Vgl. *Henkel-Hoving* (2003).

3. Der Markt für Gesundheitsleistungen

Die grenzüberschreitende Gesundheitsversorgung wird von einer Vielzahl nachfrage- und angebotsseitiger Determinanten beeinflusst. In diesem Kapitel werden zunächst wesentliche Determinanten der nationalen Ebene erarbeitet, die im anschließenden Kapitel 4 auf den Außenhandel übertragen werden. Der Bereich der Gesundheitsgüter kann trotz einiger Einschränkungen als Wettbewerbsmarkt bezeichnet werden, der bereits weitgehend in den Europäischen Binnenmarkt integriert ist. Obwohl sich im Güterbereich vor allem in den letzten Jahren bereits einiges verändert hat, wie etwa die Liberalisierung des Versandhandels von Arzneimitteln zeigt, sind weitere Änderungen der Marktstrukturen zu erwarten (vgl. Kapitel 5.1). Dass darüber hinaus ein grenzüberschreitendes Nachfragepotenzial für Gesundheitsdienstleistungen besteht, zeigt sich beispielsweise in der Anrufung des Europäischen Gerichtshofs in strittigen Fragen zur Rechtsauslegung (vgl. Kapitel 2.2.3). Da die Anrufungen des Europäischen Gerichtshofs ursächlich auf die Initiativen der Versicherten zurückzuführen sind, liegt der Analyseschwerpunkt dieses Kapitels auf der Nachfrageseite. Ohne entsprechende Marktangebote kann keine Inanspruchnahme zustande kommen, wohl aber eine latente Nachfrage bestehen.

Die Gründe für eine steigende Wahrnehmung des ausländischen Leistungsangebots liegen zum einen in der verbesserten Leistungstransparenz infolge neuer Informations- und Kommunikationsmöglichkeiten, wodurch die Bedürfnisse der Versicherten nach einer präferenzgerechteren Leistungsinanspruchnahme gefördert werden. In Abhängigkeit der Konsumentenpräferenzen entwickelt sich hierbei ein wechselseitiger Import und Export zwischen den Ländern, der als intraindustrieller oder auch intrasektoraler Handel bezeichnet wird (vgl. Kapitel 4). Zum anderen sind die monetären Kosten der Raumüberbrückung (Fahrtkosten, Versandkosten, ...) infolge der Liberalisierung im Verkehrsbereich zum Teil deutlich gesunken. Ceteris paribus haben sich somit die Möglichkeiten des Bezugs substitutiver und komplementärer Gesundheitsleistungen erweitert (vgl. Kapitel 3.2.2). Da die monetären Kosten der Raumüberbrückung von den GKV-Versicherten in der Regel unmittelbar getragen werden, haben sich insbesondere für einkommensschwächere Versicherte die Möglichkeiten verbessert, Leistungen außerhalb der unmittelbaren Nähe des Wohnortes in Anspruch zu nehmen. Und wie die noch dürftigen Erfahrungen mit der grenzüberschreitenden Inanspruchnahme zeigen, scheinen vor allem einkommensschwächere Versicherte die verbesserten Bezugsmöglichkeiten zu nutzen. Eine Erklärung hierfür findet sich in Kapitel 3.2.2.

Des Weiteren weist der Gesundheitsbereich einige Besonderheiten auf, welche auf das komplexe Beziehungsgeflecht zwischen den Gruppen „Leistungserbringer", „Kostenträger" und „Versicherte" sowie die Ausgestaltung der nationalen Leistungskataloge zurückzuführen sind.[367] Eine Einschränkung des Leistungskatalogs führt dazu, dass die Unterschiede zwischen dem in- und ausländischen Leistungsangebot an Nachfragerelevanz gewinnen. Diese Unterschiede spiegeln sich in der Verfügbarkeit, verschiedenartigen Eigenschaften sowie in unterschiedlichen Ausprägungen gleicher Eigenschaften der Behandlungs- und Untersuchungsmethoden wider. Anders ausgedrückt manifestieren sich die Unterschiede in verschiedenartigen Leistungsmengen, Leistungsarten und Leistungsqualitäten.

Bereits heute weist die Mehrzahl der sozialen Sicherungssysteme der EU-Mitgliedstaaten im Gesundheitsbereich kleinere bis größere Versorgungslücken auf. So sind in den ehemaligen EU-15-Staaten neben Deutschland nur Belgien, Frankreich, Luxemburg und Österreich (weitgehend) frei von einer Warteschlangenbildung in der fachärztlichen Versorgung. In den zwölf neuen Mitgliedstaaten ist die Versorgungssituation noch eingeschränkter. Für die Versicherten der sozialen Gesundheitssysteme bedeutet dies, dass sie neben der Versicherungsfinanzierung im Fall einer Inanspruchnahme von Gesundheitsleistung finanziell zusätzlich belastet werden und Wartezeiten in Kauf nehmen müssen.[368]

Die Gesamtbelastung der Versicherten ist in den letzten Jahren gestiegen und wird weiter steigen. Welches Ausmaß die Belastung zukünftig annimmt, hängt maßgeblich von der Ausgestaltung der Rahmenbedingungen ab. Um die steigende Belastung in den Griff zu bekommen, dürften sich eine stärkere Zentralisierung, staatliche Preisfestsetzung und ein kasseneinheitlicher allgemeiner Beitragssatz kaum eignen. Selbst wenn sich im Zusammenspiel mit Leistungseinschränkungen die Ausgaben der sozialen Sicherungssysteme begrenzen lassen, werden die gesamten Gesundheitsausgaben der Versicherten und Bürger hierdurch nicht reduziert. Vielmehr kommt es lediglich zu einer Verschiebung von ehemals öffentlichen Gesundheitsausgaben in den privaten Bereich. Angesichts der finanziellen Schwierigkeiten der sozialen Sicherungssysteme kann bereits heute in nahezu allen Industrieländern eine sukzessive Leistungsausgliederung sowie eine steigende Belastung der Versicherten beim Leistungsbezug beobachtet werden. Da als Folge einer Leistungsausgliederung die Kosten für diese Leistung unmittelbar von den Versicherten zu tragen sind, gewinnen die transnationalen Preisunterschiede an Bedeutung. Zugleich werden bei einem grenzüberschreitenden Leistungsbezug zahlreiche Fragen zur Substituierbarkeit in- und ausländischer Leistungen aufgeworfen: Erhält man im Ausland tatsächlich vergleichbare Leistungen? Anhand welcher Kriterien lassen sich in- und ausländische Gesundheitsleistungen vergleichen? Werden die Kosten der Inanspruchnahme durch die eigene Krankenversicherung übernommen? Welche zusätzlichen Kosten entstehen bei einer grenzüberschreitenden Inanspruchnahme? Sind weitere landesspezifische Versorgungsunterschiede zu berücksichtigen?

Die Substituierbarkeit und die Qualität der Leistungen spielt somit eine wesentliche Rolle für die grenzüberschreitende Gesundheitsversorgung. In der ökonomi-

---

367 Vgl. auch *Knappe* (1991), *Knappe/Optendrenk* (1999).
368 Vgl. *Rosian/Mildschuh/Vogler et al.* (2002).

schen Theorie können substitutive Leistungen neben dem Verwendungszweck ebenso über die Leistungsmerkmale bestimmt werden. Die Bestimmung substitutiver Leistungen anhand von Merkmalen und Merkmalsausprägungen geht wesentlich auf die Forschungen von *Lancaster* zurück, der hiermit die Neue Nachfragetheorie begründete.[369] Im Kern steht dabei die These, dass die Nachfrage nicht aufgrund der Leistung sondern aufgrund der inhärenten Leistungseigenschaften erfolgt. Die Neue Nachfragetheorie eignet sich auch, um die Außenhandelsbeziehungen zwischen Staaten zu erklären.[370] Da sich Güter und Dienstleistungen in ihren Eigenschaften und damit auch in ihren Gruppierungsmöglichkeiten grundsätzlich unterscheiden, ist auch bei den Gesundheitsleistungen zwischen den beiden Gruppen „Gesundheitsgüter" und „Gesundheitsdienstleistungen" zu differenzieren. Während die technischen Merkmale von Gütern oftmals offensichtlich sind, fällt die Erfassung wesentlicher Dienstleistungseigenschaften und damit auch die Gruppierung weitaus schwerer.

Die unterschiedlichen Vergleichsmöglichkeiten von Gesundheitsgütern und Gesundheitsdienstleistungen, insbesondere von personenbezogenen Gesundheitsdienstleistungen, sind zum einen auf den meritorischen Charakter von Gesundheitsleistungen und die damit verbundenen staatlichen Markteingriffe, sowie auf das Beziehungsgeflecht zwischen den Gesundheitsakteuren zurückzuführen, die zusätzliche Intransparenzen und nicht intendierte Verhaltensanreize begünstigen.[371] Zum anderen hängen die unterschiedlichen Vergleichsmöglichkeiten mit den verschiedenen Möglichkeiten zur Erfassung und zur Bewertung leistungsrelevanter Indikatoren zusammen. So werden Güter typischerweise den Such- und Erfahrungsgütern zugerechnet, während Dienstleistungen den Vertrauens- oder Erfahrungsgütern zugerechnet werden.[372] Aufgrund dessen spielen bei der Qualitätsbewertung personenbezogener Dienstleistungen neben den eigentlichen Kernleistungen wie der ärztlichen Behandlung auch weiche Faktoren, wie das Empathievermögen, Service-/Hotelleistungen oder die Betreuung der Familienangehörigen, eine Rolle.[373] Wenngleich die weichen Faktoren nur Teilqualitäten abdecken, nehmen diese als Ersatz für fehlendes Fachwissen nicht selten die Funktion eines umfassenden Qualitätsin-

---

369 Vgl. *Lancaster* (1966), *Lancaster* (1971).
370 Obwohl sich die Neue Nachfragetheorie inhaltlich in Kapitel 3.2 einbinden ließe, wird diese zur besseren Verständlichkeit erst in Kapitel 4.4.2.3 dargestellt.
371 Beispiele für meritorische Güter sind die Erhaltung der Umwelt, die Förderung der Kunst etc. Wird das Güterangebot als so wichtig erachtet, dass der Staat eine das Marktangebot übersteigende Menge anbietet, erwirbt dieser sich hierdurch Verdienste (engl.: Merits). Neben der Infragestellung der Konsumentensouveränität lässt sich das Angebot meritorischer Güter auch aus Verteilungsgründen (freiwillige Zahlungen, Redistribution, primäre Einkommensverteilung) und Entscheidungskonflikten aufgrund multipler Präferenzen begründen.
372 Vgl. *Grönroos* (1990, S. 27), *Meffert/Bruhn* (2003, S. 27 ff.), *Bauer* (2001a), *Maleri* (1991), *Gallouj/Weinstein* (1997, S. 540). Gleichwohl existieren auch Dienstleistungen, die bereits einen hohen Anteil an Sucheigenschaften aufweisen, wie beispielsweise Telekommunikationsleistungen. Vgl. *Meffert/Bruhn* (2003, S. 80).
373 Vgl. *Ortmann/Möller/Krauß* (2003, S. 118).

dikators für die Patienten wahr und stellen eine Art Qualitätssurrogat dar.[374] Dabei können sich insbesondere persönliche Charakterzüge des Dienstleistungserbringers positiv auf die Qualitätswahrnehmung auswirken, wogegen technische Aspekte in den Hintergrund treten („*High Touch*" statt „*High Tech*").[375] Neben dem grenzüberschreitenden Handel mit Gesundheitsgütern und -dienstleistungen im engeren Sinne wird angesichts der fortschreitenden Handelsliberalisierung im Finanzsektor zukünftig auch der Abschluss von Zusatzversicherungen bei ausländischen oder global tätigen Versicherungsunternehmen an Attraktivität gewinnen. Dies gilt insbesondere für den Integrationsraum des Europäischen Binnenmarktes. Daher dürfte es nur eine Frage der Zeit sein, bis die gesetzlichen Krankenkassen auch verstärkt mit privaten ausländischen Versicherungsunternehmen kooperieren. Angesichts global agierender Versicherungskonzerne schwinden diese Grenzen bereits heute.

Darüber hinaus tritt infolge der steigenden Selbstbeteiligung die Versichertensensibilität für in- und ausländische Preisunterschiede verstärkt zutage. Welche Wirkungen eine Selbstbeteiligung auf die Nachfrage hat, lässt sich anhand der Extrema einer Vollversicherung und einer vollständigen privaten Finanzierung verdeutlichen (vgl. Tabelle 2). Da sich im Fall einer Vollversicherung die Kosten der Inanspruchnahme für Versicherte nicht in einer direkten Einkommensreduzierung niederschlagen, bestehen für die Nachfrager allenfalls geringe Anreize zur Leistungseinschränkung, während die Kosten in der Regel intransparent bleiben. Für die Versichertennachfrage spielen dann ausschließlich qualitative sowie quantitative Leistungsaspekte eine Rolle ($N = N(x, q)$).[376] Unter den Bedingungen einer Vollversicherung reduziert sich aus der Versichertenperspektive die Beurteilung der Gesundheitsversorgung somit auf die Aspekte des Zugangs („Ist die Leistung im Krankheitsfall verfügbar?"), der Leistungseffektivität („Ist die Leistung wirksam?") und der Leistungsmenge.[377] Die damit verbundene Tendenz einer Leistungsausweitung, die über den Umfang und die Qualität der medizinisch notwendigen Leistungsmenge hinausgeht, wird als *Moral Hazard* bezeichnet (vgl. Kapitel 3.2.1). Begünstigt wird dieses Verhalten durch die asymmetrische Informationsverteilung zwischen den Marktseiten.

Mit steigendem Versicherungsumfang und sinkender Selbstbeteiligung verringert sich die Versichertensensibilität für Preisunterschiede. Als Folge hieraus verlagert sich der auf Wettbewerbsmärkten übliche Preis- und Qualitätswettbewerb der Anbieter zunehmend auf die Qualitätskomponente. Da die Anbieter über das Mittel der

---

374 Vgl. *Meyer/Mattmüller* (1987, S. 192 f.).
375 Für eine Patientenorientierung in diesem Sinne spricht auch die Studie von *Helmig/Dietrich* (2001, S. 329), die ein zum Teil deutliches Auseinanderfallen des Qualitätsverständnisses der Patienten und Klinikmitarbeiter feststellen konnten. In diesem Zusammenhang ist auch auf den *Haloeffekt*, d. h. eine verzerrte Qualitätswahrnehmung aufgrund einer herausragenden Eigenschaft, sowie den *Leniency*-Effekt oder *Positive Bias*, d. h. mit zunehmender Wichtigkeit der Leistung verringert sich die Zahl der Negativäußerungen, hinzuweisen. Vgl. *Haller* (1998, S. 28).
376 Vgl. *Jacobs* (1997, S. 143 ff.).
377 Vgl. *Hofmarcher/Riedel/Strobl* (2000).

Produktdifferenzierung quasi eigene Märkte mit einer monopolartigen Stellung errichten können, resultieren hieraus in dynamischer Hinsicht Anreize, sich vornehmlich auf die Entwicklung von Produktinnovationen zu konzentrieren. Effizienzsteigernde Prozessinnovationen werden dagegen weitgehend vernachlässigt. Im Zusammenspiel mit dem Versicherungsproblem des *Moral Hazard* und steigender Versichertenansprüche im Zuge sich erhöhender Prämien wird hierdurch eine Leistungsausweitung begünstigt. Darüber hinaus ermöglicht das Informationsgefälle zwischen den Leistungserbringern und den Patienten die Phänomene der adversen Selektion und der anbieterinduzierten Nachfrage (vgl. Kapitel 3.2.1).

Tabelle 2: Vollversicherung und private Finanzierung

	Vollversicherung	**Private Finanzierung**
Nachfragewirkung	- Leistungsumfang/Menge x, Qualität q → Nullkostenmentalität - Moral Hazard: Ausweitung der Nachfragemenge, nach Möglichkeit bis zur Sättigungsmenge	- Leistungsumfang/Menge x, Qualität q und Preis p → Preis-Leistungs-Verhältnis - Screening
Angebotswirkung	- Idealtypisch reiner Qualitätswettbewerb - Vornehmlich kostengünstige Prozessinnovationen - Adverse Selektion, Qualitätsausdünnung	- Mischung aus Preis- und Qualitätswettbewerb - dynamischer Wettbewerb: Produkt- und Prozessinnovationen - Effizientere Leistungsabläufe - Signaling, verstärktes Bemühen um Qualitätsindikatoren

Anm.: x = Menge, q = Qualität (Leistungseigenschaften), p = Preis
Quelle: eigene Erstellung

Mit zunehmender (proportionaler) Selbstbeteiligung kommt die Preissensibilität der Versicherten zum Tragen, sodass zusätzlich der Preis Eingang in die Nachfragefunktion findet ($N = N(p, x, q)$).[378] Ist der Verbraucher im Besitz der für ihn entscheidungsrelevanten Informationen, erhöht sich bei steigender Qualität im Regelfall auch die Zahlungsbereitschaft.[379] Sofern mit steigenden Preisen eine steigende Qualität antizipiert wird, hängt die Nachfrage *N* einerseits vom Preis *p*, anderseits von der Qualität *q* ab, welche in positiver Korrelation zu dem Preis steht ($N = N(p, q(p))$).[380] Sind die Intransparenzen so groß, dass die Leistungsqualität nicht beurteilt werden kann, richtet der Konsument seine Nachfrage an der zu er-

---

378 Zu den unterschiedlichen Steuerungswirkungen verschiedener Selbstbeteiligungsformen vgl. *Knappe/Leu/Schulenburg* (1988), *Breyer/Zweifel/Kifmann* (2004).
379 Vgl. *Phelps* (1997, S. 131). Vgl. *Wagner/Jahn* (1997, S. 110 f.). In Analogie zur Effizienzlohntheorie können Anbieter auf vollkommenen Wettbewerbsmärkten hierzu Aufschläge auf die kostendeckenden Preise tätigen, die neben ihrer Gewinnfunktion die Funktion eines Qualitätssignals ausüben. Vgl. *Schumann/Meyer/Ströbele* (1999, S. 476), *Meffert/Bruhn* (2003, S. 83).
380 Vgl. *Akerlof* (1970, S. 490 f.), *Phelps* (2000, S. 230). Entgegen der gewöhnlich angenommenen Preis-Absatz-Funktion kann sich aufgrund der unterstellten positiven Korrelation zwischen Preis und Qualität ebenso wie beim *Veblen*-, Snob- und Mitläufereffekt mit zunehmendem Preis die abgesetzte Menge erhöhen. Vgl. *Wöhe/Döring* (1996, S. 668), *Richter/Furubotn* (1996, S. 236 ff.).

wartenden durchschnittlichen Leistungsqualität aus.[381] Infolgedessen treten sowohl ein Preiseffekt – mit steigendem Preis sinkt die Nachfrage – als auch ein Qualitätseffekt – mit steigender Leistungsqualität steigt die Nachfrage – auf. Die Nachfragekurve verläuft dann bogenförmig.[382]

Neben Fragen des Versicherungsumfangs wird die Inanspruchnahme von Gesundheitsleistungen auch von sozioökonomischen Faktoren beeinflusst. Unter Berücksichtigung zusätzlicher Faktoren wie der Kultur und der Sprache sind die im nationalen Kontext nachfragerelevanten Faktoren auf den internationalen Handel übertragbar. Im anschließenden Kapitel 3.1 werden die wesentlichen Nachfrage- und Angebotsdeterminanten auf nationaler Ebene in ihrem Zusammenspiel dargestellt. Überdies gewinnen mit zunehmendem Deckungsgrad die Transaktionskosten des Leistungsbezugs, in erster Linie pekuniäre Kosten wie die Raumüberbrückungskosten und nichtmonetäre Kosten wie die Warte- und Reisezeiten, an Bedeutung. Da sich im Zuge einer Quasivollversicherung der Anbieterwettbewerb auf einen reinen Qualitätswettbewerb verlagert, ist dies Untersuchungsgegenstand von Kapitel 3.3.

3.1. Grundlagen der Gesundheitsökonomie

Anknüpfend an den Status quo der Gesundheitsversorgung in der Bundesrepublik Deutschland, stellt sich die Frage, von welchen Determinanten die Nachfrage nach Gesundheitsleistungen im Wesentlichen beeinflusst wird. Im Unterschied zu Marktleistungen, bei denen in der Regel ein direkter Kontakt zwischen der Nachfrage- und Angebotsseite ohne dritte Parteien zustande kommt, wird die Nachfrage nach Gesundheitsleistungen wesentlich durch das Beziehungsgeflecht zwischen den drei Akteuren „Leistungserbringer", „Versicherte" und „Kostenträger" geprägt.[383] Die Beziehungen zwischen den Akteuren werden auch als versicherungsökonomisches Dreieck bezeichnet. Tatsächlich wird der Markt für Gesundheitsleistungen durch weitere Akteure wie die Medizinproduktehersteller (Arznei-, Heil- und Hilfsmittelhersteller) und die Medizinproduktehändler (Apotheken, Heil- und Hilfsmittelhandel) beeinflusst, sodass ein gesundheitsökonomisches Mehreck entsteht (vgl. Abbildung 11). Aufgabe des Staates ist es, dieses Beziehungsgeflecht durch adäquate Rahmenbedingungen zu ordnen und das Ausmaß der Gesundheitsversorgung durch oder über das soziale Sicherungssystem zu definieren. Dabei stehen dem Versichertenwunsch nach einer maximalen Gesundheitsversorgung im Krankheitsfall beschränkte gesamtwirtschaftliche Ressourcen gegenüber. Angesichts der beschränkten volkswirtschaftlichen Ressourcen ergibt sich somit ein *Trade-off* in der Abwägung der für die Gesundheitsproduktion einzusetzenden Mittel.[384] Durch die

---

381 Vgl. *Akerlof* (1970).
382 Vgl. *Richter/Furubotn* (1996), *Wagner/Jahn* (1997).
383 Vgl. *Knappe/Becker* (2003).
384 Zur Ziele-Mittel-Träger-Problematik vgl. *Henschel/Knappe* (1975, S. 9 ff.).

Separierung der Leistungsströme und Finanzierungsströme zwischen diesen Gruppen und den damit verbundenen Intransparenzen hinsichtlich der Entscheidungs- und Handlungsprozesse werden Verhaltensanreize induziert, welche die Versicherungsprobleme des *Moral Hazard* und der adversen Selektion begünstigen. Dabei hängen der Preis, die Menge und die Qualität der in Anspruch genommenen Gesundheitsleistungen maßgeblich von der finanziellen Beteiligung der Versicherten an den Ausgaben sowie den von den Versicherten zu tragenden Transaktionskosten, wie Zeit- und Raumüberbrückungskosten, ab (vgl. Kapitel 3.2.2).

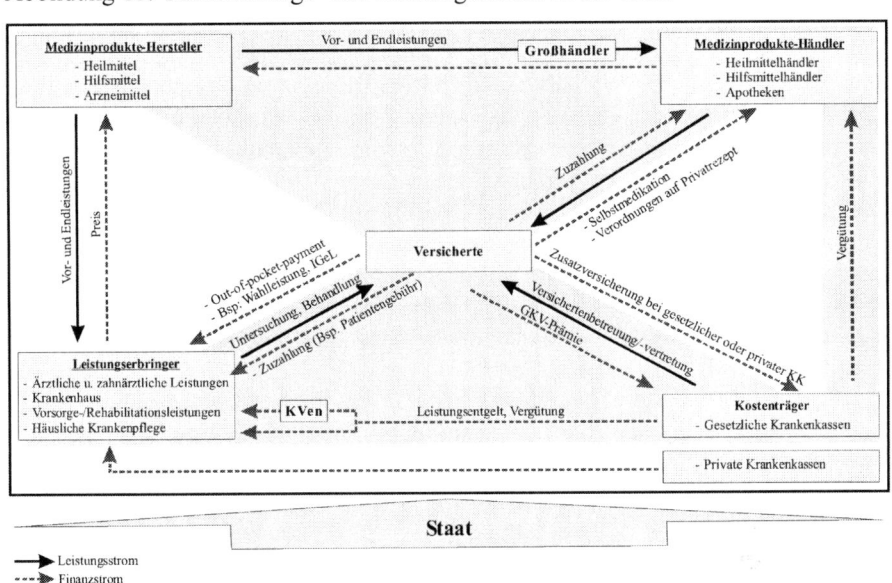

Abbildung 11: Finanzierungs- und Leistungsströme in der GKV

Quelle: eigene Erstellung

Die Schwierigkeiten in der Bestimmung der öffentlichen Gesundheitsversorgung offenbaren sich bereits bei der Definition wesentlicher Begriffe wie Bedarf, Bedürfnis, Nachfrage und Inanspruchnahme.[385] Da der Gesundheitsversorgung üblicherweise meritorische Eigenschaften zugesprochen werden, wird die Allokation nicht dem Markt überlassen, wie dies bei reinen Wettbewerbsmärkten der Fall ist, sondern unterliegt vielfach der staatlichen Regulierung. Angesichts dessen ergibt sich die Notwendigkeit, den von der Gesellschaft oder Versichertengemeinschaft „benötigten" Umfang an Gesundheitsleistungen, den Bedarf, festzulegen („Was soll angeboten werden?"). Bei der Vorstellung, den Versorgungsumfang ohne jegliche Wertur-

---

[385] Vgl. *Krämer* (1992), *Andersen* (1992), *Schwartz/Busse* (2000), *Doppmann* (1985). Zur Definition der Begriffe Gesundheit und Krankheit vgl. *Schwartz/Siegrist/Troschke* (2000).

teile bestimmen zu können, handelt es sich um ein theoretisches Konstrukt. Denn schließlich wird der Bedarf in der Praxis von gesundheitspolitischen Entscheidungsträgern sowie beratenden Wissenschaftlern verschiedenster Disziplinen definiert und unterliegt somit den subjektiven Gerechtigkeitsvorstellungen der normgebenden Personen. Weicht die faktisch beobachtbare Gesundheitsversorgung, der Status quo oder Istzustand, von dem gesundheitspolitisch bestimmten Bedarf, dem Soll, nach unten oder nach oben ab, sind folglich adäquate Korrekturmaßnahmen zu ergreifen. Diese Korrekturmöglichkeiten werden durch die finanziellen Möglichkeiten limitiert. Daher weisen Länder mit unterschiedlichem wirtschaftlichem Entwicklungsgrad in der Regel unterschiedliche Prioritäten des Versorgungsumfangs auf, da entsprechend dem Entwicklungsstand und gesellschaftlichen Grundprinzipien sich einerseits die Bedürfnisse, andererseits die Finanzierungsmöglichkeiten unterscheiden (vgl. Kapitel 2.1). Da eine Redistribution die Verbraucher in ihren Konsummöglichkeiten sonstiger Güter, aber auch die Finanzierungsmöglichkeiten anderer über den Staat bereitgestellter Leistungen beschränkt, müssen die gesundheitspolitischen Entscheidungsträger Entscheidungen treffen, in welchem Umfang der staatliche Eingriff in die primäre Einkommensverteilung und in die Konsumentensouveränität der Bürger erfolgen soll. Es stellt sich also die Frage, inwiefern den Individuen entsprechend dem individuellen Selbstbestimmungsrecht freier Gesellschaften die eigenverantwortliche Ergreifung präventiver oder behandelnder Maßnahmen zugestanden wird und inwiefern dem Staat, der Gesellschaft oder der Versichertengemeinschaft die Folgekosten aus den individuellen Versäumnissen einer gesundheitsbewussten Lebensführung und Unterversicherung aufzuerlegen sind. Überdies sind im Rahmen einer Redistribution verteilungspolitische Fragen hinsichtlich der Aufteilung der Finanzierungslast auf verschiedene Bevölkerungs- oder Versichertengruppen zu beantworten.

Während die Konsumierung von Marktgütern bei Überschreiten der Sättigungsmenge in der Regel mit einem negativen Konsumnutzen einhergeht und der Konsum daher freiwillig eingeschränkt wird, ist die individuelle Sättigungsmenge mit Gesundheitsleistungen angesichts der besonderen Wertschätzung des Gutes „Gesundheit" erst erreicht, wenn ein aus Sicht des Individuums maximaler, „hundertprozentiger" Gesundheitszustand realisiert wurde. Ohne einen restriktiven Zugang zur Gesundheitsversorgung durch die sozialen Sicherungssysteme ist daher zu erwarten, dass die Individuen zur Verbesserung und Erhaltung des eigenen Gesundheitszustands den bestmöglichen, medizinisch realisierbaren Gesundheitszustand anstreben und entsprechend ihren Bedürfnissen die maximal mögliche Menge an Gesundheitsleistungen nachfragen („Was will das Individuum?"). Losgelöst von der Frage nach der Notwendigkeit staatlicher Eingriffe ist der Zugang zur Gesundheitsversorgung an die Erfüllung verschiedenster Kriterien anzubinden. Zudem können den Versicherten die Kosten der Nutzung in „spürbarem" Umfang auferlegt werden. Die konkrete Bestimmung der Zugangskriterien und der Beteiligungsregeln unterliegt in Abhängigkeit des angestrebten Wirkungsgrades und der zu realisierenden Verteilungswirkungen auf verschiedene Bevölkerungs- und Versichertengruppen ebenfalls den subjektiven Wertvorstellungen der gesundheitspolitischen Entscheidungsträger.

Sind die Zugangskriterien nicht erfüllt, so hat der Versicherte die Kosten der Inanspruchnahme selbst zu tragen (*Out-of-Pocket-Payment*). In letzterem Verständnis ist das Individuum als eigenverantwortlicher Gesundheitsproduzent zu interpretieren, der bei der Produktion auf verschiedene Gesundheitsleistungen zurückgreift.[386]

In analoger Weise zum Zusammenspiel zwischen dem Bedarf und den volkswirtschaftlichen Restriktionen der Makroebene wird auf der Mikroebene die in Anspruch genommene Menge durch das Zusammenspiel zwischen den individuellen Bedürfnissen und den finanziellen Restriktionen des Haushaltsbudgets determiniert. Ein wesentlicher Unterschied besteht jedoch in der fremdbestimmten Bedarfsfestsetzung des Makrobereichs und den individuellen Bedürfnissen auf der Mikroebene. Eine Unterscheidung zwischen der Nachfrage und der Inanspruchnahme von Gesundheitsleistungen ist nur notwendig, wenn diese von unterschiedlichen Personen wahrgenommen werden oder fremdbestimmt sind. Beispielsweise wird eine von den individuellen Präferenzen abweichende, fremd beeinflusste Inanspruchnahme durch die Leistungsanbieter als anbieterinduzierte Nachfrage bezeichnet. Sowohl die Nachfrage bzw. Inanspruchnahme als auch die anbieterinduzierte Nachfrage beantworten die Frage „Was wird konsumiert?".

Das nachfolgende Kapitel vertieft die zuvor dargestellten Zusammenhänge, indem es vor dem Hintergrund verschiedenartiger Beteiligungsregeln die wesentlichen Determinanten der Nachfrage und des Angebots ableitet und zusammenführt sowie die Frage nach dem relevanten Markt diskutiert.

3.2. Die Gesundheitsnachfrage im Fokus

Im Nachfolgenden werden in Kapitel 3.2.1 zunächst die wichtigsten Einflussfaktoren auf die Gesundheitsnachfrage erarbeitet. Anschließend erfolgt eine differenzierte Betrachtung, indem entsprechend der gesundheitsökonomischen Theorie die modelltheoretischen Implikationen der Gesundheitsnachfrage unter Planungssicherheit (vgl. Kapitel 3.2.2) und unter Planungsunsicherheit des Verbrauchers (vgl. Kapitel 3.2.3) dargestellt werden. Sofern nicht explizit angegeben, wird von der Existenz einer Versicherung abgesehen. Unter diesen Voraussetzungen sind die Ausgaben für Gesundheitsleistungen von den Patienten in Form von *Out-of-Pocket*-Zahlungen in vollem Umfang zu finanzieren.

3.2.1. Einflussfaktoren auf die Gesundheitsnachfrage

Mit dem Konsum von Gesundheitsleistungen geht in der Regel kein eigener Nutzen für die Individuen einher. Gesundheitsleistungen werden vielmehr zur Verbesserung, Verstetigung oder langsameren Verschlechterung des Gesundheitszustandes

---

[386] Vgl. *Becker* (1965), *Grossman* (1972b) (1972a).

nachgefragt und konsumiert. Da lediglich die Gesundheit als Argument in die Nutzenfunktion des Haushaltes einfließt, handelt es sich bei der Nachfrage nach Gesundheitsleistungen um eine abgeleitete Nachfrage.[387] Folglich ist zwischen der Nachfrage nach Gesundheit G einerseits und der Nachfrage nach Gesundheitsleistungen x_i ($i = 1, ..., n$) andererseits zu differenzieren. Die Nachfrage nach Gesundheitsleistungen wird wiederum von einer Vielzahl von Determinanten beeinflusst, die sich in monetäre und nichtmonetäre Einflussfaktoren aufteilen lassen:

- Zu den *monetären Einflussfaktoren* zählen in erster Linie der Preis der jeweiligen Gesundheitsleistung x_i ($i = 1, ..., n$) (p_i), die Preise substitutiver und komplementärer Gesundheitsleistungen x_j ($j = 1, ..., n; j \neq i$) (p_j), der Preis sonstiger Markt-/Konsumgüter (p_s), das Haushaltseinkommen (y) sowie das Haushaltsvermögen (v). Ferner fallen hierunter auch die monetären Transaktionskosten (TK_M), die in Form von Raumüberbrückungskosten wie Transport- oder Reisekosten entstehen. Die Nachfrage reagiert mit zunehmendem Krankheitsgrad preisunelastischer und verläuft im Extremfall als Parallele zur Ordinate.[388]
- Daneben wird das Nachfrageverhalten durch *nichtmonetäre Einflussfaktoren* wie die Qualität der jeweiligen Gesundheitsleistung (q_i), die Qualität komplementärer und substitutiver Gesundheitsleistungen x_j ($j = 1, ..., n; j \neq i$) (q_j), das Zeitbudget (T), das Bildungsniveau (B) usw. beeinflusst.[389] Darüber hinaus ist von einer positiven Korrelation zwischen der Qualität und dem Preis auszugehen, da Qualitätssteigerungen oftmals mit höheren Kosten und somit – in Abhängigkeit von der Marktsituation – mit höheren Preisen einhergehen. Des Weiteren dürfte sich mit steigender Qualität gleichfalls der Nutzen medizinischer Leistungen erhöhen (vgl. Kapitel 3.3). Zur Gruppe nichtmonetärer Einflussfaktoren zählen auch nichtmonetäre Transaktionskosten (TK_N), die sich beispielsweise in Form von Warte- und Reisezeiten niederschlagen.[390]

Formalanalytisch stellt sich die Beziehung zwischen dem Gesundheitszustand G und den Gesundheitsleistungen x_i somit wie folgt dar:[391]

$$G = f(x_i) \text{ und } x_i = g(p_i, p_j, p_s, y, v, TK_M, TK_N, q_i, q_j, T, B, ...) \text{ mit } i = 1, ..., n \text{ und } i \neq j$$
$$\Rightarrow G = f(g(p_i, p_j, p_s, y, v, TK_M, TK_N, q_i, q_j, T, B, ...))$$

Hinsichtlich der zeitlichen Wirkung von Gesundheitsleistungen sind kurzfristige, einperiodisch wirkende Leistungen sowie langfristig wirkende Leistungen mit

---

387 Vgl. *Breyer/Zweifel/Kifmann* (2004, S. 163 ff.).
388 Vgl. *Phelps* (1997, S. 113), *Jeffers/Bognanno/Bartlett* (1978).
389 Vgl. *Phelps* (1997, S. 129 f.).
390 Bei den Warte- und Reisezeiten handelt es sich um originär nichtmonetäre Einflussfaktoren, die sich gemäß dem Opportunitätskostenprinzip, beispielsweise als entgangenes Einkommen, monetär bewerten lassen.
391 Dabei ist die empirische Bestimmung der modelltheoretischen Variablen mit einigen Schwierigkeiten verbunden (vgl. *Leu/Doppmann* (1986), *Wagstaff* (1986b)). Für einen Literaturüberblick zum Zusammenhang zwischen sozioökonomischen Einflussfaktoren und Gesundheit sowie einer möglichen Klassifizierung der Einflussfaktoren vgl. *Feinstein* (1993).

mehrperiodischem Nutzen und intertemporalen Effekten zu unterscheiden. So kann sich der Nutzen aus dem Konsum medizinischer Leistungen wie Arznei- und Heilmittel teilweise erst nach mehreren Perioden in vollem Umfang entfalten, während sich der Konsumnutzen von Hilfsmitteln wie Brillen und Prothesen oftmals unmittelbar einstellt. Daneben verursacht die Inanspruchnahme von Gesundheitsleistungen einerseits zwar Kosten, andererseits kann dies im Sinne von *Grossman* als Investition in das eigene Humankapital interpretiert werden.[392]

In Abhängigkeit von den obigen Nachfragedeterminanten sowie von der Existenz und der Ausgestaltung der staatlichen und privaten Krankenversicherung resultieren für die Individuen unterschiedliche Verhaltensanreize zur Ausweitung der in Anspruch genommenen Versicherungsleistungen. Die Leistungsausweitung wird dabei durch die asymmetrische Informationsverteilung zwischen der Versicherung und den Versicherten begünstigt. Für den einzelnen Versicherten können hieraus Verhaltensanreize zur Erhöhung der Schadenswahrscheinlichkeit sowie der Schadenshöhe resultieren, die unter dem Begriff des *Moral Hazard* (auch: moralisches Risiko) zusammengefasst werden.[393] Dieses Verhalten äußert sich ex ante in einem leichtsinnigeren Umgang mit der eigenen Gesundheit und der Reduzierung privater Präventivmaßnahmen (Ex-ante-*Moral-Hazard*) sowie einer Ausweitung der in Anspruch genommenen Gesundheitsleistungen im Schadensfall (Ex-post-*Moral-Hazard*), wodurch ein Mengeneffekt und gegebenenfalls auch ein Preiseffekt induziert werden.[394] Da die direkten Kosten der Inanspruchnahme in Form einer Einkommens- bzw. Vermögensbelastung für den Patienten mit zunehmendem Deckungsgrad der Versicherung sinken, gewinnen die indirekten Kosten an relativer Bedeutung.[395] Unter die indirekten Kosten fallen zum einen die nichtmonetären Kosten der Inanspruchnahme, die im Wesentlichen in Form von Zeitkosten (Wartezeiten, Reisezeiten) anfallen, sowie zum anderen die monetären Transaktionskosten, die in Form von Raumüberbrückungskosten (Transportkosten, Reisekosten) entstehen (vgl. Kapitel 1.1.3). Eine trennscharfe Zuordnung der Such- oder Informationskosten zu einem der zuvor genannten Bereiche ist nicht möglich, da diese sowohl mit monetären Kosten der Informationsbeschaffung als auch mit nichtmonetären Kosten, die sich als Zeit- oder Opportunitätskosten niederschlagen, verbunden sein können. Überdies gewinnen mit zunehmender Versicherungsdeckung die qualitativen Aspekte der Gesundheitsversorgung an Relevanz. Diese Zusammenhänge lassen sich anhand Abbildung 12 aufzeigen. Unter den Bedingungen eines reinen Wettbewerbsmarktes für die Gesundheitsleistung x_i *(i = 1, ..., n)* würde sich in Abhängigkeit von der Zahlungsbereitschaft der Patienten, den Produktionskosten und der Marktsituation ein markträumendes Gleichgewicht zu einem Preis p_M und einer Menge x_M

---

392 Vgl. *Grossman* (1972a), *Grossman* (1972b), *Schulenburg/Greiner* (2000, S. 68).
393 Vgl. *Toepffer* (1997, S. 48 ff.).
394 Dagegen dürfte die bewusste Herbeiführung des Schadenseintritts, wie dies beispielsweise bei Vorliegen einer Feuerversicherung der Fall sein kann, im Gesundheitsbereich die Ausnahme bilden.
395 Vgl. *Knappe/Roppel* (1982, S. 53 ff.), *Leu/Doppmann* (1986), *Wagstaff* (1986b).

einstellen. Werden die Ausgaben der Leistung x_i anteilig oder vollständig durch eine Versicherung abgedeckt, so verschiebt sich dieses Gleichgewicht.[396] Zur Verdeutlichung sollen der Versicherte und die Versicherung annahmegemäß Ausgaben paritätisch zu tragen haben. Unter dieser Voraussetzung wird für den Versicherten neben der periodisch zu entrichtenden Versicherungsprämie nur die Hälfte der gesamten Vergütung finanziell spürbar, weshalb es zu einer Drehung der Nachfragekurve im Sättigungspunkt $x_{Sä}$ kommt.[397] Im Fall einer hälftigen bzw. vollständigen Ausgabendeckung durch die Versicherung verläuft die Nachfrage dann wie in $N_{50\%}$ bzw. $N_{100\%}$ dargestellt. Infolge des Versicherungsschutzes wird dem Versicherten in jedem Fall der Bezug einer größeren Menge, wie beispielsweise das Aufsuchen mehrerer Leistungserbringer, ermöglicht (Mengeneffekt). Ob es daneben zur Inanspruchnahme teurerer, annahmegemäß auch qualitativ höherwertiger Leistungen kommt, ist von der Angebotssituation abhängig (Preiseffekt).[398] Definitionsgemäß können beide Effekte nur auftreten, wenn die Angebotskurve A nicht vollkommen preisunelastisch verläuft. Da dieser Zusammenhang nicht nur für eine spezifische Gesundheitsleistung x_i $(i = 1, ..., n)$ gilt, sondern grundsätzlich bei allen Gesundheitsleistungen auftritt, können in der Summe erhebliche Ausgaben entstehen. Obwohl sich die expansiven Gesundheitsausgaben beim einzelnen Versicherten indirekt in einem reduzierten Einkommen oder Vermögen niederschlagen, gehen hiervon kaum Anreize für ein ausgabenbewussteres Verhalten aus, da die eigene Möglichkeit, zu einer Ausgaben- und Prämiensenkung beizutragen, als zu gering erachtet wird. Stattdessen steigt die Anspruchshaltung der Versicherten, angesichts der geleisteten Prämien im Krankheitsfall einen Anspruch auf die bestmögliche Versorgung mit Gesundheitsleistungen erworben zu haben.

---

396 Vgl. *Knappe/Leu/Schulenburg* (1988, S. 59 f.).
397 Die Möglichkeiten der anbieterinduzierten Nachfrage sowie der administrierten Preisfestsetzung werden zunächst außer Acht gelassen.
398 Zu den eingeschränkten Verwendungsmöglichkeiten des Preises als Qualitätsindikator vgl. Kapitel 3.3.

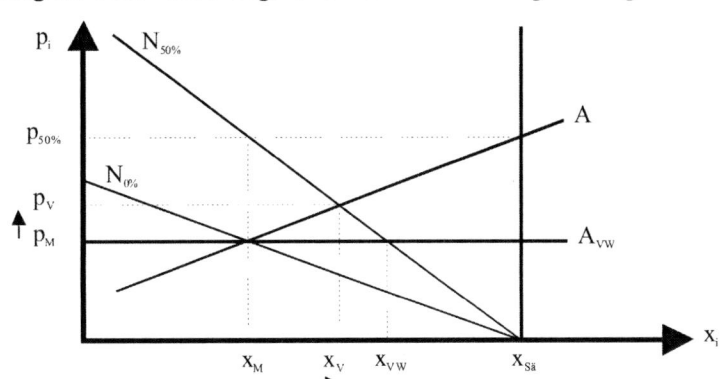

Abbildung 12: Preis- und Mengeneffekt der Versicherungsleistung

[Figure: Diagram with vertical axis p_i showing levels $p_{50\%}$, p_V, p_M, and horizontal axis x_i showing points x_M, x_V, x_{VW}, $x_{Sä}$. Curves labeled $N_{50\%}$, $N_{0\%}$, A, A_{VW}.]

Quelle: eigene Erstellung

Neben dem Informationsdefizit der Versicherung hinsichtlich des Gesundheitszustands der Versicherten bestehen für die Versicherten Intransparenzen hinsichtlich der Qualität der angebotenen Versicherungsleistungen. Hierdurch wird die Funktionsfähigkeit des Versicherungsmarktes beeinträchtigt und es kann das Problem der adversen Selektion entstehen, welches im Extremfall zum Marktzusammenbruch führt.[399]

Infolge einer Erkrankung verändert sich die Zusammensetzung des Portefeuilles, da nun mehr Gesundheitsleistungen und weniger Konsumgüter nachgefragt werden. Diese zustandsabhängige Verhaltensänderung dürfte in erster Linie auf veränderte Knappheitsrelationen zurückzuführen sein. Für gesunde Menschen ist es rational, mehr Marktgüter zu konsumieren, da das Gut „Gesundheit" in ausreichendem Umfang vorhanden ist. Überdies kann sich der Konsum von Gesundheitsleistungen wie Arzneimittel auf einen gesunden Organismus sogar negativ auswirken, wodurch sich die geringere Zahlungsbereitschaft bei Gesundheit erklären lässt (vgl. Kapitel 3.2.3).[400] Des Weiteren verringert sich im Zuge einer Erkrankung auch der Nutzen der Konsumgüter, wie Autofahren, Reisen etc., da diese nicht mehr im bisherigen Umfang genutzt werden können.[401] Folglich dürfte es sich weniger um ein inkonsistentes Nachfrageverhalten handeln, das sich in Form einer Änderung des Indifferenzkurvensystems äußert, als vielmehr um eine zustandsabhängige Verhaltensänderung in Abhängigkeit von den Knappheitsverhältnissen.[402]

Gleichwohl kann es im Zuge der Befriedigung gegenwärtiger Bedürfnisse und der herrschenden Knappheitsverhältnisse zu einer Unterschätzung der zukünftigen, im

---

399 Vgl. *Breyer/Zweifel/Kifmann* (2004, S. 185 ff.).
400 Vgl. *Zweifel* (1992, S. 20 f. und 33).
401 Vgl. *Breyer/Zweifel/Kifmann* (2004, S. 90 ff.).
402 Vgl. *Breyer/Zweifel/Kifmann* (2004, S. 94 ff.), *Zweifel* (1992, S. 24).

Krankheitsfall benötigten medizinischen und finanziellen Mittel kommen.[403] Aus ökonomischer Sicht ergibt sich ein *Trade-off* zwischen laufenden Kosten und zukünftigen Gewinnen. Die gegenwärtigen Kosten der Investition in Gesundheit können pekuniärer Art (z. B. präventive Gesundheitsleistungen, Versicherungsprämien, …), psychischer Art (z. B. Verzicht auf Reisen, Süßigkeiten, …), zeitlicher Art (z. B. Verzicht auf Sport, gesellige Treffen, …) oder sonstiger Natur sein.[404] Im Verständnis von *Tversky/Kahnemann* lässt sich die Präferenz für Gegenwartskonsum dadurch begründen, dass der unsichere zukünftige finanzielle Verlust infolge krankheitsbedingter Kosten dem sicheren gegenwärtigen Verlust aufgrund von Vorsorgeaufwendungen und Versicherungsprämien vorgezogen wird.[405] Somit stellt sich die grundlegende Frage, ob die Bürger in Zeiten „bester" Gesundheit in ausreichendem Umfang präventive Maßnahmen zur Verringerung des Erkrankungsrisikos in zukünftigen Perioden ergreifen bzw. in ausreichendem Umfang finanzielle Rücklagen zur Finanzierung zukünftiger medizinischer Leistungen bilden. Derartige Güter, bei denen die Rationalität der Konsumentenentscheidung sowie der Umfang der privaten Nachfrage bezweifelt werden und daher ein zusätzliches staatliches Angebot erfolgt, werden als meritorische Güter bezeichnet.[406] Allerdings weist die Infragestellung der Konsumentensouveränität zur Rechtfertigung eines staatlichen Eingriffs einen paternalistischen Charakter auf, da die staatliche Bereitstellung über die am Markt nachgefragte Konsummenge ein Werturteil impliziert, deren Vorteilhaftigkeit gegenüber den Verbraucherentscheidungen angesichts nicht vorhandener objektiver Allokationskriterien zu bezweifeln ist.[407] Da die Risikovorsorge überdies mit einem gegenwärtigen Konsumverzicht einhergeht, ist es keineswegs rational, sich gegen alle erdenklichen Risiken zu versichern. Staatliche Eingriffe sollten daher in erster Linie bei Großrisiken erfolgen.[408] Angesicht der arbiträren Spielräume staatlicher Entscheidungsträger ist die staatliche Bereitstellung meritorischer Güter an strenge Kriterien zu knüpfen. Aus Respekt vor dem Selbstbestimmungsrecht sind den Bürgern zunächst Informationen an die Hand zu gegeben, um die private Inanspruchnahme zu fördern. Erst danach sollte zu den Mitteln zweckgebundener mo-

---

403 Vgl. *Fuchs* (1982).
404 Vgl. ebenda, S. 95.
405 *Tversky/Kahnemann* nach *Fuchs* (1982, S. 115). Demnach ziehen die meisten Personen bei der Möglichkeit einer Wahl zwischen der Alternative A, einem sicheren Gewinn von 500 USD, und der Alternative B, einer fünfzig-zu-fünfzig-Chance, entweder 1.000 USD zu gewinnen oder leer auszugehen, die Alternative A vor. Andererseits wird von denselben Individuen bei einer Wahl zwischen der Alternative A, einem sicheren Verlust von 500 USD, und der Alternative B, einer fünfzig-zu-fünfzig-Chance 1.000 USD zu verlieren oder gar nichts, die Alternative B vorgezogen. Vgl. *Rubart* (2002).
406 Vgl. *Knappe* (1995, S. 347).
407 Vgl. *Breyer/Zweifel/Kifmann* (2004, S. 180 f.), *Molitor* (2001, S. 78 f.), *Musgrave* (1986b, S. 36) (1986a). Von der individuellen Entscheidung für gegenwärtige und zukünftige Investitionen in die eigene Gesundheit sind gesellschaftspolitische Entscheidungen, welche die Gesundheit zukünftiger Generationen betreffen, zu unterscheiden. Vgl. *Fuchs/Zeckhauser* (1987, S. 264 f.).
408 Vgl. *Knappe* (1995).

netärer Transfers, der Leistungsbereitstellung durch öffentlich beauftragte Unternehmen oder der unmittelbaren staatlichen Bereitstellung gegriffen werden.[409] Des Weiteren kann die Bereitstellung meritorischer Güter auch in dynamischer Hinsicht negative Effekte aufweisen, wenn potenzielle private Initiativen gebremst werden (Samariterdilemma). Zu guter Letzt impliziert ein staatlicher Markteingriff nicht, dass alle Verbraucher in gleichem Maße von den bereitgestellten Leistungen profitieren.[410] So kann beispielsweise ein Individuum A eher von dem öffentlichen Angebot profitieren, wenn die indirekten Kosten in Form von Raumüberbrückungskosten aufgrund einer kleineren räumlichen Distanz zum Angebotsort niedriger als die des Individuums B ausfallen (vgl. Kapitel 4.4.1.3). Unter Berücksichtigung sämtlicher vorgenannter Aspekte empfiehlt sich somit ein möglichst sparsamer Einsatz meritorischer Mittel.

Im Sinne von *Pauly* wird bei der Nachfrage nach Gesundheitsleistungen üblicherweise zwischen der Primär- und Sekundärnachfrage unterschieden.[411] Während die Primärnachfrage aus dem Gefühl einer gesundheitlichen Beeinträchtigung sowie dem Bedürfnis, dieses Gefühl zu beseitigen, resultiert und daher zum Aufsuchen eines Leistungserbringers führt, kommt die Sekundärnachfrage nach dem erstmaligen Kontakt mit dem Leistungserbringer zustande. Aufgrund des Informationsgefälles in der Arzt-Patienten-Beziehung hinsichtlich des Gesundheitszustandes sowie der existierenden Untersuchungs- und Behandlungsmöglichkeiten wird die Sekundärnachfrage wesentlich vom Arzt determiniert.[412] Solange sich der Arzt in dieser *Prinzipal-Agent*-Beziehung als perfekter Sachwalter des Patienten verhält, ist eine systematische Abweichung der in Anspruch genommenen Gesundheitsleistungen über die medizinisch erforderliche Menge nicht zu befürchten. Sofern jedoch zusätzlich eigene Interessen der Leistungserbringer, wie die Auslastung der eigenen Kapazitäten, pekuniäre Interessen sowie das Streben nach Reputation, in die Nachfrage einfließen, kann die in Anspruch genommene Menge vom medizinisch notwendigen Umfang abweichen. Diese wird daher als anbieterinduzierte Nachfrage bezeichnet. Die anbieterinduzierte Nachfrage umfasst jene Gesundheitsleistungen, die der Patient, sofern er im Besitz vollständiger Informationen über seinen Gesundheitszustand und/oder den therapeutischen Nutzen der Untersuchungs- und Behandlungsmethode wäre, nicht in Anspruch genommen hätte.[413] In Anlehnung an Abbildung 12 erhöht sich hierdurch die Zahlungsbereitschaft der Patienten, was zu einer Verschiebung der Nachfrage nach der Gesundheitsleistung x_i ($i = 1, ..., n$) von $N_{0\%}$ nach $N_{0\%}^2$ und mithin zu einer Verschiebung des Sättigungspunkts von $x_{Sä}$ zu $x_{Sä}^2$ führt (vgl. Abbildung 13).[414] Die expansive Ausgabenwirkung wird durch das

---

409 Vgl. *Molitor* (2001, S. 78 f.).
410 Vgl. *Musgrave* (1986c, S. 43).
411 Vgl. *Breyer/Zweifel/Kifmann* (2004, S. 334 ff.).
412 Vgl. ebenda, S. 334.
413 Vgl. *Cassel/Wilke* (2000, S. 2).
414 Wenngleich die These der anbieterinduzierten Nachfrage in der Literatur oftmals als quasi deterministisch dargestellt wird, bleiben dem Patienten nach wie vor Entscheidungsspiel-

Zusammenspiel der anbieterinduzierten Leistung mit der anteiligen (bzw. vollständigen) Übernahme der Ausgaben durch die Versicherung erhöht, sodass sich die Nachfrage beispielsweise von $N_{50\%}$ (bzw. $N_{100\%}$) auf $N_{50\%}^2$ (bzw. $N_{100\%}^2$) verschiebt.[415]

Nach dieser grundlegenden Einführung in die Nachfrage nach Gesundheitsleistungen wird im Nachfolgenden entsprechend der gesundheitsökonomischen Theorie zwischen der Gesundheitsnachfrage unter Planungssicherheit und der Gesundheitsnachfrage unter Planungsunsicherheit unterschieden.

Abbildung 13: Anbieterinduzierte Nachfrage und Versicherungsleistung

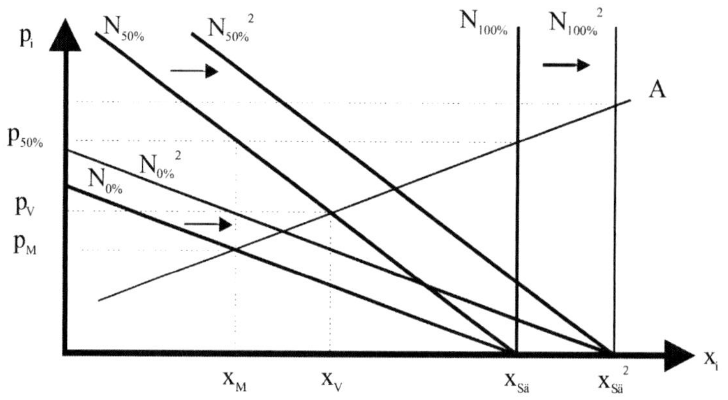

Quelle: eigene Erstellung

3.2.2. Gesundheitsnachfrage unter Planungssicherheit

Nach *Grossman* ergibt sich für die Individuen ein *Trade-off* zwischen dem Konsum von Marktgütern und der Investition in die eigene Gesundheit, die durch die Zeit, welche den Individuen zur Produktion am Markt und in der Haushaltsproduktion zur Verfügung steht, sowie den Wohlstand des Individuums bzw. des Haushalts (Einkommen, Vermögen) begrenzt werden.[416] Aufgrund des mehrperiodischen Ansatzes

---

räume hinsichtlich des Arztbesuchs, der Befolgung von Überweisungen oder der tatsächlichen Inanspruchnahme der verordneten Gesundheitsleistungen. Vgl. *Knappe/Roppel* (1982, S. 48), *Cassel/Wilke* (2000).

415 Im Rahmen der anbieterinduzierten Nachfrage besteht auch die Möglichkeit des *Selfrefferals*, d. h., dass Ärzte ohne spezielle fachliche Kenntnisse Leistungen von Spezialisten erbringen (z. B. Röntgenuntersuchungen). Infolgedessen ist auch die Angemessenheit der Indikation in Frage zu stellen (*Appropriateness Research*). Vgl. *Schwartz/Busse* (2000, S. 399 f.).

416 Vgl. *Grossman* (1972b, S. 224), *Grossman* (1972a), *Mushkin* (1962), *Becker* (1965), *Ben-Porath* (1967).

ergibt sich ein dynamisches Optimierungsproblem des Nutzens unter der Restriktion des Güter- und des Zeitbudgets.[417] Investitionen in die Gesundheit erfolgen zum einen, da die Gesundheit direkt in die individuelle Nutzenfunktion einfließt (Konsumgutcharakter der Gesundheit), und zum anderen, da der Gesundheitszustand die Zeit bestimmt, die für produktive Tätigkeiten am Arbeitsplatz und im Haushalt genutzt werden kann (Investitionsgutcharakter der Gesundheit).[418] Folglich besteht eine wechselseitige Abhängigkeit zwischen dem Gesundheitszustand und dem Erwerbseinkommen, da einerseits ein höheres Erwerbseinkommen den Kauf zusätzlicher Gesundheitsleistungen ermöglicht, andererseits die Produktionsmöglichkeiten und damit auch das Erwerbeinkommen von dem Gesundheitszustand abhängen.[419] Größere Bruttoinvestitionen I_i in die Gesundheit, beispielsweise in Form periodischer Routineuntersuchungen, kommen einer Erweiterung des Gesundheitsstocks der laufenden Periode G_i gleich, wodurch sich der krankheitsbedingte Zeitverlust der nächsten Periode(n) im *Grossman*-Modell deterministisch reduziert. In den realistischeren Folgemodellen wird stattdessen von einem stochastischen Krankheitsauftritt ausgegangen, dessen Eintrittswahrscheinlichkeit sich durch die Investitionen in Gesundheit nur reduzieren lässt. Mit zunehmendem Alter erhöht sich die exogene Abschreibungsrate δ_i des Gesundheitsstocks, da beispielsweise die motorischen Fähigkeiten nachlassen und sich die psychische Konstitution verschlechtert, dem durch steigende Bruttoinvestitionen I_i in den Gesundheitsstock G_i (bedingt) entgegengewirkt werden kann.[420] Daher wird der Schattenpreis für Gesundheit sowohl vom Preis medizinischer Leistungen als auch von Determinanten wie dem Alter und der Bildung beeinflusst.[421] Grundsätzlich muss der Gesundheitsstock G_i stets oberhalb des minimalen, existenziellen Gesundheitsniveaus G_{min} liegen. Als wesentliche Aussage bleibt festzuhalten, dass Preissteigerungen von Gesundheitsleistungen zu einer Reduzierung des Gesundheitsstocks führen, während Lohnerhöhungen, eine bessere Ausbildung, aber auch das Vermögen die Nachfrage nach dem Gesundheitsstock vergrößern.[422]

---

417 Für eine vereinfachte Darstellung des *Grossman*-Modells sowie wichtiger Anschlussarbeiten vgl. *Wagstaff* (1986a), *Schulenburg/Greiner* (2000, S. 70 ff.), *Breyer/Zweifel/Kifmann* (2004, S. 77 ff.), *Doppmann* (1985, S. 13 ff.).
418 Vgl. *Wagstaff* (1986b).
419 Vgl. *Leu/Doppmann* (1986, S. 161).
420 Vgl. *Dardanoni* (1986).
421 Zum Begriff des Schattenpreises vgl. beispielsweise *Neumann* (1995, S. 210 ff.).
422 Vgl. *Holtmann* (1972, S. 183 ff.), *Grossman* (1972b, S. 245 f.), *Dardanoni/Wagstaff* (1987). Die Verbraucher sind aufgrund des gestiegenen Einkommens beispielsweise bereit, zusätzliche Kosten einer Chefarztbehandlung oder eines Einzelzimmers zu tragen (zu *Giffen*- und *Veblen*-Gütern, vgl. *Woll* (2003, S. 106)). Zu geschlechtsspezifischen Aspekten der Nachfrage nach Gesundheitsleistungen vgl. *Schulenburg/Greiner* (2000). Unter der Annahme abnehmender absoluter Risikoaversion und Unsicherheit des Gesundheitszustands zukünftiger Perioden neigen Personen mit zunehmendem Vermögen zu höheren Gesundheitsinvestitionen, weshalb sie in aller Regel auch einen besseren Gesundheitszustand aufweisen (vgl. *Deaton/Muellbaer* (1980, S. 294 ff.)). Vergleiche in diesem Zusammenhang auch den von *Arrow* und *Pratt* geprägten Begriff der absoluten Risikoaversion R_A, welcher die subjektive Be-

In den einperiodischen, deterministischen Folgemodellen des *Grossman*-Modells wird der Investitionsgutcharakter von Gesundheit aufgrund des verkürzten Planungshorizonts weitgehend vernachlässigt, sodass der Fokus auf dem Konsumgutcharakter liegt.[423] So findet beispielsweise bei *Wagstaff* die optimale Aufteilung des Haushaltsbudgets auf die Güterarten Gesundheitsleistungen und Konsumleistungen folgendermaßen statt (vgl. Abbildung 14):[424] Das Haushaltsbudget y wird durch das verfügbare Arbeitseinkommen determiniert, weshalb gilt: $y = l \cdot T_A$, mit T_A = Arbeitszeit, l = Arbeitslohn. Aufgrund der Abhängigkeit des Lohneinkommens vom Gesundheitszustand verläuft die Budgetrestriktion bogenförmig ($y = y(G)$). Sinkt der Konsum der Gesundheitsleistungen unter die Menge des Punktes A ab, so reduziert sich der Gesundheitszustand und mithin das gesundheitsabhängige Arbeitseinkommen, weshalb weniger Einkommen für den Kauf von Marktgütern und Gesundheitsleistungen zur Verfügung steht. Die optimale Budgetaufteilung A^* ermittelt sich aus dem Tangentialpunkt zwischen der Opportunitätskurve und den Indifferenzkurven (Punkt B). Mit sinkender Gesundheit G verlaufen die tiefer gelegenen Indifferenzkurven zunehmend paralleler zur Ordinate, da bereits eine geringe Abnahme des ohnehin schlechten Gesundheitszustandes nur in Kauf genommen wird, wenn der Ausgleich durch Marktgüter entsprechend größer ausfällt.

---

wertung des Risikos in Abhängigkeit vom Ausgangsvermögen V_0 kennzeichnet. Vgl. *Zweifel/Eisen* (2000, S. 70 ff.), *Schumann/Meyer/Ströbele* (1999, S. 427 ff.), *Laux* (2002, S. 198 ff.).
423 Vgl. *Grossman* (1982).
424 Vgl. *Wagstaff* (1986a).

Abbildung 14: Vereinfachtes *Grossman*-Modell

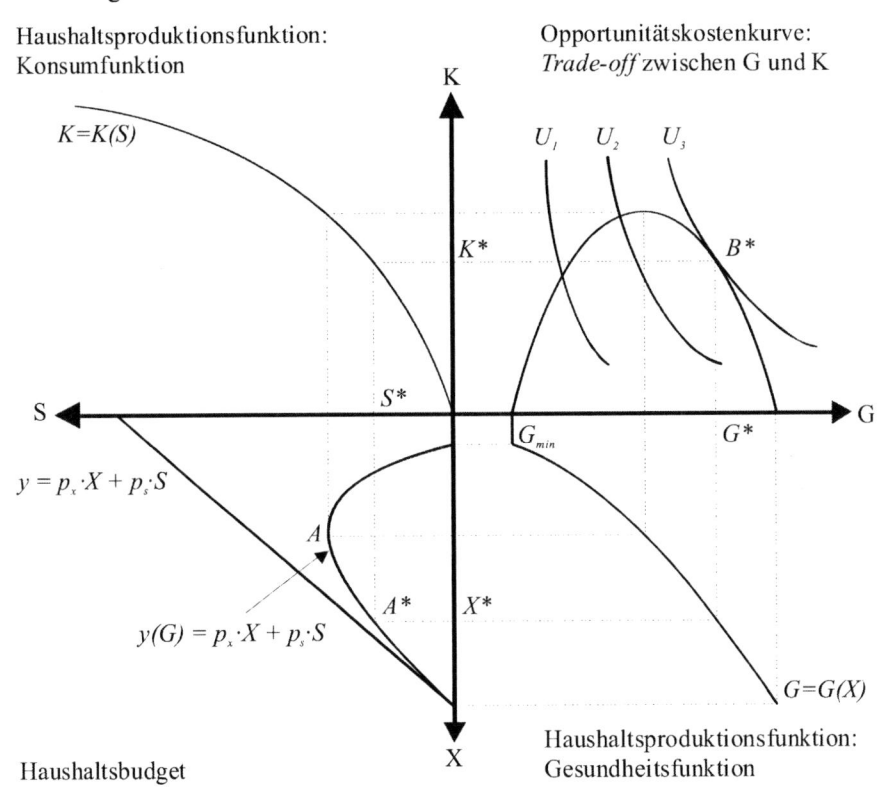

Haushaltsproduktionsfunktion: Konsumfunktion

Opportunitätskostenkurve: *Trade-off* zwischen G und K

$K = K(S)$

$y = p_x \cdot X + p_s \cdot S$

$y(G) = p_x \cdot X + p_s \cdot S$

Haushaltsbudget

Haushaltsproduktionsfunktion: Gesundheitsfunktion

$G = G(X)$

Quelle: eigene Erstellung, vgl. *Breyer/Zweifel/Kifmann* (2004, S. 5 ff.)

Wie bereits dargelegt, entstehen den Vertragspartnern durch die Bestimmung, Übertragung und Durchsetzung von Verfügungsrechten (*Property Rights*) und durch den physischen Austausch von Leistungen so genannte Transaktionskosten, die nicht den Produktionskosten zuzurechnen sind (vgl. Kapitel 1.1.3). Diese unterteilen sich zum einen in nichtmonetäre Transaktionskosten wie beispielsweise die Zeitkosten, welche sich gemäß dem Opportunitätskostenprinzip als entgangenes Einkommen oder als Gewinne in pekuniäre Werte umrechnen lassen. Zeitkosten entstehen beispielsweise durch das Aufsuchen von Leistungserbringern oder – versteht man Haushalte als Produktionsstätten im Sinne von *Becker* – allgemein ausgedrückt durch die vom Haushalt verwendete Zeit zur Gesundheitsproduktion.[425] Die mit der Inanspruchnahme von personenbezogenen Gesundheitsdienstleistungen einhergehende Zeit kann in vier aufeinander aufbauende Zeiteinheiten unterteilt werden:

---

425 Vgl. *Becker* (1965).

erstens die Fahrzeit, die durch die Überbrückung der Distanz zwischen dem (Wohn-) Ort des Verbrauchers und dem Ort des Leistungsbezugs entsteht, zweitens die Wartezeit, welche die Patienten am Ort des Leistungsbezugs bis zur Bereitstellung der Gesundheitsleistung verbringen, und drittens die Behandlungszeit, die mit der Behandlung oder Untersuchung bzw. – allgemeiner formuliert – mit dem Konsum der Gesundheitsleistung einhergeht. Darüber hinaus tritt als vierte Kategorie die Rekonvaleszenzzeit auf, die in Abhängigkeit von der angewendeten Untersuchungs- und Behandlungsmethode erhebliche Schwankungen aufweisen kann (z. B. traditionelle chirurgische Methoden vs. *Minimal Invasive Chirurgie* (MIC)).[426] Zum anderen sind auch die monetären Transaktionskosten zu berücksichtigen. Unter diese fallen beispielsweise die monetären Raumüberbrückungskosten, die durch den Transport von Gütern vom Anbieter zum Tauschplatz (Transportkosten) bzw. durch das Aufsuchen des Anbieters am Produktions- oder Angebotsort (Fahrt- oder Reisekosten) entstehen. So kann beispielsweise der Bezug von Gesundheitsgütern wie Arzneimitteln mit Transportkosten einhergehen (Versandhandel) oder das Aufsuchen des Dienstleistungserbringers mit den Nutzungskosten diverser Transportmittel (z. B. Auto, Bus, Bahn, Flugzeug) verbunden sein. Da sich die Leistungserbringer ihre Zeitkosten in Form eines versteckten Preisaufschlags vergüten lassen und nicht, wie dies etwa im Handwerk der Fall ist, explizit ausweisen, sind diese Zeitkosten für den Nachfrager in der Regel nicht ersichtlich.

Nach *Becker* sind Haushalte als Produktionsstätten zu betrachten, die in Abhängigkeit von der zur Verfügung stehenden Zeit und von zugekauften Leistungen eigene Leistungen produzieren (vgl. Abbildung 15).[427] Die Haushalte treten daher sowohl als Nachfrager nach Gesundheits- und Konsumleistungen als auch als Produzenten auf. Dabei wird die Haushaltsproduktion durch das Haushaltsbudget sowie die zur Verfügung stehenden Inputfaktoren (Zeit, verfügbares Einkommen zum Kauf von Gesundheits- und Konsumleistungen) beschränkt. Im Rahmen der Gesundheits- bzw. Konsumproduktion ergeben sich daher Produktionsfunktionen der Art

$$G = G(X, T_G) \text{ bzw. } K = K(S, T_S).$$

Unter Annahme der Nutzenmaximierung stellt sich für den einzelnen Konsumenten ein Maximierungsproblem der folgenden Art:[428]

Maximiere u = u (X, S)
unter der Nebenbedingung: $(p_X + l \cdot T_G) \cdot X + (p_S + l \cdot T_S) \cdot S \leq y = l \cdot T + y_{Son}$

mit: u = Nutzen, X = Gesundheitsleistungen, S = Güterbündel (allen anderen Gütern und Leistungen), p_X = Preis pro Gesundheitsleistungen, T_G = Zeit für Gesundheitsaktivitäten, p_S =

---

426 Vgl. *Knappe* (1989, S. 511).
427 Vgl. *Becker* (1965, S. 495 ff.), *Christaller* (1980, S. 34 ff.).
428 Vgl. *Acton* (1975) (1973b) (1973a), *Becker* (1965, S. 495 ff.).

Preis von Marktgütern, T_S = Zeit für Haushaltsaktivitäten, l = Arbeitslohn, y = Gesamteinkommen, y_{Son} = Sonstiges Einkommen, T = Gesamtzeit

In Anlehnung an *Becker* unterteilt sich die Zeitrestriktion T der Individuen (z. B. 24 h, 365 Tage, ...) in die Arbeitszeit T_A sowie die im Haushalt benötigte Zeit zur Produktion von Gesundheit T_G und zur Produktion von Konsumgütern T_S.[429] Daher gilt: $T = 24\ h = T_G + T_S + T_A$. Da sich mit steigendem Einkommen auch die Opportunitätskosten ($l \cdot T_A$) erhöhen, neigen Arbeitskräfte mit einem hohen Arbeitseinkommen zur Inanspruchnahme von Gesundheitsleistungen x_i ($i = 1, ..., n$) mit geringerem zeitlichem Aufwand. Folglich wird beispielsweise ein zeitintensiver Krankenhausaufenthalt mit steigendem Einkommen in zunehmendem Maße zu einer inferioren Leistung, weshalb sich die Nachfrage sukzessive auf substitutive, weniger zeitintensive Gesundheitsleistungen x_j ($j = 1, ..., n; j \neq i$) verlagert.[430] Die optimale Aufteilung zwischen der Gesundheitsproduktion G^1 und der Konsumgüterproduktion K^1 lässt sich mithilfe der aus der Produktionstheorie bekannten *Edgeworth*-Box darstellen (vgl. Abbildung 15 a und c).[431] Daneben beschränkt das zur Verfügung stehende Einkommen y, den Zukauf der Produktionsfaktoren Gesundheitsleistungen X und Konsumgüter S in Form einer Budgetgeraden (vgl. Abbildung 15 a). Über die Arbeitszeit T_A bestimmen sich zugleich die Freizeit als Restgröße ($\equiv T_G + T_S = 24\ h - T_A$) (Abszissenabschnitt der *Edgeworth*-Box) sowie das Einkommen y^1 ($y = l \cdot T_A$, Ordinatenabschnitt der *Edgeworth*-Box).[432] Analog zur volkswirtschaftlichen oder unternehmensspezifischen Produktionsmöglichkeitenkurve besteht für die Individuen sowohl ein *Trade-off* in der Produktion von Gesundheit und von Konsum als auch ein *Trade-off* der substitutiv einsetzbaren Produktionsfaktoren Zeit und Einkommen. Aufgrund der Möglichkeit, ein gleich hohes Gesundheitsniveau mit alternativen Kombinationen der Produktionsfaktoren Zeit T_G und Gesundheitsleistungen X bzw. ein gleich hohes Konsumniveau mit alternativen Kombinationsmöglichkeiten der Produktionsfaktoren T_S und Konsumgüter S produzieren zu können, ergibt sich sowohl für die Gesundheitsproduktion als auch für die Konsumproduktion eine Isoquantenschar (vgl. Abbildung 15 c).[433] Entsprechend den Expansionslinien der Abbildung 15 c, erfolgt die Gesundheitsproduktion mit einem relativ hohen Anteil an Gesundheitsleistungen, während die Konsumproduktion vergleichsweise zeitintensiv erfolgt. Die Expansionslinien ergeben sich als Verbindungslinie der Tangentialpunkte der Isoquanten an den (angedeuteten) Isokostenlinien. Diese Tangentialpunkte spiegeln die maximalen Produktionsmöglichkeiten

---

429 Vgl. *Becker* (1965).
430 Vgl. *Acton* (1975, S. 598), *Phelps/Newhouse* (1974) (1997, S. 162), *Holtmann* (1972), *Coffey* (1983).
431 Vgl. *Rose/Sauernheimer* (2006, S. 405 ff.).
432 Zur Vereinfachung wird im Nachfolgenden von sonstigen Einnahmequellen abgesehen.
433 Eine Isoquante ist definiert als der geometrische Ort aller Faktorkombinationen, die das gleiche Produktions- oder Outputniveau repräsentieren (vgl. *Demmler* (2000, S. 242)). Daher gilt, dass die Grenzrate der technischen Substitution dem reziproken Verhältnis der Grenzprodukte entspricht.

unter gegebenem Kostenniveau wider, bei denen das Verhältnis der Grenzproduktivitäten (Grenzrate der Substitution, GRS) dem Faktorpreisverhältnis entspricht.[434] Die haushaltsspezifische Effizienzkurve oder Kontraktkurve ermittelt sich als Verbindungslinie der diversen Tangentialpunkte zwischen den Isoquanten der Gesundheitsproduktion und den Isoquanten der Konsumproduktion, in denen die Grenzproduktivität der Zeit und die Grenzproduktivität des Einkommens übereinstimmen (vgl. Abbildung 15 a).[435] Ein solcher Optimalpunkt ist beispielsweise in der Gesundheitsproduktion G^1 mit Gesundheitsleistungen in Höhe von X^1 und einem Zeitinput von T_G^1 ($G^1 = f(X^1, T_G)$) sowie einer Konsumproduktion K^1 mit Konsumgütern im Umfang S^1 und einer Produktionszeit T_S^1 ($K^1 = f(S^1, T_S)$) gegeben. Für die damit verbundenen Ausgaben gilt entsprechend: $p_S \cdot S^1 = y^1 - p_X \cdot X^1$. Die gekrümmte Effizienzkurve ist auf unterschiedliche Faktorintensitäten bei konstanten Skalenerträgen bzw. identische Faktorintensitäten bei verschiedenartigen Skalenerträgen in der Produktion von Gesundheit und Konsum zurückzuführen.[436] Überträgt man die damit verbundenen Outputkombinationen von Gesundheit und Konsum (Bsp: G^1, K^1) in ein Mengendiagramm, ergibt sich eine Transformationskurve der Art, wie in Abbildung 15 b dargestellt. Unter Berücksichtigung der individuellen Präferenzen ermittelt sich das Haushaltsoptimum im Tangentialpunkt A^1 der Indifferenzkurven u^1 an der Transformationskurve.

Infolge einer Erhöhung des Lohnsatzes l vergrößern sich einerseits die Bezugsmöglichkeiten (Einkommenseffekt, EE), andererseits führen die höheren Opportunitätskosten der Freizeit in Form von entgangenem Arbeitseinkommen zu einer sinkenden Nachfrage nach zeitintensiven Leistungen (Substitutionseffekt, SE), weshalb sich der Gesamteffekt nicht vorhersagen lässt.[437] In Abbildung 15 a kommt es infolge der Lohnerhöhung zu einer verringerten Arbeitszeit, gleichzeitig hat sich der Bezug von Gesundheitsleistungen als auch von Konsumleistungen erhöht.[438] Hierdurch ändert sich auch das Preisverhältnis des ursprünglichen Tangentialpunkts (G^1, K^1) auf der neuen (nicht eingezeichneten) Effizienzkurve im Tangentialpunkt (G^2, K^2). Der Tangentialpunkt zwischen der Produktionsmöglichkeitskurve und der Indifferenzkurve u^2 weist eine flachere Steigung auf, was auch anhand der *Rybczynski*–Linie (A^1 zu A') offensichtlich wird (vgl. Abbildung 15 b).[439] Aufgrund der

---

434 Vgl. *Varian* (1991).
435 Derartige Optima kommen nur unter vollständiger Konkurrenz auf den Faktormärkten zustande. Vgl. *Rose/Sauernheimer* (2006, S. 434 ff.).
436 Eine lineare Kontraktlinie zwischen G_0 und K_0 ergibt sich nur im Fall gleicher Faktorintensitäten und konstanter Skalenerträge (vgl. *Rose/Sauernheimer* (2006, S. 439 f.)). In diesem Fall bleibt das Transformationsverhältnis konstant, weshalb die Transformationskurve als Gerade verläuft.
437 Vgl. *Becker* (1965), *Goodman/Stano/Tilford* (1999, S. 798), *Olsen* (1993), *Newhouse* (1977), *Acton* (1973b, S. 6), *Demmler* (2000, S. 61 ff.).
438 Man beachte, dass die Indifferenzkurven im Unterschied zu jenen der Abbildung 15 b das gleiche Nutzenniveau für alternative Einkommens-Freizeit-Kombinationen widerspiegeln.
439 Die *Rybczynski*-Linie ist die Verbindungslinie zwischen allen Punkten mit gleicher Grenzrate der Transformation. Vgl. *Rose/Sauernheimer* (2006, S. 464).

Annahme homothetischer Indifferenzkurven, ist das veränderte Haushaltsoptimum A^2 auf die veränderten Produktionsmöglichkeiten zurückzuführen.[440]

Unterstellt man als alternatives Szenario zur Lohnerhöhung die Einführung einer Versicherung mit fünfzigprozentiger Selbstbeteiligung, so kann bei gleichem Budget y die doppelte Menge an Gesundheitsleistungen gekauft werden.[441] Aufgrund dessen ändert sich das Faktorpreisverhältnis, da sich bei gegebenem Kostenniveau (oder Budget) die Isokostenlinie im Ordinatenabschnitt dreht und nun bei der doppelten Entfernung des ursprünglichen Schnittpunkts die Abszisse schneidet (Abbildung 15 b). Um die doppelte Outputmenge von der Gesundheitsproduktion innerhalb der *Edgeworth*-Box erfassen zu können, bietet sich eine Maßstabstauchung des Outputniveaus für Gesundheitsleistungen an, sodass die ursprünglichen Outputniveaus nun das doppelte Produktionsvolumen repräsentieren (vgl. Abbildung 15 c).[442] Insgesamt kommt es daher zu einem neuen Expansionspfad der Gesundheitsproduktion, da entsprechend dem *Rybczynski*-Theorem der Produktionsfaktor Zeit relativ knapper wird, sich verteuert und somit eine kapitalintensivere Gesundheitsproduktion mithilfe des vergleichsweise reichlich vorhandenen Produktionsfaktors Gesundheitsleistungen erfolgt.[443] Aufgrund dessen bleiben zwar die Tangentialpunkte zwischen den Isoquanten und ebenso die Effizienzkurve in Abbildung 15 a unverändert. Allerdings repräsentieren die Isoquanten der Gesundheitsproduktion aufgrund der Annahme einer fünfzigprozentigen Selbstbeteiligung und der gestauchten Darstellung ein jeweils doppelt so hohes Outputniveau wie im Ausgangszustand, weshalb sich die Transformationskurve in Abbildung 15 b nach außen verschiebt. Im Zuge dessen verschiebt sich – auch unter der Annahme homothetischer Präferenzen – die optimale Produktionsstruktur von A^1 nach A^3, sodass es sowohl zu einer Ausweitung der Gesundheitsnachfrage (G^1 nach G^3) als auch zu einer Ausweitung der Konsumnachfrage (K^1 nach K^2) kommt (vgl. Abbildung 15 c). Umgekehrt ausgedrückt, steigt mit sinkender Selbstbeteiligungsrate der relative Einfluss nichtmonetärer Nachfragefaktoren, weshalb ihnen die Rolle eines alternativen Kontrollmechanismus zur Nachfragesteuerung zukommt (vgl. Abbildung 15).[444] Ein typisches Beispiel für die

---

440 Vgl. *Mas-Colell/Whinston/Green* (1995, S. 45).
441 Zur Vereinfachung wird von dem einkommensmindernden Abzug einer Versicherungsprämie abgesehen. Der Abzug der Versicherungsprämie verschiebt die Budgetgerade parallel nach unten (z. B. $y_{Prämie} = y - Prämie$), sodass die Abszisse geschnitten wird und die Zeitachse die Ordinatenachse im negativen Bereich schneidet. Logisch lässt sich dies dadurch erklären, dass das Individuum zumindest einen Teil seiner Freizeit zur Erwirtschaftung der Versicherungsprämie opfern muss. Infolge des Prämienabzugs kommt es ebenfalls zu einer Verschiebung der Transformationskurve nach innen, da nun weniger Einkommen für den Kauf von Gesundheits- und Konsumleistungen zur Verfügung steht und somit ein niedrigeres maximales Outputniveau erreicht wird.
442 Zur Verdeutlichung wurden zusätzliche gestrichelte Isoquanten in das Diagramm aufgenommen.
443 Vgl. *Rose/Sauernheimer* (2006, S. 481 ff.).
444 Vgl. *Acton* (1975), *Cullis/Jones/Propper* (2000, S. 1221 ff.), *Newhouse* (1978, S. 11).

mitunter zielgruppengerichteten Steuerungsmöglichkeiten über den Faktor Zeit ist die Einrichtung von Wartelisten, wie etwa beim *National Health Service* (NHS).

Unter der Annahme einer positiven Korrelation zwischen der Zeit und der Distanz zum Leistungserbringer gewinnt Letztere mit zunehmender Entfernung an relativem Einfluss auf das Nachfrageverhalten.[445] Eine derartige Korrelation besteht jedoch nur bedingt und hängt überdies von dem eingesetzten Transportmittel ab. So können insbesondere finanzkräftigere Personen mit zunehmender Entfernung zum Ort der Leistungserbringung auf substitutive, Zeit sparende Transportmittel im Vergleich zum öffentlichen Personennahverkehr und zum privaten PKV zurückgreifen, wie beispielsweise Flugzeug oder Bahn. In einer Abwandlung des vorhergehenden Modells unterstellen *Goodman/Stano/Tilford* zur Vereinfachung, dass die Reise für den Verbraucher zwar mit keinen zusätzlichen monetären Ausgaben, jedoch mit zeitlichen Kosten verbunden ist (vgl. Abbildung 16).[446] Unter Berücksichtigung der Reisekosten pro Einheit medizinischer Leistungen T_R erhöhen sich die gesamten Zeitkosten der Gesundheitsproduktion von T_G auf $T_G + T_R$. Die Gesundheitsproduktion wird daher zeitintensiver, die Isokostenkurven der Abbildung 15 c verlaufen aufgrund der Verteuerung des relativ knappen Produktionsfaktors flacher (Drehung im Abszissenabschnitt), und die Effizienzkurve biegt sich weiter nach rechts durch. Während auf der ursprünglichen Kontraktkurve in Punkt *D* ein Inputverhältnis zwischen den Faktoren Gesundheitsleistungen X und Zeit T_G von $(X/T_G)_0$ vorherrscht, führt die Berücksichtigung der Reisezeit im neuen Produktionsgleichgewicht zu einer Verschiebung der Transformationskurve nach innen (nicht dargestellt, vgl. Abbildung 15 b). Der neue Gleichgewichtspunkt *F* (G^2, K^2) ist somit durch ein reduziertes Outputniveau sowie ein verringertes Verhältnis der Inputfaktoren $(X/T_G)_1$ gekennzeichnet. Punkt *F* weist, verglichen mit dem Punkt *D*, einen absolut niedrigeren Zeitinput der Gesundheitsproduktion (TG_1) auf. Dafür ist die gesamte Produktionszeit für Gesundheit gegenüber Punkt *D* um T_R auf $T_G^2 + T_R^2$ gestiegen, sodass sich der Input an Gesundheitsleistungen von X^1 auf X^2 reduziert hat. Im Gegenzug ist die Produktionszeit für Konsumgüter von T_S^1 auf T_S^2 gesunken und der Konsumgütereinsatz von S^1 auf S^2 gestiegen. In Abhängigkeit von der Wertschätzung der Gesundheit wird das Individuum versuchen, das alte Gesundheitsproduktionsniveau aufrecht zu halten und sich dem Punkt *E* annähern oder dies unterlassen (vgl. die Indifferenzkurven in Abbildung 15 b).

---

[445] Vgl. *Acton* (1975, S. 610). Die Probleme bei der Bestimmung des Einzugsbereichs zeigen sich auch bei *Fischer* (1988, S. 169), demzufolge der relevante Markt bei Krankenhäusern der Grundversorgung und somit standardisierter Gesundheitsleistungen „*20 Kilometer und mehr betragen*" kann.

[446] Vgl. *Goodman/Stano/Tilford* (1999, S. 798 ff.).

Abbildung 15: Die Haushaltsproduktion

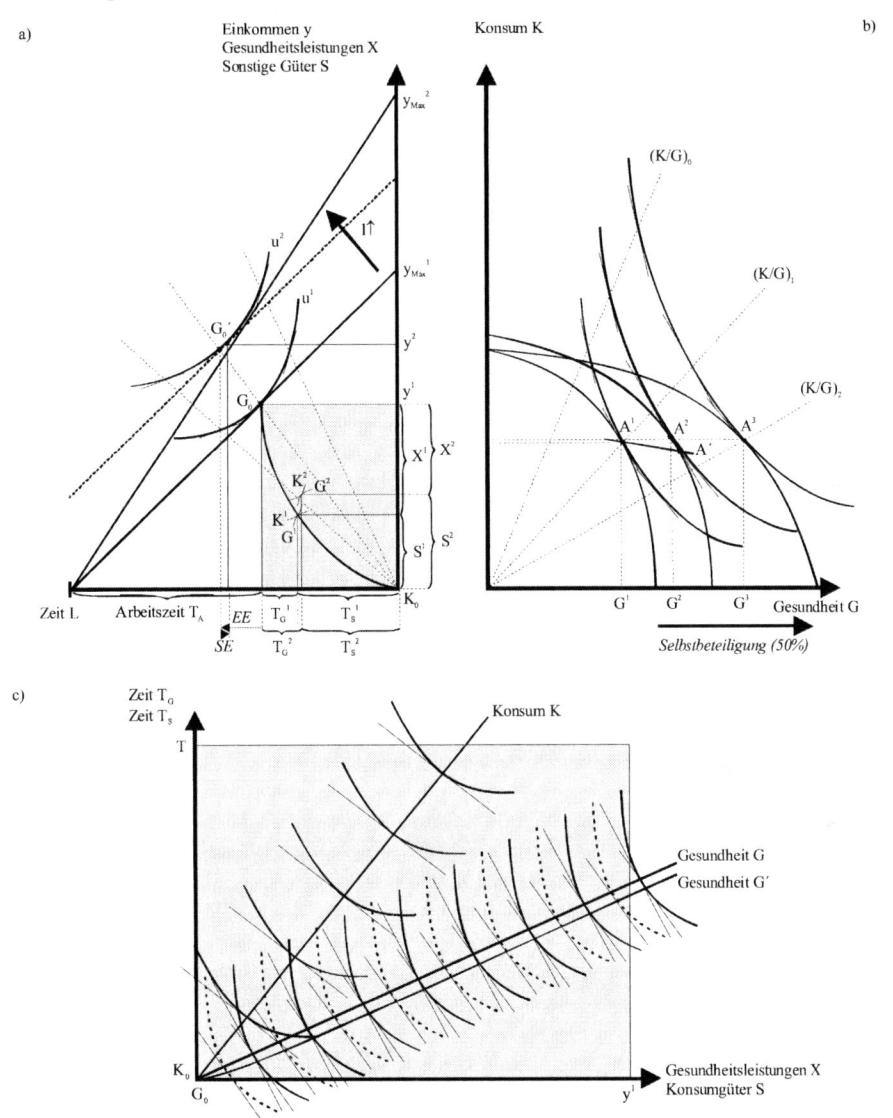

Quelle: eigene Erstellung, vgl. *Goodman/Stano/Tilford* (1999). Vgl. auch Abbildung 16

Abbildung 16: Berücksichtigung der Reisekosten

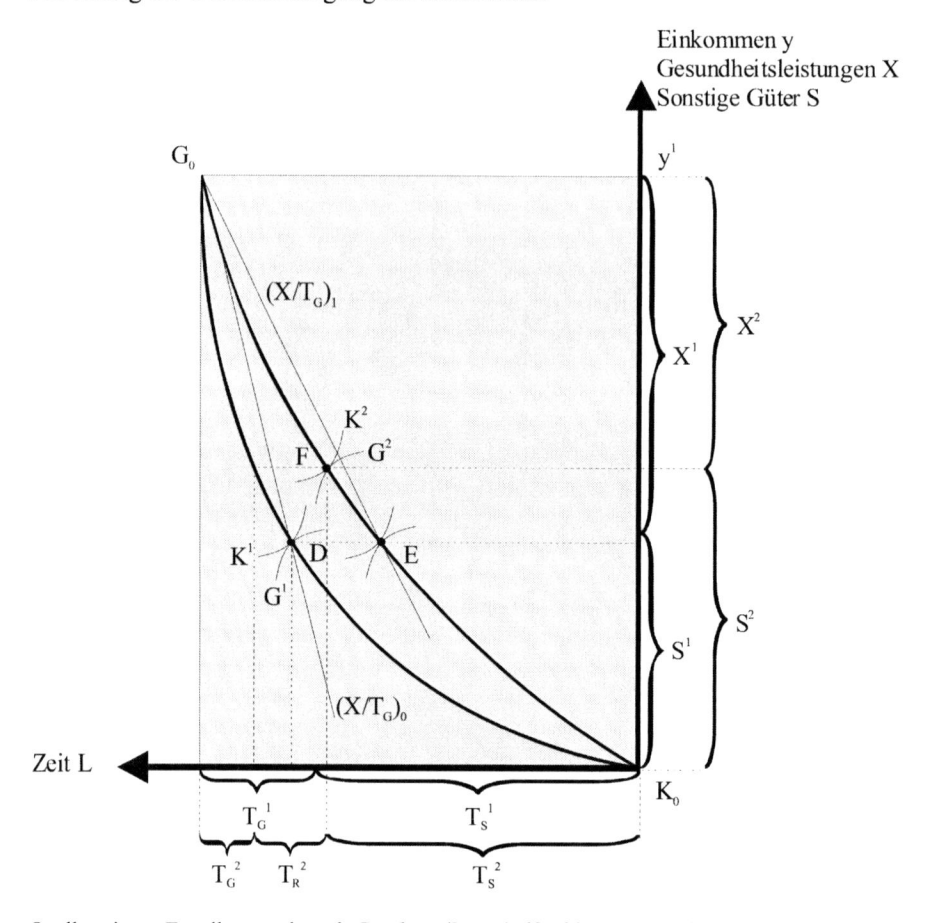

Quelle: eigene Erstellung; vgl. auch *Goodman/Stano/Tilford* (1999, S. 800) und Abbildung 15

Aufgrund dieser Zusammenhänge führen Zeit sparende Innovationen im Gesundheitsbereich und im Verkehrswesen zu einer steigenden Nachfrage nach Gesundheitsleistungen. Prozess- oder Produktinnovationen, welche die Untersuchungs-, Behandlungs- und Rekonvaleszenzzeit reduzieren, wirken wie eine Einkommenserhöhung und führen ceteris paribus bei „normaler" Reaktion zu einer Nachfrageausweitung.[447] Infolge des medizinischen und medizinisch-technischen Fortschritts sowie der Weiterentwicklung des Verkehrswesens können die Gesamtkosten der Inanspruchnahme eines weiter entfernten Leistungserbringers nur unwesentlich von jenen Kosten abweichen, die durch das Aufsuchen eines näher gelegenen Leistungs-

---

[447] Vgl. *Holtmann* (1972, S. 188).

erbringers entstehen. Daher sind sowohl die monetären als auch die nichtmonetären Kosten der Inanspruchnahme zu berücksichtigen.

Vor allem die ärmeren Patienten profitieren von den teilweise erheblichen Preissenkungen im Transportwesen und dem Aufkommen von Billigfluglinien, da ihnen die Inanspruchnahme substitutiver ausländischer Leistungen ermöglicht wird. Das ausländische Angebot gewinnt folglich an Relevanz bei den Nachfrageüberlegungen, im Zuge derer sich auch der Dienstleistungshandel ausweiten kann (vgl. Kapitel 4.4.1.3). Insbesondere bei spezialisierten ausländischen Gesundheitsleistungen kann es rational sein, diese sowohl aus Kostengründen – die Summe aus monetären und nichtmonetären Bezugskosten ausländischer Leistungen liegt unterhalb jener der substitutiven inländischen Leistungsangebote – als auch aufgrund von Qualitätsunterschieden – das Qualitätsniveau der ausländischen Leistung liegt oberhalb des inländischen Leistungsangebots – in Anspruch zu nehmen. Da es sich um spezielle Gesundheitsleistungen handelt, fallen das Angebot und damit auch der Absatz entsprechend gering aus. Zudem dürften die Entgelte für derartige Leistungen aufgrund des damit zu vermutenden Nachfrageüberhangs in der Regel die Entgelte für standardisierte Leistungen übersteigen. Inwiefern die Kosten der Inanspruchnahme von den Versicherten bzw. von den sozialen Sicherungssystemen getragen werden, hängt von der bestehenden Rahmenordnung ab. Darüber hinaus haben weitere Faktoren Einfluss auf die Gesundheitsnachfrage. So spielt etwa die Nähe zum Wohnort und zum Familien- und Freundeskreis eine wesentliche Rolle beim Leistungsbezug.[448]

Im Gegensatz dazu ist bei weitgehend standardisierten, versicherungsgedeckten Gesundheitsleistungen, welche von einer Vielzahl in- und ausländischer Anbieter erbracht werden, eine über das nähere Umfeld hinausgehende Inanspruchnahme weder notwendig noch aus Kostengründen rational (vgl. Abbildung 26). Gleichwohl kann es für die in Grenzregionen ansässigen Versicherten aus pekuniären und zeitlichen Gründen durchaus attraktiv sein, näher gelegene Leistungserbringer jenseits der Grenze in Anspruch zu nehmen. Dagegen dürfte beim Bezug derartiger ausländischer Gesundheitsleistungen die Qualität angesichts der vermeintlichen Standardisierung innerhalb der Europäischen Union nur eine untergeordnete Rolle spielen. Gleichwohl werden das Vorhandensein und die Erbringung eines gleichwertigen Qualitätsniveaus in den neuen Mitgliedstaaten von vielen Experten mehr als nur bezweifelt.

3.2.3. Gesundheitsnachfrage unter Unsicherheit

Die deterministischen Annahmen des *Grossman*-Modells hinsichtlich der Vorhersehbarkeit einer Erkrankung in zukünftigen Perioden sind in der Realität nicht gegeben. Im Gesundheitsbereich lassen sich zwei Unsicherheitsarten unterscheiden, zum einen Unsicherheiten hinsichtlich des eigenen Gesundheitszustandes bzw. einer zu-

---

448 Vgl. *Fischer* (1988, S. 168), *Fischer* (1978, S. 44, S. 148 ff.).

künftigen Erkrankung (Unsicherheit I) sowie zum anderen angebotsseitige Unsicherheiten (Unsicherheit II).[449] Nach Art ihres Auftritts ließen sich diese Unsicherheiten auch als patientenbezogene Unsicherheiten, da diese den Gesundheitszustand des Patienten betreffen, und als leistungsbezogene Unsicherheiten, die auf Informationsdefizite hinsichtlich der in Anspruch genommenen Gesundheitsgüter und -dienstleistungen zurückzuführen sind, bezeichnen (vgl. Tabelle 3).

Tabelle 3: Unsicherheiten der Gesundheitsnachfrage

Unsicherheitsart I: Patientenbezogene Unsicherheiten
a) Fehlendes Fachwissen der Patienten und damit verbundene Schwierigkeiten in der Bewertung des eigenen Gesundheitszustands
b) Stochastischer Krankheitseintritt
Unsicherheitsart II: Leistungsbezogene Unsicherheiten
a) Informationsgefälle in der Arzt-Patienten-Beziehung (Vertrauensgut)
b) Qualitätsunsicherheiten (Effektivität, Leistungseigenschaften) und folglich auch Unsicherheiten hinsichtlich der Effizienz (Preis-Leistungs-Verhältnis) der Gesundheitsleistung

Quelle: eigene Erstellung

Patientenbezogene Unsicherheiten

Die Kritik am *Grossman*-Modell beruht auf der impliziten Annahme der Vorhersehbarkeit des Gesundheitszustands in nachfolgenden Perioden und einer Überbewertung der Steuerbarkeit des Gesundheitszustands, sodass die Individuen zwischen den Ausgaben für Konsumgüter und Investitionen in das eigene Gesundheitskapital gezielt abwägen können (Unsicherheit I). Bereits *Grossman* weist auf die Unzulänglichkeit seines Modells hinsichtlich der Ungewissheit intertemporaler Variationen der Abschreibungsrate sowie der Unvorhersehbarkeit der eigenen Lebenserwartung hin. Angesichts der Realitätsferne dieser Annahme stellt sich daher die Frage, inwiefern sich die Gesundheitsnachfrage unter der Berücksichtigung der Unvorhersehbarkeit des eigenen Gesundheitszustands in zukünftigen Perioden verändert. Dabei kann zwischen der Unsicherheit infolge des Fehlens notwendiger diagnostischer Informationen, welche eine adäquate Beurteilung des eigenen Gesundheitszustands verhindern (Unsicherheit $U_I^{a)}$), sowie der Unsicherheit, welche auf den stochastischen Krankheitseintritt zurückzuführen ist (Unsicherheit $U_I^{b)}$), unterschieden werden.[450] Über zwei oder mehrere Perioden betrachtet, reduzieren Gesundheitsinvestitionen in der laufenden Periode zwar die Erkrankungswahrscheinlichkeit in der nächsten Periode, allerdings ist der vollständige Ausschluss einer Erkrankung in den Folgeperioden aufgrund stochastischer Ereignisse, wie klimatischer Einflüsse oder

---

449 Vgl. *Arrow* (1963, S. 964 ff.), *Toepffer* (1997, S. 30). Nach *Fritsch/Wein/Ewers* (2003, S. 278 ff.) ist zwischen Unkenntnis, welche auf mangelnde Informationen zurückzuführen ist, und Unsicherheit, welche auf stochastischen Ereignissen beruht, zu differenzieren.
450 Vgl. *Dardanoni/Wagstaff* (1990, S. 24 f.).

der Kontakt mit Bakterien und Viren, nicht möglich.[451] Zudem müssten in Abhängigkeit der zukünftigen Erkrankung unterschiedliche Präventionsmaßnahmen ergriffen werden.

Leistungsbezogene Unsicherheiten

Neben den patientenbezogenen Unsicherheiten bestehen gleichfalls leistungsbezogene Unsicherheiten, die sich aus den Informationsdefiziten hinsichtlich des Arztverhaltens und denen der Leistungseigenschaften ergeben.[452] So wird etwa dem Patienten aufgrund des Informationsdefizits gegenüber dem Arzt eine Einschätzung hinsichtlich der Verordnungsnotwendigkeit erschwert (Unsicherheit $U_{II}^{a)}$).[453] Ebenso wie die Unsicherheit $U_{I}^{a)}$ ist die Unsicherheit $U_{II}^{a)}$ auf das fehlende Fachwissen der Patienten und den damit zusammenhängenden Vertrauensgutcharakter von Gesundheits(dienst)leistungen zurückzuführen.[454] Für den Arzt ergibt sich hieraus die Möglichkeit, die Nachfrage über den medizinisch notwendigen Umfang auszudehnen (angebotsinduzierte Nachfrage, vgl. Abbildung 13).

Darüber hinaus bestehen insbesondere bei Dienstleistungen des Gesundheitsbereichs Intransparenzen hinsichtlich der Qualität und Effizienz der angewendeten Gesundheitsleistung (Unsicherheit $U_{II}^{b)}$). Diese Intransparenzen und ihre Aufrechterhaltung sind zurückzuführen auf

- ein mangelndes Interesse der Leistungsanbieter an einer Offenlegung von Leistungsindikatoren angesichts der bestehenden Vergütungsansprüche,
- die Möglichkeit der Anbieter zur Schaffung eigener Märkte,
- das Einwirken lobbyistischer Verbände,
- die negative Korrelation zwischen der Suchintensität der Versicherten und dem Grad der Versicherungsdeckung,
- die Schwierigkeiten bei der Bestimmung wesentlicher Indikatoren, mit deren Hilfe sich die Leistungseigenschaften und -qualitäten abbilden lassen – dies gilt insbesondere für Dienstleistungen – sowie
- die teilweise sehr restriktiven gesetzlichen Werbebeschränkungen der Leistungsanbieter.

Da die Gesundheitsleistungen, die über die sozialen Sicherungssysteme bereitgestellt werden, überdies oftmals Preisregulierungen unterliegen, werden unter diesen

---

451 Vgl. *Dardanoni/Wagstaff* (1987, S. 287), *Cropper* (1977). Das Modell von *Breyer/Zweifel/Kifmann* (2004, S. 88 ff.) liefert einen Ansatz zur Erklärung der Unsicherheitsart $U_{I}^{b)}$.
452 Vgl. *Dardanoni/Wagstaff* (1990, S. 25).
453 *Arrow* (1963, S. 951) schreibt dazu: „*Further, there is a special quality to uncertainty; it is very different on the two sides of the transactions. Because medical knowledge is so complicated, the information possessed by the physicians as to the consequences and possibilities of treatment is necessarily very much greater than that of the patient, or at least so it is believed by both parties. Further, both parties are aware of this informational inequality, and their relation is colored by this knowledge.*"
454 Vgl. *Kortendieck* (1993, S. 137 f.), *Nelson* (1970), *Darby/Karni* (1973).

Bedingungen Leistungen trotz mitunter deutlicher Qualitätsunterschiede in gleicher Höhe vergütet. Anbieter einer überdurchschnittlichen Leistungsqualität erhalten somit zu niedrige Durchschnittsentgelte, während die Anbieter einer unterdurchschnittlichen Leistungsqualität übermäßig vergütet werden. Wie bereits *Akerlof* zeigte, kann es infolge der Informationsdefizite des Verbrauchers und qualitativer Leistungsunterschiede zum teilweisen oder totalen Marktzusammenbruch kommen:[455] Wenn Leistungen trotz vorhandener Qualitätsunterschiede zu einem gleich hohen Marktpreis angeboten werden und es für die Nachfrager aufgrund des Informationsdefizits unmöglich ist, Qualitätsunterschiede zu erkennen, kann es zum Marktzusammenbruch kommen (so genannte adverse Selektion, vgl. Kapitel 3.2.1). Da die Nachfrager davon ausgehen müssen, möglicherweise eine schlechte Leistung (*Lemons*) zu erhalten, liegt ihre Zahlungsbereitschaft unterhalb des qualitätsadäquaten Marktpreises. Auf der anderen Seite sind die Anbieter guter Leistungen (*Peaches*) nicht dazu bereit, ihre Leistungen unterhalb des kostendeckenden Preises zu verkaufen. In einem iterativen Prozess kann dies zu einer sukzessiven Preissenkung und Qualitätsausdünnung führen.[456]

Im Gesundheitsbereich ist selbst unter den Bedingungen eines reinen Marktwettbewerbs aufgrund der besonderen Wertschätzung des Gutes „Gesundheit" und der hohen Zahlungsbereitschaft der Verbraucher kein vollständiger Marktzusammenbruch zu erwarten. Der Gesundheitsmarkt unterscheidet sich somit von Konsumgütermärkten, da mit zunehmendem Krankheitsgrad ein freiwilliger Verzicht auf die Inanspruchnahme von Gesundheitsleistungen unwahrscheinlicher wird (vgl. Abbildung 14). Unabhängig von den gegebenen Finanzierungsmöglichkeiten erhöht sich mit zunehmendem Krankheitsgrad die Grenzrate der Substitution zugunsten der Gesundheitsleistungen. Überdies ist das Konsumentenbedürfnis, sich über wesentliche Leistungseigenschaften zu informieren, um so eine relative Einstufung des Preis-Leistungs-Verhältnisses zu substitutiven Leistungen vornehmen zu können, auf reinen Wettbewerbsmärkten angesichts der privat zu tätigenden Ausgaben stärker ausgeprägt (*Screening*). Folglich ist die Etablierung qualitativ minderwertiger Leistungen, welche den Patientenpräferenzen nicht entsprechen, auf Wettbewerbsmärkten eher unwahrscheinlich. Vielmehr ergibt sich für Anbieter unter Wettbewerbsbedingungen die Notwendigkeit, die Leistungen an die Präferenzen der Nachfrager anzupassen oder über kurz oder lang aus dem Markt auszuscheiden. Angesichts dessen sind die Anbieter interessiert, ihr Leistungsangebot gegenüber dem Kunden zu signalisieren (*Signaling*). Auf reinen Wettbewerbsmärkten intensivieren sich somit auf beiden Marktseiten die Bemühungen zur Beseitigung der bestehenden

---

455 Vgl. *Akerlof* (1970).
456 *Akerlof* (1970, S. 489) erklärt den Marktzusammenbruch anhand des Automobilmarktes für neue und neuwertige Autos. Die Leistungsunterschiede müssen demnach so gering sein, dass sie für den Käufer als Laien oder *Outsider* nicht direkt ersichtlich sind. Wird dem Nachfrager dagegen sowohl ein neues Auto als auch ein zehnjähriges, rostbesetztes Auto mit offensichtlichen Mängeln zum gleichen Preis angeboten, fällt dem Konsumenten die Entscheidung zugunsten des neuen Autos nicht schwer. Vgl. auch *Keeler* (1995).

Informationsdefizite. Aber auch auf unvollkommenen Wettbewerbsmärkten, wie dem weitgehend regulierten Gesundheitsbereich, steigt im Zuge der Implementierung von Wettbewerbselementen wie der Selbstbeteiligung, das Interesse, sich hinsichtlich der angebotenen Leistungen zu informieren bzw. wesentliche Leistungsinformationen bereitstellen zu dürfen.

In den sozialen Gesundheitssystemen steht der Preis – unabhängig von der generellen Frage seiner Eignung als Qualitätsindikator – aufgrund der einheitlichen, administrativen Vergütung in weiten Teilen nicht als Qualitätsindikator zur Verfügung (vgl. Kapitel 3.3). Jedoch ließen sich die bestehenden Informationsasymmetrien bei personenbezogenen Gesundheitsdienstleistungen trotz der grundsätzlichen Vertrauenseigenschaften zumindest partiell beseitigen. Die Beschaffung relevanter Informationen kann für den einzelnen Patienten mit erheblichen Such- und Informationskosten einhergehen und ist in Abhängigkeit von der Dringlichkeit der Behandlung oftmals nur in begrenztem Umfang möglich. Versteht man hingegen die Erhöhung der Markttransparenz als staatliche oder gesellschaftliche Aufgabe, existieren durchaus Möglichkeiten, die bestehenden Informationsdefizite in größerem Umfang zu korrigieren. Während dem Auftreten von Krankheiten nur begrenzt vorgebeugt werden kann, ist eine Verbesserung der Leistungstransparenz durch staatliche, anbieterseitige und nachfrageseitige Maßnahmen durchaus möglich (vgl. Kapitel 3.3).[457] Bestehende Unsicherheiten des Leistungsangebots lassen sich dabei sowohl durch administrativ verpflichtende Maßnahmen der Qualitätssicherung als auch durch eine Ausweitung des Wettbewerbs zwischen den Anbietern partiell beseitigen.

Darüber hinaus tragen eine regelmäßige Inanspruchnahme und der Aufbau eines Vertrauensverhältnisses innerhalb einer spezifischen Arzt-Patienten-Beziehung zu einem teilweisen Abbau der bestehenden Informationsdefizite bei (vgl. Kapitel 3.2.4). Dabei begünstigt Qualität zwar den Vertrauensaufbau, umgekehrt wird durch den Vertrauensaufbau jedoch noch keine Qualität gewährleistet, noch lassen sich hierdurch behandlungsimmanente Unsicherheiten verringern.[458] Angesichts dessen sollte ein wesentliches gesundheitspolitisches Ziel der Abbau von Marktintransparenzen sein, um so eine präferenzgerechtere Versorgung zu ermöglichen. Beispielsweise könnte eine Lockerung des in Deutschland gültigen Werbeverbots der Leistungserbringer zu einem intensivierten, effizienzsteigernden Anbieterwettbewerb und einer präferenzgerechteren Nachfrage führen.[459] Die Aufhebung von Wettbe-

---

[457] Nach *Darby/Karni* (1973) ist die staatliche Intervention nicht notwendigerweise erfolgsversprechender, da sich das Informationskostenproblem von den privaten Akteuren auf den Staat verlagert.

[458] Vgl. *Barth* (1999), *Koller/Lorenz* (1997, S. 164).

[459] Vgl. *Tscheulin/Helmig* (1999). Überdies wird die Wirksamkeit des Werbeverbots durch verschiedene Umgehungsmöglichkeiten, wie etwa die öffentlichkeitswirksame Publizierung neu beschäftigter Chefärzte in kommunalen Medien, in Frage gestellt. Nicht von der Hand zu weisen ist eine mögliche Manipulation der Patienten mithilfe von Werbung, der sich entgegenwirken lässt durch eine adäquate Ausgestaltung der Rahmenordnung hinsichtlich des Werbeinhalts, wie z.B. eine Werbebeschränkung auf belegbare Fachqualifikationen, Behandlungsmethoden (vgl. *Tscheulin/Helmig* (1996), *Pecanov-Schröder* (2002)). Die relevan-

werbsrestriktionen dieser Art scheint auch im Hinblick auf eine Öffnung des Gesundheitshandels in der Europäischen Union erforderlich. Schließlich besteht in einigen Mitgliedstaaten für Leistungserbringer bereits die Möglichkeit, Informationen über ihr Angebot zu verbreiten. Obwohl das deutsche Gesundheitssystem im Allgemeinen als international wettbewerbsfähig eingestuft wird, könnten infolge derartiger ungleicher Ausgangsbedingungen zwischen den Gesundheitssystemen potenzielle Handelsvorteile verspielt werden.

3.2.4. Patientenvertrauen, Compliance und Regelmäßigkeit der Inanspruchnahme

Neben den wirtschaftlichen Aspekten hängen die Inanspruchnahme und das Behandlungsergebnis personenbezogener Gesundheitsdienstleistungen ebenso von der Arzt-Patienten-Beziehung ab, welche durch das Patientenvertrauen, der Bereitschaft des Patienten zur Zusammenarbeit mit dem Leistungserbringer (*Compliance*), sowie durch die Regelmäßigkeit der Inanspruchnahme geprägt wird.[460] Das Patientenvertrauen in den behandelnden Arzt lässt sich hierbei als transaktionsspezifische Investition interpretieren, welche mit sozialen Transaktionskosten in Form von psychischen, emotionalen und zwischenmenschlichen Kosten des Vertrauensaufbaus bzw. Vertrauensentzugs verbunden ist. Vertrauensverhältnisse lassen sich durch die nachfolgenden Aspekte kennzeichnen:[461]

- Vertrauen kann sich nur entwickeln, wenn der Interaktionspartner die Möglichkeit hat, einen geleisteten Vertrauensvorschuss missbrauchen zu können.
- Ist eine vertrauensfördernde Handlung erfolgt, so wird eine reziproke Vertrauenshandlung des Interaktionspartners erwartet (Wechselseitigkeit, „*Tit-for-Tat*").[462]
- Grundlage von Vertrauensverhältnissen bilden vergangene, interaktionsspezifische Erfahrungen mit dem Interaktionspartner. Wenngleich sich ein stabiler Vertrauenszustand erst im Zeitverlauf herausbildet, kommt dem Erstkontakt als Basis für die Entwicklung potenzieller Folgekontakte sowie des Vertrauensverhältnisses eine wesentliche Rolle zu („*Exit, Voice, and Loyalty*").[463]

Wie der dritte Punkt andeutet, besteht eine wechselseitige Beziehung zwischen der Herausbildung eines Vertrauensverhältnisses auf der einen Seite und der Patien-

---

ten Gesetzesgrundlagen bilden das *Gesetz gegen unlauteren Wettbewerb* (UWG), das *Heilmittelwerbegesetz* (HWG) und die *Musterberufsordnung für Ärzte* (MBO).
460 Zur *Compliance* bzw. *Non-Compliance* vgl. SVRKAiG (2001b, Rdnr. 34 ff.).
461 Vgl. *Schweer* (1998, S. 8 f.), *Petermann/Stade* (1993, S. 61), *Williamson* (1996).
462 Vgl. *Ripperger* (1998, S. 197 f.). Die Strategie des *Tit-for-Tat* stellt eine Extremform der Reziprozität dar. Der wesentliche Nachteil dieser aus der Spieltheorie bekannten Strategie besteht darin, dass Partner, die sich lange Zeit kooperativ verhalten haben, direkt sanktioniert werden oder aufgrund von Missverständnissen mitunter vorschnell bestraft werden können. Vgl. *Dixit/Nalebuff* (1995, S. 105 ff.).
463 Vgl. *Behrends* (2001, S. 72 ff.), *Hirschman* (1970).

tenzufriedenheit, der Regelmäßigkeit der Inanspruchnahme und der *Compliance* auf der anderen Seite. Der gezielte Vertrauensaufbau durch den Arzt umfasst mindestens die drei Phasen, „*1. Herstellen einer verständnisvollen Kommunikation, 2. Abbau von bedrohlichen Handlungen und 3. Gezielter Einsatz von vertrauensauslösenden oder vertrauensfördernden Handlungen*" (*Petermann/Stade* (1993, S. 60)). Darüber hinaus erlangt der Leistungserbringer durch die regelmäßige Inanspruchnahme und das Führen der Patientenakte Einblick in die Patientengeschichte (Anamnese, Katamnese) und in sensible Personendaten. Als Folge der interaktionsspezifischen Investitionen kann hierdurch ein *Lock-in*-Effekt der Patienten auftreten, wodurch ein Wechsel des Leistungserbringers möglichst vermieden wird.[464] Kann der Arzt das Vertrauen nicht dauerhaft erfüllen, da sich etwa der Gesundheitszustand nicht verbessert, führt die Überschreitung eines kritischen Schwellenwertes zum Vertrauensentzug und zur Beendigung der Vertrauensbeziehung.[465] Dementsprechend bleibt die Wechselschwelle des Patienten niedrig, wenn es trotz mehrfacher Inanspruchnahme desselben Leistungserbringers nicht zum Aufbau eines Vertrauensverhältnisses kommt. Für den Anbieter kann sich hieraus ein Optimierungsproblem ergeben, die potenzielle Einnahmenausweitung gegen die mögliche Entdeckung der anbieterinduzierten Leistungsausweitung abzuwägen.[466]

Gemäß *Luhmann* reduziert Vertrauen die von den Individuen wahrgenommene soziale Komplexität, die so genannte „Innere Sicherheit", da verschiedene Entwicklungsmöglichkeiten in der Realität, die so genannte „Äußere Sicherheit", zwar nicht vollständig auszuschließen sind, jedoch in der Handlungsplanung aufgrund ihrer geringen Wahrscheinlichkeit unberücksichtigt bleiben oder überbrückt werden.[467] Bestehende Informationsasymmetrien außerhalb einer spezifischen Arzt-Patienten-Beziehung, die auf den allgemeinen Vertrauenscharakter von Gesundheitsdienstleistungen zurückzuführen sind, bleiben hiervon unberührt. Demzufolge sind zwei Arten von Vertrauen zu unterscheiden:[468] Einerseits kann Vertrauen in der zuvor beschriebenen Weise in einer spezifischen Arzt-Patienten-Beziehungen entstehen („persönlich erworbenes Vertrauen"). Andererseits kann Vertrauen auch im Sinn eines generellen Medizinvertrauens in das Gesundheitssystem und die beschäftigten Personen verstanden werden („Systemvertrauen"). Nach dem Verständnis von *Ripperger* ist Systemvertrauen weniger als Vertrauen, sondern eher als Zuversicht in die Funktionsfähigkeit eines Systems zu interpretieren, welche durch eine funktionierende Rechtsordnung gestützt wird. Die Substitution zwischenmenschlichen Vertrauens durch institutionelle Maßnahmen ist zudem nur zum Teil möglich.[469]

---

464 Vgl. *Richter/Furubotn* (1996).
465 Vgl. *Luhmann* (2000, S. 37).
466 Vgl. *Darby/Karni* (1973, S. 73), *Buchborn* (1984, S. 160 f.).
467 Vgl. *Luhmann* (2000, S. 27 ff.).
468 Vgl. *Hall* (2001, S. 1135), *Wendt* (2003, S. 63 ff. und 313 ff.).
469 Vgl. *Ripperger* (1998, S. 52), *Hall* (2001, S. 1135), *Petermann/Stade* (1993, S. 59), *Koller/Lorenz* (1997, S. 164 f.), *Bochmann/Petermann* (1989).

Dennoch kann dem Systemvertrauen für die grenzüberschreitende Gesundheitsversorgung eine gewichtige Bedeutung zukommen, da der Patient – abgesehen von einzelnen, qualitativ besonders hochwertigen Leistungen (*Centers of Excellence*, COE) – oftmals nur wenige Informationen über die Qualifikation ausländischer Leistungserbringer beziehen kann (vgl. Kapitel 4.4.1.3). Zukünftig könnten daher Gesundheitssystemvergleiche eine wichtige Rolle für die grenzüberschreitende Inanspruchnahme spielen.[470] Solange es jedoch nicht gelingt, die wesentlichen Systemunterschiede in geeigneten Indikatoren zu erfassen, bleibt die wissenschaftliche Aussagekraft derartiger Vergleiche umstritten und ihre vertrauensstiftende Wirkung beschränkt. Die grenzüberschreitenden Unterschiede in der Indikatorenerfassung sind dabei auf verschiedenartige Ziele, Präferenzen, ordnungspolitische und wirtschaftliche Voraussetzungen etc. zurückzuführen.[471] Wenngleich eine grenzüberschreitende Verständigung auf einheitliche Indikatoren vergleichsweise realistisch erscheint, dürften sich auch aufgrund der landesspezifischen Besonderheiten der Gesundheitssysteme Vergleichsschwierigkeiten ergeben. Beispielsweise hängt die Höhe der Leistungsausgaben wesentlich von dem Umfang des nationalen Leistungskatalogs ab. Ohne eine entsprechende Bereinigung der Indikatoren werden verschiedenartig erfasste Größen verglichen. Erfolgt eine Bereinigung, spiegeln die Indikatoren unter Umständen die Leistungsfähigkeit der Systeme nicht korrekt wider. Ob zukünftig eine Verbesserung der Methodenqualität gelingt, sodass sich trotz der bestehenden Systemunterschiede valide Aussagen treffen lassen, bleibt daher abzuwarten.

3.3. Der relevante Markt

Wie die bisherigen Ausführungen verdeutlicht haben, stellt sich sowohl im nationalen als auch im grenzüberschreitenden Kontext die Frage, inwiefern verschiedene Gesundheitsleistungen Substitute darstellen und wie der Bereich der wirksamen Konkurrenz zu definieren ist. Allgemein werden derartige Fragestellungen in der Industrie- und Wettbewerbsökonomie unter dem Begriff des relevanten Marktes diskutiert. Die Bestimmung des relevanten Marktes gestaltet sich in der Regel als

---

470 Vgl. *WHO* (2000), *Evans/Tandon/Murray et al.* (2000) (2001), *Tandon/Murray/Lauer et al.* (k. A., S. 15).

471 Vgl. *Schumacher* (1996, S. 190 ff.), *Schwartz/Kickbusch/Wismar* (2000) *Schwartz/Busse* (2000, S. 388), *McKee* (2001), *Affichard/Hantrais/Letablier et al.* (1998). So merkte beispielsweise die damalige Generaldirektorin der WHO, Frau *Dr. Brundtland*, an, dass „*many of the concepts and measures used in the report require refinement and development*" (vgl. *Editorial* (2001)). *Schwartz/Busse* (2000, S. 405) schreiben gar: „*Wegen der hohen Inkongruenzen in Abgrenzungskriterien, Datenqualität und Problemen der transkulturellen Vergleichbarkeit sind sie (Anm. d. V.: internationale Gesundheitssystemvergleiche) streng genommen nach dem jetzigen Wissensstand noch verfrüht.*" Vgl. auch *Leidl* (1999, S. 153 f.), *Robert Koch Institute* (2002).

äußerst schwierig und erfolgt sowohl in Abhängigkeit von leistungsbezogenen Merkmalen substitutiver Angebote als auch anhand der räumlichen Markt- bzw. Wettbewerbserstreckung.[472] Die Bestreitbarkeit der Märkte wird üblicherweise anhand der Wettbewerbsintensität erfasst, unter Berücksichtigung diverser Indikatoren wie der Substitutions- bzw. Kreuzpreiselastizität, des Transportkostenanteils, der Vertriebsausdehnung, der räumlichen Preisdifferenzierung sowie des intraregionalen Umsatzanteils.[473] Die Ausführungen dieses Kapitels konzentrieren sich auf die leistungsspezifische Marktabgrenzung. Die räumliche Wettbewerbsdimension wird vor allem in den Kapiteln 4.4.1.3, 5.1.2 und 5.2.4 diskutiert.

Bei der Bestimmung des relevanten Marktes ist neben den Absatzparametern Preis und Menge auch die Leistungsqualität zu berücksichtigen.[474] Somit wird der Preiswettbewerb um einen Qualitätswettbewerb ergänzt, und die Anbieter haben aufgrund der Inhomogenität der Leistungen einen monopolistischen Preissetzungsspielraum, der erst bei Über- oder Unterschreitung des Preissetzungsspielraums zu größeren Nachfrageänderungen führt. Tatsächlich dürften die Schwierigkeiten bei der Bestimmung der Leistungsqualität ein wesentlicher Grund sein, weshalb sich die Marktabgrenzung so schwierig gestaltet. Dies gilt insbesondere für den Bereich der personenbezogenen Dienstleistungen, da die Leistungseigenschaften weniger offensichtlich als bei Gütern zu Tage treten und in hohem Maße der subjektiven Bewertung, in der Regel des Nachfragers, unterliegen.

Wie die allgemeine Qualitätsdefinition des *Deutschen Instituts für Normung* (DIN) zeigt, umfasst die Leistungsqualität zwei Komponenten. So wird Qualität als die *„Gesamtheit aller Eigenschaften und Merkmale, die sich auf die Eignung eines Produktes oder einer Dienstleistung zur Erfüllung gegebener Erfordernisse beziehen"* definiert.[475] Entsprechend dem ersten Halbsatz hängt die Qualität zum einen von den Leistungseigenschaften ab, die sich etwa mit Hilfe der von *Lancaster* entwickelten Neuen Nachfragetheorie und des Modells der Leistungseigenschaften erfassen lassen.[476] Gemäß dem zweiten Halbsatz hängt die Qualität zum anderen von der Effektivität der Leistung ab, also der Realisierung der angestrebten Ziele ohne Berücksichtigung des dafür benötigten Mitteleinsatzes.[477]

---

472 Vgl. *Knieps* (2001, S. 48 ff.), *Bartling* (1980, S. 92 ff.), *Marshall* (1961, S. 324 ff.), *Stackelberg* (1951, S. 221 ff.), *Elzinga/Hogarty* (1973), *Brown* (2001).
473 Vgl. *Baßeler/Heinrich* (2001, S. 224 ff.).
474 Vgl. *Fritsch/Wein/Ewers* (2003, S. 284 ff.).
475 Vgl. *Haller* (1998, S. 5), *Perleth/Schwartz* (1998, S. 222). Beispielsweise definiert der *U. S. Congress* (1988) *Quality of Care* als *„The degree to which the process of medical care increases the probability of outcomes desired by patients, and reduces the probability of undesired outcome, given the state of medical knowledge"* (*Jacobs* (1997, S. 393). Vgl. auch *Evans/Tan-Torres Edejer/Lauer et al.* (2001, S. 442).
476 Vgl. *Lancaster* (1966), *Lancaster* (1971).
477 Dagegen spielt die Effizienz in dieser Qualitätsdefinition keine Rolle. Vgl. *Dichtl/Issing* (1994, S. 493 und 2366), *SVRKAiG* (2001a, Rdnr. 17).

Theoretisch lassen sich vertikale und horizontale Qualitätsunterschiede unterscheiden:[478]
- *Vertikale Qualitätsunterschiede* bezeichnen verschiedenartige Qualitätsniveaus im Sinne von besser/schlechter oder superior/inferior.[479] Eine bessere Qualität schlägt sich tendenziell in einem höheren Preis nieder, da die Herstellung höherwertiger Leistungen in der Regel mit höheren Produktionskosten einhergeht. Vertikal differenzierte Produkte weisen signifikante Unterschiede hinsichtlich der Merkmalsausprägungen wie der Zahl und dem Umfang der einzelnen Ausprägung auf.[480] Ein Beispiel hierfür sind ambulante Operationen im niedergelassenen Bereich und im Krankenhaus.
- *Horizontale Qualitätsunterschiede* schlagen sich in einer Variation der Leistungseigenschaften, wie Design/Aussehen, Farbe, Geruch etc. nieder. Es handelt sich daher um eher geringfügigere Merkmalsvariationen, die annahmegemäß keine signifikanten Kostenunterschiede bei der Herstellung verursachen. In diesem Sinne weisen beispielsweise Originalpräparate und reimportierte, umverpackte Arzneimittel horizontale Qualitätsunterschiede auf. Obwohl sich objektiv keine wesentlichen Qualitätsunterschiede feststellen lassen, ist die Merkmalsvariation in der Regel mit verschieden hohen Qualitäts- und Nutzenniveaus der einzelnen Konsumenten verbunden.

In Theorie und Praxis existieren verschiedene Ansätze der Qualitätserfassung, Qualitätsentwicklung und Qualitätsdarstellung, welche sowohl von den beiden Marktseiten in Form des *Signaling* und *Screening*, aber auch von staatlicher Seite in Form regulierender Markteingriffe unternommen werden.[481] Zugleich sollte man sich die unterschiedliche Motivationslage der Anbieter bei freiwilligen und bei auferlegten Qualitätssicherungsmaßnahmen vergegenwärtigen. Denn eine unterschiedliche Motivation wirkt sich auch auf die Behandlung und das Behandlungsergebnis aus, da insbesondere bei freiwilligen Maßnahmen von intensivierten Bemühungen und einer stärkeren Patientenorientierung der Leistungserbringer auszugehen ist. Dagegen könnten im Fall staatlich initiierter Qualitätsauflagen die Anbieter lediglich

---

478 Vgl. *Koutsoyiannis* (1987, S. 10 f.), *Luckenbach* (2002, S. 91). Für eine Übersicht über die verschiedenen Modelle der Produktdifferenzierung vgl. *Lancaster* (1996, S. 169 ff.).
479 Ein Modell zu Erklärung des vertikalen Qualitätswettbewerbs findet sich in *Koutsoyiannis* (1987, S. 12 ff.).
480 Vgl. *Lancaster* (1996, S. 183).
481 Nach *Bauer* (2001b, S. 4 ff.) lassen sich vier Ansätze unterscheiden: 1.) Managementansätze, welche die strategische Anbieterpositionierung und eine effizientere Organisationsstruktur mithilfe interner und externer Maßnahmen wie Normierung, Standardisierung und Zertifizierung (z. B. DIN ISO 9000 ff, EFQM, TQM, ...) in deskriptiver und instrumenteller Weise beschreiben, 2.) fachlich-professionelle Ansätze, welche auf die Qualität als objektives Differenzierungskriterium im Sinne der allgemeinen Leistungsbeschaffenheit oder den Gütegrad abstellen, 3.) normative Qualitätsansätze, die sich zwischen den beiden Extremen einer staatlichen (institutionellen), paternalistischen Qualitätsdefinition (*Top-down*-Methode) und der subjektiven, emanzipatorischen Qualitätsdefinition (*Bottom-up*-Methode) bewegen, sowie 4.) kundenorientierte Ansätze der Qualitätswahrnehmung. Vgl. auch *Haller* (1998, S. 7 ff.).

die vorgegebenen Auflagekriterien erfüllen, möglicherweise bestehen aber auch anbietereigene Interessen zur Qualitätssicherung.[482] Zudem weisen staatliche Qualitätsauflagen in dynamischer Hinsicht Mängel auf, da sie in der Regel den qualitativen Status quo fortschreiben und überdies die Eignung im konkreten Behandlungsfall unberücksichtigt bleibt. Unabhängig von der unterschiedlichen Motivationslage ist auch die grundsätzliche Frage zu beantworten, welchen qualitativen Ansprüchen die verschiedenen Qualitätssicherungskonzepte genügen („Qualität der Qualitätssicherung").

Zu den staatlich initiierten, verpflichtenden Maßnahmen der Anbieter zählen innerhalb der Gesetzlichen Krankenversicherung insbesondere die Qualitätsverpflichtungen der Paragrafen §§ 135 bis 139 SGB V (vgl. auch: §§ 2, 63, 70, 72a, 84, 106, 111b, 112, 113, 115a f. SGB V). Hierbei sind vor allem

- die Verpflichtung der Leistungserbringer zur Qualitätssicherung (§ 135a SGB V) und zu ärztlichen Weiterbildungsmaßnahmen,
- die Einführung strukturierter Behandlungsprogramme (auch: *Disease-Management*-Programme, DMP) (§ 137f f. SGB V),
- die Errichtung des *Instituts für Qualität und Wirtschaftlichkeit im Gesundheitswesen* (IQWiG) (§ 139a SGB V),
- die Weiterentwicklung der Versorgung anhand evidenzbasierter Behandlungsleitlinien (u. a. § 137e SGB V) und
- die Qualitätsberichte der Krankenhäuser (§ 137 Abs. 1 Satz 3 Nr. 6 SGB V)

zu nennen.[483] Beispielsweise dient die Verpflichtung der Ärzte zu regelmäßigen Weiterbildungsmaßnahmen der Erhaltung und der Aktualisierung der Arztqualifikation (§ 95d SGB V). Darüber hinaus haben die Leistungserbringer und Kostenträger freiwillige Maßnahmen zur Qualitätsentwicklung ergriffen, wie die *Kooperation für Transparenz und Qualität im Gesundheitswesen* (KTQ).

Allgemein betrachtet spielt die vom Kunden wahrgenommene Qualität für den Absatz eine gewichtige Rolle. Im Gesundheitsbereich ist jedoch die Qualitätseinschätzung durch die Patienten und folglich auch die Konsumentensouveränität in Frage zu stellen. Zum einen können sich Patienten in Notfällen in der Regel nicht mehr ausreichend über das Leistungsangebot informieren. Zum anderen mangelt es den Patienten für gewöhnlich an Fachwissen, weshalb selbst in weniger akuten Fällen eine eigenständige, präferenzgeleitete Wahl von Gesundheitsleistungen erschwert wird.[484] Überdies wird mit zunehmendem Schweregrad der Erkrankung ein Behandlungsverzicht unwahrscheinlicher. Aufgrund dieser asymmetrischen Informationsverteilung zwischen Arzt und Patient werden Behandlungen üblicherweise

---

482 Vgl. *Braun* (1999a), *Braun* (1999b, S. 141).
483 Vgl. *Seeberger* (2003), *Lauterbach/Stock/Redaèlli et al.* (2001), *Bloch/Lauterbach/Oesingmann et al.* (1997), *Europarat* (2001).
484 Vgl. *Braun/Caster* (2001, S. 132 f.). Wie das Versicherungsproblem des *Moral Hazard* zeigt, kann umgekehrt ebenso die Angebotsseite Informationsdefizite gegenüber der Nachfrageseite aufweisen.

der Kategorie der Vertrauensgüter zugeordnet (vgl. Kapitel 3.2.4).[485] Dieses Informationsdefizit lässt sich zumindest partiell beseitigen.[486] Entsprechend der mikroökonomischen Theorie sind Investitionen in zusätzliche Informationen solange sinnvoll, wie der Grenznutzen zusätzlicher Informationen die damit verbundenen Grenzkosten der Informationsbeschaffung übersteigt. Allerdings müssen für die Akteure gewisse Investitionsanreize bestehen, da die Investitionen andernfalls unterbleiben. Beispielsweise lassen sich die Informationsdefizite der Patienten durch das Zurückgreifen auf Leistungsvergleiche in verschiedensten Medien, durch Erfahrungen und Reputationsmechanismen im Freundes-/Bekanntenkreis sowie einzelleistungsbezogene Expertisen abbauen.[487] Da die Wahrscheinlichkeit groß ist, dass die Anbieter Interessen gefärbte Informationen bereitstellen, sollten derartige entscheidungsrelevante Informationen möglichst von unabhängigen Dritten aufbereitet und zur Verfügung gestellt werden. Im nationalen Kontext können solche Informationen grundsätzlich durch den Staat, staatlich beauftragte Unternehmen sowie privatwirtschaftliche Unternehmen wie die Medien oder gemeinwirtschaftlich arbeitende Zusammenschlüsse bereitgestellt werden. Ebenso könnten zukünftig parastaatliche Institutionen wie die Europäische Union eine wichtige Rolle bei der Informationsbereitstellung spielen.

3.3.1. Qualität von Gütern

Im Verständnis der Qualitätsdefinition des *Deutschen Instituts für Normung* kann die Qualitätsbewertung anhand der Abweichungen zwischen dem Ist- und dem Sollzustand der beiden Qualitätsdimensionen Effektivität und Leistungseigenschaften erfolgen.[488] Da die Bestimmung leistungsrelevanter Eigenschaften und deren Gewichtung subjektiven Normen und Erwartungen unterliegen, variiert der Sollzustand in Abhängigkeit von der normgebenden Person (subjektiver oder teleologischer

---

485 Neben den Vertrauensgütern werden in der ökonomischen Theorie als weitere Güterkategorien Suchgüter und Erfahrungsgüter aufgeführt. Derartige Informationsunsicherheiten werden im Rahmen der *Prinzipal-Agent*-Theorie mit den drei Unsicherheitsarten *Hidden Action*, *Hidden Intention* und *Hidden Characteristics* beschrieben.
486 Vgl. *Fritsch/Wein/Ewers* (2003, S. 280 ff.).
487 Vgl. *Shapiro* (1983), *Helmig/Dietrich* (2001, S. 328), *Koeck/Neugaard* (1995). Nach einer Befragung der EU-Mitgliedstaaten durch die *European Union Research Group*, beziehen die Patienten ihre Informationen in erster Linie über Gesundheitsexperten wie Apotheker und Ärzte (45,3 Prozent). Als zusätzliche Informationsquellen wurden das Fernsehen (38,5 Prozent) und Diskussionen im sozialen Umfeld (28,9 Prozent) genannt. Darüber hinaus wird Organisationen des Gesundheitsbereichs, wie dem *Roten Kreuz* und *Ärzte ohne Grenzen*, viel Vertrauen entgegen gebracht, wohingegen politische Parteien und Unternehmen mit 10,7 bzw. 16 Prozent abgeschlagen auf den letzten Plätzen rangieren. Vgl. *Spadaro/European Opinion Research Group* (2003, S. 5 f.).
488 Vgl. *Hopp* (2000, S. 11 f.).

Qualitätsbegriff).[489] Darüber hinaus hängt die individuelle Qualitätsbewertung maßgeblich von den raum- und zeitabhängigen Präferenzen sowie dem Informationsstand der normgebenden Person ab.[490] Sofern nicht alle (subjektiv) leistungsrelevanten Informationen berücksichtigt werden, wird die Qualitätswahrnehmung typischerweise verzerrt, mit der Folge, dass die Leistungsqualität besser oder schlechter eingeschätzt wird. Dies gilt unabhängig davon, ob der Vergleich von Patienten mit einem geringeren Fachwissen oder von Experten wie Wissenschaftlern, Kostenträgern oder gesundheitspolitischen Entscheidungsträgern angestellt wird. Demzufolge weist ein interpersoneller Vergleich stets Streuungen auf.[491]

Aufgrund ihres hohen Anteils an technischen, oftmals offensichtlichen Merkmalen lassen sich materielle Güter relativ gut vergleichen.[492] Gleichwohl hängen auch hier die Bestimmung der leistungsrelevanten Merkmale sowie deren Gewichtung von dem normgebenden Individuum ab. Grundlegende Voraussetzung für einen Vergleich ist die Substituierbarkeit der Leistungen, was in der Theorie qua Definition für homogene Leistungen mit unterschiedlichen Preisen gegeben ist. In der Realität sind jedoch selbst die Produktsegmente eines einzelnen Herstellers inhomogen und weisen unterschiedliche Leistungseigenschaften und Ausprägungen derselben auf. Die Bestimmung des relevanten Marktes gestaltet sich daher als schwierig. Eine möglichst objektive Gruppierung substitutiver Leistungen bildet die Voraussetzung, damit nicht vollkommen unterschiedliche Leistungen verglichen werden („Äpfel mit Birnen vergleichen").

Die Schwierigkeiten einer Marktabgrenzung spiegeln sich dem entsprechend in den unterschiedlichen industrie- und wettbewerbsökonomischen Theorien wie der Theorie der Substitutionslücke, dem *Marschall*schen Industriekonzept, dem Bedarfsmarktkonzept etc. wider.[493] Abbildung 17 verdeutlicht dieses Problem:[494] Geht man von dem üblichen Preis-Mengen-Diagramm aus und integriert als zusätzliche Variable die Qualität, so wird hierdurch ein dreidimensionaler Preis-Mengen-Qualitäts-Raum aufgespannt. Annahmegemäß sei die Variable Qualität mindestens ordinal skaliert, da andernfalls eine Einordnung der Leistungen entsprechend der sub-

---

489 Vgl. *Haller* (1998, S. 6), *Spielkamp* (1994, S. 48 ff.).
490 Weitergehende Ansätze der Qualitätsmessung weisen aufgrund der subjektiven Komponente der Qualitätszuschreibung vergleichbare Probleme wie die der Nutzenmessung auf und lassen sich aufgrund des nicht vorhandenen kardinalen Maßstabes für einen interpersonellen Qualitätsvergleich nicht operationalisieren. Vgl. *Maynes* (1976), *Juster* (1976), *Triplett* (1976).
491 Vgl. *Zorn/Ollenschläger* (1999, S. 123).
492 Entsprechend dem in die Leistung einfließenden Anteil von Leistungsanbietern und dem Objekt der Leistungserbringung ist zwischen den Extremen persönlich erbrachter Dienstleistungen durch den Anbieter auf der einen Seite und vollautomatisierten Dienstleistungen auf der anderen Seite sowie den Zwischenformen personendominierter bzw. teilautomatisierter Dienstleistungserbringung zu unterscheiden (vgl. *Meyer/Mattmüller* (1987, S. 188), *Scheuch* (1981)). Dabei weisen persönlich erbrachte Dienstleistungen ein geringeres Rationalisierungspotenzial auf als produktbezogene, technologisch dominierte Dienstleistungen. Vgl. *Knappe* (2001, S. 141).
493 Vgl. *Schmidt* (2001, S. 49 ff.).
494 Zum produktorientierten Qualitätsbegriff vgl. *Haller* (1998, S. 9).

jektiven Qualitätsbewertung nicht möglich ist. Bei den Varianten A bis E der Leistungsart i ($i = 1, ..., n$) handelt es sich um Substitute, mit unterschiedlicher Substitutionseignung oder unterschiedlichem Substitutionsgrad. Als perfekte Substitute sind dabei Leistungen gleicher Qualität, d. h. Leistungen gleicher Effektivität und mit gleichen Merkmalsausprägungen, einzustufen, die sich hinsichtlich ihres Preises oder ihrer Menge unterscheiden können. Die Betrachtung qualitativ homogener Leistungen kommt einer Bewegung entlang der Preis- oder Mengenachse gleich. So stellt beispielsweise die Leistung B ein perfektes Substitut zu Leistung A dar, deren Preis und Qualität den Ausprägungen der Variante A entsprechen, von der jedoch nur die Hälfte der Menge von A bezogen werden kann. Unter der Annahme degressiv verlaufender Mengen-Nutzen-Funktionen (ähnlich dem der Einkommens-Nutzen-Funktion) wäre daher die Variante A zu bevorzugen. Dagegen sind die Variablenausprägungen der Variante C verglichen mit der Variante A zwar hinsichtlich des Preises und der Menge identisch, allerdings weist C ein niedrigeres Qualitätsniveau auf. Die Variante C stellt somit ein qualitativ minderwertiges Substitut zur Variante A dar. Unterstellt man einen degressiven Verlauf der Qualitäts-Nutzen-Funktion, würde die Variante A ebenfalls Vorteile gegenüber der Variante C aufweisen.

Abbildung 17: Der Leistungsvergleich

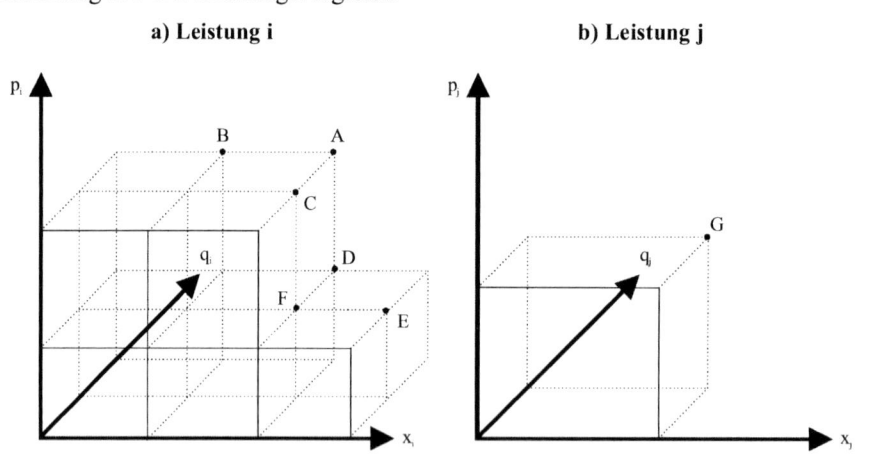

a) Leistung i   b) Leistung j

Quelle: eigene Erstellung

Eindeutige Aussagen dieser Art sind nicht mehr möglich, wenn die Ausprägungen von zwei oder drei Dimensionen variieren oder der relevante Markt von verschiedenen normgebenden Individuen definiert wird. Unter diesen Bedingungen kann in Abhängigkeit von der normgebenden Instanz beispielsweise bei gleicher Menge eine qualitativ höherwertige, aber teurere Variante A oder eine qualitativ minderwertige, aber günstigere Variante F bevorzugt werden (vgl. Abbildung 17 a). Ist hingegen nur eine Variante auf dem relevanten Markt vertreten, wie in Abbildung 17 b für den

Anbieter der Leistung *j* in Punkt *G*, entspricht dies einer Monopolstellung. Eine derartige Situation ist beispielsweise bei den zuvor beschriebenen Produktinnovationen mit zeitlichem Patentschutz gegeben.

3.3.2. Qualität von Dienstleistungen

Die für den Güterbereich dargestellten Probleme in der Bestimmung des relevanten Marktes gelten ebenso für den Dienstleistungsbereich.[495] Zusätzlich treten insbesondere bei personenbezogenen Dienstleistungen Probleme hinsichtlich der Indikatorenmessung auf, da die Beurteilung der Leistungsqualität nicht nur von Merkmalen wie der Ausstattung und technischen Komponenten (z. B. Personalkennziffern, Bettenzahl, medizinische Großgeräte, ...) abhängt, sondern auch weiche Faktoren (z. B. Empathie, Hotel-/Serviceleistungen, ...) eine größere Rolle spielen. Überdies wird der *Output* durch die Einbindung der externen Faktoren „Kunde" oder „Kundenobjekt" in den Dienstleistungsprozess beeinflusst. Daher hat nicht nur die Potenzialqualität des Anbieters, sondern auch die Potenzialqualität des Nachfragenden, wie z.B. die körperliche Verfassung des Patienten oder die *Compliance*, Einfluss auf das Behandlungsergebnis.[496] Den externen Faktor „Patient" kann der Anbieter jedoch allenfalls bedingt kontrollieren.

Gemäß der Unterteilung *Donabedians* wird in der Regel zwischen den drei Qualitätsebenen Struktur-, Prozess- und Ergebnisqualität unterschieden, wobei sich Letztere nochmals in das prozessuale Ergebnis (*Output*) und die Folgequalität (*Outcome*) unterteilen lässt (vgl. Abbildung 18).[497] Die Qualitätsdefinition *Donabedians* zeugt somit von einem schematischen, vornehmlich anbieterdominierten Qualitätsverständnis in Tradition der *Harvard-School*-Konzepte (Marktstruktur-Marktverhalten-Marktergebnis).[498] Als Schlüsseleigenschaften der Qualität von Gesundheitsleistungen wertet *Donabedian* die Effektivität, die Effizienz, das Kosten-Nutzen-Verhältnis, die Akzeptanz, die Legitimität sowie die Gleichbehandlung, die in Abhängigkeit von der spezifischen Marktsituation eine mehr oder weniger große Bedeutung erlangen.[499] Die Leistungsqualität umfasst demzufolge mehrere Dimensionen, die sich nur unzureichend durch eine einzige Variable abbilden lässt.[500]

---

495 Vgl. *Grönroos* (1990, S. 37 ff.), *Bieger* (2000, S. 173 ff.), *Homburg/Kebbel* (2001). Aufbauend auf diesen Überlegungen und ergänzenden Studien diverser Autoren, hat *Grönroos* (1990, S. 46 ff.) sechs Kriterien aufgestellt, welche die vom Kunden wahrgenommene Dienstleistungsqualität positiv beeinflussen („*The Six Criteria of good perceived Service Quality*"). In Analogie dazu haben *Parasuraman/Zeithaml/Berry* (1988, S. 22 ff.) eine fünfdimensionale Skala zur Messung der Dienstleistungsqualität entwickelt, welche unter dem Namen SERVQUAL Beachtung gefunden hat. Vgl. hierzu auch *Brady/Cronin* (2001, S. 35).
496 Vgl. *Meyer/Mattmüller* (1987, S. 191), *Meffert/Bruhn* (2003, S. 92 ff.).
497 Vgl. *Donabedian* (1982), *Perleth/Schwartz* (1998), *Braun* (2003, S. 90 ff.) (1999a, S. 350 ff.).
498 Vgl. *Bauer* (2001b).
499 Vgl. *Donabedian* (1992).
500 Vgl. *Evans/Tan-Torres Edejer/Lauer et al.* (2001, S. 444).

Abbildung 18: Donabedians Konzept der Dienstleistungsqualität

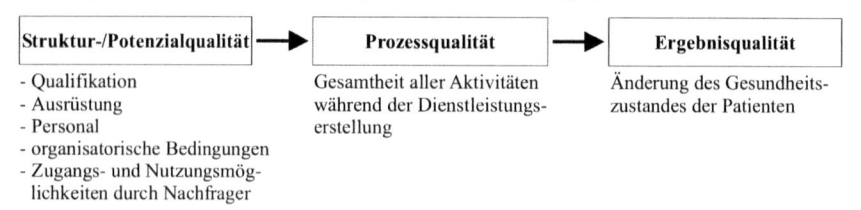

Struktur-/Potenzialqualität	Prozessqualität	Ergebnisqualität
- Qualifikation - Ausrüstung - Personal - organisatorische Bedingungen - Zugangs- und Nutzungsmöglichkeiten durch Nachfrager	Gesamtheit aller Aktivitäten während der Dienstleistungserstellung	Änderung des Gesundheitszustandes der Patienten

Quelle: eigene Erstellung; vgl. *Meyer/Mattmüller* (1987, S. 190)

3.4. Zusammenfassende Bewertung

Mit Kapitel 3 wurde die Grundlage für die beiden nachfolgenden Kapitel geschaffen, welche über die übliche gesundheitsökonomische Beziehungsanalyse zwischen den gesundheitspolitischen Akteuren hinausgehen. Grenzüberschreitende Aspekte der Gesundheitsversorgung blieben zunächst unberücksichtigt. Dies entspricht dem Stand der gesundheitsökonomischen Lehrbücher, in denen grenzüberschreitende Aspekte – trotz wachsenden Seitenumfangs – weitgehend vernachlässigt werden. Angesichts des bislang geringen Ausmaßes des Gesundheitshandels kann dies nicht weiter verwundern (vgl. Kapitel 4.1). Da die etablierten gesundheitsökonomischen Theorien grenzüberschreitende Aspekte zwar nicht explizit ausschließen, diese jedoch ausblenden, wurden in Kapitel 3 die wesentlichen angebots- und nachfrageseitigen Determinanten implizit in ihrem Zusammenspiel auf der nationalen Ebene diskutiert. Zugleich stellt sich die Frage, inwiefern eine Integration grenzüberschreitender Aspekte in die gesundheitsökonomischen Theorien notwendig ist, da derartige Aspekte im Rahmen der Außenwirtschaftslehre, der geografischen Ökonomie oder anderer Ansätze diskutiert werden können (vgl. Kapitel 4). Die zuvor dargestellten gesundheitsökonomischen Modelle und Beziehungsgeflechte zeigen jedoch auf, wie der (nationale) Markt für Gesundheitsleistungen funktioniert und bilden damit die Grundlage, um Gemeinsamkeiten und Unterschiede zur grenzüberschreitenden Gesundheitsversorgung herauszuarbeiten. Darüber hinaus dürfte die Einführung in die Gesundheitsökonomie deutlich gemacht haben, dass bereits auf der nationalen Ebene kein Markt für Gesundheitsleistungen im Sinne eines reinen Wettbewerbsmarktes existiert. Tatsächlich unterliegt der (nationale) Markt für Gesundheitsleistungen einer Vielzahl staatlicher Eingriffe, die mit dem meritorischen Gutscharakter von Gesundheitsleistungen und der mangelnden Konsumentensouveränität begründet werden.

Der Schwerpunkt von Kapitel 3 liegt auf der Bestimmung der nachfrageseitigen Einflussfaktoren, denn schließlich wurde auch die Liberalisierung auf der EU-Ebene durch die Versicherten angestoßen, da sie für sich das Recht auf eine umfassendere transnationale Gesundheitsversorgung über die sozialen Sicherungssysteme beanspruchten (vgl. Kapitel 2.2). In Kapitel 3.2 wird die Gesundheitsnachfrage daher einer eingehenderen Untersuchung unterzogen, indem die grundlegenden Einflussfaktoren auf die Gesundheitsnachfrage, die Nachfrage unter Sicherheit und unter Unsicherheit sowie weitere Einflussfaktoren wie das Patientenvertrauen und die *Compliance* diskutiert werden. Aus allgemeiner, absatztheoretischer Perspektive fokussiert sich das Versicherteninteresse auf die Faktoren Preis, Menge und Qualität in Abhängigkeit des Versicherungsumfangs. Aufgrund dessen beschäftigt sich Kapitel 3.3 mit der Frage des relevanten Marktes, wobei insbesondere die unmittelbar damit verbundenen Schwierigkeiten der Bewertung der Leistungsqualität eingehender analysiert werden. Wenngleich in den letzten Jahren die Bemühungen zur Abbildung der Qualitätskomponente forciert wurden, ist die Erfassung qualitativer Daten immer noch mit zahlreichen Problemen verknüpft.[501] Gleichwohl ist eine Erhöhung der Transparenz des Dienstleistungsangebots für einen funktionierenden Wettbewerb unerlässlich. Neben einer obligatorischen Verpflichtung zur Offenlegung wesentlicher quantitativer und qualitativer Basisindikatoren wie dies im Fall der Krankenhausberichte ansatzweise geschieht, sollte den Anbietern die Offenlegung weitergehender, wertneutral aufbereiteter Informationen freigestellt werden. Allerdings sind anbieterseitige Initiativen ohne eine Kontrolle durch unabhängige Dritte in ihrer Absicht zu hinterfragen.[502]

Bei der Nachfrage nach Gesundheitsleistungen handelt es sich um eine abgeleitete Nachfrage, da die Nachfrage zum Zweck der Verbesserung, der Verstetigung oder einer verlangsamten Verschlechterung des Gesundheitszustandes erfolgt. Die Modelle der Gesundheitsnachfrage lassen sich grundsätzlich in die beiden Formen der Nachfrage unter Planungssicherheit sowie der Nachfrage unter Unsicherheit unterscheiden. Dabei wurde insbesondere die Bedeutung der Zuzahlungen sowie der Raumüberwindungs- und Zeitkosten diskutiert. Neben einer Regulierung des Versichertenzugangs über pekuniäre Anreize wie Zuzahlungen, wird der Zugang zu einzelnen Leistungen in einer Vielzahl von Mitgliedstaaten – gewollt oder ungewollt – durch nichtmonetäre Anreize wie Warteschlangen gesteuert. Sofern die Zugangskriterien zur Versorgung im Rahmen der sozialen Sicherungssysteme von nichtmonetären Faktoren abhängen, werden hierdurch tendenziell einkommensschwächere Versicherte begünstigt, da diese im Unterschied zu den oberen Einkommensschichten geringere Opportunitätskosten aufweisen. Aus diesem Grund werden in den Mitgliedstaaten mit Warteschlangen ceteris paribus eher einkommensschwächere Versicherte auf das Versorgungsangebot der sozialen Sicherungssysteme zurückgreifen. Dabei ist nicht auszuschließen, dass ein Teil der Versicherten die inländischen Warteschlangen umgehen will und auf der Grundlage der erweiterten Versichertenrechte auf der europäischen Ebene entsprechend den *Kohll/Decker*-Fällen Gesundheitsleistungen im Ausland beziehen möchte. Ebenso ist eine missbräuchliche Inspruchnahme der Leistungsaushilfe auf Basis der VO (EWG) Nr. 1408/71 nicht auszuschließen, indem die Inanspruchnahme als Akutfall während eines vorü-

---

501 Vgl. *Ebsen/Greß/Jacobs et al.* (2003, S. 24).
502 Vgl. *EB* (2000b).

bergehenden Auslandsaufenthalts dargestellt wird (vgl. Kapitel 2.2.3.6). Die Wahrscheinlichkeit einer Auslandsnachfrage steigt, wenn sich die Versicherten mit Zuzahlungen an der Inanspruchnahme inländischer Leistungen beteiligen müssen. Andererseits wird durch die Bildung von Warteschlangen und/oder hohen Zuzahlungen im Rahmen der nationalen Gesundheitsversorgung auch die Inanspruchnahme ausländischer Gesundheitsleistungen durch Privatpatienten begünstigt, die sich vor allem in den oberen Einkommensklassen finden lassen. Aber auch für einkommensschwächere Personen sind durch die Liberalisierung im Verkehrswesen und die dadurch gesunkenen Kosten der Raumüberbrückung Auslandsreisen zum Zweck der Behandlung erschwinglicher geworden.

Das Patientenvertrauen in den behandelnden Arzt stellt einen weiteren nichtmonetären Nachfragefaktor dar. Der Arzt-Patienten-Beziehung kommt zum einen in der Behandlung eine wichtige Rolle zu, da mit steigendem Vertrauen die Zusammenarbeit (*Compliance*) und damit die Genesung positiv beeinflusst werden. Zum anderen wirkt sich dies auf die grenzüberschreitende Gesundheitsnachfrage aus, da bei noch nicht erfolgtem Erstkontakt das noch nicht gebildete Vertrauen in einen spezifischen ausländischen Arzt (persönlich erworbenes Vertrauen) oder in ein ausländisches Gesundheitssystem (Systemvertrauen) eine Zugangshürde zum ausländischen Leistungsangebot bildet. Sollte es gelingen, zukünftige Gesundheitssystemvergleiche auf einer valideren Datenbasis durchzuführen, so könnten diese das Systemvertrauen in ausländische Gesundheitssysteme positiv beeinflussen. Allerdings spielen die Herausbildung von Vertrauen und Qualitätsfragen allenfalls eine untergeordnete Rolle, wenn schwer kranke ausländische Versicherte vor der Wahl stehen, sich im eigenen Gesundheitssystem weiterhin in eine Warteschlange „einzureihen" oder weitestgehend frei zugängliche ausländische Gesundheitsleistungen in Anspruch zu nehmen. Zumindest für Schwerkranke dürfte sich dabei eine missbräuchliche Inanspruchnahme ausländischer Gesundheitsleistungen gemäß der Leistungsaushilfe als problematisch erweisen. Dies gilt sowohl aufgrund der Transportfähigkeit als auch aufgrund der Möglichkeit, die Inanspruchnahme als eine Akutbehandlung während eines vorübergehenden Auslandsaufenthalts gegenüber dem zuständigen Träger darzustellen. In Fällen einer weniger gravierenden Erkrankung ist hingegen eine vorgetäuschte Akutbehandlung durchaus möglich. Aus versicherungsökonomischer Sicht handelt es sich dabei um ein *Moral-Hazard*-Problem, wobei sich die Informationsasymmetrie durch die Verlagerung der Prozesse auf eine internationale Ebene und erschwerte Kontrollmöglichkeiten zuungunsten des Kostenträgers verschlechtert. Dabei ist nicht auszuschließen, dass die Leistungserbringer im Sinne der ausländischen Versicherten agieren, da deren Behandlung eine zusätzliche Einnahmequelle darstellt und somit das Arzteinkommen erhöht. Aber auch im Fall eines ungewollten Engpasses inländischer Kapazitäten stellt die gezielte, genehmigte Inanspruchnahme ausländischer Leistungen zulasten der sozialen Sicherungssysteme eine Alternative zum Inlandsangebot dar.

Obwohl das deutsche Gesundheitssystem im umstrittenen Systemvergleich der WHO nur Plätze im Mittelfeld belegt, ist die deutsche Gesundheitsversorgung nicht von einer starken bis stärkeren Versorgungseinschränkung geprägt, wie dies in anderen Staaten der Fall ist. Es ist daher wahrscheinlich, dass die deutschen Leistungserbringer zukünftig von einer größeren Auslandsnachfrage profitieren werden. Umgekehrt konzentriert sich die Nachfrage nach ausländischen Gesundheitsleistungen durch GKV-Versicherte angesichts der bestehenden Quasivollversicherung auf wenige Versorgungsbereiche. Damit ausländische Leistungen in die Nachfrageüberlegungen der Patienten einbezogen werden, müssen diese sowohl hinsichtlich des Preises als auch der Qualität Substitute zu den inländischen Leistungen darstellen. Damit stellt sich die aus der Industrieökonomie bekannte Frage nach dem relevanten Markt, welche angesichts der Vertrauenseigenschaft von Gesundheitsdienstleistungen und dem Unwissen über die ausländischen Gesundheitssysteme kaum zu beantworten ist. Insbesondere werden weder die zwischen den einzelnen Leistungserbringern bestehenden Qualitätsunterschiede noch die strukturellen Versorgungsunterschiede zwischen den Gesundheitssystemen ersichtlich. Die Schwierigkeiten einer Leistungseinschätzung sind vor allem für Ausländer gegeben, aber auch auf der nationalen Ebene bleiben die Leistungsunterschiede bislang weitgehend intransparent. Modelltheoretisch lässt sich die Rolle der Leistungsqualität mit Hilfe von Modellen der vertikalen und horizontalen Produktdifferenzierung sowie der Neuen Nachfragetheorie diskutieren. Gleichwohl offenbaren sich auch hier methodische Probleme bei der Darstellung der Qualitätskomponente.

Innerhalb der Gesetzlichen Krankenversicherung hat die Diskussion um die Qualität von Gesundheitsleistungen seit dem GKV-Modernisierungsgesetz an Bedeutung gewonnen. Neben einer erhöhten Leistungstransparenz innerhalb Deutschlands, eignen sich die deutschen Qualitätsmaßnahmen – ungeachtet der potenziellen Sprachbarrieren – grundsätzlich auch, um die Leistungstransparenz gegenüber dem Ausland zu erhöhen. Aber auch in den anderen Mitgliedstaaten finden aus Gründen der Kosten- und Qualitätskontrolle ähnliche Prozesse zur Erhöhung der Leistungstransparenz statt. Die inländischen Prozesse laufen damit dem Interesse der meisten Mitgliedstaaten zuwider, die Informationen über das ausländische Leistungsangebot möglichst gering zu halten und so die Inanspruchnahme im Wesentlichen auf das nationale Versorgungsgebiet zu beschränken. Diese Informationslücke versucht die Europäische Union seit kurzem zumindest teilweise zu schließen, indem sie etwa Informationen über Rechte der Versicherten hinsichtlich einer Auslandsversorgung im eigenen Webportal bereitstellt. Damit agiert die Europäische Union klar gegen die Interessen vieler Mitgliedstaaten und wirkt als Katalysator, der den Informationsfluss beschleunigt. Dass eine größere Leistungstransparenz und bessere Aufklärung der Versicherten über ihre Rechte auf europäischer Ebene nicht im Interesse der Mitgliedstaaten mit einem stärker regulierten Versorgungszugang und einem eingeschränkten Leistungskatalog sein kann, ist grundsätzlich nachvollziehbar. Allerdings wird sich das Mittel der Informationszurückhaltung angesichts der neuen Informations- und Kommunikationstechniken sowie des Informationsflusses über soziale Netze auf die Dauer als nicht erfolgreich erweisen. Eine Anpassung der nationalen Rechtsgrundlagen wird somit früher oder später notwendig werden. In welchem Umfang und auf welcher rechtlichen Grundlage die grenzüberschreitende Inanspruchnahme zukünftig erfolgen wird, welche finanziellen Auswirkungen sich hieraus für die sozialen Sicherungssysteme (im Bereich Gesundheit) ergeben und welche Gegenmaßnahmen auf der nationalen oder europäischen Ebene hiergegen ergriffen werden, bleibt abzuwarten.

4. Der Handel mit Gesundheitsleistungen im Rahmen außenwirtschaftlicher Erklärungsansätze

Die Gesundheitsökonomie liefert keine Ansätze zur Analyse der grenzüberschreitenden Gesundheitsversorgung. Dies ist auch nicht notwendig, da sich die grenzüberschreitende Gesundheitsversorgung im Rahmen anderer ökonomischer Teildisziplinen analysieren lässt. Als Erklärungsansätze bieten sich vor allem die Außenhandelstheorie, die geographische Ökonomie sowie die Transaktionskostentheorie an, auf deren Grundlage sich die grenzüberschreitende Inanspruchnahme modelltheoretisch darstellen lässt.[503]

Die gesundheitsökonomischen Grundlagen des vorhergehenden Kapitels, die sich üblicherweise implizit auf den nationalen Kontext beziehen, werden im Wesentlichen mithilfe der vorgenannten ökonomischen Teildisziplinen in den Kapiteln 4 und 5 auf den internationalen Handel übertragen. Dabei wird deutlich, dass die grenzüberschreitende Gesundheitsversorgung mit zahlreichen Fragestellungen verbunden ist. Dies betrifft insbesondere den Handel von Gesundheitsdienstleistungen und die Erfassung der Leistungsqualität. Des Weiteren entstehen den Handelspartnern durch den grenzüberschreitenden Handel zusätzliche Kosten und Unsicherheiten, die im nationalen Kontext keine Rolle spielen. Hierzu zählen beispielsweise Zollkosten, Wechselkursrisiken etc.[504] Erklärungsansätze, die Antworten auf diese Fragen liefern, finden jedoch nur zögerlich Eingang die ökonomischen Lehrbücher. So lässt sich beispielsweise der Handel mit Dienstleistungen, im Speziellen mit Gesundheitsdienstleistungen, grundsätzlich im Rahmen gängiger Außenhandelstheorien wie dem *Ricardo*-Theorem erfassen. Allerdings eignen sich die gängigen Außenhandelstheorien nicht, um die Besonderheiten des Dienstleistungshandels – durch die sich dieser zweifelsfrei vom Güterhandel unterscheidet – abzubilden. Nicht ohne Grund wurde der Dienstleistungshandel in der Außenhandelstheorie lange Zeit implizit ausgeklammert. In der klassischen Ökonomie wurden Dienstleistungen gar bisweilen als nicht handelbar deklariert. Letzteres ist durch die Macht des Faktischen mittlerweile widerlegt, da der Handel mit Dienstleistungen heutzutage in größerem Umfang stattfindet und weiter wächst. Das wachsende Handelsvolumen ist sowohl für den Dienstleistungshandel im Allgemeinen als auch für den Handel mit Gesundheitsdienstleistungen im Speziellen zu beobachten (vgl. Kapitel 4.1). Obwohl die These der generellen Nichthandelbarkeit von Dienstleitungen faktisch widerlegt ist, wird in Kapitel 4.3 der grundsätzlichen Frage nachgegangen, welche Faktoren ursächlich für die Handelsfähigkeit und eine begrenzte Handelsfähigkeit von Gütern und Dienstleistungen sind. Abschließend analysiert Kapitel 4.4 die Be-

---

503 Vgl. *Rose/Sauernheimer* (2006), *Maier/Tödtling* (2001), *Hallet* (1997), *Oberender* (1988).
504 Vgl. *Spehl* (1981, S. 12 ff.).

stimmungsgründe des Außenhandels, wobei zwischen traditionellen und eher neueren Außenhandelstheorien unterschieden wird. Gemäß den traditionellen Außenhandelstheorien gründen die Handelsvorteile auf absoluten oder komparativen Preisvorteilen. Die Preisvorteile wiederum beruhen auf Kostenvorteilen, die ihrerseits im Allgemeinen auf zwischenstaatlichen Unterschieden in der Ausstattung mit Produktionsfaktoren und unterschiedlichen Produktionstechniken basieren. In Ergänzung dazu führen die neueren Außenhandelstheorien die Vorteilhaftigkeit des Handels auf angebotsseitige Skalenerträge sowie eine präferenzgerechtere Bedürfnisbefriedigung der Nachfrager zurück.

4.1. Der Welthandel und wichtige Handelsabkommen

Allgemein ist innerhalb der OECD-Staaten in den letzten Jahren ein wachsender Handel von Hightechgütern sowie wissensintensiven Gütern festzustellen, der sich auch auf den Gesundheitsbereich erstreckt.[505] Der internationale Warenhandel wird von den drei Blöcken Europäische Union, Nordamerikanische Freihandelszone (NAFTA) und Ostasien dominiert. Mit einem Anteil von etwas mehr als 19 Prozent am Welthandel ist die Europäische Union der weltweit größte Handelspartner (2005: Importe: 1176,52 Mrd. EUR, Exporte: 1070,76 Mrd. EUR) und dies bei einem weltweiten Bevölkerungsanteil von rund 7 Prozent. Neben dem „klassischen" interindustriellen Handel zwischen Staaten mit einem unterschiedlichen Entwicklungsstand und verschiedenartiger Ressourcenausstattung, exemplarisch wird hier oft „Industriegüter gegen Bananen" angeführt, werden dabei in zunehmendem Maße ähnliche Leistungen bestimmter Industriesektoren oder Branchen zwischen den Staaten getauscht. Dieser gleichzeitige Ex- und Import von Leistungen aus Perspektive eines Landes wird als intraindustrieller oder auch intrasektoraler Handel bezeichnet. Innerhalb des intraindustriellen Handels lassen sich nochmals zwei Handelsarten unterscheiden:[506] Zum einen werden sehr ähnliche Produkte mit lediglich geringfügigen Merkmalsabweichungen zwischen den Staaten getauscht, weshalb dieser Handel als variantenorientierter Handel bezeichnet wird. Zum anderen wird ebenso mit qualitativ unterschiedlichen Leistungen eines Industriebereichs oder einer Branche gehandelt. Da diese Leistungen im Sinne von qualitativ höherwertig oder minderwertig eingestuft werden können, wird dieser Handel auch als qualitätsorientierter Handel bezeichnet. Der gesamte intraindustrielle Handel, der rund 55 Prozent des OECD-Handels ausmacht, verteilt sich zu 27 Prozent auf den variantenorientierten Handel sowie zu 73 Prozent auf den qualitätsorientierten Handel.

Im Zuge des Ziels einer sukzessiven Vollendung des Europäischen Binnenmarktes ist es seit dem Jahr 1993 zu einem Abbau tarifärer Handelshemmnisse gekommen. Im Jahr 2005 betrug der Handelsanteil zwischen den EU-Mitgliedstaaten am

---

505 Vgl. *Le Monde diplomatique* (2003, S. 23)
506 Vgl. ebenda.

gesamten Warenhandel im Schnitt 63,8 Prozent (Importe) bzw. 66,7 Prozent (Exporte).[507] Der Intra-EU-Handel macht somit rund zwei Drittel am gesamten Warenhandel aus. Für die Bundesrepublik Deutschland beliefen sich die entsprechenden Werte auf 64 Prozent (Importe) und 63,8 Prozent (Exporte). Der Anteil des deutschen Warenhandels am gesamten EU-Intra-Handel betrug 2005 19,2 Prozent (Importe) und 23 Prozent (Exporte). Innerhalb der Europäischen Union ist Deutschland damit vor dem Vereinigten Königreich, Frankreich, Italien und den Niederlanden der wertmäßig größte Handelspartner. Der Anteil der deutschen Warenimporte am Extra-Handel der EU-25 mit Drittstaaten beläuft sich auf 19 Prozent (223,73 Mrd. EUR) bzw. der Anteil der Exporte auf 26,7 Prozent (285,74 Mrd. EUR) (vgl. Tabelle 4).

Tabelle 4: Intra- und Extra-Handel der Europäischen Union (2005)

	Intra-Handel 2005				Extra-Handel 2005			
	Importe		Exporte		Importe		Exporte	
	in Mrd. EUR	in %	in Mrd. EUR	in %	in Mrd. EUR	in %	in Mrd. EUR	in %
Belgien	183,61	8,9	205,41	9,6	72,56	6,2	63,38	5,9
Tschechische Republik	50,02	2,4	53,05	2,5	11,67	1,0	9,95	0,9
Dänemark	43,38	2,1	48,31	2,2	17,60	1,5	20,21	1,9
Deutschland	398,46	19,2	494,50	23,0	223,73	19,0	285,74	26,7
Estland	6,12	0,3	4,80	0,2	1,94	0,2	1,36	0,1
Irland	36,26	1,8	55,97	2,6	18,40	1,6	32,33	3,0
Griechenland	24,16	1,2	7,31	0,3	19,29	1,6	6,52	0,6
Spanien	141,19	6,8	108,10	5,0	82,96	7,1	42,41	4,0
Frankreich	267,12	12,9	231,50	10,8	133,12	11,3	138,53	12,9
Italien	174,99	8,5	173,37	8,1	130,69	11,1	122,37	11,4
Zypern	3,47	0,2	0,84	0,0	1,61	0,1	0,33	0,0
Lettland	5,25	0,3	3,17	0,1	1,74	0,1	0,98	0,1
Litauen	7,33	0,4	6,20	0,3	5,09	0,4	3,29	0,3
Luxemburg	12,66	0,6	13,22	0,6	4,79	0,4	1,56	0,1
Ungarn	35,78	1,7	38,34	1,8	17,30	1,5	11,90	1,1
Malta	2,17	0,1	0,94	0,0	0,72	0,1	0,89	0,1
Niederlande	142,85	6,9	256,25	11,9	145,76	12,4	67,21	6,3
Österreich	79,94	3,9	69,27	3,2	21,57	1,8	30,70	2,9
Polen	60,64	2,9	55,50	2,6	20,53	1,7	16,36	1,5
Portugal	37,57	1,8	24,45	1,1	11,57	1,0	6,20	0,6
Slowenien	12,73	0,6	10,21	0,5	3,55	0,3	5,17	0,5
Slowakei	22,42	1,1	21,98	1,0	6,00	0,5	3,77	0,4
Finnland	31,22	1,5	29,74	1,4	16,20	1,4	23,33	2,2
Schweden	62,91	3,0	61,06	2,8	26,50	2,3	43,57	4,1
Vereinigtes Königreich	228,53	11,0	174,98	8,1	181,63	15,4	132,71	12,4
EU (25 Länder)	2.070,80	100,0	2.148,49	100,0	1.176,52	100,0	1.070,76	100,0

Quelle: eigene Erstellung; Daten von EUROSTAT

Dennoch bestehen innerhalb der Europäischen Union auch für den Gesundheitsbereich nach wie vor zahlreiche nichttarifäre Handelsschranken, sodass das innergemeinschaftliche Handelspotenzial nicht vollständig zum Tragen kommt. Somit stellt sich die Frage, welches Ausmaß der Handel mit Gesundheitsgütern erlangen könnte, wenn diese Handelsrestriktionen nicht bestünden. Als Folge der nationalen Regulierungen existiert für die jeweilige Leistung weniger ein einheitlicher Binnenmarkt als vielmehr 27 nationale, unterschiedlich reglementierte Teilmärkte.[508] Dabei

---

507 Durchschnittswerte für die EU-25. Vgl. den statistischen Dienst der EU. Vgl. auch *Europäische Kommission* (2003b, S. 6).
508 Vgl. *Schneider/Cerniauskas/Murauskiene* (2000).

könnten durch eine weitere Öffnung der Gesundheitssysteme und Ausweitung der grenzüberschreitenden Beschaffungs- und Absatzmärkte sowohl zusätzliche Kosteneinsparungen realisiert als auch eine zügigere, präferenzgerechtere Versorgung der Versicherten mit Innovationen gewährleistet werden.

Die wachsende Bedeutung des Dienstleistungssektors in den Industriestaaten spiegelt sich in der „Drei-Sektoren-Hypothese" und dem Begriff der „Tertiärisierung der Wirtschaft" wider. Demzufolge findet in nahezu allen westlichen Industrienationen ein gesellschaftlicher Strukturwandel der ehemals durch den Primär- und Sekundärsektor geprägten Staaten hin zu modernen Dienstleistungsgesellschaften statt. Allerdings fällt die Bezifferung des Außenhandels mit Dienstleistungen ungleich schwerer als beim Güterhandel. Ein wesentlicher Grund hierfür ist, dass zum Teil komplementäre Beziehungen zwischen den Leistungen bestehen, weshalb eine Handelsausweitung im Güterbereich nicht selten mit einer Handelsausweitung im Dienstleistungsbereich einhergeht und eine trennscharfe Einstufung als „reine" Dienstleistung oftmals nicht möglich ist.[509] Gemäß der Enquetekommission „Globalisierung der Weltwirtschaft – Herausforderungen und Antworten" wird das tatsächliche Ausmaß des internationalen Dienstleistungsverkehrs unterschätzt, da zum einen selbst einige größere Länder keine Daten melden oder nur unzureichend in der Zahlungsbilanz ausweisen und zum anderen die Erfassung der Dienstleistungstätigkeiten im Fall transnationaler Unternehmensverflechtungen Probleme bereitet.[510] Vor diesem Hintergrund bemüht man sich auch auf globaler Ebene, die nationalen Daten zum Dienstleistungsbereich zukünftig vergleichbarer zu erfassen.[511] So weisen etwa die offiziellen Außenhandelsstatistiken des Statistischen Bundesamtes mit Ausnahme von Veredelungsgeschäften keine Dienstleistungen aus.[512] Entsprechende Werte finden sich in den Zahlungsbilanzen der Staaten, genauer in den Dienstleistungsbilanzen, die unter die Leistungsbilanzen fallen. Gemäß der fünften Ausgabe des Zahlungsbilanzhandbuches des Internationalen Währungsfonds (BPM5) werden Dienstleistungen nach Obergruppen unterteilt in „Transportleistungen", „Reiseverkehr", „Kommunikationsleistungen", „Bauleistungen", „Versicherungsleistungen", „Finanzdienstleistungen", „EDV- und Informationsleistungen", „Patente und Lizenzen", „sonstige unternehmensnahe Dienstleistungen", „Dienstleistungen für Kultur und Freizeit" sowie „Regierungsleistungen".[513]

Der Anteil des Dienstleistungshandels am gesamten Welthandel beträgt rund 20 Prozent und hat sich somit seit Anfang der 80er Jahre um zwei bis drei Prozentpunkte erhöht (vgl. Abbildung 19).[514] Auf die Europäische Union entfallen hiervon

---

509 Vgl. *Dluhosch* (1998).
510 Vgl. *Deutscher Bundestag* (2002b, S. 134), *United Nations/European Commission/Intenational Monetary Found et al.* (2002).
511 Vgl. *United Nations/European Commission/Intenational Monetary Found et al.* (2002).
512 Vgl. *StaBA* (2005).
513 Vgl. *IMF* (1993), *OECD* (2006, S. 240).
514 Vgl. auch *Le Monde diplomatique* (2003, S. 23).

rund 48 Prozent der Exporte und 45 Prozent der Importe.[515] Der deutsche Dienstleistungssektor umfasst einen Anteil von über 70 Prozent an der Bruttowertschöpfung mit einem Beschäftigtenanteil von rund 72 Prozent.[516]

Abbildung 19: Volumen und Anteil der Dienstleistungen am Welthandel

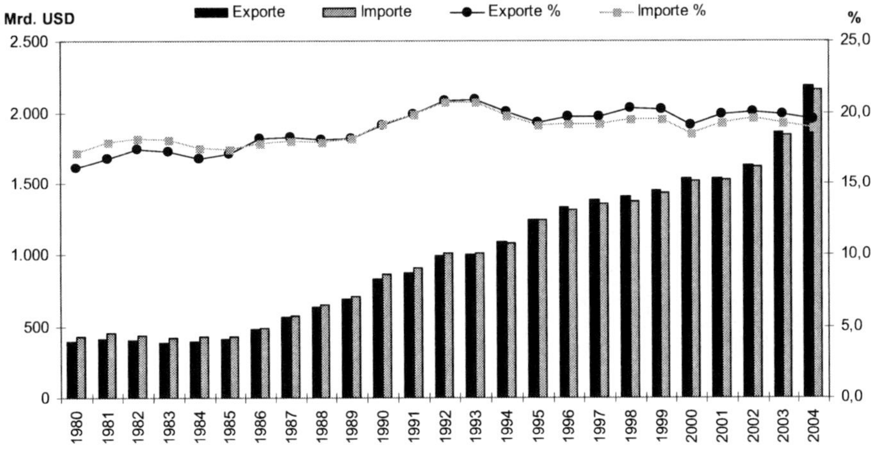

Quelle: eigene Erstellung und Berechnung. Daten der UNCTAD. Auf die Problematik von Zeitreihensprüngen sei an dieser Stelle hingewiesen.

Nach den USA und Großbritannien ist Deutschland mit 6,15 Prozent an den weltweiten Dienstleistungsexporten der drittgrößte Exporteur. So wurden im Jahr 2005 Dienstleistungen im Wert von 129 Mrd. EUR exportiert, was einem Anteil von 14 Prozent an den deutschen Gesamtexporten entspricht.[517] Dennoch weist Deutschland fast schon traditionell ein Defizit in der Dienstleistungsbilanz auf, das sich seit dem Jahr 2001 allerdings rückläufig entwickelt hat und im Jahr 2006 - 23,1 Mrd. EUR betrug (vgl. Abbildung 20 a). Der Grund für das Defizit ist der deutliche negative Saldo im Bereich Reiseverkehr, der in einzelnen Jahren gar den Gesamtsaldo der Dienstleistungsbilanz übersteigt (vgl. Abbildung 20 b). Auch im Jahr 2006 überstieg der Saldo des Reiseverkehrs mit 33,5 Mrd. EUR den Gesamtsaldo der Dienstleistungsbilanz. Für die grenzüberschreitende Gesundheitsversorgung sind neben den medizinischen Leistungen und Pflegeleistungen vor allem die grenzüberschreitenden Versicherungstätigkeiten interessant. Der Saldo der Versicherungsleistungen fiel mit rund einer Mrd. EUR vergleichsweise gering aus. Zu dem Bereich der Versicherungsleistungen werden ganz allgemein *„Prämienzahlungen, die*

---

515 Werte für die EU-25 im Jahr 2004. Vgl. die Webseite der UNCTAD.
516 Vgl. die Initiative „iXPOS" des *Bundesministeriums für Wirtschaft und Technologie.*
517 Vgl. *Donges/Eekhoff/Franz et al.* (2007, S. 8).

gebietsansässige Versicherungsnehmer an gebietsfremde Versicherungsunternehmen leisten (ausgehende Zahlungen) sowie Zahlungen, die gebietsansässige Versicherungsnehmer auf Grund von Schadensregulierungen, Kapitalauszahlungen, Pensions- und Rentenleistungen, Rückkäufen (vorzeitige Auflösung von Versicherungen) von gebietsfremden Versicherungsunternehmen entgegennehmen (eingehende Zahlungen)" (*Deutsche Bundesbank* (2005, S. 18)) hinzugerechnet.

Abbildung 20: Die Dienstleistungsbilanz der Bundesrepublik Deutschland

a) Dienstleistungsbilanz – gesamt

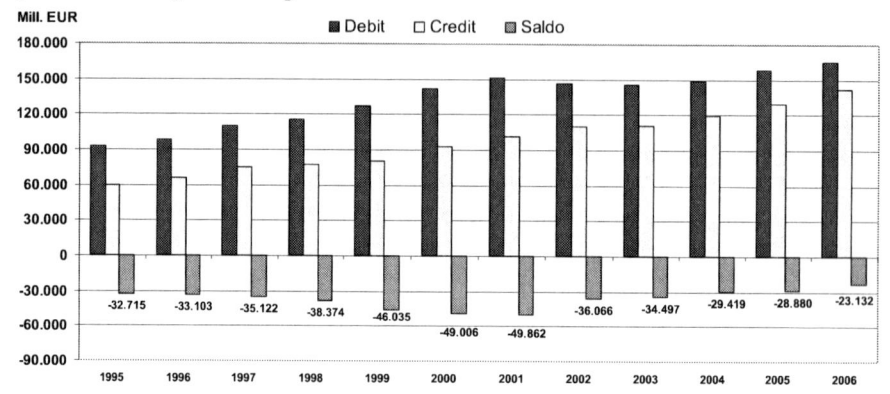

b) Posten der Dienstleistungsbilanz (2006)

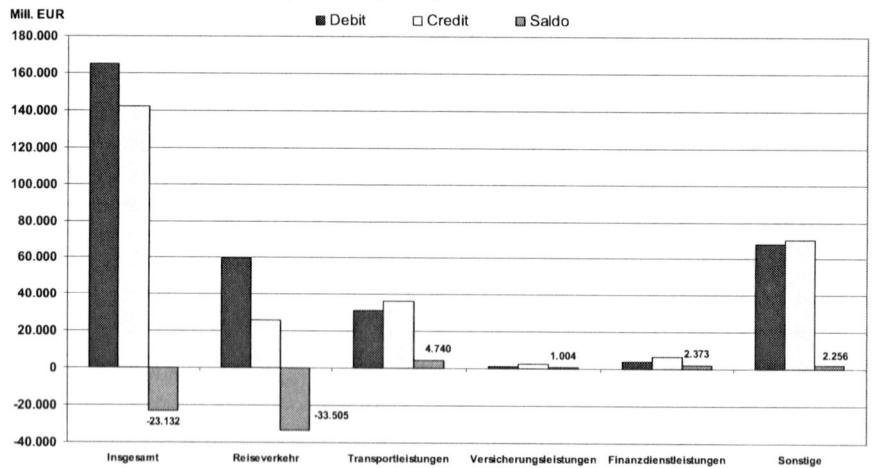

Quelle: eigene Erstellung und Berechnungen; Daten der Deutschen Bundesbank

Mit dem wachsenden globalen Handel sind unmittelbar Fragen verbunden, welche die Ausgestaltung der Handelsregeln betreffen. Eine zentrale Institution auf globaler Ebene ist die Welthandelsorganisation (*World Trade Organization*, WTO), welche 150 Mitgliedstaaten (Stand: 11. Januar 2007) umfasst.[518] Das Hauptziel der WTO besteht darin, einen möglichst freien Handel unter verlässlichen, transparenten Rahmenbedingungen zu schaffen. Zu ihren Aufgaben gehört die Pflege und Umsetzung der multilateralen Abkommen, sie dient als Forum für Verhandlungen zwischen den Mitgliedstaaten bzw. zur Beilegung von Handelsstreitigkeiten, und sie überprüft die nationalen Handelspolitiken. Im Konkreten schreibt die WTO hierzu ebenso das alte GATT (GATT 1947) durch das GATT 1994 sowie die beiden neueren Abkommen, das GATS (*General Agreement on Trade in Services*) und das TRIPS (*Trade-related Aspects of Intellectual Property Rights*), fort (vgl. Uruguay-Runde (1986-94), Exkurs 17, Exkurs 18). Die Ziele der 2001 gestarteten Doha-Runde bestehen in einer weiteren Handelsöffnung, der Einführung neuer Regeln sowie einer stärkeren Unterstützung der Entwicklungsländer. Zur Beschleunigung dieser Prozesse sollen die Staaten in bilateralen Verhandlungen zunächst Anfragen und Angebote aushandeln, in denen sie die anderen Staaten zur Liberalisierung von Dienstleistungsbereichen auffordern bzw. die Öffnung eigener Dienstleistungsbereiche anbieten, die später für alle Mitgliedstaaten verallgemeinert werden sollen.[519] Da sich die WTO-Mitgliedstaaten in wesentlichen Punkten nicht einigen konnten – insbesondere zwischen den Industrie- und Entwicklungsstaaten kam es zu Differenzen –, wurde die Doha-Runde, deren Abschluss ursprünglich schon 2005 geplant war, zwischenzeitlich ausgesetzt. Seit Anfang 2007 sind die Verhandlungen wieder aufgenommen worden. Zwar haben die Industriestaaten im Laufe von sechs Welthandelsrunden ihre Importzölle für Güter deutlich abgebaut, im Durchschnitt von 35 Prozent auf 7,2 Prozent.[520] Dennoch steigen die Importzölle mit zunehmendem Fertigungsgrad eines Produktes an, was dem Schutz der inländischen Endprodukte dient und wie eine Subventionierung der inländischen Industrie wirkt. Insbesondere ist jedoch eine schleichende Ausweitung nichttarifärer Handelshemmnisse festzustellen, welche der vereinbarten Ausweitung der Handelsliberalisierung zuwiderläuft.

Das GATS, das in Analogie zum GATT das Ziel einer Handelsliberalisierung im Dienstleistungsbereich verfolgt, wird nach Auffassung der WTO oftmals missinterpretiert.[521] Es besteht zum einen aus einem Rahmenabkommen mit allgemeinen Regeln sowie zum anderen aus national eingegangenen Verpflichtungen (*Commitments*) zur Handelsliberalisierung, in denen die nationalen Zugeständnisse hinsichtlich des Marktzugangs ausländischer Anbieter aufgeführt sind (*National Schedules*). Das Meistbegünstigungsprinzip, welches sowohl für die Dienstleistungen gilt, in denen die Mitgliedstaaten Verpflichtungen eingegangen sind, aber auch für jene Bereiche, in denen keine Verpflichtungen bestehen, verbietet die Begünstigung einzelner Handelspartner.[522] Im Rahmen der *National Schedules* können die Mitgliedstaaten die handelsliberalisierten Sektoren, die Subsektoren und den Grad der

---

518 Vgl. die Webseite der Welthandelsorganisation, Zugriff am 31.03.2007.
519 Vgl. *Le Monde diplomatique* (2006, S. 93).
520 Vgl. *Donges/Eekhoff/Franz et al.* (2006).
521 Vgl. *WTO* (2001b).
522 Vgl. auch *Le Monde diplomatique* (2006, S. 92 f.).

Marktöffnung für ausländische Anbieter selbst festlegen. Wenngleich sich die Mitgliedstaaten zur grundsätzlichen Handelsliberalisierung verpflichten, steht es ihnen somit frei, die zu liberalisierenden Dienstleistungssektoren in Abhängigkeit von den verfolgten politischen Zielen eigenverantwortlich zu bestimmen (vgl. die GATS-Präambel, Art. 4 GATS).[523] Sofern freiwillige Liberalisierungsverpflichtungen eingegangen wurden, sind diese grundsätzlich einzuhalten. Aber auch in den Bereichen mit Liberalisierungsverpflichtungen dürfen die Staaten nach wie vor regulierende Maßnahmen ergreifen, die dann für in- und ausländische Anbieter gelten. Hierunter fällt die Freiheit, Leistungen in Form von Monopolen öffentlich oder privat anzubieten, den Zugang ausländischer Anbieter zu nationalen Unternehmen zu beschränken, Leistungen für in- und ausländische Anbieter zu öffnen, ohne dies im GATS niederzulegen, oder Standards hinsichtlich der Qualität, der Sicherheit, des Preises etc. festzuschreiben.

Die EU-Handelspolitik gehört zu den Gemeinschaftskompetenzen und ist einer der ersten Bereiche, in denen die Mitgliedstaaten ihre Kompetenzen auf die Europäische Union übertrugen.[524] Das gemeinsame Auftreten spiegelt sich sowohl in dem Gemeinsamen Außenzolltarif gegenüber Drittstaaten als auch der Repräsentanz der Mitgliedstaaten durch die EU in internationalen Verhandlungen zu Handelsabkommen wider.[525] Die Mitgliedstaaten haben jedoch nach wie vor erheblichen Einfluss auf die Außenhandelspolitik. Besonders deutlich wird dies etwa in den Bereichen GATS und TRIPS, in denen gemischte Kompetenzen vorliegen, und die Zuständigkeit grundsätzlich solange bei den EU-Mitgliedstaaten verbleibt, wie keine Regelungen auf der EU-Ebene bestehen. Gemäß einem Zusatzabkommen des GATS über spezifische Verpflichtungen behalten sich die Europäische Union bzw. ihre Mitgliedstaaten das Recht vor, den Marktzugang im Bereich öffentlicher Aufgaben zu regulieren (vgl. GATS/SC/31). Gesundheitsdienstleistungen werden im Rahmen des GATS in der Gruppe 8 „Medizinische und soziale Dienstleistungen (andere als die freiberuflichen Dienstleistungen)" erfasst. Die Mehrheit der WTO-Mitgliedstaaten, vor allem die Entwicklungs- und Schwellenländer, steht der Einbindung sozialer Fragen in die WTO ablehnend gegenüber.

Exkurs 17: Die WTO und das GATS

Die Inkraftsetzung des *General Agreement on Trade in Services* (GATS) ist ebenso wie die des GATT 1994 und des TRIPS mit der Konstituierung der Welthandelsorganisation erfolgt (vgl. Annex 1B, S. 283 ff.). Im Unterschied zum GATT 1947 handelt es sich bei der WTO um eine UN-Sonderorganisation mit Sitz in Genf, in der sowohl einzelne Mitgliedstaaten als auch Integrationsräume wie die Europäische Union (bzw. Europäische Gemeinschaft) vertreten sind.

523 Vgl. *Palm* (2001, S. 5).
524 Vgl. *Europäische Kommission* (2003e). Vgl. auch die Webseite des *Bundesministeriums für Wirtschaft und Technologie*, Zugriff am 31.03.2007.
525 Entsprechend der Ratstagung im Juni 2007 soll die Europäische Union zukünftig sowohl von einem „*Hohen Repräsentanten der Europäischen Union für Außen- und Sicherheitspolitik*" als auch dem Ratspräsidenten nach außen vertreten werden.

Das GATS erstreckt sich grundlegend über alle Handelsbereiche und setzt sich aus dem allgemeinen Rahmenabkommen hinsichtlich der Anerkennung der allgemeinen Handelsregeln sowie den national eingegangenen Verpflichtungen, im Rahmen derer jedes Land den gewährten Zugang und Zugangsgrad für ausländische Anbieter spezifiziert, zusammen. Ausgenommen sind lediglich Dienstleistungen in Ausübung hoheitlicher Gewalt (*Services supplied in the Exercise of governmental Authority*) sowie der Bereich des Lufttransports, des Luftverkehrsrechts und alle mit dem Verkehrsrecht direkt verbundenen Bereiche (vgl. Art. 1 Abs. 3b und 3c GATS). Aufgrund der Definition der Dienstleistungen in Ausübung hoheitlicher Gewalt als „*any service which is supplied neither on a commercial basis, nor in competition with one or more service suppliers*" bleibt unklar, ob „öffentliche Dienste, die der Befriedigung grundlegender gesellschaftlicher Bedürfnisse (Gesundheitsversorgung, Bildung, Infrastruktur) dienen, durch handelsbezogene Maßnahmen geschützt werden dürfen" (*Deutscher Bundestag* (2002b, S. 148)).[526] Gemäß Art. 1 Abs. 2 GATS wird der Dienstleistungshandel nach der Art des Angebots in vier Kategorien (*Modes-of-Supply*) unterteilt (vgl. Kapitel 5.2.1).[527]

Zu den wichtigsten Prinzipien der WTO gehören:
- der Abbau von tarifären und nichttarifären Handelshemmnissen, welche einen offenen, fairen Wettbewerb behindern.
- das Meistbegünstigungsprinzip (*Most-favoured-Nation Treatment* (MFN), Art. 2 GATS, Art. 1 GATT, Art. 4 TRIPS): Eingeräumte Zugeständnisse gegenüber einzelnen WTO-Mitgliedsstaaten sind unverzüglich und ohne Einschränkung auch allen anderen Mitgliedstaaten zu gewähren. Abweichungen hiervon sind unter sehr restriktiven Bedingungen möglich. Ausgenommen von dieser Regel sind die im Rahmen von Integrationsabkommen vereinbarten Begünstigungen gegenüber den Mitgliedstaaten des Integrationsraums (z. B. EU, vgl. Art. 5 GATS).
- das Inländerprinzip (*National Treatment*, Art. 17 GATS, Art. 3 GATT, Art. 3 TRIPS): Innerhalb eines Landes dürfen ausländische Waren und Dienstleistungen und deren Anbieter nicht ungünstiger als die inländischen Angebote und Anbieter behandelt werden. Gleichwohl dürfen als Außenschutz Zölle für Güter und nichttarifäre Maßnahmen für Dienstleistungen, die allerdings transparent zu machen sind, auferlegt werden.
- Transparenz (Art. 3 GATS, Art. 63 TRIPS): Transparenz der Außenhandelsbeschränkungen, welche der WTO in der Regel mitgeteilt werden müssen (Notifizierung) und allen Mitgliedern zugänglich sind.
- Gegenseitigkeit (Reziprozität): Die eingeräumten multilateralen Handelskonzessionen zwischen den Mitgliedern sollen gleichgewichtig und ausgewogen sein. Gegenüber den Entwicklungsländern werden keine gleichgewichtigen Konzessionen verlangt.

---

[526] Vgl. hierzu auch die analogen Probleme der Europäische Union bei der Übertragung der Binnenmarktregeln auf den Gesundheitsbereich (vgl. Kapitel 2.2).
[527] Vgl. *United Nations/European Commission/Intenational Monetary Found et al.* (2002, S. 11).

Konstituierung	Abkommen über die WTO		
Bereich	Güter	Dienstleistungen	Geistiges Eigentum
Grundlagen	GATT	GATS	TRIPS
Zusätzliche Regelungen	Andere Güterabkommen und Annexe	Dienstleistungsannexe	
Marktzugangs-verpflichtungen	Nationale Zugeständnisse	Nationale Zugeständnisse und Meistbegünstigungsprinzip	
Streitschlichtung	Streitbeilegungsverfahren		
Transparenz	Überprüfung der Handelspolitik		

Quelle: eigene Erstellung; vgl. *WTO* (2003) und die Webseite des *BMWA*; Abbildung: vgl. *WTO* (2003, S. 24)

Das in erster Linie von den Industrieländern initiierte TRIPS-Abkommen dient dem Schutz geistiger Eigentumsrechte und sichert somit zugleich komparative Vorteile im Bereich hochwertiger Güter und Dienstleistungen (vgl. Exkurs 18).[528] Ohne einen Schutz in Form der Gewährung einer vorübergehenden Monopolstellung der Unternehmen und ohne eine Amortisation der Forschungs- und Entwicklungsaktivitäten reduzieren sich die Anreize für Investitionen in Forschungsaktivitäten drastisch, und die Wahrscheinlichkeit ist groß, dass diese ganz unterbleiben. Im Gesundheitsbereich ist das TRIPS-Abkommen vor allem für die Forschungsaktivitäten der Pharmaunternehmen relevant. Bei der Ausgestaltung der Handelsregeln ist daher zwischen den Unternehmensinteressen einer Gewinnerzielung einerseits und dem Zugang der Bevölkerung zu wichtigen Gesundheitsleistungen andererseits, vornehmlich aus den Entwicklungs- und Schwellenländern, abzuwägen. Aber auch in den Industriestaaten ist angesichts der sich verengenden Finanzierungsmöglichkeiten das Interesse an einem ausgabenbewussten Leistungsbezug und einer frühzeitigeren Marktzulassung von Nachahmerprodukten gestiegen. Um derartige Eigentumsrechte in Form von Patenten zu umgehen, wird üblicherweise folgendes praktiziert:[529]

- In Abhängigkeit von der Erschöpfung geistiger Eigentumsrechte lassen sich bestehende Preisunterschiede grundsätzlich durch Parallel- bzw. Reimporte nutzen (vgl. Kapitel 5.1.2).
- Im Rahmen der so genannten *Bolar exceptions* werden bereits vor Ablauf der Patentfrist alle Vorbereitungen zur Produktion substitutiver Leistungen (z. B. Generika) getroffen, welche dann unmittelbar nach Ablauf des Patentschutzes am Markt angeboten werden können.
- Sofern der Patentinhaber die Vergabe einer Lizenz für eine legale Produktion verweigert, kann im Fall eines nationalen Notstandes oder sonstiger Dringlichkeiten der Staat so genannte Zwangslizenzen ausstellen. Verständlicherweise

---

528 Vgl. *WTO* (1999), *Blank/Clausen/Wacker* (1998, S. 29).
529 Vgl. *Frein/Reichel* (2000, S. 26 f.).

präferieren die Originalhersteller eine vergünstigte Abgabe patentierter Originalpräparate mit entsprechender Kennzeichnung gegenüber der Vergabe von Zwangslizenzen.

Exkurs 18: Das Abkommen über handelsbezogene Aspekte geistiger Eigentumsrechte (TRIPS)

Ziel des Abkommens über *Trade-Related Aspects of Intellectual Property Rights* (TRIPS) ist die weitgehende Schließung sich öffnender Handelslücken, die sich im Zuge des veränderten internationalen Handels hinsichtlich des Schutzes geistiger Schöpfungen ergeben. Daneben dient das TRIPS als Konsultationsgrundlage in Streitigkeitsfragen.
Geistige Eigentumsrechte bezeichnen die exklusiven Eigentumsrechte einer Person an ihren geistigen Kreationen/Entwicklungen für einen festgelegten Zeitraum. Sie unterteilen sich in die beiden Gruppen Vervielfältigungsrechte (künstlerische Arbeiten, Auftritte, Plattenindustrie, Rundfunk, ...) und industrielle Rechte. Innerhalb der Gruppe industrieller Rechte wird wiederum in Markenzeichen, geografische Bindung der Herkunft und Produkteigenschaften (*Geographical Indication*; bspw.: Champagner, Scotch, Roquefort) sowie Innovationen (geschützt durch Patente), kommerziell nutzbare, vertrauliche Informationen etc. unterschieden. Durch den Schutz geistigen Eigentums sollen Anreize für technologische Entwicklungen gesetzt werden. Das TRIPS erweitert die bis dato existierenden Konventionen der *World Intellectual Property Organization* (WIPO), namentlich die *Paris Convention for the Industrial Property* (1883, zuletzt geändert in 1979) und die *Berne Convention for the Protection of Literary and Artistic Work* (1971, zuletzt geändert in 1979), und setzt zum Teil neuartige bzw. höhere Standards. Die Erfüllung bzw. Einhaltung der Bestimmungen wird von dem *Council for Trade-related Aspects of Intellectual Property Rights* (TRIPS Council) überwacht, welches dem *General Council* der WHO berichtet.

Quelle: eigene Erstellung; vgl. die Webseite der *World Trade Organization* (*WTO*), *World Intellectual Property Organization* (*WIPO*)

Gleichwohl ist das Potenzial zur Erleichterung des Zugangs zu patentierten Arzneimitteln in allen drei Fällen beschränkt.[530] Nach der VO (EG) Nr. 953/2003[531] soll der Zugang der Entwicklungsländer zu essenziell benötigten Arzneimitteln gegen HIV/Aids, Malaria, Tuberkulose und verwandte opportunistische Krankheiten gelingen, indem Handelsumlenkungseffekte (Re-/Parallelimport) in die Europäische Union vermieden werden (vgl. Kapitel 5.1.2). Dabei sollen die Hersteller zu einer größeren Abgabe preisgünstiger Arzneimittel an die Entwicklungsländer bewegt werden (Preisstaffelungssystem), während die Wiedereinfuhr durch eine entsprechende Kennzeichnung der Arzneimittel vermieden wird.[532] Indes wird ein umfangreicherer Export in die einkommensschwachen Regionen nur stattfinden, wenn die Rentabilität gegeben ist oder sich die Arzneimittelhersteller hiervon zumindest Reputationsgewinne versprechen und daher die Arzneimittel gegebenenfalls unter den Herstellungskosten verkaufen. Grundsätzlich besteht zwar die Möglichkeit, die Unterdeckung aus einigen Regionen durch Gewinne in anderen Regionen zu finan-

---

530 Vgl. ebenda, S. 27.
531 VO (EG) Nr. 953/2003, ABl. Nr. L 135 vom 3.6.2003, S. 5 ff.
532 Vgl. *Korzilius* (2002).

zieren. Infolge der Finanzierungsschwierigkeiten der sozialen Sicherungssysteme in den Industriestaaten verengt sich aber auch hier der Überwälzungsspielraum der Hersteller.

In der Doha-Deklaration der Minister zum TRIPS-Abkommen betonen diese, das Abkommen so auszulegen, dass dieses sowohl dem Zugang zu bestehenden Arzneimitteln als auch der Entwicklung neuer Arzneimittel gerecht wird.[533] Zudem wird das Recht der Mitgliedstaaten bekräftigt, die Mittel des TRIPS-Abkommens zum Schutz der öffentlichen Gesundheit voll auszuschöpfen. Dies beinhaltet das Recht der Mitgliedstaaten, die Erfüllung eines nationalen Notstandes souverän zu definieren und eigene Regeln im Umgang mit der Erschöpfung intellektueller Eigentumsrechte unter Berücksichtigung des Meistbegünstigungs- und des Inländerprinzips festzulegen.[534] Dabei werden auch die potenziellen Schwierigkeiten der Mitgliedstaaten mit geringen oder fehlenden Produktionskapazitäten im Pharmabereich, von der Vergabe von Zwangslizenzen effektiven Gebrauch zu machen, von der Ministerkonferenz „wahrgenommen". Die Überführung der Vergabe von Zwangslizenzen durch die Entwicklungsländer und die ärmsten Staaten (*Least Developed Countries*, LDC) in das TRIPS-Abkommen, ist bislang an den divergierenden Vorstellungen gescheitert.[535] Darüber hinaus wird den LDC-Staaten eine Verlängerung der Umsetzungsfristen im Bereich pharmazeutischer Patente bis zum 1. Januar 2016 gewährt. Alles in allem hat die Ministererklärung die Bedingungen des TRIPS bestätigt und somit die Bedingungen der Entwicklungsländer zur Vergabe von Zwangslizenzen und hinsichtlich der rechtlichen Zulässigkeit des Parallelhandels nicht wesentlich verbessert.[536] Im Bereich der Gesundheitsdienstleistungen sind von den Mitgliedstaaten bis dato keine Streitbeilegungsverfahren angerufen worden, wohl aber in den Bereichen Pharmazeutika und Patente/TRIPS.[537] Das derzeitige EU-Verhandlungsangebot zur Doha-Agenda sieht zudem nicht vor, weitere Verpflichtungen in dem Bereich der Gesundheitsdienstleistungen einzugehen.[538]

---

533 Vgl. *WTO* (2001a).
534 Die Frage hinsichtlich der nationalen oder internationalen Erschöpfung intellektueller Eigentumsrechte ist für die rechtliche Zulässigkeit von Re-/Parallelimporten von besonderer Bedeutung, da nur eine internationale Erschöpfung einen uneingeschränkten grenzüberschreitenden Handel zulässt. Vgl. Exkurs 17, *Frein* (2001, S. 42).
535 Vgl. *BMWA* (2005).
536 Vgl. *Frein* (2001).
537 Zur grundsätzlich positiven Wirkung des institutionalisierten *Dispute Settlement Body* (DSB) innerhalb der WTO auf die Handelsliberalisierung vgl. *Van Suntum/Vehrkamp* (1996).
538 Vgl. *BMWA* (2005). Die Bereiche „Gesundheit" und „Bildung" weisen die geringste Anzahl an Zugeständnissen innerhalb des GATS auf. Für eine aktuelle Übersicht über Beschränkungen der vier *Modes-of-Supply* vgl. die Webseite der WTO.

4.2. Der Handel mit Gesundheitsgütern und -dienstleistungen

Im Zuge der allgemeinen Handelsausweitung hat sich auch der Handel mit Gütern des Gesundheitsbereichs, insbesondere mit pharmazeutischen Produkten, aber auch mit Heil- und Hilfsmitteln, ausgeweitet. Während der internationale Handel mit Gesundheitsgütern wie Arznei-, Heil- und Hilfsmittel bereits einen größeren Teil des gesamten Handelsvolumens ausmacht, findet der Handel mit Gesundheitsdienstleistungen trotz des absoluten Wachstums bislang nur in geringem Umfang statt. Eine exakte Bezifferung des Handelsvolumens von Gesundheitsdienstleistungen fällt schwer, da die entsprechenden Zahlen nur langsam Eingang in die offiziellen Statistiken finden.

Vergleichsweise verbreitet, wenn auch zum Teil auf einem niedrigen Niveau, sind der grenzüberschreitende Handel mit weitgehend standardisierten sowie hoch speziellen Gesundheitsleistungen, das *Brain Drain* von Arbeitskräften des Gesundheitsbereichs, Patientenwanderungen und ausländische Direktinvestitionen (vgl. Kapitel 5).[539] Des Weiteren existieren ebenso diverse grenzüberschreitende Kooperationsformen als auch der Transfer von Konzepten, Geschäftsmodellen sowie von medizinischem und medizinisch-technischem Wissen. In Abhängigkeit der beteiligten Kooperationsebenen lassen sich horizontale und vertikale Kooperationen der Mikroebene lokaler Gebietskörperschaften (Bsp. Euregios), der Mesoebene regionaler Gebietskörperschaften (Bsp. Verbände), der nationalstaatlichen Makroebene sowie unterstützende Maßnahmen auf der Supraebene durch die Europäische Gemeinschaft unterscheiden.[540] Die Kooperationsmöglichkeiten reichen dabei von reinen Absichtserklärungen über den Erfahrungsaustausch, der einvernehmlichen Maßnahmenausarbeitung und -durchführung bis hin zur gemeinsamen Finanzierung von Projekten und der grenzüberschreitenden Ausbildung in neuartigen Gesundheitsfeldern wie dem der Telemedizin.[541] Innerhalb der Europäischen Union haben sich insbesondere die Grenzregionen (EUREGIOs) mit Projekten hervorgetan, welche die grenzüberschreitende Gesundheitsversorgung betreffen. Aber auch internationale Projekte wie das *Global Health Care Applications Project* (GHAP) der G-8-Staaten zeigen die zunehmende Kooperation und Verflechtung im Gesundheitsbereich.[542]

Die Unternehmen reagieren auf den intensivierten Wettbewerb mit effizienzsteigernden Umstrukturierungen sowie verstärkten Innovationstätigkeiten, wobei Letztere mit steigenden finanziellen Belastungen aufgrund der Forschungs- und Entwicklungsausgaben einhergehen. Den Großunternehmen eröffnet sich die Möglichkeit, durch Angebotsausweitungen, Fusionierungen und Kooperationen zu einem

---

539 Vgl. *Schaub* (2001, S. 64 ff.).
540 Vgl. *Schulz* (1997, S. 37).
541 Vgl. *Groß/Schmitt-Egner* (1994, S. 26).
542 Vgl. *Krüger-Brand* (2000).

Global Player heranzuwachsen, welcher Größenvorteile und Verbund-/Synergieeffekte ausschöpft. Umstrukturierungen dieser Art zeigen sich im Gesundheitsbereich beispielsweise in der Fusionierung von *Ciba Geigy* und *Sandoz* zu *Novartis Pharma*.[543] Im Einzelfall kann oder könnte es dabei zu einer marktbeherrschenden Stellung oder gar zu einer überragenden Wettbewerbsstellung kommen. Ob dies de facto der Fall ist, lässt sich nur schwer belegen und hängt unmittelbar mit der Abgrenzung des relevanten Marktes zusammen (vgl. Kapitel 3.3). Überhaupt ist der relevante Markt die entscheidende, wenngleich nur schwer zu fassende Größe beim Handel mit Gesundheitsleistungen. Dies gilt sowohl hinsichtlich der Substitution von in- und ausländischen Leistungen als auch hinsichtlich der räumlichen Erstreckung des Wettbewerbs. Dabei ist die räumliche Wettbewerbskomponente aufgrund der oft gegebenen Standortgebundenheit der Dienstleistungsproduktion für Gesundheitsdienstleistungen von größerer Bedeutung als für Gesundheitsgüter.

Nach der *Standard International Trade Classification* (SITC) werden Gesundheitsgüter unter der Warengruppe 54, „medizinische und pharmazeutische Produkte", erfasst. Analoge offizielle Statistiken über den Handel mit Gesundheitsdienstleistungen existieren nicht.[544] Der Anteil der Warengruppe 54 SITC an den weltweiten Exporten betrug im Jahr 2005 mit 270,6 Mrd. USD rund 1,27 Prozent, der Importwert belief sich auf 277,5 Mrd. USD (vgl. Abbildung 21).[545] Von den Gesamtexporten entfielen rund 66,2 Mrd. USD auf die Gütergruppe 541 SITC (Importe: 64,7 Mrd. USD) und folglich rund 204,4 Mrd. USD (Importe: 212,8 Mrd. USD) auf die Gütergruppe 542 SITC. Die wertmäßig kleinere Gütergruppe 541 umfasst die vierstelligen Obergruppen Antibiotika (andere als in 542), pflanzliche Akaloide, Hormonpräparate, Glykoside und pharmazeutische Güter (andere als in 542) sowie Provitamine und Vitamine. Die Gütergruppe 542 beinhaltet alle Medikamente, dies betrifft auch Tiermedikamente. Gemäß der offiziellen Statistik der Vereinigten Nationen konnten beide Gütergruppen 541 und 542 seit dem Jahr 1997 einen deutlichen wertmäßigen Anstieg verzeichnen. Seit dem Basisjahr 1997 ist der Export der Gütergruppe 541 bis zum Jahr 2005 auf 242 Indexpunkte (Import: 221), der wertmäßige Export der Gütergruppe 542 gar auf 373 Indexpunkte (Import: 394) angewachsen.

---

543 Vgl. *Gabriel* (2000).
544 Auskunft des Statistischen Bundesamtes am 20.03.2007.
545 Vgl. auch *United Nations* (2006).

Abbildung 21: Der Welthandel mit Gesundheitsgütern

a) Exporte in Mrd. USD und Anteil der EU am Welthandel

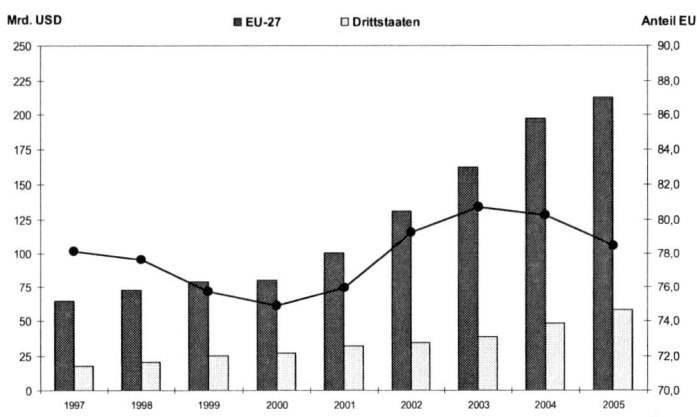

b) Importe in Mrd. USD und Anteil der EU am Welthandel

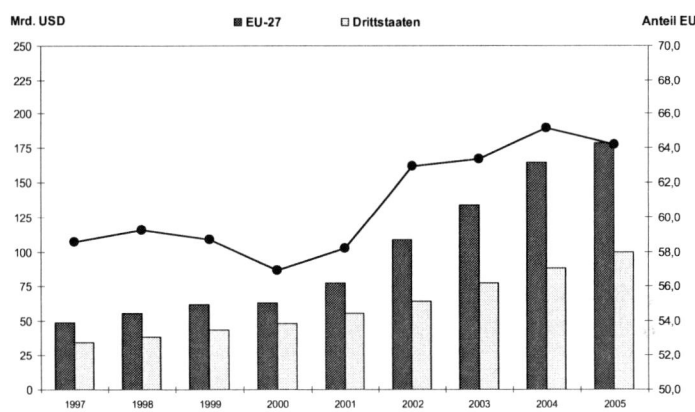

Quelle: eigene Erstellung; Daten der *United Nations* (2003) auf Basis der *Standard International Trade Classification* (SITC), Rev. 2/Rev.3, No. 541 und 542. Importe in *Cost, Insurance, Freight* (CIF), Exporte in *Free on Board* (FOB)

Bei den Handelsanteilen nach Ländergruppen zeigt sich die Dominanz des europäischen Kontinents beim Handel mit Gesundheitsgütern (vgl. Tabelle 5). So verzeichnete Europa im Jahr 2004 in der Gruppe 541 einen Anteil an den weltweiten Importen von 62 Prozent, der Exportanteil umfasste 69,9 Prozent. In der Gruppe 542 werden diese Spitzenwerte gar übertroffen. Hier verzeichnete Europa einen Importanteil von 65 Prozent bzw. einen Exportanteil von gar 84,4 Prozent. Die zweitwichtigste Handelsgruppe ist Nordamerika, deren Importanteile 16,6 Prozent (541) und 16,8 Prozent (542) bzw. Exportanteile 18,2 Prozent (541) und 8,6 Prozent (542) betrugen.

Tabelle 5: Anteile am Import und Export nach Ländergruppen (2004) – SITC 54

Region	541 Import	541 Export	542 Import	542 Export	54 (= 541 + 542) Import	54 (= 541 + 542) Export
Europa	62,0	69,9	65,0	84,4	64,3	80,9
Nordamerika	16,6	18,2	16,8	8,6	16,7	11,0
Asien	8,9	8,2	7,3	3,1	7,6	4,3
Asien-Pazifik	5,5	2,4	4,7	2,3	4,9	2,3
Lateinamerika	4,8	1,1	3,1	1,3	3,5	1,3
Afrika	1,6	0,2	2,1	0,1	2,0	0,1
Südosteuropa	0,5	0,1	0,8	0,1	0,7	0,1
Sonstige	0,2	0,0	0,2	0,0	0,2	0,0
Gesamt	100	100	100	100	100	100

Quelle: eigene Erstellung; Daten der *United Nations* (2006) und http://www.intracen.org/tradstat/ auf Basis der Standard International Trade Classification (SITC), Rev. 3

Welche Staaten sind die Hauptexporteure und – importeure? Abbildung 22 zeigt dazu die jeweils zwölf größten Nettoexportstaaten und Nettoimportstaaten von Gesundheitsgütern. Im Jahr 2004 deckten die zwölf größten Nettoexporteure mit 99,5 Prozent fast den gesamten Welthandel ab, wogegen die zwölf größten Nettoimporteure nur rund 60 Prozent des Welthandels abnahmen. Diese Werte spiegeln vor allem die starken Konzentrationsprozesse in der Produktion von Gesundheitsgütern wider. Darüber hinaus konzentrieren sich auch die Importe wenig überraschend auf eine zahlenmäßig kleine Ländergruppe, die sich aus wohlhabenderen Staaten zusammensetzt. Größter Nettoexporteur von Gesundheitsgütern war dabei Irland, dessen wertmäßiger Nettoexport sich auf rund 16,4 Mrd. USD belief und sich als Summe von rund 1,6 Mrd. USD der Gütergruppe 541 und circa 14,8 Mrd. USD der Gütergruppe 542 ergibt. Hiernach folgt die Schweiz mit einem Nettoexport von insgesamt 11,4 Mrd. Euro. Deutschland belegt mit knapp 6,7 Mrd. USD den dritten Platz unter den Nettoexporteuren, die sich aus rund 0,3 Mrd. USD für Gesundheitsgüter der Gütergruppe 541 und rund 6,4 Mrd. USD der Gütergruppe 542 zusammensetzen. Weltweit größter Nettoimporteur von Gesundheitsgütern sind die USA mit 11,4 Mrd. USD, die sich als Folge der hohen Nettoimporte der Gütergruppe 542 im Wert von 13,3 Mrd. USD ergibt. Allerdings sind die USA zugleich Nettoexporteur in der Gütergruppe 541, sie weisen hier jedoch nur einen Wert von vergleichsweise bescheidenen 1,9 Mrd. USD auf. Der zweitgrößte Nettoimporteur ist Kanada mit einem Gesamtvolumen von rund 4,0 Mrd. USD, gefolgt von Japan mit ungefähr 3,6 Mrd. USD.

Abbildung 22: Nettoexport- und Importstaaten von medizinischen und pharmazeutischen Produkten

a) Nettoexportstaaten (2004)

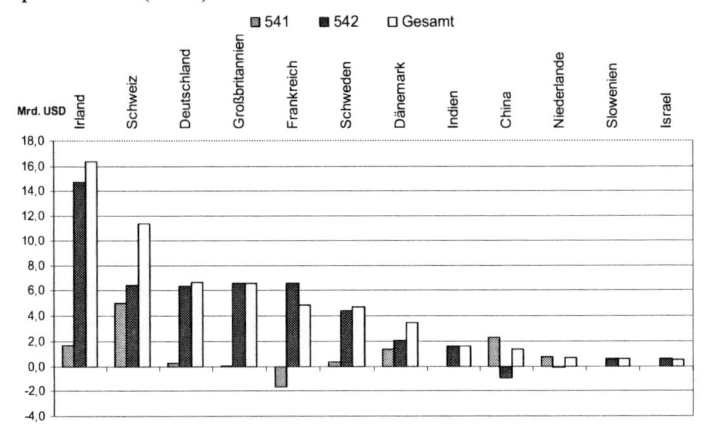

b) Nettoimportstaaten (2004)

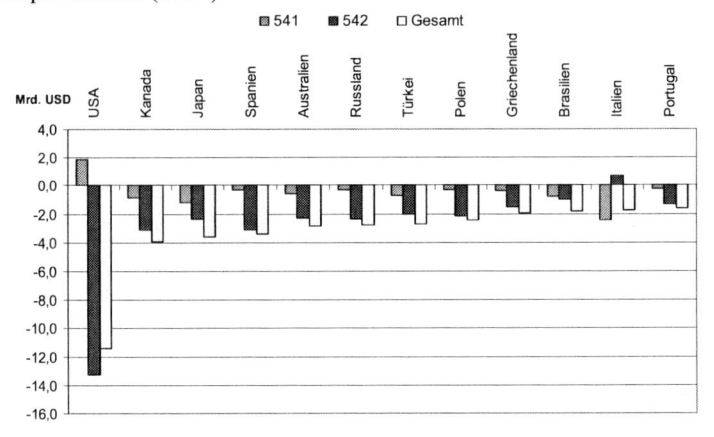

Quelle: eigene Erstellung; Daten des *International Trade Center* (ITC), UNCTAD/WTO; SITC, Rev. 3, No. 541 & No. 542

Als Gesamtposten spielt die grenzüberschreitende Gesundheitsversorgung mit einem Ausgabenvolumen von rund 480,3 Mio. EUR (2007) und einem Anteil von 0,35 Prozent an den gesamten Leistungsausgaben der Gesetzlichen Krankenversicherung bislang nur eine untergeordnete Rolle. Dennoch lässt sich innerhalb der Gesetzlichen Krankenversicherung ein Wachstum der Auslandsausgaben auf niedrigem Niveau feststellen. So ist der Gesamtbetrag für Auslandsleistungen (Kontengruppe 48) seit dem Jahr 2000 von 5,39 EUR pro Versicherten auf 6,82 EUR in 2006 angewachsen; zusätzliche, direkt entrichtete Ausgaben sind darin nicht enthalten (vgl.

Tabelle 6).[546] Auffällig ist der Ausgabenzuwachs infolge des GKV-Modernisierungsgesetzes im Jahre 2004, wodurch eine vereinfachte Inanspruchnahme von Auslandsleistungen entsprechend den *Kohll/Decker*-Fällen möglich wurde: Während sich die Ausgaben in 2003 noch auf 5,55 EUR pro Versicherten beliefen, war der Betrag in 2004 bereits auf 6,39 EUR angewachsen. Innerhalb der Kontengruppe 48 bildet das Konto 4800 den wertmäßig größten Posten, in dem sich alle Erstattungen, unabhängig davon, ob diese pauschal oder nach tatsächlichem Aufwand erfolgten, wiederfinden.[547] Konto 4810 umfasst alle Leistungen im Rahmen der VO (EWG) Nr. 1408/71, Erstattungen für im EG/EWR-Raum gezielt in Anspruch genommene ambulante Leistungen (§ 13 Abs. 4 SGB V) als auch zum Teil Aufwendungen für die sofort notwendige Behandlung in Drittstaaten (§ 18 Abs. 3 SGB V). Interessant sind in diesem Zusammenhang auch die Aufwendungen für Krankenhausbehandlungen im Ausland (Konto 4860), die in 2006 rund 10,7 Mio. EUR betrugen.

---

546 Eigene Berechnungen auf Basis der Jahresabschlussrechnung KJ1 sowie der Mitgliederstatistik KM1-13 der jeweiligen Jahre. Vergleiche auch *Sozialministerium Baden-Württemberg* (2003, S. 9 f.), *Blasius* (2001, S. 211) und *Holzheimer/Schiffman/Geppert* (2001, S. 13).
547 Buchungsstellen sind alleine die vierstelligen Konten bzw. die Unterkonten.

Tabelle 6: Die Auslandskonten der GKV (2006)

GKV - 2006 - Gesamt

Konto	4800	4810	4820	4830	4840	4850
Erklärung	Pauschbeträge sowie Erstattungen nach tatsächlichem Aufwand	Kostenerstattung bzw. Abfindung an den Berechtigten (VO (EWG) Nr. 1408/71; SVA; § 13 Abs. 4 Satz 1-5, § 18 Abs. 3 SGB V) sowie für Behandlung im Ausland nach § 18 Abs. 3 SGB V	Umlagen bei Erstattungsverzicht nach zwischenstaatlichem Recht	Erstattungen an Arbeitgeber nach § 17 Abs. 2 SGB V	Behandlung im Ausland — Mehrleistungen (§ 13 Abs. 4 und 5 sowie § 140e SGB V) sowie gesamte Aufwendungen nach § 18 Abs. 1 und 2 SGB V	Arznei- und Verbandmittel im Ausland (§ 13 Abs. 4 Satz 1-5, § 140e, § 18 Abs. 3 SGB V)
Mitglieder AKV	117.358.369,12	21.324.568,49	4.940.222,63	2.642.202,25	688.623,83	299.863,06
Familienangehörige AKV	73.234.935,49	10.311.293,00	1.026.730,18	1.903.918,90	591.445,97	125.844,47
Versicherte AKV	190.593.304,61	31.635.861,49	5.966.952,81	4.546.121,15	1.280.069,80	425.707,53
Versicherte KVdR	189.709.311,94	24.992.152,59	2.005.656,07	0	606.299,58	432.578,09
Versicherte AKV & KVdR	380.302.616,55	56.628.014,08	7.972.608,88	4.546.121,15	1.886.369,38	858.285,62

GKV - 2006 - Pro Kopf

Mitglieder AKV	3,50	0,64	0,15	0,08	0,02	0,01
Familienangehörige AKV	3,95	0,56	0,06	0,10	0,03	0,01
Versicherte AKV	3,66	0,61	0,11	0,09	0,02	0,01
Versicherte KVdR	10,37	1,37	0,11	0,00	0,03	0,02
Versicherte AKV & KVdR	5,40	0,80	0,11	0,06	0,03	0,01

Konto	4860	4870	4880	4890	Gesamt
Erklärung	Krankenhausbehandlung im Ausland (§ 13 Abs. 5, § 140e, § 18 Abs. 3 SGB V)	Umlage bei Leistungsaushilfe nach zwischenstaatlichem Recht	Dialysebehandlung im Ausland (§ 13 Abs. 4 Satz 1-5, § 140e, § 18 Abs. 3 SGB V)	Übrige RSA-berücksichtigungsfähige Aufwendungen für Leistungen in EG- und EWR-Staaten nach § 140e SGB V	
Mitglieder AKV	3.426.311,29	6.679.389,55	963.241,98	205.461,14	158.528.253,34
Familienangehörige AKV	1.897.269,56	2.096.801,75	228.687,20	85.540,08	91.502.466,60
Versicherte AKV	5.323.580,85	8.776.191,30	1.191.929,18	291.001,22	250.030.719,94
Versicherte KVdR	5.391.562,25	3.013.429,68	3.305.737,84	769.706,56	230.226.434,60
Versicherte AKV & KVdR	10.715.143,10	11.789.620,98	4.497.667,02	1.060.707,78	480.257.154,54

GKV - 2006 - Pro Kopf

Mitglieder AKV	0,10	0,20	0,03	0,01	4,72
Familienangehörige AKV	0,10	0,11	0,01	0,00	4,94
Versicherte AKV	0,10	0,17	0,02	0,01	4,80
Versicherte KVdR	0,29	0,16	0,18	0,04	12,58
Versicherte AKV & KVdR	0,15	0,17	0,06	0,02	6,82

Quelle: eigene Erstellung. Daten der KJ1 2006

4.3. Handelsfähige und begrenzt handelsfähige Gesundheitsleistungen

Wie die beiden vorhergehenden Kapitel 4.1 und 4.2 verdeutlicht haben, ist die restriktive Unterteilung der klassischen Ökonomie in handelsfähige Endprodukte und nichthandelsfähige Produktionsinputs, wie Arbeit, Kapital und Boden, de facto bereits widerlegt, da heutzutage ein erheblicher grenzüberschreitender Austausch von

Finanz-, Real- und Humankapital stattfindet.[548] Tatsächlich ist die (vermeintliche) Nichthandelsfähigkeit in der überwiegenden Zahl aller Fälle auf prohibitiv hohe Kosten der Leistungsbereitstellung oder der Leistungsinanspruchnahme zurückzuführen, sodass die fragliche Transaktion für eine der beiden Marktseiten oder gar für beide nicht rentabel ist. Im Sinne des „Eisberg-Theorems" von *Samuelson* und von *von Thünen* verringert sich die Rentabilität mit zunehmender Distanz zwischen den beiden Marktseiten, da diese (tendenziell) mehr Transaktionskosten zu tragen haben (vgl. Kapitel 5.2.4 und Kapitel 4.4.1.3).[549] Bildlich gesprochen schmilzt der Eisberg der Rentabilität mit zunehmender Distanz, bis letztlich nichts mehr von ihm übrig ist. Ist die Rentabilität für eine der beiden Marktseiten bereits vor dem Erreichen der Grenze nicht mehr gegeben, unterbleibt der Handel.[550] In der geografischen Ökonomie werden als Transaktionskosten üblicherweise nur die Transport- und Reisekosten berücksichtigt (vgl. Kapitel 4.4.1.3).[551] Das Modell in Kapitel 5.2.4 berücksichtigt zusätzlich weitere fixe und variable Transaktionskosten.

Neben den Transaktionskosten spielt der Substitutionsgrad eine wesentliche Rolle (vgl. Kapitel 3.3). Bei gleichen Leistungen hängt der Handel maßgeblich von den pekuniären Kosten des Leistungsbezugs ab. Allerdings kann ein Handel ebenfalls zustande kommen, wenn beispielsweise die höheren Preise ausländischer Substitute durch einen höheren Konsumnutzen aufgewogen werden. Sofern der Nutzen einer Inanspruchnahme die monetären und nichtmonetären Kosten überwiegt, die Rentabilität des Leistungsbezugs also gegeben ist, sind personenbezogene Dienstleistungen durchaus handelbar. Aufgrund der Nutzenkomponente, deren Höhe von den jeweiligen individuellen Präferenzen abhängt, ist eine pauschale Aussage über die Handelsfähigkeit nicht möglich. Vergleicht man beispielsweise zwei Personen *A* und *B*, die im gleichen Mehrfamilienhaus wohnen und bei denen alle anderen Voraussetzungen ebenfalls gleich sind, die jedoch unterschiedliche Präferenzen aufweisen, so kann das Aufsuchen eines bestimmten ausländischen Leistungserbringers für Person *A* aufgrund des höheren Konsumnutzens rentabel sein, sich jedoch für Person *B* als unrentabel erweisen.

Das Zustandekommen des grenzüberschreitenden Handels setzt zunächst den Kontakt zwischen den beiden Marktseiten voraus. Während der grenzüberschreitende Güterhandel in Form eines physischen Austauschs am Produktions- oder Absatzort stattfindet, lassen sich in Abhängigkeit vom Träger der Transaktionskosten

---

548 Grundsätzlich dürften daher nur wenige Leistungen nicht transferierbar sein. Wird die Handelsfähigkeit nicht als grenzüberschreitender Austausch tangibler Leistungen, sondern als Transaktion zwischen in- und ausländischen Wirtschaftssubjekten verstanden, sind nahezu alle Leistungen transferierbar. Ein maßgebliches Kennzeichen ist das Durchbrechen des binnenwirtschaftlichen Geld- und Güterkreislaufs, der sich aus der finanziellen und/oder physischen Transaktion zwischen Wirtschaftssubjekten unterschiedlicher Nationalität ergibt. Vgl. *Rose/Sauernheimer* (2006, S. 4 ff.) und Kapitel 4.2..
549 Vgl. *Fujita/Krugman* (1995, S. 509).
550 Vgl. *Krugman/Obstfeld* (2003, S. 30 ff.), *Sachs/Larrain* (2001, S. 862), *McKinnon* (1963), *Europäische Kommission* (2003b, S. 23) (2003a, S. 10 ff.), .
551 Vgl. *Maier/Tödtling* (2001, S. 47), *Richter/Furubotn* (1996, S. 50).

grundlegend drei Handelsarten personenbezogener Dienstleistungen unterscheiden (vgl. Kapitel 5.2.1):[552]

- Die Transaktionskosten werden vom Nachfrager getragen, welcher sich zum Produktions- bzw. Absatzort begibt. Die Mobilität der Nachfrageseite wird somit vorausgesetzt. Die Anbieterkosten bleiben hiervon unberührt, dafür erhöhen sich die indirekten, monetären und nichtmonetären Kosten der Konsumenten.
- Die Transaktionskosten werden vom Anbieter getragen, der sich zum Nachfrager begibt. In Abhängigkeit von der Marktsituation lassen sich diese Kosten in Form eines Preisaufschlags auf einzelne Konsumenten oder Nachfragegruppen überwälzen (räumliche Preisdifferenzierung; vgl. Abbildung 35).
- Der Dienstleistungsaustausch erfolgt über Informations- und Kommunikationstechnologien und ersetzt somit den direkten Kontakt zwischen den beiden Marktseiten (*Disembodied-Services*). Beispiele hierfür sind im Gesundheitswesen die Bereiche Telemedizin sowie Versicherungsleistungen.[553]

Für die Anbieter besteht die Möglichkeit, die mit dem Handel verbundenen Transaktionskosten in Form höherer Preise sowohl offen als auch versteckt auf die Konsumenten zu überwälzen. Dagegen haben Konsumenten, die sich zum Produktions- oder Absatzort begeben, ihre Reise- und Transportkosten in der Regel unmittelbar zu tragen. Folglich stellt sich die Frage, ob die Kosten einer versteckten Kostenüberwälzung einerseits sowie in der Summe gleich hohe Bezugskosten aus dem Preis und den separaten, unmittelbar zu tragenden Kosten andererseits von den Nachfragern unterschiedlich wahrgenommen werden.[554] Sofern entsprechend hohe Gewinne realisiert werden, können die Anbieter den Nachfragern in Form von Preisnachlässen entgegenkommen. Während die Preise handelsfähiger Leistungen am Weltmarkt entstehen, wird die Preisbildung eingeschränkt handelsfähiger Leistungen maßgeblich durch das Zusammentreffen zwischen der inländischen Nachfrage und dem inländischen Angebot determiniert.[555] Ungleichgewichte auf Märkten

---

552 Vgl. *Stehn* (1991, S. 137), *Europäische Kommission* (1999a, S. 21).
553 Vgl. *eb* (2004).
554 Zur Theorie mentaler Konten und der *Prospect*-Theorie vgl. etwa *Rubart* (2002).
555 Eine Erweiterung der handelsfähigen Güter, etwa durch die Entdeckung neuer Ressourcen, führt zu einem veränderten Relativpreis zwischen handelsfähigen und nichthandelsfähigen Leistungen (p_H/p_N). Ist im Ausland eine entsprechende Nachfrage vorhanden, so erhöht sich das Handelsvolumen des exportierenden Staates. Infolgedessen steigt das Volkseinkommen im exportierenden Staat, und es kommt zugleich zu einer erhöhten Nachfrage nach nichthandelsfähigen Leistungen. Da diese qua Definition nicht importiert werden können, steigt der Preis der nichthandelsfähigen Leistungen. Dies führt ceteris paribus zu einem sinkenden Relativpreis p_H/p_N. In dem neuen Tangentialpunkt zwischen der Preisgeraden p_H/p_N und der Transformationskurve ist es zu einer Ausweitung der nichthandelsfähigen Leistungen bzw. zu einem Ressourcenabbau im Sektor der handelsfähigen Leistungen gekommen. In Anlehnung an die erweiterten niederländischen Produktionsmöglichkeiten durch die Entdeckung von Gasreserven in den 60er Jahren, wird die damit verbundene Deindustrialisierung als „Holländische Krankheit" bezeichnet. Vgl. *Siebert* (1994, S. 84 f.), *Sachs/Larrain* (2001).

eingeschränkt handelsfähiger Leistungen lassen sich infolgedessen im Wesentlichen nur durch inländische Maßnahmen korrigieren.[556]

Als Folge von nationalspezifischen Regulierungen erhöhen sich die monetären und nichtmonetären Transaktionskosten der Marktteilnehmer. Werden diese Hemmnisse gezielt zum Schutz der inländischen Wirtschaft erlassen, ist der Tatbestand des Handelsprotektionismus gegeben.[557] Zu den handelsbeschränkenden Faktoren zählen zum einen tarifäre Handelshemmnisse in Form von Zöllen und Ähnlichem. Zum anderen behindern nichttarifäre Handelshemmnisse in Form einer auf das Inland beschränkten garantierten Kostenübernahme von Gesundheitsleistungen, aber auch Kontingente, erschwerte Abfertigungs- und Genehmigungsverfahren, die Erfüllung technischer Standards, komplizierte Regelungen zur Anerkennung von Auslandsbeitragszeiten etc. die grenzüberschreitende Mobilität von Leistungen und Personen. Nichttarifäre Handelshemmnisse werden vor allem im Dienstleistungsbereich eingesetzt und sind im Gegensatz zu tarifären Handelshemmnissen typischerweise weniger offensichtlich. Ein wesentliches Ziel der Welthandelsorganisation (WTO) besteht darin, den Abbau tarifärer und nichttarifärer Handelshemmnisse voranzutreiben (vgl. Exkurs 18).[558]

Eine gegenteilige, handelsausweitende Wirkung entfalten die sinkenden Kommunikations- und Raumüberbrückungskosten, die einen Teil der Transaktionskosten darstellen. Ihre Absenkung erhöht ceteris paribus die Rentabilität, und der Absatzraum weitet sich aus (vgl. Kapitel 5.2.4). Daneben wird die Handelsliberalisierung durch den Abschluss von Handels- und Integrationsabkommen zwischen einzelnen Ländern und Ländergruppen vorangetrieben. Im Rahmen der Handelsliberalisierung haben die Staaten bzw. Integrationsräume zum Teil bi- und multilaterale Verträge über die gegenseitige Anerkennung von Konformitätsbewertungen abgeschlossen (*Mutual Recognition Agreement*, MRA), die partiell auch medizinische und pharmazeutische Produkte umfassen. Zur Beseitigung technischer Hindernisse wird innerhalb der Europäischen Gemeinschaft zum einen das Prinzip der gegenseitigen Anerkennung angewendet, nach dem rechtmäßig in einem Mitgliedstaat in Verkehr gebrachte Produkte im gesamten Binnenmarkt frei vertrieben werden dürfen (vgl. das *Cassis-de-Dijon*-Urteil[559]).[560] Da dieses Prinzip in sensiblen Bereichen wie dem Gesundheitsschutz oder zur Sicherheit und Rechtmäßigkeit von Handelsgeschäften nicht ausreicht, werden zum anderen Richtlinien zur technischen Harmonisierung nationaler Vorschriften erlassen.[561]

Die an den Verträgen unbeteiligten Länder profitieren von den wachstums- und wohlfahrtssteigernden Integrationseffekten allenfalls in geringem Maße über *Spillover*-Effekte. Aus diesem Grund wird die Europäische Union bisweilen auch als

---

556 Vgl. *Sachs/Larrain* (2001, S. 861 ff. und S. 882 ff.), *Krugman/Obstfeld* (2003, S. 409 ff.).
557 Vgl. *Sachs/Larrain* (2001, S. 861 ff.), *Elzinga/Hogarty* (1973, S. 55).
558 Vgl. *Blank/Clausen/Wacker* (1998, S. 21).
559 Rs. 120-78 (*Rewe-Zentral AG*), Slg. 1979, S. 649 ff. Vgl. Fußnote 220.
560 Vgl. *Europäische Kommission* (2003b) (2003a, S. 7 ff.), *Busche* (2002, S. 96 ff.).
561 Vgl. *Europäische Kommission* (1998c), *Europäische Kommission* (1985, Rdnr. 68).

„Festung Europa" bezeichnet. Aber auch innerhalb der Integrationsräume wird der wachsende Einfluss supranationaler Institutionen auf die ehemals ausschließlich nationalen Gestaltungskompetenzen durchaus kritisch betrachtet (vgl. Kapitel 2). Die zunehmende Handelsverflechtung zwischen den Ländern ist zunächst einmal als Faktum hinzunehmen.[562] Hierfür sorgen die erweiterten Informations- und Kommunikationsmöglichkeiten sowie sinkende Verkehrspreise. Insbesondere wirkt sich eine Handelsliberalisierung grundsätzlich positiv auf die beteiligten Länder aus, da es entsprechend den klassischen und den neoklassischen Handelstheorien unter der Prämisse des Freihandels zu wohlfahrtssteigernden Gesamteffekten kommt.[563] Allerdings ist der Außenhandel kein Nullsummenspiel, da es Gewinner und Verlierer einer Handelsliberalisierung gibt. Dabei sind es gerade diese Verteilungswirkungen, welche die Globalisierungsgegner kritisieren. Neben den vornehmlich wohlfahrtssteigernden Effekten zugunsten der Industriestaaten wird auch die Verteilung der Handelsgewinne innerhalb der beteiligten Länder bemängelt, von denen vermeintlich insbesondere die wohlhabenderen Bevölkerungsschichten profitierten. Als Reaktion auf die globalen und nationalen Strukturverschiebungen wird von den vermeintlichen Verlierern die Ergreifung protektionistischer Maßnahmen gefordert, wobei der Einfluss auf die nationalen Entscheidungsträger unterschiedlich stark ausfällt und unter anderem vom Organisationsgrad abhängt.[564] Der *Kronberger Kreis* stellt angesichts der protektionistischen Bewegungen die provokante Frage, ob denn ein Außenhandel ohne Wettbewerb gemeint sei.[565] Mit der Öffnung der inländischen Märkte für ausländische Anbieter und Produkte wird ein Strukturwandel eingeleitet und verkrustete inländische Marktstrukturen werden aufgebrochen, was insbesondere zu den positiven Effekten einer effizienteren inländischen Produktionsstruktur und einem vergrößerten Leistungsangebot mit tendenziell niedrigeren Preisen führt. Damit die vermeintlich Benachteiligten nicht tatsächlich zu Verlierern werden, sollten die notwendigen Anpassungsprozesse wie eine bessere Arbeitsplatzqualifizierung oder eine effizientere Produktion frühzeitig eingeleitet werden (vgl. Kapitel 4.4).

4.4. *Bestimmungsgründe des Außenhandels*

Nachdem zuvor das Handelsvolumen von Gesundheitsleistungen dargestellt und der grundlegenden Frage nach der Handelsfähigkeit von Gesundheits(dienst)leistungen nachgegangen wurde, beschäftigt sich dieses Kapitel mit den Bestimmungsgründen

---

562 Vgl. *Stiglitz* (2002).
563 Vgl. *Van Suntum/Vehrkamp* (1996).
564 Vgl. *Sauerheimer/Sell/Broll* (2001, S. 8).
565 Vgl. *Donges/Eekhoff/Franz et al.* (2006, S. 3 f.).

des Außenhandels. Dabei werden die wichtigsten Gründe, weshalb es zum Außenhandel kommt, in ihren Grundzügen dargestellt.[566]

Die Attraktivität des grenzüberschreitenden Handels resultiert aus dem Zusammenspiel der Absatzfaktoren „Preis", „Menge" und „Qualität", welche durch zahlreiche Faktoren beeinflusst werden. Die Vorteile des Außenhandels, die Handelsrichtung und das Handelsausmaß basieren im Wesentlichen auf Unterschieden in den Preisen, der Kaufkraft der Bevölkerung, der Verfügbarkeit von Gütern und Produktionsfaktoren, den Konsumentenpräferenzen sowie der Ausschöpfung vorhandener Produktionskapazitäten (*Vent-for-Surplus*).[567] Grundsätzlich ist hierbei zwischen zwei Handelsarten, dem interindustriellen Handel und dem intraindustriellen Handel, zu unterscheiden (vgl. Kapitel 4.1). Zur Erklärung des interindustriellen Handels werden in der Regel die klassischen und neoklassischen Außenhandelstheorien herangezogen, womit unmittelbar die Annahme der vollständigen Konkurrenz verbunden ist.[568] Hierin liegt zugleich der entscheidende Unterschied zu den neueren Außenhandelstheorien, welche die Annahme der vollständigen Konkurrenz aufgeben. Insbesondere geben die neueren Außenhandelstheorien zum einen die Annahme einer Vielzahl von Anbietern auf und ersetzen diese durch das Auftreten von Monopolen, Oligopolen oder der Situation der monopolistischen Konkurrenz. Zum anderen wird die Annahme der Leistungshomogenität durch die der Heterogenität ersetzt, sodass die Konsumenten Präferenzen für die eine oder andere Produktvariante aufweisen können. Obwohl sich der intraindustrielle Handel zum Teil auch mithilfe traditioneller Außenhandelsansätze erklären lässt, werden hierzu vor allem die neueren Außenhandelstheorien genutzt.

Gemäß den ökonomischen Lehrbüchern führt eine Handelsliberalisierung prinzipiell zu wohlfahrtssteigernden Wirkungen. Jedoch gehen mit den positiven Effekten einer Grenzöffnung oder Handelsliberalisierung auch gewisse Anpassungslasten für einzelne Bevölkerungsteile einher. Grundsätzlich können die Anpassungslasten in Form externer und interner angebots- und nachfrageseitiger Schocks am besten von Volkswirtschaften mit einer diversifizierten Produktionsstruktur und diversifiziertem Fertigungsgrad der Leistungen (Roh-, Zwischen- und Endprodukte) absorbiert werden. Aufgrund der Diversifizierung können zwar einige Sektoren von den handelsinduzierten Veränderungen negativ betroffen sein, jedoch andere Sektoren von den Änderungen profitieren. Zugleich erhöht sich mit zunehmender Diversifizierung der Produktionsstrukturen auch die Wahrscheinlichkeit, dass sich die *Terms-of-Trade* nur gering verändern.[569] Dagegen führen externe Schocks in Volkswirtschaften mit gering diversifizierten Produktionsstrukturen zu ähnlichen Anpassungsnotwendig-

---

566 Vgl. *Rose/Sauernheimer* (2006, S.383 ff.).
567 Vgl. *Hermans/Brouwer* (2003).
568 Vgl. *Luckenbach* (2002, S. 76 ff.).
569 Vgl. *Berthold* (1993, S. 14). Die *Terms-of-Trade* (tot) sind definiert als die Umkehrung des realen Wechselkurses, sodass gilt: $tot = p^I / (e \cdot p^A)$, mit dem inländischen Preisniveau p^I, dem ausländischen Preisniveau p^A und dem nominalen Wechselkurs in Preisnotierung, e. Vgl. *Willms* (1995, S. 26 f.).

keiten – dies gilt sowohl im positiven als auch im negativen Sinne. Derartige Anpassungslasten werden angesichts der vergleichsweise deutlich niedrigeren Mobilität des Faktors Arbeit gegenüber dem Faktor Kapital neben einer Überwälzung auf die Verbraucherpreise nicht selten in Form sinkender Löhne oder steigender Arbeitslosigkeit getragen.[570]

Den traditionellen Handelstheorien liegen üblicherweise die modellvereinfachenden Annahmen homogener in- und ausländischer Leistungen und der vollständigen Konkurrenz auf den Güter- und Faktormärkten zugrunde. Die Vorteilhaftigkeit des Handels basiert somit in erster Linie auf unterschiedlichen Preisen für in- und ausländische Leistungen und Faktoren, welche auf komparative Kostenunterschiede der Staaten zurückzuführen sind. Die Kostenvorteile beruhen ihrerseits auf unterschiedlichen Faktorproduktivitäten (*Ricardo*-Theorem), Faktorausstattungen (*Heckscher-Ohlin*-Theorem, Faktorproportionentheorem) sowie Faktorqualitäten (*Leontief*-Paradoxon, Neo-Faktorproportionentheorem). Darüber hinaus kann der Handel selbst im Fall gleicher Produktionsbedingungen wohlfahrtssteigernde Wirkungen entfalten, wenn die Bevölkerungen unterschiedliche Präferenzen aufweisen.[571] Letztlich ist es daher das Zusammenspiel von sämtlichen vorgenannten Faktoren, auf die sich die Vorteilhaftigkeit des Handels gründen kann.

Mit der Aufnahme von Außenhandelsbeziehungen kann es in Abhängigkeit von den zugrunde gelegten Annahmen (Größe der Staaten, Verlauf der Transformationskosten, …) mithin zu einer vollständigen Spezialisierung bzw. einer teilweisen Produktionsverlagerung kommen. Bestehende oder potenzielle Preisunterschiede führen dazu, dass ein Handel zwischen den Ländern vorteilhaft wird, bei denen Leistungen

---

570 Für eine explizite Darstellung des *Ricardo*-Theorems sowie des *Heckscher-Ohlin*-Modells sei an dieser Stelle auf einschlägige Lehrbücher verwiesen (vgl. *Rose/Sauernheimer* (2006), *Siebert* (1994), *Luckenbach* (2002), *Krugman/Obstfeld* (2003), *Yarbrough/Yarbrough* (2000)). Gemäß dem Faktorpreisausgleichstheorem kann die mangelnde Mobilität der Produktionsfaktoren im Fall eines freien Außenhandels (sowie weiterer restriktiver Annahmen, u. a. linear homogener Produktionsfunktionen) durch den Handel mit Gütern vollkommen ausgeglichen werden, sodass sich absolut gleiche Güterpreise und Faktorentgelte im In- und Ausland herausbilden (vgl. *Rose/Sauernheimer* (2006, S. 451 ff.)). Gegen den modelltheoretischen, realitätsfremden Ausgleich sprechen insbesondere unterschiedliche in- und ausländische Produktionsfunktionen, ein Umschlagen der Faktorintensitäten (vgl. das *Harrod-Johnson*-Diagramm), große Unterschiede in den Faktorproportionen der Länder, steigende Niveaugrenzprodukte (auch: totale proportionale Faktorvariation) und Marktvermachtung sowie eine zumindest kurzfristig intersektorale Immobilität der Produktionsfaktoren (vgl. das *Ricardo-Viner*-Modell, *Funk/Knappe* (1993)). Darüber hinaus verhindern auch dynamische Effekte in Form von Innovationen, neuartigen Regulierungen etc. eine Preisangleichung zwischen In- und Ausland (vgl. *Oberender* (1992, S. 195)). In der Realität ist daher allenfalls eine Angleichungstendenz der Faktor- und Güterpreise der handelstreibenden Länder zu beobachten.

571 Neben dem Neofaktorproportionentheorem hat das *Heckscher-Ohlin*-Modell weitere Folgemodelle hervorgerufen, wie das *Rybczynski*-Theorem, das Faktorpreisausgleichstheorem (vgl. Fußnote 570) oder das *Stolper-Samuelson*-Theorem, auf die im Rahmen dieser Arbeit nicht weiter eingegangen wird. Zum Sonderfall des inversen Handels vgl. *Rose/Sauernheimer* (2006, S. 488 ff.).

aus unterschiedlichen Sektoren gegeneinander getauscht werden. Als Beispiel für diesen interindustriellen Handel wird üblicherweise der Handel zwischen den Entwicklungs- und den Industrieländern angeführt, bei dem Agrarprodukte gegen Industrieprodukte gehandelt werden. Mit zunehmender Substituierbarkeit der getauschten Leistungen verändert sich der interindustrielle Handel zu einem intraindustriellen Handel. Während sich der Handel mit Agrar- und Industrieproduktionen noch vergleichsweise leicht als interindustrieller Handel identifizieren lässt, wird die Abgrenzung zwischen den beiden Handelsarten mit zunehmendem Substitutionsgrad erschwert. Die Identifizierung der beiden Handelsarten hängt somit unmittelbar mit der Frage des relevanten Marktes zusammen (vgl. Kapitel 3.3).[572] So kann sich der intraindustrielle Handel auf Leistungen eines bestimmten Industriesektors i, wie beispielsweise des Gesundheitswesens, auf einzelne Gesundheitsleistungen oder auf zusammengefasste Obergruppen beziehen. Das prozentuale Ausmaß des intraindustriellen Handels in einem Sektor i wird üblicherweise mit dem *Grubel-Lloyd*-Index gemessen, welcher Werte zwischen Null (kein intraindustrieller Handel) und Hundert (maximaler intraindustrieller Handel) annehmen kann.[573]

Darüber hinaus lässt sich der intraindustrielle Handel auch mit einer präferenzgerechteren Bedürfnisbefriedigung und periodischen Marktschwankungen, welche zu einem Angebots- oder Nachfrageüberhang führen, erklären. Und schließlich kann der intraindustrielle Handel im Rahmen des Transport-/Transaktionskostenansatzes erklärt werden, gemäß dem die Leistungen in einem enger gefassten geografischen Raum, vorwiegend in Grenzregionen, gehandelt werden (vgl. Kapitel 4.4.1.2, 4.4.1.3 und 5.2.4).[574] Typischerweise stellen die traditionellen realwirtschaftlichen Außenhandelstheorien die Transportkosten als wesentliche handelshemmende Faktoren heraus. In Ergänzung zu den Transportkosten berücksichtigt die *Neue Institutionenökonomik Internationaler Transaktionen* (NIIT) explizit weitere Transaktionskosten (vgl. Kapitel 1.1.3). Beispielsweise lassen sich Preisunterschiede und die damit verbundenen Arbitragemöglichkeiten auf Unterschiede in den Sicherungs-, Informations-, Transport- und Regulierungskosten zurückführen.[575] Derartige Transaktionskosten werden zum Teil auch in der monetären Außenhandelstheorie berücksichtigt.[576]

---

572 Vgl. *Grubel/Lloyd* (1975, S. 84), *Luckenbach* (2002, S. 78). Aufgrund der Schwierigkeiten bei der Marktabgrenzung wird bisweilen kritisiert, dass es sich bei dem intraindustriellen Handel um ein statistisches Artefakt handele. Dieses Problem zeigt sich etwa in der statistischen Erfassung des intraindustriellen Handels über die *Standard International Trade Classification* (SITC), da mit steigender Klassifikationsebene auch das Ausmaß des intraindustriellen Handels wächst.
573 Vgl. *Grubel/Lloyd* (1975, S. 19 ff.), *Jörg* (1989, S. 13). Der *Grubel-Lloyd*-Index leitet sich vom *Revealed-Comparative-Advantage-Index* (RCA) von *Balassa* (1965) ab, welcher den interindustriellen Handel misst. Vgl. *Fertö/Hubbard* (2002).
574 Vgl. *Luckenbach* (2002, S. 77 ff.).
575 Vgl. *Grubel/Lloyd* (1975, S. 72), *Hallet* (1997).
576 Solchen Transaktionsrisiken wird mit verschiedenen Mitteln, wie Termingeschäften, *Hedging*, Währungsoptionen, Währungsswaps, staatlicher Wechselkurssicherung und Fakturie-

4.4.1. Traditionelle Außenhandelstheorien

In Anlehnung an die bisherigen Ausführungen werden im Folgenden die wesentlichen traditionellen Erklärungsgründe, nämlich bestehende oder potenzielle Preisunterschiede (Kapitel 4.4.1.1), die Nichtverfügbarkeit (Kapitel 4.4.1.2) sowie räumliche Erklärungsansätze (Kapitel 4.4.1.3) dargestellt. Die neueren Außenhandelstheorien ergänzen diese Modelle, indem auf der Angebotsseite von den Annahmen einer unvollständigen Konkurrenz sowie unternehmensinternen Größen- und Verbundvorteilen ausgegangen wird. Zudem wird die Annahme der Produkthomogenität durch die Präferenz der Nachfrager für spezifische Leistungen ersetzt (vgl. Kapitel 4.4.2).

4.4.1.1. Preisunterschiede

Innerhalb der einzelnen sozialen Gesundheitssysteme treten aufgrund der weitreichenden administrierten Preisfestsetzung auf der nationalen Ebene oftmals keine Preisunterschiede auf. Unabhängig von der tatsächlichen Qualität werden Leistungserbringer für vermeintlich gleichartige Leistungen mit einem gleich hohen Entgelt entlohnt (vgl. Kapitel 3.3). Unter diesen Bedingungen findet der Wettbewerb im Wesentlichen über die Anzahl erbrachter Leistungen statt, der zu Mengen ausweitenden Anreizen führen kann. Zudem bestehen bei pauschalierten Entgelten Anreize, den Umfang der Einzelleistung bis auf ein Minimum zu reduzieren, weshalb es ohne qualitätssichernde Begleitmaßnahmen zu einer Qualitätsausdünnung kommen kann.

Eine weitergehende Öffnung der Gesundheitssysteme für grenzüberschreitende Aspekte als dies bisher der Fall ist, bietet daher grundsätzlich die Möglichkeit, von den zwischenstaatlichen Preisunterschieden zu profitieren. Da dies jedoch den Interessen der nationalen Entscheidungsträger aus Gründen der Kosten- und Qualitätskontrolle und ebenso den Interessen von Teilen der Leistungserbringer und Unternehmen zuwiderlaufen dürfte, ist auch zukünftig eine restriktive Handhabung der grenzüberschreitenden Inanspruchnahme zu erwarten. Ein Beispiel für die nationale Preisfestsetzung bildet der Arzneimittelmarkt (vgl. Kapitel 5.1). Dieser ist trotz der innergemeinschaftlichen Integration im Bereich der Gesundheitsgüter stark von nationalen Interessen geprägt, was mit hohen Kosten für die Gesundheitssysteme, die Arzneimittellieferanten und die Patienten verbunden ist.[577] Angesichts dessen werden innerhalb der Europäischen Union die zügige „Vollendung des Binnen-

---

rung in Auslandswährung, entgegen gewirkt. Vgl. *Willms* (1995, S. 21 ff.), *Europäische Kommission* (2000b, S. 73).
577 Vgl. *Europäische Kommission* (1998b), *Europäisches Parlament* (1999a). So können beispielsweise *Compassionate-Use*-Programme insbesondere schwer erkrankten Patienten den Zugang zu noch nicht zugelassenen Arzneimitteln ermöglichen.

marktes" und die Förderung der Wettbewerbsfähigkeit gegenüber Drittstaaten unter gleichzeitiger Gewährleistung der Patientensicherheit angestrebt.[578]

4.4.1.2. Nichtverfügbarkeit

Neben Preisunterschieden ist der Außenhandel auch auf die Nichtverfügbarkeit oder die eingeschränkte Verfügbarkeit von Leistungen und Produktionsfaktoren zurückzuführen.[579] So stellte bereits *Kravis* in seinen Untersuchungen zu den Auswirkungen der Verfügbarkeit und anderen Einflüssen auf die Zusammensetzung des amerikanischen Im- und Exports fest: *„The whole of this increase and more was attributable to a large rise in the exports of newly developed antibiotics; exports of other drug and medical products declined. The world does not have to buy aspirin from the United States, but dihydrostreptomycin and its successors are available in few other places"* (*Kravis* (1956, S. 152)). Eine technologische Lücke des Auslandes infolge inländischer Produkt- und Prozessinnovationen führt zum so genannten produktzyklischen Handel.[580] In diesem Sinne lassen sich als Handelsgründe im Gesundheitsbereich ebenso der medizinische oder medizinisch-technische Fortschritt sowie eine zeitlich verzögerte Marktzulassung und Aufnahme in den Leistungskatalog anführen. Besteht indes ein nationales Distributionsverbot, etwa aus Gründen der Pharmakovigilanz, ist ein Import rechtlich unzulässig.[581] Der nationale und internationale Diffusionsprozess wird dabei durch eine Vielzahl von Faktoren, wie dem Anbietermarketing oder den am Gesundheitswesen partizipierenden Gruppen (Leistungserbringer, Kostenträger, Versicherte bzw. Patienten, ...), beeinflusst.[582] Zugleich ermöglicht der internationale Handel die Überbrückung nationaler Versorgungsengpässe, indem ausländische Ressourcen in Anspruch genommen werden. Nicht zuletzt lassen sich durch die grenzüberschreitende Gesundheitsversorgung nationale Versorgungsstrukturen aufbrechen, da hierdurch das Drohpotenzial einzelner Gruppen und die Möglichkeit des Beharrens auf gegebenen Besitzständen schrumpft.[583]

Innovationen und produktzyklischer Handel

Gemäß *Posner* vollzieht sich die Entwicklung neuer Produkte entweder zufällig oder sie ist das Resultat eines systematischen Entwicklungsprozesses.[584] Idealtypisch kann zwischen den drei Stufen der Innovation, des ausgereiften Produktes sowie des

---

578 Vgl. *Europäische Kommission* (2003a), *Kessler* (2002b).
579 Vgl. *Richardson* (1980, S. 401).
580 Vgl. *Grubel/Lloyd* (1975, S. 104).
581 Vgl. *BAH* (1999), Kapitel 5.1.
582 Vgl. *Brinkmann* (1997), *Sommer* (1999, S. 36).
583 Vgl. *lni* (2004), *AvG* (2004).
584 Vgl. *Posner* (1961, S. 111 ff.).

standardisierten Produktes unterschieden werden.[585] Die Innovationsphase ist durch eine relativ geringe Preiselastizität der Nachfrage und durch geringe Anreize zur Kostenminimierung gekennzeichnet, in welcher der Innovator gemäß der *Schumpeter*-Hypothese vorübergehende Innovationsgewinne aus Wissensvorsprüngen oder Patenten realisieren kann.[586] Nach Ablauf des Patents treten im Zuge der Produktreifung sukzessive weitere Anbieter auf den Markt, welche eine effizientere Produktion, die Nutzung von Skalenvorteilen sowie einen Standortwechsel forcieren.[587] Die Dauer der Verzögerungen wird dabei von der Wettbewerbsintensität sowie der Fähigkeit der Konkurrenzunternehmen zur Produktimitation und von der Produktionstechnologie beeinflusst. Aufgrund der Pfadabhängigkeit der Innovationen lassen sich durch eine gezielte Investitionsförderung unternehmensspezifische und nationale Handelsvorteile festigen oder ausbauen. In der letzten Phase eines weitgehend standardisierten Produktes weist dieses aufgrund der Standardisierung und der großen Anbieterdichte eine hohe Preiselastizität auf.[588] Angesichts dessen kommen auch weniger entwickelte, vom Absatzmarkt entfernt gelegene Länder als Produktionsstandorte in Frage, sofern komparative Kostenvorteile bestehen und die Rentabilität des Transports zum Absatzort gegeben ist.[589] Daneben kann die Unternehmensposition auch durch das strategische Mittel der vertikalen oder horizontalen Produktdifferenzierung gefestigt werden (vgl. Kapitel 3.3).[590] Im Fall einer starken Produktdominanz besteht für die Konkurrenten die Notwendigkeit, das neue Produkt zu kopieren oder über kurz oder lang aus dem Wettbewerb auszuscheiden.

Zeitliche Aspekte des Handels

Bereits *Grubel/Lloyd* weisen in ihren Ausführungen auf Güter mit einer zeitlich beschränkten Lebensdauer hin.[591] Dabei unterscheiden sie in periodisch handelbare Güter wie beispielsweise Agrarprodukte (Winter, Sommer) sowie in Güter mit täglich wechselnden Handelskonditionen wie beispielsweise Elektrizität (Tag,

---

585 Vgl. *Vernon* (1966), *Gallouj/Weinstein* (1997).
586 Vgl. *Knappe* (2001, S. 145), *Phelps* (2000).
587 Vgl. *Grubel/Lloyd* (1975).
588 Vgl. *Vernon* (1966).
589 So schreibt *Knappe* (2001, S. 146): *„Allerdings werden unter den heutigen Strukturen zwar neue Verfahren in Deutschland entwickelt (z. B. Endoskopie, Katheterisierung), die Technik für ihre Anwendung muss aber zuweilen aus dem Ausland (Japan) reimportiert werden."* Forschungsaufwendungen lassen sich in die drei Bereiche der Grundlagenforschung, der angewandten Forschung und der Entwicklungsausgaben aufteilen (vgl. *Knieps* (2001, S. 245)). Forschungs- und entwicklungsintensive Güter werden auch als *Schumpeter*-Güter bezeichnet. Vgl. *Sell* (2000, S. 4).
590 Daneben kann sich die Innovationsfähigkeit einer Industrie aufgrund des innovativen Durchbruchs eines einzelnen Unternehmens erhöhen, sofern dies Folgeinnovationen nach sich zieht, die sich über den Industriebereich verteilen (Innovationscluster). Vgl. *Posner* (1961, S. 338).
591 Vgl. *Grubel/Lloyd* (1975, S. 77 ff.).

Nacht).[592] Die Handelsgrundlage für diese Güter sind periodische Angebots- und Nachfrageschwankungen. So fällt etwa die Nachfrage nach Grippemitteln im Winter deutlich größer als im Sommer aus, aber auch bei anderen Gesundheitsleistungen lassen sich zyklische Nachfrageschwankungen feststellen. Um den periodischen Nachfrageüberschuss aufzufangen, können die Gesundheitsgüter zum einen im Voraus produziert und gelagert werden oder durch das Vorhalten inländischer Produktionskapazitäten im Bedarfsfall kurzfristig hergestellt werden. Für die meisten Gesundheitsgüter ist dabei von einer eher kurz- bis mittelfristigen Lagerfähigkeit auszugehen. Gegebenenfalls kann die Herstellung auch nur kurzfristig möglich sein, wie beispielsweise im Fall der Grippemittel, da sich die Virenstämme ständig verändern.[593] Im Unterschied zu den Gesundheitsgütern lassen sich (personenbezogene) Gesundheitsdienstleistungen aufgrund der typischerweise zeitgleichen Produktion und Konsumtion nicht auf Vorrat produzieren. Um im Bedarfsfall gerüstet zu sein, können entsprechende strukturelle und personelle inländische Kapazitäten vorgehalten werden. Ein Beispiel hierfür ist die Vorhaltung zusätzlicher Bettenkapazitäten im Krankenhaus. Zusätzlich zur Kapazitätsvorhaltung kann im Bedarfsfall möglicherweise auch auf das ausländische Angebot in den Grenzregionen und auf spezielle ausländische Gesundheitsleistungen zurückgegriffen werden.

Zum anderen lassen sich Nachfrageüberschüsse auch durch den Import ausländischer Gesundheitsleistungen auffangen. Da im Fall einer Grippepandemie die Influenza nahezu zeitgleich in verschiedenen Staaten auftritt, ist die Wahrscheinlichkeit groß, dass potenzielle Zulieferstaaten ein Exportverbot für Impfstoffe verhängen, da diese im eigenen Land benötigt werden. Folglich kann in solchen Fällen nur mit einer begrenzten Deckung des inländischen Nachfrageüberhangs durch Importe gerechnet werden.

Staatliche Preisfixierung und Warteschlangen

Die relative Nichtverfügbarkeit ist auf die Bildung eines Nachfrageüberhangs zurückzuführen, sodass die nachgefragte Menge das Angebot übersteigt. Eine derartige Situation ist auf einem reinen Wettbewerbsmarkt nicht von Dauer, da sich bei freier Preisbildung ein Ausgleich der beiden Marktseiten zu einem markträumenden Preis einstellt. Ein Nachfrageüberhang kann dauerhaft nur bestehen, wenn der tatsächliche, fixierte Preis unterhalb des Marktgleichgewichtspreises liegt.[594] Eine solche Situation tritt etwa dann ein, wenn aus meritorischen Gründen ein Höchstpreis administriert wird (vgl. Kapitel 3.1).

Offensichtlich besteht ebenso ein Zusammenhang zwischen der Finanzierungsform des Gesundheitssystems und dem bereitgestellten Leistungsumfang, da gemäß *Osterkamp* die Staaten mit überwiegend sozialversicherungsfinanzierten Systemen

---

592 Infolge der größeren Nachfrage nach Elektrizität am Tag als in der Nacht kommt es zu unterschiedlichen Schattenpreisen (bei konstanten Kosten).
593 Vgl. *Schweiger* (2003).
594 Vgl. *Tietzel/Müller* (1998, S. 2).

im Unterschied zu den Staaten mit größtenteils steuerfinanzierten Gesundheitssystemen mehrheitlich keine Wartezeiten aufweisen.[595] Die Bildung von Warteschlangen und deren Länge hängen sowohl von der Leistungskapazität als auch der Anzahl der Neuzugänge innerhalb eines bestimmten Zeitraums ab. Übersteigt die Kapazität die Zahl der Neuzugänge, so wird die Warteschlange abgebaut bzw. im umgekehrten Fall verlängert sich die Warteliste.[596]

Im Fall von Warteschlangen gewinnen neben der Zahlungsbereitschaft der Patienten nichtpekuniäre Faktoren wie die Wartezeit an Bedeutung für den Leistungsbezug (vgl. Kapitel 3.2.2). Während im Fall einer Auktion in der Regel reichere Haushalte mit einem höheren Einkommen aufgrund ihrer tendenziell höheren Zahlungsbereitschaft pro Mengeneinheit Vorteile aufweisen, werden bei einer Verteilung über Warteschlangen mit physischer Präsenz die ärmeren Haushalte bevorteilt, da diese geringere Opportunitätskosten in Form entgangenen Einkommens zu tragen haben ($l_H \cdot t > l_N \cdot t$).[597] Für rational handelnde Konsumenten stellt sich daher die Frage, ob der Nettonutzen – der sich aus der Differenz zwischen dem Nutzen einer direkten Behandlung und dem Nutzen einer zeitlich verzögerten Behandlung ergibt – die Kosten in Form eines privat zu zahlenden Entgelts übersteigt, sodass die Inanspruchnahme der Leistung auf eigene Kosten erfolgt.[598] Ebenso ist eine missbräuchliche Inanspruchnahme im Rahmen der VO (EWG) Nr. 1408/71[599] durch Versicherte aus Staaten mit einer Warteschlangenbildung nicht auszuschließen (vgl. Kapitel 2.2.3.6). In Abhängigkeit der Krankheit kann ein zeitlich verkürzter Zugang zu den Gesundheitsleistungen eine lebensverlängernde Wirkung haben. Beispielsweise entscheidet im Fall einer Krebserkrankung eine möglichst frühzeitige Diagnose und Behandlung über die teilweise oder vollständige Genesung der Patienten.[600] Obwohl mit der Wartezeitregelung das Ziel einer Kostenkontrolle verfolgt wird, können die Gesundheitssysteme gegebenenfalls ebenso durch verkürzte Wartezeiten finanziell entlastet werden, wenn sich so höhere Behandlungskosten infolge eines verzögerten Zugangs einsparen lassen. Des Weiteren kann die Aufrechterhaltung von Warteschlangen durchaus im Interesse einzelner Leistungserbringer liegen, da sie Forderungen nach zusätzlichen Finanzmitteln aus den Gesundheitssystemen stützt bzw. die Möglichkeit von Privatabrechnungen mit den Patienten eröffnet.[601]

---

595 Vgl. *Osterkamp* (2002, S. 17).
596 Vgl. *Cullis/Jones/Propper* (2000, S. 1210 f.), *Osterkamp* (2002, S. 15 f.).
597 Vgl. *Becker* (1965, S. 515 f.). Die Möglichkeit eines Arbitragegewinns von Haushalten mit niedrigem Einkommen, welche eine Leistung per Wartezeit erstehen und diese an einen reicheren Haushalt zu dessen maximaler Zahlungsbereitschaft weiterverkaufen, ist im Gesundheitsbereich aus ethischen Gründen fraglich. Grundsätzlich würden jedoch beide Haushalte durch den Weiterverkauf besser gestellt.
598 Vgl. *Cullis/Jones/Propper* (2000, S. 1222 f.), *Acton* (1973a, S. 37). Zusätzlich dazu sind die bereits entrichteten Beiträge im Rahmen der nationalen Krankenversicherung in der Kosten-Nutzen-Erwägung zu berücksichtigen.
599 VO (EWG) Nr. 1408/71, ABl. Nr. L 149 vom 5.7.1971, S. 2 ff.
600 Vgl. *Calonego* (2001, S. 19).
601 Vgl. *Danner/Dawson/Terwey* (2003).

Zudem kann ein Nachfrageüberhang bei einzelnen Leistungserbringern auch als Qualitätssignal gewertet werden (vgl. Kapitel 3.3).

4.4.1.3. Räumliche Erklärungsansätze

Im Zuge der gesunkenen Transaktionskosten, vornehmlich der Kosten der Raumüberbrückung, hat sich die Rentabilität der grenzüberschreitenden Gesundheitsversorgung für beide Marktseiten erhöht. Die damit verbundene Ausweitung des Absatzraumes gilt sowohl für Gesundheitsgüter als auch für Gesundheitsdienstleistungen, wenngleich der Dienstleistungshandel aufgrund der oftmals gegebenen Standortgebundenheit der Produktion und der Intransparenz leistungsspezifischer Eigenschaften nach wie vor stärker limitiert ist (vgl. Kapitel 4.3). Der grenzüberschreitende Handel mit Gesundheitsdienstleistungen vollzieht sich infolgedessen zum einen in den Grenzregionen. Zum anderen werden spezielle, qualitativ hochwertige Gesundheitsleistungen, die auch als *Centers of Excellence* oder *Centers of Reference* bezeichnet werden, grenzüberschreitend gehandelt.

Unternehmen mit einem räumlich abgegrenzten Absatzraum, in dem alle Konsumenten bzw. Patienten des Absatzraums nur die Produkte dieses Unternehmens kaufen, besitzen eine lokale Monopolstellung. Gemäß der Wettbewerbs- und Industrietheorie ist eine räumliche Monopolstellung auf das Zusammenspiel verschiedenster Produktionsvorteile zurückzuführen (vgl. Kapitel 4.4.2.1). So kann der Markteintritt potenzieller Konkurrenten durch bereits realisierte Größenvorteile und getätigte Investitionen behindert oder erschwert werden. Das Argument der Größenvorteile ist jedoch umstritten. Denn obwohl grundsätzlich auch im Gesundheitsbereich von steigenden Skalenerträgen ausgegangen werden kann, weisen die wenigen empirischen Studien zum Teil konträre Befunde aus.[602]

Für die räumliche Verteilung spielen insbesondere die Kosten der Raumüberwindung (Transport-, Reise- und Zeitkosten), die räumliche Aufteilung der Absatzmärkte und Substituierbarkeit sowie die daraus resultierenden Agglomerationseffekte in Form der räumlichen Konzentration sowie externe Effekte eine Rolle.[603] Überdies bestehen wechselseitige Agglomerationsprozesse zwischen dem Angebot und der Nachfrage, da das Angebot einerseits dorthin wandert, wo ein hohes Nach-

---

[602] So wurden von *Fischer* (1988, S. 164 f.) sowohl sinkende, nahezu konstante als auch U-kurvenförmig verlaufende Durchschnittskosten für den Krankenhausbereich ermittelt, die im Wesentlichen auf verschiedenartige Zweckbestimmungen der Krankenhäuser zurückzuführen sind. Nach *Fischer* (1978, S. 157 ff.) liegen für Krankenhäuser der Grundversorgung gar *Diseconomies of Scale* vor, welche durch den überproportionalen Personalkostenanstieg mit steigender Krankenhausgröße verursacht werden. Indes kann aus dem fehlenden Nachweis steigender Skalenerträge nicht gefolgert werden, dass sich diese im Gesundheitsbereich nicht realisieren ließen. So können beispielsweise vorhandene effizienzsteigernde Potenziale bislang unausgeschöpft geblieben sein.

[603] Vgl. *Böventer* (1979, S. 2 ff.).

fragepotenzial besteht, und andererseits die Nachfrage dorthin wandert, wo ein hohes Angebotspotenzial besteht.[604] Im Zuge des Agglomerationsprozesses erhöht sich die Anzahl spezialisierter Firmen und mithin auch die Zahl der angebotenen Produktvarianten.[605] Zwar besteht für die Anbieter grundsätzlich die Möglichkeit, einmal getroffene Standortentscheidungen zu revidieren, jedoch ist zumindest kurzfristig von einer räumlichen Bindung der Produktionsfaktoren auszugehen. Dies gilt auch für die Leistungserbringer, da diese infolge einer faktorbindenden Standortentscheidung für ihre Praxen und Krankenhäuser zumindest kurzfristig immobil sind. Gleichwohl kann die grenzüberschreitende Leistungserbringung in Ausnahmefällen durch die Inanspruchnahme ausländischer Infrastruktur vor Ort geschehen. So lassen sich etwa ganze Operationsteams importieren, welche die Ausstattung örtlicher Krankenhäuser nutzen. Da hiermit entsprechend hohe Kosten verbunden sind, kommt eine derartige grenzüberschreitende Leistungserbringung indes nur für finanzkräftige Patienten und außerhalb der Regelversorgung der sozialen Sicherungssysteme in Frage.

Grundsätzlich gilt, dass medizinische Dienstleistungen mit zunehmender Versorgungsstufe bzw. Spezialisierung seltener in Anspruch genommen werden.[606] Überdies steigen mit der Versorgungsstufe die Anforderungen an die medizinisch-technische Ausstattung, die Komplexität der Behandlung und der Spezialisierungsgrad des medizinischen Personals.[607] Aufgrund der funktionalen Anordnung von Krankenhäusern in Form hierarchischer Handels- und Angebotszentren müssen Patienten aus ländlichen Regionen, welche auf spezielle Dienstleistung angewiesen sind, in aller Regel in übergeordnete Zentren bzw. urbane Regionen reisen. Während in ruralen Regionen im Allgemeinen vergleichsweise standardisierte Dienstleistungen angeboten werden, erfolgt die Erbringung spezialisierter Dienstleistungen aus Gründen der Rentabilität oftmals in Regionen mit einem größeren Einzugsgebiet. Andererseits können spezialisierte Dienstleistungen auch in ländlichen Regionen angeboten werden, da diese aufgrund ihres größeren Nutzens für einzelne Patienten ein höheres Attrahierungspotenzial aufweisen und somit vergleichsweise standortungebundener

---

604 Vgl. *Fujita/Krugman* (1995), *Drezner/Wesolowsky* (2000).
605 *Fujita/Krugman* (1995) gehen von einem monopolistischen Wettbewerbsmodell mit einem homogenen Produktionsfaktor Arbeit aus. Im Zuge der Agglomerationsprozesse verringern sich einerseits die Distanz zum Absatzmarkt und folglich auch die Transportkosten, sodass Skaleneffekte entstehen, welche Preissenkungen ermöglichen. Als Folge erhöht sich bei gleichem Nominallohn der Reallohn der Arbeitnehmer. Andererseits verstärkt sich mit zunehmendem Agglomerationsgrad der Anbieterwettbewerb, sodass es für einzelne Unternehmen je nach Zusammenhang zwischen der Nachfrage und dem Urbanitätsgrad bzw. dem Lohn und dem Urbanitätsgrad rational sein kann, einen Standort außerhalb des Agglomerationszentrums zu suchen. Nach *Nelson* (1970, S. 323 ff.) neigen Suchgüter eher zur Bildung räumlicher Anbietercluster als Erfahrungs- bzw. Vertrauensgüter. Vgl. *Nelson* (1974).
606 Vgl. *Tuschen/Quaas* (2001, S. 189 ff.), *Rühle* (2000, S. 25 f.).
607 Vgl. *Seninger* (1999, S. 484).

sind.[608] Infolge dessen ist zwischen dem Handel in Grenzregionen, der in erster Linie standardisierte Leistungen betrifft, und dem Handel mit speziellen, qualitativ hochwertigen Leistungen von *Centers of Excellence*, die eine vergleichsweise größere Reichweite aufweisen, aber ebenso in Grenzregionen angeboten werden können, zu unterscheiden.[609] Das höhere Qualitätsniveau der *Center of Excellence* zeigt sich im medizinischen, dem *State-of-the-Art* entsprechenden Fachwissen, was in der Regel mit einer neuartigen, hochwertigen technischen Ausstattung einhergeht. Insbesondere kleinere Staaten mit beschränkteren Ressourcen können daher von einer Liberalisierung der grenzüberschreitenden Gesundheitsversorgung profitieren. Aus ökonomischer Perspektive ist für diese Staaten – auch im Fall einer hohen Kapitalausstattung – die Spezialisierung auf andere Bereiche, in denen diese komparative Kostenvorteile aufweisen, sinnvoll.

Unter Zugrundelegung der vorherigen Ausführungen kann die Vorteilhaftigkeit des Bezugs ausländischer Leistungen unmittelbar als Folge der räumlichen Distanz der Patienten bzw. Versicherten zum Standort des Leistungsanbieters sowie darauf aufbauender Kosten-Nutzen-Überlegungen erklärt werden (vgl. Kapitel 5.2.4). Im Fall der gezielten, grenzüberschreitenden Inanspruchnahme dürfen unter der Annahme eines rationalen Patientenverhaltens die Bezugskosten den mit der Inanspruchnahme verbundenen, pekuniär bewerteten Nutzen nicht übersteigen. Gleichwohl ist die Rationalität des Patientenverhaltens aufgrund der bereits im nationalen Kontext bestehenden Informationsdefizite bezüglich der Leistungseigenschaften sowie stochastischen Schwankungen des Produktionsprozesses und -outputs beschränkt (vgl. Kapitel 3.2.3 und Kapitel 3.3).

Der Absatzraum in Grenzregionen

Unter der Annahme einer isotropen Ebene lässt sich die Grenze des Absatzraums durch einen gleichmäßigen Kreis um den Standort des Leistungsanbieters darstellen.[610] Zur Vereinfachung wird üblicherweise von einer flächendeckenden, räumlichen Gleichverteilung der Leistungsanbieter ausgegangen. Unter diesen Bedingungen müssen sich die Absatzräume überschneiden. Andernfalls entstünden Versorgungslücken, die im Fall eines vollkommenen Marktes und entsprechender Gewinn-

---

608 Implizit wird davon ausgegangen, dass qualitativ höherwertige Leistungen einen höheren Konsumnutzen stiften.
609 Vgl. *Palm/Nickless/Lewalle et al.* (2000, S. 140 ff.).
610 In der klassischen Raumtheorie im Sinne von *von Thünen* (1826), *Launhardt, Palander* und *Lösch* (1939) werden die modelltheoretischen Annahmen eines kontinuierlichen, homogenen Raums (so genannte isotrope Ebene), dessen Distanzen und Transportkosten sich mithilfe der euklidischen Geometrie ausreichend erfassen lassen, sowie einer gleichmäßigen Bevölkerungsverteilung im Raum mit gleich hohen Einkommen und gleichen Präferenzen getroffen (vgl. *Beckmann/Puu* (1985), *Dicken/Lloyd* (1999, S. 21 f.)). Löst man die Annahme der isotrophen Ebene auf oder geht nicht von der Distanz sondern von der Reise- oder Transportzeit aus, kann ebenso ein unförmiger „gezackter" Absatzraum bestimmt werden.

aussichten durch die Positionierung weiterer Anbieter geschlossen würden.[611] Die Größe des Absatzraums variiert in Abhängigkeit von der Art der Gesundheitsleistung x_i ($i = 1, ..., n$). Unterstellt man eine gleichmäßige Normalverteilung aller Krankheitsarten in der Fläche, erhöht sich überdies mit zunehmender Größe des betrachteten Gebietes und der Einwohnerzahl die absolute Anzahl an Patienten mit einer spezifischen Erkrankung. Infolge der sich überschneidenden Marktgebiete bildet sich eine hexagonale Struktur des räumlichen Absatzmarktes heraus (vgl. Abbildung 23).[612] Dabei stellen die Punkte P_1 bis P_7 die Standorte von Anbietern substitutiver Gesundheitsleistungen x_i ($i = 1, ..., n$) dar, deren Absatzgebiete sich in den äußeren Grenzen überschneiden. Aus Gründen der Übersichtlichkeit ist auf die Darstellung der Überlagerung durch die Absatzgebiete anderer Gesundheitsleistungen x_j ($j = 1, ..., n; j \neq i$), die in komplementärer oder indifferenter Beziehung zur Leistung x_i stehen und einen kleineren bzw. größeren Absatzraum aufweisen können, verzichtet worden.[613]

Abbildung 23: Hexagonale Struktur der Absatzgebiete

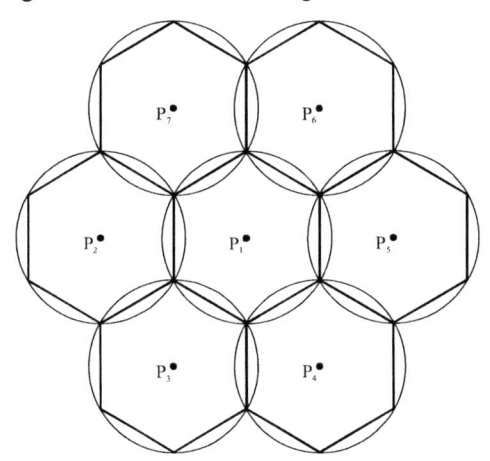

Quelle: eigene Erstellung; vgl. *Neumann* (1995, S. 332)

Als Indikator des potenziellen Grades der grenzüberschreitenden Gesundheitsversorgung kann die Relation der Grenze zu anderen landesspezifischen Größen die-

---

611 Vgl. *Roth* (1999, S. 246), *Neumann* (1995, S. 330).
612 Vgl. *Maier/Tödtling* (2001, S. 145 ff.), *Fischer* (1978, S. 68 ff.), *Dicken/Lloyd* (1999, S. 23 ff.), *Christaller* (1980, S. 65 ff.). Zur Berechnung der notwendigen durchschnittlichen Bevölkerungsdichte pro Quadratkilometer, welche die Auslastung eines Akutkrankenhauses der Grundversorgung gewährleistet, vgl. *Fischer* (1988, S. 170 ff.), *Fischer* (1978). Siehe auch *Dicken/Lloyd* (1999, S. 26).
613 Die Problematik der Grenzüberschreitung findet sich auch in der Theorie sozialgeografischer Gruppen und deren Aktionsräumen wieder. Vgl. *Werlen* (2000, S. 184 f.).

nen.[614] So weisen kleinere Länder wie beispielsweise Luxemburg hinsichtlich der gebildeten Vergleichsquotienten zwischen Größen wie der Population, der Gebietsfläche etc. und der Grenze gegenüber größeren Staaten wie Deutschland und Frankreich oftmals höhere Werte auf. Ebenso weisen kleinere Staaten in der Regel auch einen größeren Offenheitsgrad, d. h. höhere Import- und Exportanteile am Bruttoinlandsprodukt, auf. Unter der Annahme sonst gleicher Bedingungen erhöht sich mithin die Wahrscheinlichkeit der grenzüberschreitenden Inanspruchnahme von Gesundheitsleistungen.[615]

Zur Verdeutlichung wird das Modell der Abbildung 23 um eine Grenze erweitert (vgl. Abbildung 24). Des Weiteren wird zunächst die Annahme getroffen, dass der grenzüberschreitende Handel weder mit zusätzlichen Kosten noch mit handelsbeschränkenden Restriktionen verbunden ist. Zudem wird von der Annahme von vier Anbietern substitutiver Leistungen mit den Produktionsstandorten P_1 bis P_4 ausgegangen, welche sowohl gleich hohe Stückkosten als auch gleiche, proportional zur Entfernung steigende Transportkosten aufweisen. Unter diesen Bedingungen wird ein Teil der Inlandsnachfrage durch den ausländischen Produzenten P_1 abgedeckt, während der inländische Produzent P_4 einen Teil der ausländischen Konsumenten beliefert. Im Fall perfekter Substitute, gleich hoher Preise und unspezifischer Präferenzen ist es für Nachfrager rational, das nächstgelegene Leistungsangebot in Anspruch zu nehmen, da sich hierdurch die gesamten Bezugskosten, die neben dem Preis auch Transaktionskosten, wie Transport-/Reisekosten, Zeitkosten etc. beinhalten, minimieren lassen. Jedoch wird die implizite Modellannahme einer perfekten Substitutionsbeziehung zwischen den in- und ausländischen Leistungen in der Realität ebenso wie die Annahme gleicher Transport- und Zeitkosten durchbrochen (vgl. Kapitel 5.2.4, Kapitel 3.3). Im Modell lässt sich dies durch eine Stauchung der Absatzräume jenseits der Landesgrenze darstellen (gestrichelte Linien in Abbildung 24).

In Anlehnung an die Positionierungsmodelle von *Hotelling* kann eine Standortverlagerung für einzelne Anbieter rational sein. Die Wahl des Standortes stellt für den Anbieter ein Kostenminimierungsproblem dar. Dabei sind die gesamten Transportkosten zu berücksichtigen, die sich in Summe aus den Transportkosten der Beschaffung von Vorprodukten (Beschaffungsmarkt) und den Kosten aus dem Transport der Endprodukte zum Absatzort (Absatzmarkt) zusammensetzen. Unter der Annahme linearer Kostenverläufe liegt der transportkostenminimale Standort dort, wo die Summe über alle Transportkosten ihr Minimum aufweist.[616] In Abbildung 25 befindet sich der transportkostenminimale Standort am Beschaffungsort.

---

614 Vgl. *Lerch* (1994, S. 18).
615 Vgl. *Marshall* (1919, S. 23). *Grubel/Lloyd* (1975, S. 73 ff.).
616 Vgl. *Maier/Tödtling* (2001, S. 49 ff.). In komplexeren Modellen der geografischen Ökonomie mit nichtlinearen Kostenverläufen erfolgt die Bestimmung über Höhenschichtlinien. Die Höhenschichtlinien werden in Isotime (Transportkosten von einem Beschaffungsort zum Standort bzw. Transportkosten vom Standort zu einem Absatzort) sowie Isodapane (gesamte Transportkosten) unterschieden.

Abbildung 24: Export und Import in den Grenzregionen

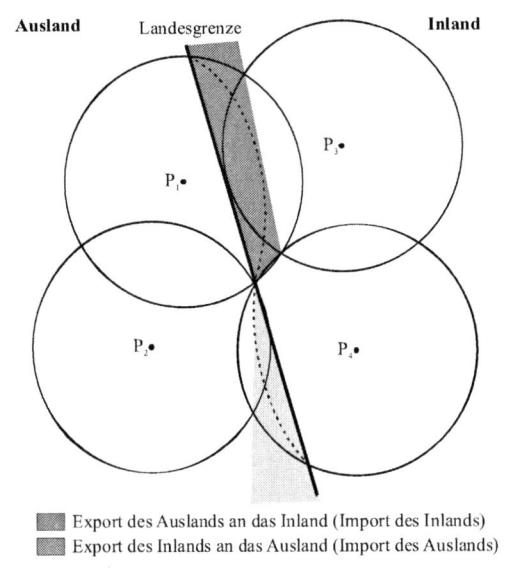

Export des Auslands an das Inland (Import des Inlands)
Export des Inlands an das Ausland (Import des Auslands)

Quelle: eigene Erstellung; vgl. *Grubel/Lloyd* (1975, S. 74)

Abbildung 25: Transportkostenminimaler Standort

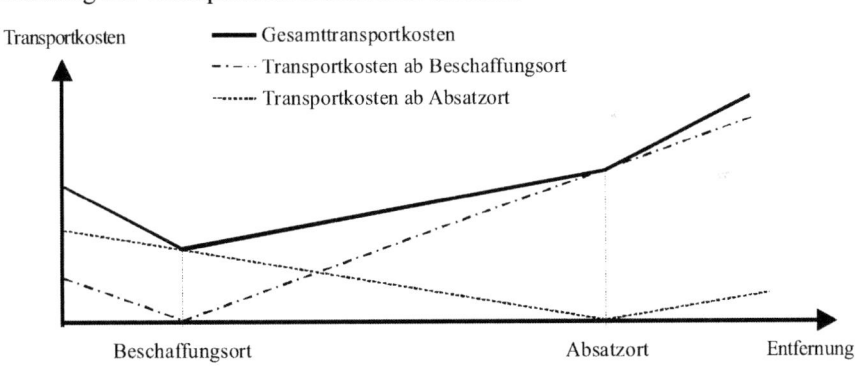

Quelle: eigene Erstellung; vgl. *Maier/Tödtling* (2001, S. 50)

Der Absatzraum der Center of Excellence

Der aus der Betriebswirtschaftslehre stammende Begriff der *Center of Excellence* kennzeichnet jene Unternehmen, welche eine Führungsrolle im Wettbewerb übernehmen. Diese Anbieter treten entweder als Pionierunternehmen mit neuartigen Leistungen auf und/oder bieten spezielle, qualitativ besonders hochwertige Leistungen x_i $(i = 1, ..., n)$ an. Gemäß der Produktzyklustheorie sieht sich ein Inventor zunächst einer vergleichsweise preisunelastischen Nachfragekurve gegenüber und weist ein vergleichsweise großes räumliches Absatzgebiet auf (vgl. Kapitel 4.4.1.2, Abbildung 17 b).[617] In Abhängigkeit von den Rahmenbedingungen kann der Inventor als Monopolist idealtypisch die angebotene Menge und den Preis entsprechend der *Cournot*schen Regel bestimmen. Angesichts der vergleichsweise preisunelastischen Nachfrage spielt die Produktionseffizienz zunächst eine untergeordnete Rolle. Als Anreiz zur Investition in Forschung und Entwicklung und zur Förderung einer dynamischen Markt- und Produktentwicklung wird das Angebotsmonopol in der Regel durch geistige Eigentumsrechte vorübergehend geschützt. Da im Zeitverlauf und gegebenenfalls nach Ablauf des Patentschutzes substitutive Angebote konkurrierender Unternehmen auf den Markt treten, verschiebt sich die Preis-Absatzfunktion des einzelnen Anbieters tendenziell nach innen und wird zudem preiselastischer (vgl. Abbildung 26, N_i^l und N_i^n). In welcher Form sich die Nachfragekurve verschiebt, hängt maßgeblich von dem Substitutionsgrad und damit von den Konsumentenpräferenzen ab (vgl. Kapitel 3.3). Da in der Regel eine mehr oder weniger stark ausgeprägte Substitutionsbeziehung gegeben ist, verringert sich der Preissetzungsspielraum des Inventors sukzessive, bis schließlich keine Gewinne mehr gemacht werden bzw. die Gewinne nur noch die Normalverzinsung des Kapitals sichern. Es entsteht die Situation des monopolistischen Wettbewerbs.

Aufgrund dessen sind der Inventor ebenso wie die Konkurrenzanbieter zu effizienzsteigernden Maßnahmen angehalten, um hierüber zumindest Kostenvorteile zu erzielen. Im Fall einer unveränderten Kostensituation ist andernfalls zunächst ein Nullgewinn zu erwarten, bei dem die Durchschnittskostenkurve die Nachfragekurve tangiert, und im weiteren Wettbewerbsverlauf bei einzelnen Anbietern sogar eine Unterdeckung der Durchschnittskosten auftritt (vgl. Abbildung 26 b). Aufgrund dieses dynamischen Wettbewerbseffektes sind die Anbieter stets um Kosten senkende Prozessinnovationen und die Nutzung von Massenproduktionsvorteilen, Produktdifferenzierung sowie die Erweiterung der Produktpalette durch Produktinnovationen bemüht. Neben der Verfügbarkeit von Leistungen gewinnen daher mit zunehmender Wettbewerbsintensität der Preis und die Qualität an Absatzrelevanz. Allerdings besteht ebenso die Möglichkeit, dass Inventoren gewisse Wettbewerbsvorteile gegenüber imitierenden Konkurrenten behalten, da der Fortschritt direkt mit ihrem Namen verbunden wird (z. B. Chr. Barnard – orthotope Herztransplantation).

Diese Wettbewerbsdynamik lässt sich mit den Theorien der geografischen Ökonomie verknüpfen. Dabei kommt es mit zunehmendem Wettbewerb und steigender Preiselastizität der Nachfrage zu einer schrittweisen Verkleinerung des Absatzraums:[618] Pionierunternehmen und Anbieter spezieller, qualitativ besonders hochwertiger Leistungen weisen aufgrund ihrer medizinischen Führungsrolle und der Möglichkeit zur Schaffung eigener Märkte zunächst einen größeren Absatzraum als Anbieter standardisierter Gesundheitsleistungen auf, welcher sich im Extremfall weltweit erstreckt. In der ersten Phase ist der Handel auf die Nichtverfügbarkeit der

---

617 Vgl. *Knieps* (2001, S. 185 ff.).
618 Vgl. *Oberender* (1988, S. 13 ff.).

Innovation in anderen Regionen zurückzuführen (*technological-gap*-Handel).[619] Nach dem Ablauf des Patentschutzes besteht für Imitatoren die Möglichkeit, die Produkte und Verfahren zu kopieren, sodass sich der Wettbewerb intensiviert. Durch das Auftreten substitutiver Angebote kommt es in der Regel zunächst zur Herausbildung räumlicher Oligopole, die sich in Abhängigkeit von der Marktsituation gegebenenfalls zu einem polypolistischen Wettbewerb weiterentwickeln. Im Zuge der sukzessiven Verringerung des Preissetzungsspielraums kommt es gleichfalls zu einem Schrumpfen des Absatzraumes. Ist die Leistung schließlich als Standardleistung etabliert, verhält sich der ehemalige Monopolist gegebenenfalls wie ein Anbieter unter vielen (Polypol).

Abbildung 26: Monopolistischer Wettbewerb

a) Kurzfristige Betrachtung   b) Langfristige Betrachtung

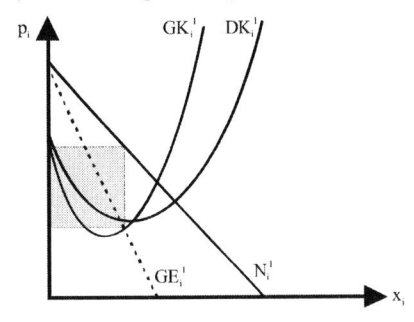

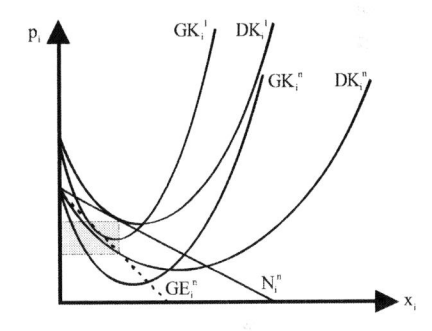

I.) Preis-Mengen-Diagramm

II.) Räumliche Betrachtung

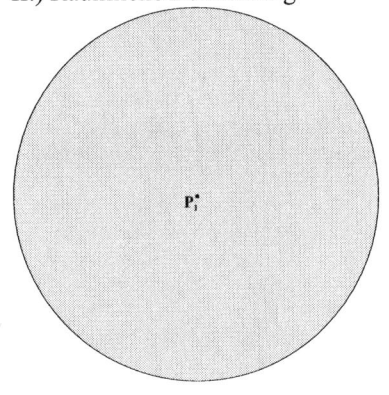

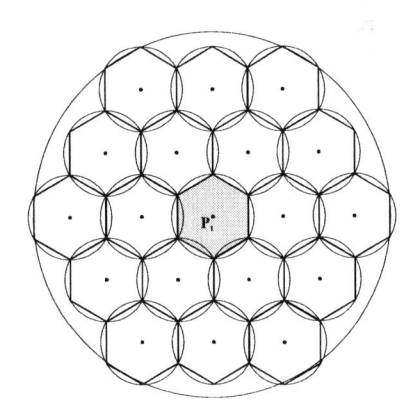

Quelle: eigene Erstellung

619 Vgl. ebenda, S. 23 ff..

Direkte und indirekte Kosten der Inanspruchnahme

Ob das Leistungsangebot von den Patienten bzw. Versicherten in Anspruch genommen wird, hängt von den gesamten Bezugskosten ab. Gemäß der realwirtschaftlichen Außenhandelstheorie resultiert die Nichthandelsfähigkeit aus prohibitiv hohen Transaktionskosten (pro Einheit), welche die zwischen dem Inland und dem Ausland herrschende Preisdifferenz übersteigen (vgl. Kapitel 4.3, Kapitel 5.2.4).[620] Werden ausschließlich die direkten Kosten der Inanspruchnahme in Form der Preiselastizität der Nachfrage berücksichtigt, führt dies zu einer Unterschätzung der tatsächlichen Bezugskosten. Schließlich entstehen dem Nachfrager neben den direkten Kosten des Leistungsbezugs, im Wesentlichen der Preis der Gesundheitsleistung, auch indirekte Kosten wie die Zeit- und Raumüberbrückungskosten (vgl. Kapitel 3.2.2). Folglich ist nicht die direkte Preiselastizität, sondern die Bezugskostenelastizität der Nachfrage zu berücksichtigen.[621] Die indirekten Kosten gewinnen mit zunehmender Versicherungsdeckung an relativem Einfluss auf die Nachfrage, da der Preis der Gesundheitsleistungen für den Nachfrager finanziell weniger spürbar wird. Angesichts des umfassenden Leistungskatalogs der Gesetzlichen Krankenversicherung und der vergleichsweise geringen Zuzahlungen der GKV-Versicherten wird die Nachfrage in erster Linie durch die indirekten Kosten der Inanspruchnahme beeinflusst. Für die mittel- und osteuropäischen Länder sind im Rahmen der indirekten Kosten gegebenenfalls auch informelle Kosten der Inanspruchnahme als zusätzliche Belastung der Versicherten zu berücksichtigen.[622] Die gesamten Bezugskosten ermitteln sich somit aus der Summe des Preises ausländischer (inländischer) Leistungen, konvertiert in die jeweilige Landeswährung, zuzüglich der Raumüberbrückungskosten (Transport-/Reisekosten, Zeitkosten) sowie sonstiger Transaktionskosten.[623]

Entsprechend der Ordnung *Christallers* in höherrangige und niederrangige Güter nehmen Konsumenten für niederrangige Güter nur kurze Distanzen in Kauf, wobei die Bereitschaft der Distanzüberwindung mit steigendem Güterniveau zunimmt.[624]

---

620 Vgl. *Hallet* (1997, S. 14 ff.). Transportleistungen stellen sowohl einen Inputfaktor als auch einen Outputfaktor dar, da einerseits die mit der räumlichen Transformation von Leistungen verbundenen Kosten sich als Teil der Verarbeitungskosten interpretieren lassen, jedoch andererseits wie andere Leistungen produziert werden und somit bestimmte Produktionsfunktionen aufweisen. Vgl. *Böventer* (1979, S. 3).
621 Vgl. *Knappe* (1987, S. 66 f.), *Meyer* (1993, S. 97 ff.), *Breyer/Grabka/Jacobs et al.* (2002, S. 183 ff.). Überdies hängt die Nachfrageelastizität unmittelbar von der definitorischen Abgrenzung ab, da die Nachfrageelastizität eines einzelnen Gutes bei gegebenen Substitutionsmöglichkeiten größer ausfällt als die Nachfrageelastizität einer gesamten Gütergruppe.
622 Vgl. *Dietrich* (2003). Schätzungen für Polen ergaben im Mittel Zuzahlungen von 50 USD pro Krankenhausaufenthalt bzw. jährliche Kosten von durchschnittlich 190 USD.
623 Vgl. *Acton* (1975, S. 602 f.), *Brown* (2001).
624 Vgl. *Christaller* (1980, S. 34 ff.). Grundsätzlich werden in höherrangigen Zentren sowohl höherrangige als auch niederrangige Leistungen angeboten, während Zentren von niedrigerem Rang nur niederrangige Leistungen anbieten (vgl. *Dicken/Lloyd* (1999, S. 29 ff.)). *Christaller* (1980) unterscheidet zudem zwischen den beiden Extremen zentraler und disperser Güter (inkl. Dienstleistungen), welche in zentralen und dispersen Orten produziert und

Demzufolge lassen sich für jede Leistung so genannte Wunschlinien zwischen dem Konsumentenstandort und dem Zentrum, in dem das Gut angeboten wird, einzeichnen. Höherrangige Güter weisen aufgrund der höheren Wertschätzung und der Bereitschaft, größere Distanzen zum Leistungsbezug zurückzulegen, längere Wunschlinien auf.[625] Aufgrund der besonderen Wertschätzung von Gesundheit ist daher prinzipiell von einer größeren Bereitschaft zur Überbrückung längerer Distanzen zum Bezug von Gesundheitsleistungen auszugehen, als dies bei sonstigen Konsumgütern der Fall ist. Obwohl Gesundheitsleistungen den höherrangigen oder gar höchstrangigen Leistungen zuzurechnen sind, ist auch hier zwischen verschiedenen Leistungsarten zu differenzieren. So dürfte die Bereitschaft der Distanzüberbrückung zur Behandlung einer gewöhnlichen, behandlungsstandardisierten Hautkrankheit üblicherweise deutlich geringer ausfallen als jene zur Behandlung einer speziellen Krebsart, deren Operation nur von wenigen Spezialisten weltweit durchgeführt wird. Zugleich zeigt sich darin die Problematik dieses Ansatzes, da beispielsweise eine geringere Anzahl substitutiver Leistungsangebote mitunter die Überbrückung einer längeren Distanz bedingt, hiervon aber nicht umgekehrt auf den Rang der Leistung geschlossen werden kann. Überdies kann eine längere Distanzüberbrückung zum Angebotsort einer vergleichsweise niederrangigen Leistung in Kauf genommen werden, wenn sich deren Kauf mit dem Kauf einer als höherrangig empfundenen Leistung verknüpfen lässt. Ein typisches Beispiel hierfür ist die Inanspruchnahme von Gesundheitsleistungen während einer Urlaubsreise (so genannter „Gesundheitstourismus"), wie zum Beispiel eine Zahnersatzbehandlung während eines Mallorcaurlaubs.

4.4.2. Neuere Außenhandelstheorien

In Ergänzung zu den klassischen Außenhandelstheorien sind die Handelsvorteile gemäß den neueren Außenhandelstheorien angebotsseitig auf steigende Skalenerträge bzw. sinkende Durchschnittskosten sowie nachfrageseitig auf die Konsumentenpräferenzen für differenzierte Leistungen zurückzuführen.[626] Damit können die neueren Außenhandelstheorien in erster Linie zur Begründung des intraindustriellen Handels, d. h. dem Handel von Produkten eines Produktzweiges und Substituten, herangezogen werden. Aus wohlfahrtstheoretischer Sicht besteht dabei eine wechselseitige Beziehung zwischen den Skalenvorteilen und den Präferenzen der Kon-

---

angeboten werden. Wie *Christaller* (1980, S. 28) an Beispielen darlegt, besteht nicht notwendigerweise ein Zusammenhang der Art, dass zentrale Güter nur in zentralen Orten produziert und angeboten werden. So werden einerseits Industrieprodukte oftmals an dispersen Orten produziert, aber an zentralen Orten angeboten, andererseits beispielsweise Zeitungen an zentralen Orten hergestellt und an beliebigen Orten verkauft.

625 Vgl. *Dicken/Lloyd* (1999, S. 44 ff.).
626 Vgl. *Krugman/Obstfeld* (2003, S. 139 ff.), *Luckenbach* (2002, S. 76 ff.), *Farmer/Wendner* (1999, S. 246).

sumenten hinsichtlich der Zahl der Produktvarianten:[627] Sofern keine Massenproduktionsvorteile bestünden, könnte im Extremfall für jeden Konsumenten eine konsumtenspezifische Produktvariante – ein Unikat – produziert werden, die den jeweiligen Präferenzen am nächsten kommt. Bestünden umgekehrt keine Präferenzen hinsichtlich der angebotenen Produktvarianten, wäre es aus volkswirtschaftlicher Sicht rational, nur eine Produktvariante zu produzieren, um so möglichst hohe Skalenerträge zu erzielen.

4.4.2.1. Steigende Skalenerträge und Verbundvorteile

Die Vorteile des Außenhandels lassen sich ebenfalls auf steigende Skalenerträge (*Economies of Scale*) zurückführen, was bedeutet, dass die Durchschnittskosten sinken.[628] Dabei können die Handelsvorteile zum einen auf externen Skalenvorteilen beruhen, die durch größenbedingte oder regionalspezifische Verbundvorteile einer Industrie entstehen (Zulieferer, Arbeitsmarktpool, Wissen-*Spill-over*; vgl. Abbildung 27 a). Gemäß der Theorie der Produktionscluster kommt es im Zuge lokaler Agglomeration zur räumlichen Konzentration von Elementen einer Wertschöpfungskette, die sämtliche Entwicklungs-, Produktions- und Dienstleistungsaktivitäten umfassen.[629] Zum anderen lässt sich die wohlfahrtssteigernde Wirkung der Grenzöffnung auch auf unternehmensinterne Skalenvorteile zurückführen, welche durch die größenspezifischen Produktionsvorteile einzelner Unternehmen entstehen (vgl. Abbildung 27 b). Neben den Skalenvorteilen kann die Vorteilhaftigkeit des Außenhandels auch auf Verbundvorteilen (*Economies of Scope*) gründen, welche sich durch die gemeinsame Produktion mehrerer Leistungen oder Teilleistungen in einem Unternehmen als Kostendegression ergeben.[630] In Anlehnung an *Schumpeter* werden überdies die Thesen vertreten, dass ein positiver Zusammenhang zwischen der Unternehmensgröße und den F&E-Aktivitäten (*Neo-Schumpter*-Hypothese I) bzw. ein positiver Zusammenhang zwischen der unternehmerischen Marktmacht und den F&E-Aktivitäten (*Neo-Schumpeter*-Hypothese II) besteht.[631]

Modelltheoretisch betrachtet, verläuft die gesamtwirtschaftliche Transformationskurve unter den vorgenannten Bedingungen konvex und damit untypisch, weshalb es in der Regel zu einer vollständigen Spezialisierung wie in Punkt P_2 kommt, in dem die Weltmarktpreisgerade p_W die Transformationskurve berührt (vgl. Abbildung 27 a).[632] Aus Unternehmensperspektive führen steigende Skalenerträge dazu, dass

---

627 Vgl. *Lancaster* (1996, S. 172).
628 Vgl. *Grubel/Lloyd* (1975, S. 88 ff.), *Rose/Sauernheimer* (2006, S. 427 f.), *Ruffin* (1999).
629 Vgl. *FES* (2000, S. 3).
630 Vgl. *Root* (1994, S. 95).
631 Vgl. *Schmidt* (2001, S. 106 ff.).
632 Zur Problematik der Annahme steigender Skalenerträge in Verbindung mit der Annahme der vollständigen Konkurrenz und zu möglichen Lösungen vgl. *Rose/Sauernheimer* (2006, S. 559

die Kosten bei einer Erhöhung der Outputmenge unterproportional ansteigen, sodass die Durchschnittskosten *DK* sinken. Die Kostendegression kann sowohl die Folge sinkender Fixkosten als auch die Folge von Lerneffekten sein, welche mit einer steigenden Outputmenge einhergehen.[633] Unter diesen Voraussetzungen kann die Spezialisierung eines Landes bzw. einer Unternehmung auf eine einzelne Leistung die Wohlfahrt erhöhen, da eine gleich große oder größere Outputmenge zu geringeren Durchschnittskosten produziert und gegebenenfalls exportiert werden kann.

Abbildung 27: Außenhandel unter den Bedingungen steigender Skalenerträge

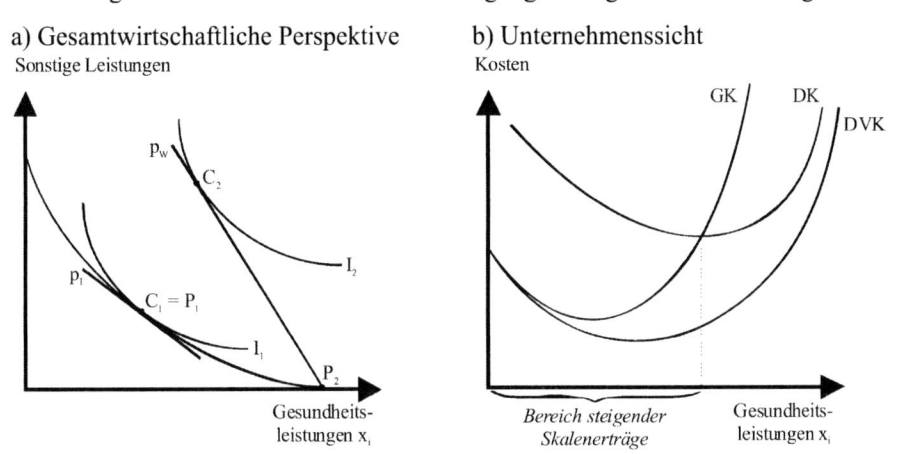

a) Gesamtwirtschaftliche Perspektive   b) Unternehmenssicht

Quelle: eigene Erstellung. Vgl. *Rose/Sauernheimer* (2006, S. 562)

Auch wenn eine vollständige Spezialisierung eines Landes auf einzelne Leistungen wie in Abbildung 27 a nicht realistisch ist, ist eine teilweise Spezialisierung wie etwa auf einzelne Gesundheitsleistungen durchaus denkbar, wobei entstehende Angebotsüberschüsse exportiert werden. Die Vorteile einer Marktausweitung zeigen sich in Form größerer Produktvariationen sowie steigender Skalenerträge bzw. sinkender Durchschnittskosten und sind eng mit der Präferenz der Konsumenten für eine größere Produktvielfalt verbunden (vgl. Kapitel 4.4.2.2).[634] Indes lassen sich mit dem typischerweise angewandten Modell des monopolistischen Wettbewerbs keine Aussagen über die Handelsrichtung des Exports bzw. des Imports treffen. Folglich können sich die Unternehmenssitze sowohl gleichmäßig als auch ungleichmäßig über die am intraindustriellen Handel beteiligten Länder verteilen.[635] Wenngleich die Gesamtzahl der Unternehmen über alle

---

ff.). Daher ist es ratsam, die Annahme der vollständigen Konkurrenz aufzugeben und den einfachsten Fall, nämlich den einer unternehmerischen Monopolstellung, zu betrachten.
633 Vgl. *Luckenbach* (2002, S. 81), *Root* (1994, S. 92 ff.), *Wholey/Burns* (2000, S. 28 ff.)
634 Vgl. *Krugman/Obstfeld* (2003, S. 120 ff.), *Farmer/Wendner* (1999).
635 Vgl. *Krugman/Obstfeld* (2003, S. 123 ff.).

handelstreibenden Länder – verglichen mit dem Autarkiezustand – gesunken ist, hat sich aufgrund der Grenzöffnung die Anzahl der angebotenen Produktvarianten und damit auch der Konsumentennutzen modelltheoretisch erhöht.

Neben den grundsätzlich bei allen Gesundheitsleistungen realisierbaren Skaleneffekten können insbesondere bei Arzneimitteln wie den *Orphan Drugs* oder bei Kinderarzneimitteln infolge des grenzüberschreitenden Handels Skalen- und Verbundvorteile realisiert werden (vgl. Exkurs 19).[636] So bieten etwa Kinderarzneimittel im Fall bestehender Handelsrestriktionen allenfalls geringe finanzielle Anreize zur Forschung und Entwicklung.[637] Darüber hinaus sind auch im Bereich der Gesundheitsdienstleistungen wie z.B. bei seltenen Operationen durch eine Marktausweitung steigende Skalenerträge in Form medizinischen Wissens und sinkender Durchschnittskosten vorstellbar. Angesichts dessen sind eine Ausweitung des nationalen Marktes und die Verabschiedung überstaatlicher Regelungen erstrebenswert. Für anerkannte *Orphan Drugs* gilt ein alleiniges Vertriebsrecht von zehn Jahren innerhalb der Europäischen Union, das unter bestimmten Voraussetzungen bereits nach sechs Jahren wieder entzogen werden kann (Marktexklusivität). Zudem kann der Investor von der an die *Europäische Agentur für die Beurteilung von Arzneimitteln* (EMEA) zu entrichtenden Zulassungsgebühr vollständig oder teilweise befreit werden.[638]

Exkurs 19:   Orphan Drugs

Von den identifizierten 30.000 Krankheiten fallen circa 6.000 in die Gruppe seltener Krankheiten, die auch als *Orphan Drugs* (dt.: Arzneimittel-Waisenkinder) bezeichnet werden. Hierzu zählen beispielsweise Arzneimittel gegen Mukoviszidose, Morbus Gaucher, Multiple Sklerose, HIV/AIDS, Tropenkrankheit etc. In der Europäischen Union erfolgt die Arzneimitteleinstufung als *Orphan Drug* zum einen entweder anhand des prozentualen Prävalenzkriteriums, nach dem weniger als 5 von 10.000 Personen der Gemeinschaft von der Krankheit betroffen sind, oder das Arzneimittel würde ohne Anreize vermutlich nicht in Verkehr gebracht werden.[639] Zum anderen darf entweder noch keine zufrieden stellende Methode in der EG zugelassen sein oder aber das Arzneimittel muss den Betroffenen erheblichen Nutzen stiften. Darüber hinaus muss sich das Mittel generell zur Behandlung einer schweren, lebensbedrohenden oder Invalidität verursachenden Krankheit eignen. Innerhalb der *Europäischen Agentur für die Beurteilung von Arzneimitteln* (EMEA) ist der Ausschuss für Arzneimittel gegen seltene Krankheiten (*Comitee for Orphan Medical Products*, COMP) mit der Überprüfung der Zuerkennungsanträge beschäftigt.
Die Krankheiten lassen sich allgemein kennzeichnen durch ein begrenztes medizinisches Wissen über die Pathogenese, einen begrenzten Absatzmarkt, hohe Forschungs- und Produktionskosten sowie die nicht vorhandene Patentmöglichkeit einzelner Bestandteile.[640] Für die Hersteller entstehen infolge des kleinen Absatzmarktes finanzielle Amorti-

---

636 Vgl. *Nahnhauer* (2003).
637 Vgl. die VO (EG) Nr. 1901/2006, ABl. Nr. L 378 vom 27.12.2006, S. 1 ff.
638 Vgl. VO (EG) Nr. 141/2000, ABl. L 18 vom 22.1.2000, S. 1 ff.
639 Vgl. VO (EG) Nr. 847/2000, ABl. L 103 vom 28.4.2000, S. 5 ff. Zum Vergleich: Die USA legen als absolutes Kriterium eine Personenzahl von weniger als 200.000 Personen an, wobei in den Vereinigten Staaten bei 47 Prozent aller *Orphan Drugs* weniger als 25.000 Personen betroffen sind.
640 Vgl. *Europäisches Parlament* (1999b).

sationsrisiken, weshalb *Orphan Drugs* durch eine vergleichsweise unzureichende Evaluierung, Entwicklung und Inverkehrbringung gekennzeichnet sind. Durch eine entsprechende staatliche Rahmengesetzgebung, beispielsweise in Form zeitlich begrenzter Patente, steuerlicher Vorteile oder des Verzichts auf Zulassungsgebühren, können folglich finanzielle Anreize geschaffen werden, die eine Investitionsausweitung fördern. Mit der VO (EG) Nr. 141/2000[641] werden den Herstellern für die Entwicklung von „Arzneimitteln gegen seltene Leiden" exklusive Vermarktungsrechte in dem betreffenden therapeutischen Anwendungsgebiet von 10 Jahren zugestanden („Marktexklusivität").[642]
Wichtige Rechtsgrundlagen und Politiken ausgewählter Länder sind der *Orphan Drug Act* (1983), die *Orphan Drug Regulation* (1993) der USA, die VO (EG) Nr. 141/2000 und die *Orphan Drug Regulation* (1993) in Japan.[643] Darüber hinaus betreibt Australien seit 1997 eine *Orphan Drug Policy*.

Quelle: eigene Erstellung; vgl. http://www.emea.eu.int (22.3.2004), *Nahnhauer* (2003), *VFA* (1998), *Office of Orphan Products Development* (OOPD)

4.4.2.2. Produktdifferenzierung

Zur Abgrenzung gegenüber konkurrienden Produkten können die Unternehmen neben den Preisen, den Verkaufsbedingungen und den Services das Mittel der Produktdifferenzierung als Wettbewerbsparameter nutzen. Produktdifferenzierung in diesem Sinne kennzeichnet das Angebot gleicher oder ähnlicher Leistungen, deren Produktqualitäten sich aus Sicht der Konsumenten unterscheiden.[644] Vereinfacht kann dabei nach horizontaler und vertikaler Produktdifferenzierung unterschieden werden, auf die sich der variantenorientierte intraindustrielle Handel und der qualitätsorientierte intraindustrielle Handel gründen (vgl. Kapitel 4.1). Eine etwas andere Einteilung nimmt *Siebert* (1994) vor, nach dem sich differenzierte Leistungen in Abhängigkeit ihrer Verwendung und ihres Produktionsprozesses in drei Kategorien einteilen lassen:[645]

- Leistungen mit substitutivem Verwendungszweck und unterschiedlichen Produktionstechnologien (Bsp.: Möbel aus Stahl oder Holz)
- Leistungen mit geringem substitutivem Verwendungszweck und ähnlichen Produktionstechnologien (Bsp.: Teer und Benzin) und
- Leistungen mit ähnlichem Verwendungszweck und ähnlicher Produktionsweise (Bsp.: verschiedene Automarken)

Als Folge der Produktdifferenzierung erwächst für die Unternehmen ein Preissetzungsspielraum, wobei in der Regel die Marktsituation der monopolistischen Konkurrenz zugrunde gelegt wird. Aufgrund des Preissetzungsspielraums können die Unternehmen kurzfristig gewinnmaximierende Preise entsprechend der Regel

---

641 VO (EG) Nr. 141/2000, ABl. Nr. L 18 vom 22.1.2000, S. 1 ff.
642 Vgl. *Kessler* (2003).
643 Vgl. *Europäisches Parlament* (1999b).
644 Vgl. *Knieps* (2001, Kapitel 9).
645 Vgl. *Grubel/Lloyd* (1975, S. 95 ff.).

„Grenzkosten gleich Grenzerlös" setzen, ohne befürchten zu müssen, dass ihnen die komplette Nachfrage wegbricht. Mittel- bis langfristig werden jedoch zusätzliche Anbieter durch die Gewinnaussichten angelockt und treten auf den Markt. Da die Nachfrager aufgrund des größeren Angebots sensibler auf Preisunterschiede reagieren, verläuft die Nachfragekurve zunehmend flacher und verschiebt sich nach innen (vgl. Abbildung 26). Trotz des monopolistischen Preissetzungsspielraums, stehen die Anbieter daher mittel- bis langfristig im Wettbewerb mit in- und ausländischen Unternehmen. Die wohlfahrtssteigernde Wirkung des Außenhandels resultiert aus der Produktvielfalt, welche eine präferenzgerechte Inanspruchnahme ermöglicht, sowie aus der steigenden Preiselastizität der Nachfrage, welche sich aufgrund des wachsenden Substitutionsgrad ergibt. Unter den Bedingungen der Produktdifferenzierung müssen nicht mehr notwendigerweise komparative Produktvorteile oder Skaleneffekte vorliegen, damit sich der Außenhandel als vorteilhaft erweist. Entscheidender sind vielmehr die Präferenzen ausländischer Konsumenten zugunsten inländischer Leistungen und umgekehrt. Da die Verbraucher die Substituierbarkeit nach der nutzenstiftenden Verwendung beurteilen, stellt sich auch hier die Frage nach dem relevanten Markt (vgl. Kapitel 3.3).

Wie bereits dargelegt, steht unter den Bedingungen einer Quasivollversicherung für die Versicherten in erster Linie die Qualität bzw. die Effektivität der Gesundheitsleistung im Vordergrund. Zugleich bereitet die Qualitätsbeurteilung ausländischer Gesundheitsleistungen besondere Schwierigkeiten. Dabei sind zwei Fälle zu unterscheiden: Während dem Verbraucher zur Beurteilung renommierter spezialisierter Anbieter mit besonderen medizinischen Fähigkeiten oder Methoden (*Center of Excellence*) oftmals zahlreiche Informationsquellen zur Verfügung stehen, kann die Beurteilung der Leistungsfähigkeit unbekannter ausländischer Leistungsanbieter, über die keine oder nur wenige Informationen vorhanden sind, durch das Vertrauen in das ausländische Gesundheitssystem ersetzt werden (so genanntes Systemvertrauen; vgl. Kapitel 3.2.4). Nach *Kravis* können ebenso Präferenzen für Leistungen aus einem bestimmten Land bestehen. Beispiele für derartige Präferenzen sind schwedische Möbel, schweizer Uhren oder japanisches Porzellan.[646] In diesem Sinne sind ebenso Präferenzen für deutsche Gesundheitsleistungen denkbar.

Da die Kombination der Modelle der monopolistischen Konkurrenz mit den Verbraucherpräferenzen in der Tradition der Modellstränge von *Chamberlin* (1960) und *Hotelling* (1929) stehen, wird in der Literatur zwischen *Neo-Chamberlin-* und *Neo-Hotelling*-Modellen unterschieden.[647] Aufgrund der Annahmen der Monopolmacht sowie sinkender Durchschnittskosten wird in der Regel davon ausgegangen, dass jedes Unternehmen genau eine Produktvariante herstellt. Wie nachfolgend gezeigt wird, handelt es sich bei den beiden Ansätzen zugleich um Gegensätze, da die Konsumenten in den *Neo-Chamberlin*-Modellen grundsätzlich alle Produktvarianten konsumieren können, während in den *Neo-Hotelling*-Modellen nur eine Pro-

---

646 Vgl. *Kravis* (1956, S. 153).
647 Vgl. *Lancaster* (1996, S. 170 ff.), *Jörg* (1989, S. 33 ff.).

duktvariante, nach Möglichkeit jene mit der höchsten Qualität, konsumiert wird. In der Tradition der *Neo-Chamberlin*-Modelle stellen alle Leistungen gleich gute Substitute dar.[648] Der bekannteste Ansatz nach *Dixit/Stiglitz* wird auch als *Love-of-Variety* bezeichnet.[649]

In der Tradition der *Neo-Hotelling*-Modelle hängt der Substitutionsgrad zweier Leistungen von der Distanz der beiden Leistungen im Eigenschaftsraum ab. Der bekannteste Ansatz nach *Lancaster* wird auch als *Ideal-Variety*-Ansatz bezeichnet.[650] Dabei wird von einer Kompensationsfunktion ausgegangen, weshalb der Konsument bei einem ausreichend niedrigen Preis auch eine weniger präferierte Produktvariante konsumiert. Die dahinter stehende Annahme lässt sich modelltheoretisch vereinfacht anhand der Abbildung 28 darstellen: Im Autarkiefall ist das Kontinuum der Gütervarianten ($2n-1$, $n \in N$) kleiner, sodass nur jeder zweite Nachfrager ($2n-1$) seinen Nutzen maximieren kann. Dagegen müssen sich die anderen Nachfrager ($2n$) für eine der angebotenen Produktvarianten ($2n-1$) entscheiden, die ihren Präferenzen nicht hundertprozentig entspricht, oder sie müssen auf den Konsum verzichten. So würde beispielsweise der Nachfrager D_4 im Autarkiefall ein Produkt konsumieren, das seinen Präferenzen am nächsten kommt, also entweder x_3 oder x_5, oder auf den Konsum verzichten (vgl. auch Abbildung 30). Nach Aufnahme des Außenhandels erhöht sich die Anzahl der Produktvarianten auf das gesamte natürliche Zahlenspektrum N, sodass idealtypisch alle Nachfrager ihren Nutzen maximieren können. Der Nachfrager D_4 kann nun die Produktvariante x_4 konsumieren, die seinen Präferenzen am nächsten kommt bzw. den Nutzen maximiert und somit einen höheren Nutzen als x_3 oder x_5 stiftet. Die Konsumenten profitieren somit idealtypisch in zweierlei Hinsicht: Zum einen erhöht sich die Anzahl der angebotenen Varianten, zum anderen kommt es im Zuge des intensivierten Wettbewerbs mit verringertem monopolistischem Preissetzungsspielraum sowie der Nutzung von Skalenvorteilen zu einem größeren Angebot einzelner Produktmengen bei gegebenenfalls geringerem Preis, denn schließlich muss auch die ausländische Nachfrage gedeckt werden. Dabei sollte nicht ignoriert werden, dass einzelnen Anbietern zumindest ein Teil der inländischen Nachfrage wegbricht, wie im vorhergehenden Beispiel etwa der Nachfrager D_4. Damit sich einzelne Produzenten nicht schlechter stellen und eine geringere Menge als vor der Handelsliberalisierung absetzen, muss dieser Nachfragerückgang durch eine mindestens gleich hohe ausländische Nachfrage aufgefangen werden. Aus gesamtwirtschaftlicher Sicht sind die Nutzengewinne der Nachfrager mit den potenziellen Verlusten der Anbieter gegenzurechnen.

---

648 *Lancaster* (1996) kritisiert, dass es sich bei dem Substitutionsgrad der *Neo-Chamberlin*-Modelle um eine endogene Systemvariable handelt.
649 Vgl. *Dixit/Stiglitz* (1977), *Helpman/Krugman* (1985, S. 117 ff.), *Siebert* (1994, S. 103), *Dixit/Norman* (1993, S. 270 ff.).
650 Vgl. *Lancaster* (1996, S. 30 ff. und S. 62) (1980).

Abbildung 28: Konsumentenpräferenzen und Produktdifferenzierung

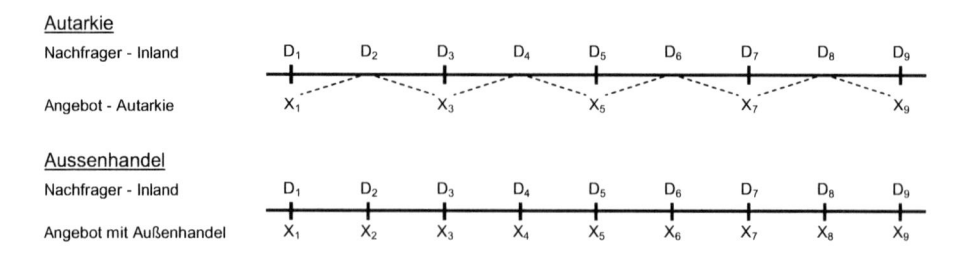

Autarkie

Nachfrager - Inland	D_1	D_2	D_3	D_4	D_5	D_6	D_7	D_8	D_9
Angebot - Autarkie	X_1		X_3		X_5		X_7		X_9

Aussenhandel

Nachfrager - Inland	D_1	D_2	D_3	D_4	D_5	D_6	D_7	D_8	D_9
Angebot mit Außenhandel	X_1	X_2	X_3	X_4	X_5	X_6	X_7	X_8	X_9

Quelle: eigene Erstellung; vgl. *Siebert* (1994, S. 104), *Funk* (1990, S. 51)

Die Linder-These

Nach *Linder* können sich Güter erst zu Exportgütern entwickeln, nachdem sie zuvor für den heimischen Markt produziert worden sind und sich die Nachfrageverhältnisse im In- und Ausland ähneln (*Ähnlichkeitsthese der Nachfrage*).[651] Dabei besteht eine positive Korrelation zwischen dem Einkommen und der bevorzugten Güterqualität, sodass sich mit steigendem Einkommensniveau auch die Qualität der nachgefragten Leistungen erhöht.[652] Unter der Annahme einer normal verteilten Einkommensverteilung weisen folglich jene Güter die größten Skaleneffekte auf, welche den Präferenzen der Konsumenten mit durchschnittlichem Einkommen entsprechen und daher am stärksten nachgefragt werden (*repräsentative Nachfrage*). Demzufolge ist auch das potenzielle Handelsausmaß zwischen Ländern mit ähnlichem realem Pro-Kopf-Einkommen am größten.

Der aus den Einkommens- oder Präferenzgleichheiten resultierende Außenhandel lässt sich exemplarisch anhand der Abbildung 29 darstellen.[653] Dabei konsumieren die Nachfrager der beiden Länder (*A*, *B*) entsprechend ihren Einkommensverhältnissen zwei vertikal differenzierte Leistungen. Konsumenten mit einem Jahreseinkommen unterhalb von 20.000 EUR konsumieren die günstigere Variante, während jene oberhalb von 20.000 EUR die teurere Variante vorziehen. Aufgrund dessen spezialisiert sich das Land *A* mit einem niedrigeren jährlichen Durchschnittseinkommen auf die Produktion der günstigeren Variante, während das Land *B* die Produktion der teureren, qualitativ hochwertigeren Variante ausweitet. Die Aufnahme der Handels-

---

651 Vgl. *Linder* (1961, S. 94 ff.), *Siebert* (1994, S. 105 f.). Empirisch konnte die *Linder*-These, abgesehen von *Linders* eigener Untersuchung für Schweden, bislang nur wenig gestützt, allerdings auch nicht falsifiziert werden. Probleme bei der empirischen Überprüfung bereitet insbesondere die räumliche Konzentration von Ländern ähnlichen Entwicklungsstandes, sodass als handelserklärender Faktor gleichfalls geringe räumliche Distanzen mit vergleichsweise niedrigen Transportkosten in Frage kommen. Vgl. *Ohr* (1985, S. 626 f.).
652 Vgl. *Ohr* (1985).
653 Ebenso wie in den meisten anderen Qualitätsmodellen wird hierbei der Preis als Qualitätsindikator verwendet. Vgl. Kapitel 3.3.

beziehungen führt dazu, dass die unteren Einkommensschichten des Landes B die qualitativ geringwertigere Produktvariante aus A beziehen, während die oberen Einkommensschichten des Landes A die teurere, qualitativ höherwertige Produktvariante aus B beziehen (*Overlapping Demand*). In Abbildung 29 wird davon ausgegangen, dass sich das Wohlstandsniveau von Land A erhöht, sodass sich die Nachfrage nach dem teureren Produkt aus dem Land B ausweitet.

Abbildung 29: Einkommen und präferierte Qualität

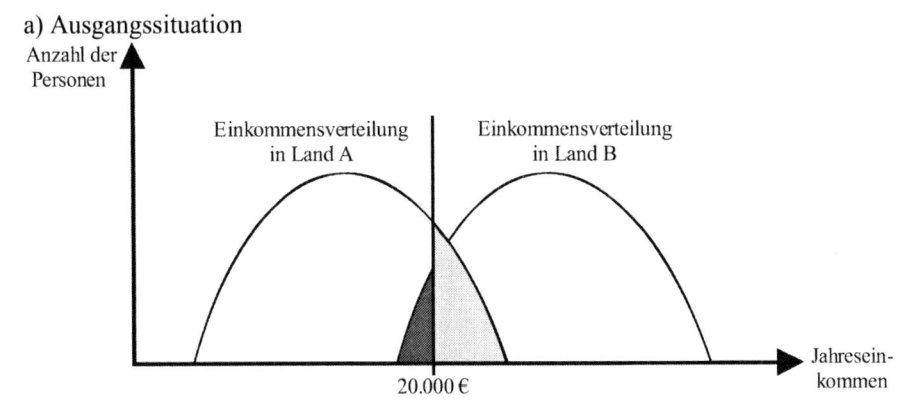

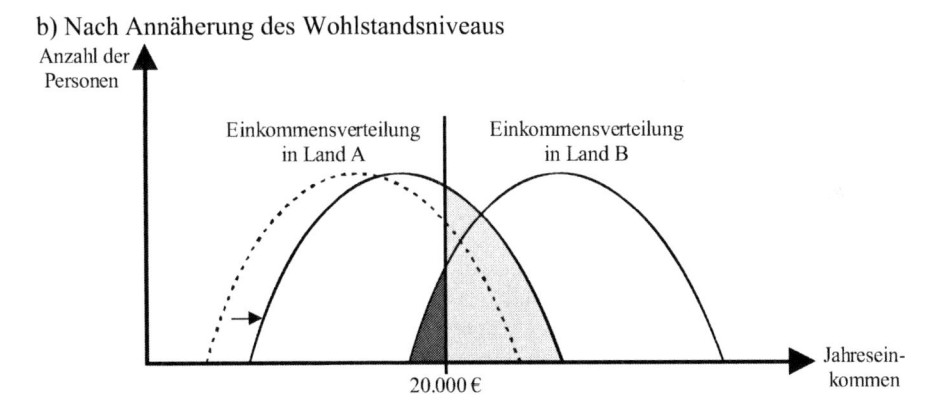

a) Ausgangssituation

b) Nach Annäherung des Wohlstandsniveaus

Quelle: eigene Erstellung; vgl. *Grubel/Lloyd* (1975, S. 99)

Die bisherigen Beobachtungen scheinen die These *Linders* für die grenzüberschreitende Gesundheitsversorgung prinzipiell zu stützen, auch wenn eine systematische Aufarbeitung dieses Zusammenhangs noch aussteht. So sind es oftmals einkommensschwächere GKV-Versicherte, welche das ausländische Angebot in Anspruch nehmen, während umgekehrt einkommensstärkere Patienten aus Ländern mit einem niedrigeren Wohlstandsniveau Gesundheitsleistungen aus den ehemaligen

EU-15-Staaten nachfragen.[654] Mit steigendem Wohlstandsniveau der mittel- und osteuropäischen Staaten ist daher mit einer wachsenden Nachfrage nach qualitativ höherwertigen Gesundheitsleistungen, wie jene der deutschen Leistungsanbieter, zu rechnen.

Horizontaler Qualitätswettbewerb

Eine Darstellung des horizontalen Qualitätswettbewerbs, welche auch im Rahmen der räumlichen Wettbewerbsmodelle verwendet wird (vgl. Kapitel 4.4.1.3), findet sich bei *Koutsoyiannis*.[655] Unter den Annahmen
- eines gegebenen Qualitätsniveaus (im Sinne vertikaler Qualität),
- unwesentlicher Kostenunterschiede der Produktion,
- der Produktion einer einzigen Produktvariante durch ein Unternehmen,
- einer gegebenen Technologie mit u-förmigem Kostenverlauf,
- der Reihungsmöglichkeit der Eigenschaftsausprägung(en) (z. B. Farbspektrum von Weiß (hell) nach Schwarz (dunkel)), wobei die Skala der Reihungsmöglichkeiten geschlossen ist,
- perfekter Information der Konsumenten hinsichtlich der am Markt erhältlichen Produktvarianten, sodass eine subjektive Präferenzordnung möglich ist, sowie
- einer abnehmenden Nachfrage,

soll folgende Nachfrage gelten:

$$x = m \cdot (1 - d/z)$$

mit: x = nachgefragte Menge; m = maximal nachgefragte Menge der Produktvariante i; d = produktspezifische Abweichung der Variante i von der von den Konsumenten als optimal empfundenen Variante; z = maximal tolerierte Abweichung der Konsumenten von der als ideal empfundenen Variante

Die nachgefragte Menge der vom Unternehmen i hergestellten Produktvariante i stellt sich in isolierter Betrachtung grafisch wie in Abbildung 30 a dar. Das Verhältnis d/z kennzeichnet hierbei die prozentuale Abweichung der spezifischen Variante i von der maximal als tolerabel empfundenen Abweichung. Unter der Annahme von l Unternehmen und folglich l Produktvarianten sowie einer gleichmäßigen Verteilung der Gesamtnachfrage N auf die Varianten gilt für den maximalen Marktanteil des einzelnen Unternehmens $m \leq n_i (= N/l)$, $i = 1, ..., l$. Zusätzlich zu den zuvor aufgeführten Annahmen wird von einem gegebenen Marktpreis p *(quer)* ausgegangen.[656] Das Unternehmen A tritt dabei in einen Wettbewerb mit den beiden Anbietern B und C, deren Produkte b und c aufgrund der Ähnlichkeit zu der Produktvariante a für ein

---

654 Vgl. *Friedrich* (2004).
655 Vgl. *Koutsoyiannis* (1987, S. 20 ff.). Vgl. auch *Salop* (1979), *Knieps* (2001, S. 189).
656 Zentrale Hypothesen dieses Modells werden ebenfalls im Rahmen der Modelle intraindustriellen Handels getroffen. Vgl. Kapitel 4.4.2.

bestimmtes Käufersegment mit entsprechenden Präferenzen Substitute darstellen. Ausgehend von der Marktsituation ABC, kann der Anbieter A durch eine Modifizierung der Leistungseigenschaften seinen Marktanteil ausweiten (A nach A'). Infolge der geänderten Leistungseigenschaften, wie beispielsweise einer Farbänderung, kommt es zu einer Verschiebung der Käuferklientel, im Zuge derer sich die Nachfrage des Unternehmens A um die helle Fläche ausweitet. Der direkte Konkurrent B, mit dem das Unternehmen A bislang in Konkurrenz um einen bestimmten Käuferkreis gestanden hat, profitiert ebenfalls hiervon, da sich die Nachfrage um einen ebenso großen Anteil ausweitet.

Abbildung 30: Horizontaler Qualitätswettbewerb

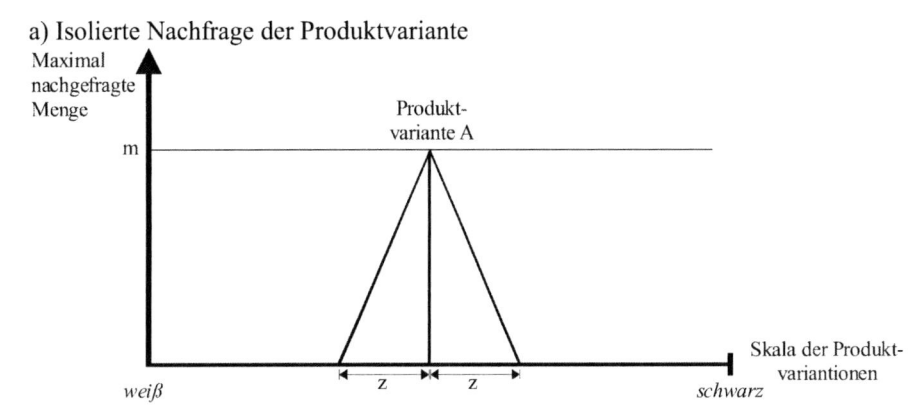

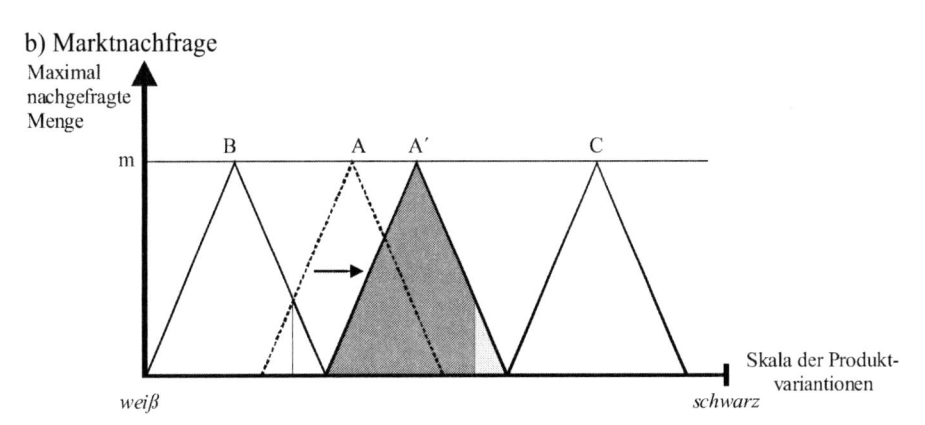

a) Isolierte Nachfrage der Produktvariante

b) Marktnachfrage

Quelle: eigene Erstellung; vgl. *Koutsoyiannis* (1987, S. 20 und 24)

Solange einzelne Anbieter zu Durchschnittskosten produzieren, die unterhalb des Marktpreises liegen, ist ein Markteintritt für Newcomer profitabel. Modelltheoretisch stellt sich ein Gleichgewicht ein, wenn alle Anbieter sich so positionieren, dass sie den gleichen Abstand zu ihren direkten Nachbarn und somit den gleichen Marktanteil aufweisen. Sofern die Modifizierung der Leistungseigenschaften mit erheblichen Umstellungskosten verbunden ist, kann hieraus ein spieltheoretisches Handlungsdilemma mit einem suboptimalen Marktangebot resultieren, da sich mitunter für das einzelne Unternehmen die Anreize zur Produktumstellung verringern.

4.4.2.3. Außenhandel im Sinne der Neuen Nachfragetheorie

Im Kern der Diskussion um Verbraucherpräferenzen sowie horizontale Qualitätsunterschiede steht die Frage der nachfragerelevanten Leistungseigenschaften.[657] Im Unterschied zur üblichen Nachfragetheorie, nach der die Leistungen direkt in die Nutzenfunktion des Nachfragers einfließen, werden in der Neuen Nachfragetheorie die Leistungsmerkmale als nutzenstiftend erachtet. Gemäß *Lancaster* weisen alle Leistungen einerseits mehrere relevante Charakteristika auf, welche in einer festen technischen Beziehung zur Leistung stehen, andererseits lassen sich in der Regel bestimmte Merkmale oder Merkmalskombinationen bei mehr als nur einer Leistung finden.[658] Dabei kann eine marginale Variation einzelner Leistungseigenschaften – wie der Farbe – bei ansonsten identischen Merkmalsausprägungen bei einzelnen Personen deutliche Nutzenunterschiede verursachen. Da die Eigenschaften in der Regel in einer festen technischen Beziehung zur Leistung stehen, können diese nicht einzeln gehandelt werden, und es existiert lediglich ein Gesamtpreis für die leistungsspezifische Eigenschaftskombination.[659]

Wie lässt sich das *Lancaster*-Modell in die übliche Nachfragetheorie integrieren? Das übliche Preis-Mengen-Diagramm wird von *Lancaster* als Güterraum bezeichnet. Zusätzlich dazu existiert ein Eigenschaftsraum, in dem sich die Eigenschaften der jeweiligen Leistung über ihre feste technische Beziehung b_{ij} abbilden lassen. Im Fall von drei Gütermengen (x_1, x_2, x_3) und zwei Gütereigenschaften (z_1, z_2) besteht folgende Beziehung zwischen dem Güterraum und dem Eigenschaftsraum:

$$z_1 = b_{11} \cdot x_1 + b_{12} \cdot x_2 + b_{13} \cdot x_3$$
$$z_2 = b_{21} \cdot x_1 + b_{22} \cdot x_2 + b_{23} \cdot x_3$$

---

657 Vgl. *Lancaster* (1966).
658 Vgl. *Becker* (1965), *Riepe* (1984, S. 19 f.), *Demmler* (2000, S. 157 ff.), *Lancaster* (1971, Chapter 10). Unter den Güterbegriff nach *Lancaster* (1966) lassen sich sowohl Güter im engeren Sinne als auch Dienstleistungen subsumieren. Zur Anwendung des *Lancaster*-Ansatzes im Gesundheitsbereich vgl. *Gäfgen* (1984, S. 158 f.).
659 Vgl. *Riepe* (1984, S. 28). Grundsätzlich lassen sich die Preise der einzelnen Gütereigenschaften in Form von Schattenpreisen ermitteln. Vgl. Fußnote Nr. 421, *Zweifel* in *Gäfgen* (1984, S. 194).

Die gesamte Menge der Eigenschaft z_i ergibt sich folglich als Summe der Gütermengen multipliziert mit der jeweiligen Eigenschaftsausprägung (pro Einheit).[660]

Obwohl das *Lancaster*-Modells gewisse Einschränkungen aufweist, eignet es sich auch zur Erklärung des intraindustriellen Handels. *Zweifel/Heller* erweitern hierzu das Modell, indem sie dieses von der Mikroebene einzelner Haushalte auf die volkswirtschaftliche Makroebene übertragen.[661] Das Budget des Güterraums wird folglich durch die volkswirtschaftlichen Ressourcen oder die zugewiesenen Finanzmittel eines Sektors beschränkt (vgl. Abbildung 31). Die budgetbeschränkten Achsenabschnitte des Güterraums werden mithilfe einer Matrix in den Eigenschaftsraum übertragen, die in Abbildung 31 exemplarisch für die Güter x_3 und x_4 eingezeichnet sind (gepunktete Linien). Entgegen den traditionellen güterwirtschaftlichen Außenwirtschaftstheorien werden somit keine homogenen Leistungen gehandelt, sondern spezifische Kombinationen von Eigenschaftsbündeln in Form von Gütern und Dienstleistungen grenzüberschreitend getauscht. Der gesamtgesellschaftliche Nutzen U wird dabei nicht aus einzelnen Leistungen, sondern aus den Leistungseigenschaften z_i ($i = 1, ..., n$) gezogen, sodass gilt: $U = U(z_1, z_2, ..., z_n)$.[662] In diesem Sinne bedeutet die Grenzrate der Substitution, dass eine verringerte Menge der Eigenschaft z_i ($i = 1, ..., n$) durch eine entsprechend höhere Menge der Eigenschaft z_j ($i = 1, ..., n;\ j \neq i$) ausgeglichen werden muss. Da sich der Preis der einzelnen Leistung als Summe über alle Eigenschaften, multipliziert mit ihren jeweiligen Schattenpreisen, ergibt, kann der implizite Preis der einzelnen Eigenschaft etwa mithilfe der *Cramerschen Regel* berechnet werden.[663] Analog zur üblichen Wirtschaftstheorie, bei der im Optimum die Grenzrate der Substitution der umgekehrten Grenzrate der Transformation entspricht, muss die Grenzrate der Substitution der Eigenschaften im Optimum dem umgekehrten Verhältnis der impliziten Preise der Eigenschaften entsprechen. Ausgehend von der Autarkiesituation gleichen sich durch die Aufnahme von Außenhandelsbeziehungen die impliziten Preise der Eigenschaften zwischen den Staaten an. Das Weltpreisverhältnis in den traditionellen Außenhandelstheorien für Leistungen wird somit durch die Weltpreisgerade der Eigenschaften p_W^C ersetzt.

Im Zweiländerfall muss der Exportvektor des einen Landes dem Importvektor des anderen Landes sowohl in der Wertsumme als auch in der Länge entsprechen und umgekehrt, da trivialerweise nur jene Eigenschaften exportiert werden können, welche das andere Land importieren möchte. Durch die Aufnahme von Handelsbezie-

---

660 Für eine weitergehende formalanalytische Darstellung vgl. insbesondere *Lancaster* (1966), *Lancaster* (1971), *Riepe* (1984).
661 Vgl. *Zweifel/Heller* (1997).
662 Zur Vereinfachung wird im Nachfolgenden von gesamtgesellschaftlichen Indifferenzkurven ausgegangen. Durch die Übertragung auf die Makroebene ergeben sich – ebenso wie in den traditionellen Modellen – Probleme bei der Aggregation von gruppenspezifischen oder gesamtgesellschaftlichen Indifferenzkurven. Vgl. *Rose/Sauernheimer* (2006, S. 471 ff.).
663 Vgl. *Zweifel/Heller* (1997, S. 332 f.).

hungen kommt es zu einem gemeinsamen Markt, auf dem die Leistungen aus beiden Ländern angeboten werden. Dabei erweisen sich die Leistungen x_3 (mit z_3) des Landes A und x_4 des Landes B (mit z_4) gegenüber den anderen Leistungen als ineffizient – sie liegen unterhalb der äußeren Umhüllenden – und werden früher oder später vom Markt gedrängt. Analog zu den traditionellen, realwirtschaftlichen Außenhandelstheorien ergibt sich die wohlfahrtssteigernde Wirkung des Handels durch die Separierung von Produktionspunkt P_A bzw. P_B und Konsumpunkt C_A bzw. C_B, sodass ein höheres Nutzenniveau erreicht wird. Darüber hinaus werden die Leistungen x_1 und x_6 vom Markt verdrängt, da sich das Land A auf die Produktion von x_2 spezialisiert, während umgekehrt Land B auf die ausschließliche Produktion von x_5 umstellt. So konsumiert die Bevölkerung des Landes A in C_A die verbliebene Menge des inländischen Produktes x_2 zuzüglich der importierten Menge von x_5. Ein gleichgewichtiger Austausch zwischen den beiden Ländern bedingt, dass Land B die Exporte x_2 und mithin die Relation der Leistungseigenschaften z_1/z_2 der Leistung x_2 aus Land A importiert. Untersucht man die bilateralen Handelsbeziehungen für den Fall von drei und mehr Ländern, muss die obige, bilaterale Identitätsgleichung des Exports und Imports nicht mehr notwendigerweise erfüllt sein. Aufgrund dessen weicht typischerweise auch die Länge der Vektoren voneinander ab. Wie zuvor erläutert, muss für ein Handelsbilanzgleichgewicht die Wertsumme der Exporte von x_5 mit z_5 (x_2 mit z_2) der Wertsumme der Importe von x_2 (x_5) entsprechen. Abstrahiert man hiervon, so lässt sich ein Handelsbilanzdefizit durch einen entsprechenden Kapitalbilanzüberschuss gegenfinanzieren (z. B. USA).

Abbildung 31: Intraindustrieller Handel im Sinne der Neuen Nachfragetheorie

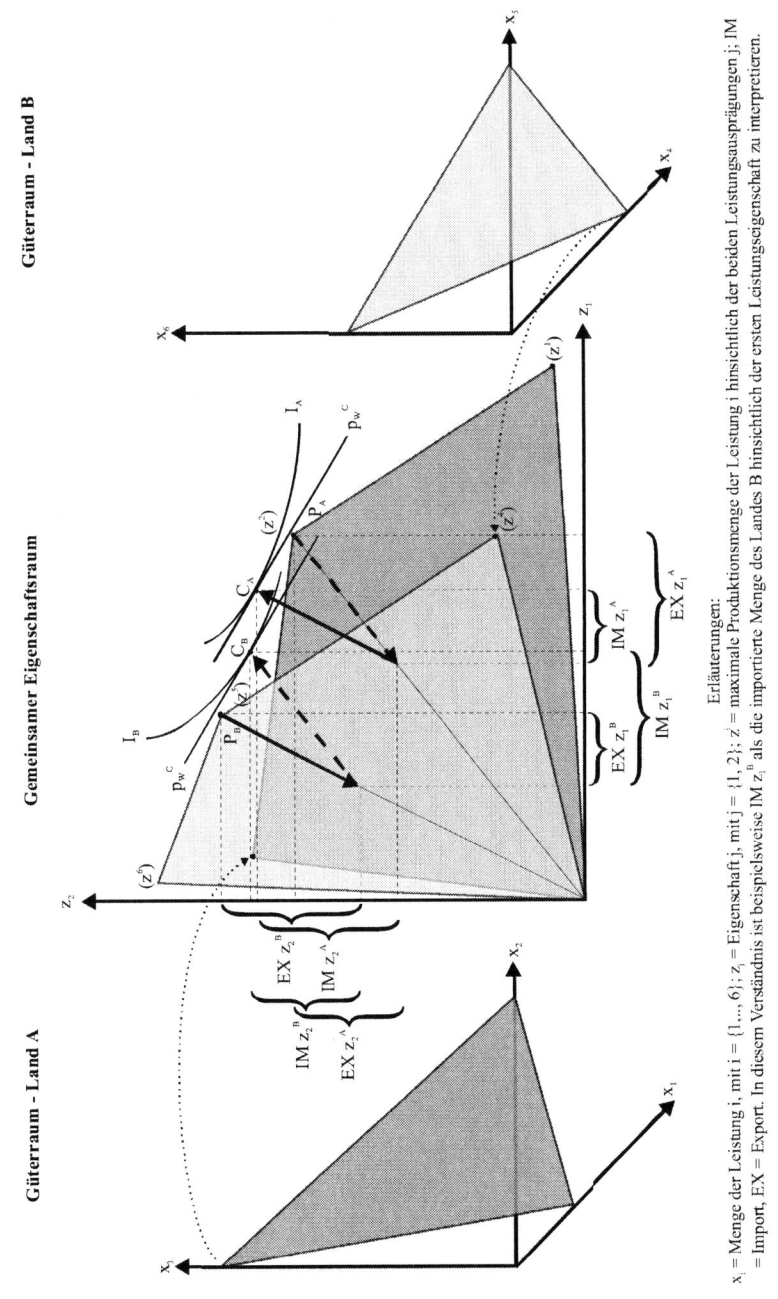

Quelle: eigene Erstellung

Erläuterungen:

x_i = Menge der Leistung i, mit i = {1,...,6}; z_j = Eigenschaft j, mit j = {1, 2}; z = maximale Produktionsmenge der Leistung i hinsichtlich der beiden Leistungsausprägungen j; IM = Import, EX = Export. In diesem Verständnis ist beispielsweise IM z_i^B als die importierte Menge des Landes B hinsichtlich der ersten Leistungseigenschaft zu interpretieren.

5. Grenzüberschreitende Gesundheitsmärkte

Zurzeit findet die grenzüberschreitende Gesundheitsversorgung primär beim Handel von Gesundheitsgütern sowie in der Nutzung der aktiven Dienstleistungsfreiheit statt (vgl. die Kapitel 1.1.1 und 4.2). Jedoch existiert eine Vielzahl von Faktoren, die innerhalb der Europäischen Union eine zukünftige Ausweitung im Bereich der passiven Dienstleistungsfreiheit begünstigen und forcieren.[664] Zu diesen Faktoren gehören insbesondere

- die EU-Erweiterung auf nunmehr 27 Mitgliedstaaten (politische Integration),
- der allgemeine Abbau der nichttarifären Handelshemmnisse bzw. die fortschreitende Integration des Binnenmarktes (wirtschaftliche Integration),
- die damit verbundenen Interaktionen der sozialen Sicherungssysteme und die Rechtsprechungen des Europäischen Gerichtshofs in den *Kohll/Decker*-Fällen sowie
- die Handelsliberalisierung in Bereichen wie dem Personenverkehr (und Gütertransport),
- die Rationalisierung von Gesundheitsleistungen auf der nationalen Ebene in Form von Kosten- und Qualitätskontrollen, aber auch
- die Rationierung von Gesundheitsleistungen, sprich die Ausgliederung einzelner Leistungen aus den nationalen Leistungskatalogen, sowie
- die qualitativen Versorgungsunterschiede der Mitgliedstaaten, die sich bei einzelnen Gesundheitsleistungen oder den Gesundheitssystemen als Ganzem zeigen.[665]

Durch den fortschreitenden Abbau der Handelshemmnisse werden die vom Territorialitätsprinzip geprägten sozialen Gesundheitssysteme der Mitgliedstaaten weiter zusammenwachsen, sodass sich neben den bisherigen grenzüberschreitenden Gesundheitsmärkten weitere Märkte für einzelne Leistungen bilden werden.[666] Dabei lassen sich diverse Teilmärkte identifizieren, welche verschiedenste Kooperations- sowie Wettbewerbsfelder umfassen und in Abhängigkeit von der Fertigungstiefe in Beschaffungs- und Absatzmärkten zu unterscheiden sind.[667] Welche Gesundheitsleistungen im Konkreten eine Handelsausweitung erfahren, hängt von den jeweiligen Leistungskatalogen der Mitgliedstaaten ab. Aus Sicht der Gesetzlichen Krankenversicherung betrifft die Handelsausweitung insbesondere die zum Teil ausgegliederten und von Zuzahlungen geprägten Bereiche Zahnersatz, Rehabilitation und Kuren sowie den Handel mit Arznei-, Heil- und Hilfsmitteln. Mit der fortschreitenden Ausgliederung einzelner Leistungen sowie höheren Zuzahlungen wird

---

664 Vgl. *European Commission* (2001, S. 19 ff.).
665 Vgl. *Blank/Clausen/Wacker* (1998).
666 Vgl. *Paton/Berman/Busse et al.* (2002).
667 Vgl. *Bantle* (1996, S. 189), *Knieps* (2001, S. 217).

sich diese Liste erweitern. Im Unterschied zu den sozialen Sicherungssystemen einer Vielzahl anderer Mitgliedsstaaten, weist die Gesetzliche Krankenversicherung nur wenige Anzeichen von Rationierungen auf. Eine Handelsliberalisierung dürfte den deutschen Leistungserbringern daher mehr Chancen eröffnen als sie an Risiken birgt. Die Handelsausweitung betrifft jedoch nicht nur somatische und psychische Leistungen. Im weiteren Verständnis von Gesundheitsleistungen umfasst dies ebenso den Abschluss grenzüberschreitender Versicherungsverträge.

Im Zuge der sich ausweitenden Globalisierung ist auch eine steigende internationale Mobilität von Erwerbspersonen und weiten Bevölkerungsteilen zu beobachten. Dabei kann der Auslandsaufenthalt auf den arbeitsbedingten, regelmäßigen oder vorübergehenden Aufenthalt (Selbstständige, entsendete Arbeitnehmer, Grenzgänger/Pendler, Studierende, ...), Auslandsreisen sowie längerfristige Auslandsaufenthalte zurückgeführt werden. Verglichen mit den Vereinigten Staaten, ist die geografische Mobilität in Europa, sowohl bezogen auf die Bevölkerung als auch auf die Erwerbstätigen, vergleichsweise gering. Die Mobilitätshemmnisse sind rechtlicher und administrativer Art (Leistungen der Sozial- bzw. Zusatzversicherung, Steuersystem, berufliche Probleme, ...), psychologischer Art (Familie, Freundeskreis, Integrationsschwierigkeiten, ...), kultureller Art (unzureichende Sprachkenntnisse, ...), zudem sind sie auf unterschiedliche Bildungssysteme und die mit einem Umzug verbundenen Kosten zurückzuführen.[668] Zugleich zeigen sich wesentliche Lücken in der grenzüberschreitenden Zusammenarbeit sowie der statistischen Datenerfassung.[669] So pendeln nur rund 600.000 Personen, dies entspricht 0,4 Prozent der Erwerbstätigen, in einen anderen EU-Mitgliedstaat bzw. Drittstaat.[670] Davon entfiel die Hälfte auf das Pendeln in andere Mitgliedstaaten. In 2006 wurden von den Deutschen rund 43,8 Mio. Urlaubsreisen (5 und mehr Tage) im Ausland gebucht[671]. Das beliebteste ausländische Reiseziel der Deutschen ist Spanien, gefolgt von Italien, Österreich, der Türkei und Griechenland. Zudem verbringt eine größere Zahl deutscher Rentner längere Auslandsaufenthalte insbesondere im innereuropäischen Ausland.

Mit der wachsenden Mobilität erhöht sich zugleich die Notwendigkeit einer den Status quo übersteigenden, leistungsrechtlichen Absicherung des Bezugs ausländischer Gesundheitsleistungen zulasten der Gesundheitssysteme. Neben der akuten Behandlungsnotwendigkeit während eines vorübergehenden Auslandsaufenthalts hat sich in den letzten Jahren eine Art grenzüberschreitender Gesundheitstourismus herausgebildet, der über medizinische Behandlungen bis hin zu Leistungen des Kur- und Wellnessbereichs reicht. Im Unterschied zur akuten Behandlungsnotwendigkeit handelt es sich hierbei um eine gezielte Inanspruchnahme ausländischer Gesundheitsleistungen, bei der oftmals das „Angenehme" in Form von Reisen mit dem Notwendigen oder Nützlichen, nämlich dem Bezug von Gesundheitsleistungen,

---

668 Vgl. *Europäische Kommission* (2001a, S. 16 ff.), *WZB - FS ASS* (2003, S. 19).
669 Vgl. *Holzheimer/Schiffman/Geppert* (2001).
670 Vgl. *Europäische Kommission* (2002a, S. 34 ff.), *Europäische Kommission* (2001c, S. 50 ff.).
671 Vgl. *F.U.R.* (2007).

verbunden wird. Wenngleich die absoluten Kosten der Raumüberbrückung hierdurch nicht reduziert werden, relativieren sich diese, da sie sich auf mehrere Aktivitäten verteilen (vgl. Kapitel 3.2.2). Gemäß einer Mitgliederbefragung der *Techniker Krankenkasse* aus dem Jahr 2003 hat jeder fünfte TK-Versicherte in den letzten drei Jahren Leistungen im Ausland bezogen.[672] In 93 Prozent aller Fälle handelte es sich um akute Behandlungsfälle, während nur sieben Prozent der Befragten den Leistungsbezug im Voraus geplant hatten. Rund ein Drittel aller geplanten Auslandsbehandlungen wurden zuvor genehmigt (vgl. auch Tabelle 6).

Der Export von Gesundheitsdienstleistungen dürfte heutzutage vornehmlich in den Grenzregionen erfolgen; dies ist zumindest angesichts der unbefriedigenden Datenlage zu vermuten.[673] Dabei werden von den beteiligten Krankenversicherungen und Leistungserbringern in zunehmendem Maße Zahlen über den Umfang der grenzüberschreitenden Versorgung und die Art der grenzübergreifenden Projekte präsentiert.[674] Da die Grenzregionen, verglichen mit landesinneren Regionen, oftmals eine schlechtere Infrastruktur aufweisen, spricht insbesondere die Verbesserung der Versorgungssituation der Bevölkerung dafür, grenzüberschreitende Kooperationen einzugehen. Im Rahmen der regionalpolitischen Interreg-Programme fördert die Europäische Union die grenzüberschreitende Zusammenarbeit, dies betrifft auch den Gesundheitsbereich.[675]

Eine vergleichsweise aktuelle Übersicht über bestehende Kooperationsarten in den Grenzregionen mit Krankenhausbeteiligung findet sich in der *HOPE*-Studie.[676] Nach Art der Kooperation unterscheidet die Studie zwischen den Bereichen Notfallbehandlung, Verbesserung der Behandlung, Telemedizin, gemeinsame Ressourcennutzung, Wissensaustausch, Arbeitskräftetraining und -austausch, Aufbau formaler Netzwerke, Finanzierung und gemeinsame Strukturen. Wenngleich für alle Länder ein grenzüberschreitender Austausch in Grenzregionen stattfindet, zeichnen sich Regionen wie die *Euregio Maas-Rhein* (Deutschland-Niederlande-Belgien) oder die Grenzregion Deutschland-Frankreich durch eine vergleichsweise hohe Zahl verschiedenartigster Kooperationen aus.[677] Dagegen fällt die Zahl der Kooperationen mit den neuen Mitgliedstaaten, aber auch zwischen den skandinavischen Ländern deutlich geringer aus.

Wie die Erfahrungen mit dem Modellprojekt *Zorg op e Maat* in der Euregio Maas-Rhein zeigen, wurde in der Vergangenheit die Inanspruchnahme des grenzüberschreitenden Angebots sowohl vonseiten der Versicherten als auch der Leistungserbringer als zu bürokratisch, ineffizient, intransparent und kompliziert bewer-

---

672 Vgl. *Techniker Krankenkasse* (2003, S. 9 ff.). Vgl. auch *Klusen* (2000, S. 87), *Schaub* (2001, S. 88).
673 Vgl. *Schulte* (2001, S. 39).
674 Vgl. *Merten* (2003a, S. 27).
675 Vgl. *Lewalle* (2002), *Palm/Nickless/Lewalle et al.* (2000, S. 62), *European Commission* (2001, S. 15). Vgl. auch die Webseite der *Association of European Border Regions* (AEBR).
676 Vgl. *HOPE* (2003).
677 Vgl. *Mohr* (2005), *Busse/Drews/Wismar* (2002, S. 245 ff.).

tet.[678] Generell findet die grenzüberschreitende Kooperation aufgrund der rechtlichen und administrativen Hindernisse oftmals auf der *Public-Health*-Ebene statt, allerdings erfolgen auch konkretere praktische Kooperationen sowie die Ausgabe eigener Versichertenkarten.[679] Innerhalb der Grenzregionen können potenzielle Verständigungsschwierigkeiten aufgrund bestehender Sprachverwandtschaften eine eher untergeordnete Rolle spielen. Allerdings sind durch eine wechselnde Inanspruchnahme der Leistungserbringer dies- und jenseits der Grenze Probleme vorprogrammiert, da hierdurch sowohl Informationslücken hinsichtlich der Patientengeschichte begünstigt als auch die Übersetzung von ausländischen Berichten notwendig werden.

Kurzfristig wird sich im Fall einer weitergehenden Handelsliberalisierung und der dadurch erhöhten Wettbewerbsintensität insbesondere in den Bereichen Arznei-, Heil- und Hilfsmittel ein größeres Rationalisierungspotenzial erschließen lassen. Der Grund liegt in den technologisch dominierten Herstellungsprozessen, die eine einfachere, Ressourcen sparende Produktion als in den meisten dienstleistungsdominierten Bereichen ermöglichen. So können etwa Zahnprothesen aufgrund der bestehenden Preisunterschiede im Ausland gefertigt werden, während die zahnärztliche Behandlung als Endleistung nach wie vor im Versicherungs- bzw. Wohnsitzland des Patienten erfolgt.[680] Denn neben der Möglichkeit des Ausschlusses von *Me-too*-Leistungen aus den nationalen Leistungskatalogen sowie der Leistungsrationierung bietet sich vor allem die Ausschöpfung der zwischenstaatlichen Preisgefälle zugunsten der Gesetzlichen Krankenversicherung an. Allerdings kommen die handelsinduzierten Wohlstandseffekte aufgrund der derzeitigen Rahmenbedingungen der Gesetzlichen Krankenversicherung in erster Linie einzelnen Gesundheitsgruppen zugute, wogegen die Versicherten und Krankenkassen allenfalls geringfügig von den vorhandenen Preisdifferenzen profitieren (vgl. insbesondere Kapitel 5.1.2).

Gleichwohl lassen sich auch in dienstleistungsdominierten Bereichen wie dem vertragsärztlichen Bereich oder dem Krankenhausbereich Effizienzsteigerungen realisieren. Mit rund 74 Prozent entfällt der größere Anteil der GKV-Gesamtausgaben auf den Dienstleistungsbereich sowie sonstige Leistungen. Angesichts des ungebrochenen Wachstums des Gesundheitsbereichs und des geringen Rationalisierungspotenzials von Gesundheitsdienstleistungen bietet es sich an, einen Teil der freigesetzten Arbeitskräfte aus anderen Beschäftigungsfeldern im Gesundheitsbereich aufzufangen.[681] Auch wenn das Rationalisierungspotenzial von Dienstleistungen als vergleichsweise gering gilt, sind aufgrund des hohen Ausgabenanteils nicht

---

678 Vgl. *Schaub* (2001, S. 87).
679 Vgl. *Merten* (2003a), *AOK* (2002, S. 3).
680 Vgl. *Klusen* (2000, S. 37).
681 Vgl. etwa *Nefiodow* (1999). Den Untersuchungen von *Schneider/Hofmann/Jumel et al.* (2002) zufolge ist im Zeitraum 1995 bis 1999 der Beschäftigungszuwachs ausgewählter EU-Staaten in den Sozialversicherungsländern (u. a. Deutschland) stärker ausgefallen als in den Ländern mit nationalem Gesundheitsdienst (u. a. Vereinigtes Königreich). Vgl. *Breyer/Grabka/Jacobs et al.* (2002, S. 171 f.).

unerhebliche Einsparungen im Zuge der Handelsliberalisierung zu erwarten. Allerdings dürften sich derartige Einspareffekte eher mittel- bis langfristig bemerkbar machen, da die Realisierung des vorhandenen Rationalisierungspotenzials im Dienstleistungsbereich auf nationaler Ebene erst am Anfang steht. Eine Handelsliberalisierung würde diese Rationalisierungsprozesse beschleunigen.

Zudem wird die grenzüberschreitende Inspruchnahme von Gesundheitsdienstleistungen nach wie vor durch zahlreiche administrative Barrieren, aber auch durch interkulturelle Barrieren, insbesondere die Sprache und ein unterschiedliches kulturelles Gesundheitsverständnis, behindert. Darüber hinaus wirken sich gleichfalls die bestehenden Informationsdefizite hinsichtlich der ausländischen Versorgungsstrukturen bremsend auf die grenzüberschreitende Inspruchnahme aus (vgl. insbesondere die Kapitel 3.2.4 und 0). Eine nennenswerte Handelsausweitung wird nur unter den Bedingungen einer größeren Leistungstransparenz und absichernder Verbraucherschutzmaßnahmen gelingen.[682] Dabei dürften die meisten Mitgliedstaaten kaum das Ziel einer Handelsausweitung verfolgen, da dies den nationalen Interessen einer Kosten- und Qualitätskontrolle entgegenläuft. So ist insbesondere für die Staaten mit einer eingeschränkten Gesundheitsversorgung über das soziale Sicherungssystem sowie der Bildung von Warteschlangen ein Umgehen der nationalen Steuerungsinstrumente zu erwarten, indem ausländische Gesundheitsleistungen in Anspruch genommen werden (vgl. Kapitel 2.2.3.6). Eine Harmonisierung der Gesundheitssysteme der EU-Mitgliedstaaten ist auf unbestimmte Zeit nicht realistisch. Wie bereits die Diskussion um gemeinsame Sozialstandards im Vorfeld der Wirtschafts- und Währungsunion gezeigt hat, würde etwa das Anvisieren eines gemeinsamen, durchschnittlichen Qualitäts- bzw. Schutzniveaus die Mitgliedstaaten mit einem niedrigeren Wohlstandsniveau überfordern und somit deren Widerstand hervorrufen (vgl. Kapitel 2.2.1). Dagegen hätte die Einigung auf den kleinsten gemeinsamen Nenner, ein Mindestschutzniveau, allenfalls symbolischen Charakter, da der Status quo hierdurch nicht verändert würde.

Trotz des grundsätzlich wohlfahrtssteigernden Potenzials einer Handelsliberalisierung im Gesundheitsbereich darf man nicht die Augen vor einigen damit verbundenen Problemen verschließen. Diese Probleme lassen sich im Wesentlichen auf die versicherungsökonomische Dreiecksbeziehung zwischen Versicherten, Leistungserbringern und Kostenträgern sowie auf die zahlreichen Eingriffe in den Gesundheitsbereich zurückführen. Hier sind insbesondere Fragen eines möglichen Abrechnungsbetrugs, der Nachbehandlung sowie Haftungsfragen zu diskutieren.

Zum einen besteht die Gefahr des Abrechnungsbetrugs, indem zwar bestimmte Leistungen im Ausland erbracht werden, jedoch Rechnungen über teurere (indikationsverwandte) oder gar andersartige Gesundheitsleistungen ausgestellt werden. Obwohl derartige Abrechnungsmanipulationen auch im Inland möglich sind, lassen

---

[682] Hierunter fallen etwa das ECHI-Projekt der Europäischen Union (ECHI, *European Community Health Indicators*) als auch die Sammlung von Gesundheitsindikatoren durch die WHO-Europa, die OECD und die Europäische Kommission (ICHI, *International Compendium of Health Indicators*). Vgl. *European Commission/WHO-Europe/OECD* (2001).

sich die inländischen Leistungsabrechnungen in der Regel leichter auf ihre sachliche Korrektheit überprüfen. Das *Moral-Hazard*-Problem wird somit verstärkt. Zum anderen ist die verdeckte Gewinnbeteiligung inländischer Leistungserbringer strafbar.[683] Dies funktioniert so: Der Zulieferer stellt eine Rechnung über den zulässigen Höchstbetrag aus und beteiligt den Leistungserbringer an seinem Gewinnaufschlag auf den ausländischen Preis. Während die Abrechnung in Höhe des zulässigen Höchstbetrages sich im Rechtsrahmen bewegt, ist das Rückzahlungsverfahren an den Leistungserbringer strafbar. Obwohl die Rückerstattung (*Kick-Back*-Verfahren) durch Gewährung von Bonis, Rabatten, Treueprämien etc. in anderen Wirtschaftsbereichen durchaus üblich und rechtens ist, stellt dies in der Gesetzlichen Krankenversicherung einen Verstoß gegen geltendes Recht dar. Denn nach dem deutschen Gesetz sind die Leistungserbringer dazu verpflichtet, den Zuliefererpreis ohne einen Aufschlag an den Patienten weiterzugeben. Daher kann allenfalls der Patient von den günstigeren Auslandspreisen profitieren, sofern die Vorleistung günstiger als im Inland angeboten wird. Für die Leistungserbringer bestehen hingegen keine direkten finanziellen Anreize, auf preiswertere ausländische Vorleistungen zurückzugreifen. In der Gesetzlichen Krankenversicherung profitieren infolge der administrierten Festpreise somit lediglich die Zulieferer, wohingegen unter den derzeitigen Rahmenbedingungen die Ausgaben senkenden Wirkungen einer Handelsliberalisierung für das Gesundheitssystem ausbleiben (vgl. Kapitel 5.1.2, Kapitel 5.3.2).

Darüber hinaus ist auch die Frage zu beantworten, inwieweit die ausländischen Gesundheitsleistungen den inländischen Standards genügen. Sofern es sich bei den ausländischen Leistungen um qualitativ gleichwertige aber preisgünstigere Substitute handelt, sind für den zuständigen Kostenträger bzw. das Gesundheitssystem keine systematischen Folgeausgaben in Form von Nachbehandlungen und Nachbesserungen zu befürchten. Während innerhalb der Europäischen Union bzw. des Europäischen Wirtschaftsraums mehrheitlich noch von vergleichsweise geringen Qualitätsunterschieden ausgegangen werden kann, ist diese Vermutung für Drittländer mit deutlich niedrigeren Wohlstands- und Einkommensniveaus kaum aufrecht zu erhalten. Auch wenn grundsätzlich die gleichen Gewährleistungspflichten wie für die in Deutschland hergestellten Materialien gelten, dürfte die Durchsetzung dieser Ansprüche mit erheblichen Komplikationen verbunden sein. Nach *Payer* sind landesspezifische Versorgungsunterschiede primär auf unterschiedliche gesellschaftliche Vorstellungen und kulturelle Entwicklungen zurückzuführen (kultureller Bias).[684] Derartige zwischenstaatliche Leistungsunterschiede fallen zwischen Ländern mit einem ähnlichen kulturellen Hintergrund und in direkter geografischer Nachbarschaft in der Regel geringer aus. Infolge dessen können sich regionale Cluster herausbilden, die sich in Form eines unterschiedlichen Produktionsoutputs bei der Erbringung gleicher medizinischer Leistungen $g(x_i)$ ($i = 1, ..., n$), der Anwendung

---

683 Vgl. den Fall der *Globudent/O-Dent-O Dentalhandelsgesellschaft*. Für eine Auflistung weiterer grenzüberschreitender Betrugsmöglichkeiten vgl. die Webseite der *European Healthcare Fraud and Corruption Conference*. Siehe auch das AGIS-Programm der Europäischen Union.
684 Vgl. *Payer* (1988).

substitutiver Untersuchungs- und Behandlungsmethoden in den Regionen A und B ($x_i^A, x_j^B; i \neq j^B$) oder variierender Ausprägungen der Leistungsmerkmale äußern.[685] Die ohnehin gegebenen Behandlungsunterschiede innerhalb eines Landes, welche in Abhängigkeit des jeweiligen Leistungserbringers variieren, vergrößern sich in der Regel durch den grenzüberschreitenden Bezug. Gelegentlich werden die im Inland üblichen Diagnose- und Behandlungspraktiken von Patienten aus anderen Staaten gar als fremdartig oder medizinisch fehlerhaft empfunden.[686]

Aufgrund dieser zuvor dargelegten Zusammenhänge ergeben sich für alle partizipierenden Gruppen sowohl Chancen als auch Risiken aus einer Handelsliberalisierung.[687] Indes wird sich ein über den derzeitigen Status quo hinausgehender Wettbewerb zwischen den Leistungserbringern, den Kostenträgern und möglicherweise auch den Gesundheitssystemen nicht aufhalten lassen. Unter der Voraussetzung einer adäquaten Ausgestaltung der nationalen Rahmenbedingungen lassen sich dabei Effizienzsteigerungen für Einzelleistungen realisieren, wogegen der Mengeneffekt und damit die Entwicklung der Gesamtausgaben der Gesundheitssysteme ungewiss bleiben. Daneben erscheinen ebenso Ausweichreaktionen der negativ betroffenen Akteure wahrscheinlich, sodass es zu Ausgabensteigerungen bei anderen Leistungen kommen kann. Gleichwohl ist davon auszugehen, dass die Gesundheitsausgaben im Zuge der Handelsliberalisierung weniger stark ansteigen. Dies zeigen die Erfahrungen in anderen Sektoren und Branchen, wie dem Verkehrswesen und der Telekommunikation, in denen zum Teil verkrustete Strukturen im Zuge des Europäischen Binnenmarktes mit einem intensivierten Wettbewerb aufgebrochen wurden. Ein weniger weitreichender, vergleichbarer Wandel ist sukzessive auch im Gesundheitswesen zu erwarten. Geht man von dem grenzüberschreitenden Handel in anderen Wirtschaftsbereichen aus, so erscheint eine Export-Import-Rate von zwischen 10 und 15 Prozent durchaus realistisch.[688]

In den nachfolgenden Kapiteln 5.1 und 5.2 erfolgt zunächst eine Darstellung des Handels mit Gesundheitsleistungen. Zur Verdeutlichung des Handels mit Gesundheitsgütern wurde der Bereich der Arzneimittelversorgung ausgewählt, da die grenzüberschreitende Versorgung in diesem Bereich bereits in größerem Ausmaß stattfindet und vergleichsweise gut dokumentiert ist (vgl. Kapitel 5.1). Im Rahmen dessen werden sowohl die unterschiedlichen Zulassungsverfahren innerhalb der Europäischen Union, der Re- und Parallelimport, Fragen zur Erschöpfung geistiger Eigentumsrechte sowie der Versandhandel diskutiert. Das anschließende Kapitel 5.2 beschäftigt sich mit dem Handel von Gesundheitsdienstleistungen. Neben einer grundlegenden Systematisierung der Handelsarten sowie der gegenseitigen Anerkennung von Abschlüssen innerhalb der Europäischen Union erfolgt zunächst eine Darstellung hinsichtlich des Zugangs zum ausländischen Leistungsanbieter. Im Anschluss wird, aufbauend auf den vorherigen Erkenntnissen der vorliegenden Ar-

---

685 Vgl. *Phelps* (2000, S. 239 ff.), *Schwartz/Busse* (2000, S. 398 f.), *Kyriopoulus/Gitona* (1998).
686 Vgl. *Sommer* (1999, S. 23 ff.), *Payer* (1988, S. 24 ff.).
687 Vgl. *Palm/Nickless/Lewalle et al.* (2000, S. 87 ff.).
688 Vgl. *Knappe* (2000, S. 12).

beit, ein Modell der grenzüberschreitenden Nachfrage nach Gesundheitsdienstleistungen entwickelt, in dem sich die wesentlichen Einflussfaktoren im Zusammenhang darstellen lassen. Das abschließende Kapitel 5.3 fasst die gegenwärtigen Entwicklungen auf nationaler, europäischer und globaler Ebene zusammen. Dabei zeigt sich die wechselseitige Beeinflussung der grenzüberschreitenden Gesundheitsversorgung durch die Ausgestaltung der nationalen Gesundheitssysteme und durch die auf der globalen bzw. europäischen Ebene ablaufenden Prozesse. Hiermit sind zahlreiche Fragen verbunden, welche die Funktionalität der derzeitigen Finanzierungsregelungen und des Leistungsbezugs betreffen.

5.1. Die grenzüberschreitende Versorgung mit Gesundheitsgütern am Beispiel von Arzneimitteln

Als Beispiel für den bereits in größerem Ausmaß stattfindenden grenzüberschreitenden Handel mit Gesundheitsgütern wird im Nachfolgenden der Arzneimittelmarkt untersucht. Entsprechend den außenwirtschaftlichen Theorien hängen das Handelsausmaß und die Handelsrichtung maßgeblich von den zwischenstaatlichen Preisgefällen ab (vgl. Kapitel 4.4.1.1). Die Ursachen dauerhafter Preisunterschiede bilden administrative Markteingriffe, wie die Festsetzung fixer Entgelte und Vergütungen. Darüber hinaus wird der Handel durch Regelungen hinsichtlich der Erschöpfung geistiger Eigentumsrechte beeinflusst. Innerhalb der Europäischen Union wird der Arzneimittelmarkt über verschiedene Zulassungsverfahren geregelt und unterliegt den primär- und sekundärrechtlichen Regelungen sowie der Rechtsprechung des Europäischen Gerichtshofs. Außerhalb des Raums der Europäischen Union fällt der Handel mit Arzneimitteln in die konflikträchtige Debatte zwischen den Industrie- und Entwicklungsländern um Patente, welche einerseits Anreize für Forschungs- und Entwicklungstätigkeiten setzen sollen, jedoch andererseits auch den Zugang der Entwicklungsländer zu wichtigen Arzneimitteln beschränken.[689]

5.1.1. Der Arzneimittelmarkt im Überblick

Innerhalb des Rechtsraums der Europäischen Union wird zwischen den nationalen Zulassungsverfahren der Mitgliedstaaten sowie dem zentralisierten und den dezentralen Zulassungsverfahren auf europäischer Ebene unterschieden (vgl. Exkurs 20).[690] Aus den Gründen einer Harmonisierung des Binnenmarktes und einer schnelleren Distribution, welche den Patienten zugute kommt, ist das zentralisierte Zulassungsverfahren grundsätzlich vorzuziehen.[691] Allerdings weisen die dezentra-

---

689 Vgl. *Swennen* (2003).
690 Vgl. *Mehnert* (1997, S. 178 ff.).
691 Vgl. *Europäische Kommission* (2001b).

len Verfahren Kostenvorteile auf, die vor allem für kleinere Unternehmen relevant sein können. Sofern das betreffende Arzneimittel nicht zentral über die Europäische Kommission zugelassen wurde, müssen in Deutschland Parallelimporte, bevor sie vom Importeur in Verkehr gebracht werden, erst durch das *Bundesinstitut für Arzneimittel und Medizinprodukte* (BfArm) oder das *Paul-Ehrlich-Institut* (PEI) über ein vereinfachtes Verfahren zugelassen werden (vgl. Kapitel 5.1.2).[692] Darüber hinaus strebt die Europäische Union eine Harmonisierung der Zulassung mit Drittstaaten an.[693]

Für neu entwickelte Arzneimittel beträgt die Patentlaufzeit ab Patentanmeldung 20 Jahre. Die tatsächliche Patentzeit ist jedoch kürzer, da bis zur marktreifen Produktion bzw. Zulassung zu den Systemen rund zehn Jahre vergehen. Folglich beträgt die Zeit zur Amortisation von Forschungsaufwendungen und zur Gewinnerzielung rund zehn Jahre, die gegebenenfalls um maximal fünf Jahre verlängert werden kann („Ergänzendes Schutzzertifikat"[694]). Aufgrund des Patentschutzes können Generika im Regelfall frühestens nach 10 Jahren auf den Markt kommen, was für die Gesundheitssysteme vor allem im Bereich der Blockbuster erhebliche Ausgaben bedeutet.[695] Um die finanziellen Einbußen nach dem Ablauf des Patentschutzes zu reduzieren, ist es nicht unüblich, dass der Originalhersteller gleichfalls Generika produziert.

Exkurs 20: Arzneimittelzulassungsverfahren in der EU

Neben der rein nationalen Zulassung werden innerhalb des Europäischen Binnenmarktes zwei Zulassungsverfahren auf europäischer Ebene angewendet, die von der seit 1995 bestehenden *European Agency for the Evaluation of Medicinal Products* (EMEA, London) sowie den nationalen Behörden vorgenommen werden.[696] In Deutschland werden Humanarzneimittel durch das *Bundesinstitut für Arzneimittel und Medizinprodukte* (BfArM) zugelassen und registriert, während das *Paul-Ehrlich-Insitut/Bundesamt für Sera und Impfstoffe* (PEI) für Sera, Impfstoffe, Testallergene, Testsera und Testantigene sowie für Blutzubereitungen zuständig ist. Bei den Zulassungsverfahren handelt es sich um:

---

692 Vgl. *Rat der Europäischen Union* (2004), *EU* (2003).
693 So versucht die *International Conference on Harmonisation of Technical Requirements for Registration of Pharmaceuticals for Human Use (ICH)*, die Harmonisierung der Arzneimittelzulassung zwischen der Europäischen Union, Japan und den Vereinigten Staaten voranzutreiben. Hierbei konzentriert man sich auf eine Harmonisierung der Anforderungen hinsichtlich der Qualität (*Q-Guidelines*), der Sicherheit (vorklinische Prüfung, *S-Guidelines*) und der Wirksamkeit (klinische Prüfung, *E-Guidelines*). Vergleiche die Webseite der *ICH*.
694 Vgl. VO (EWG) 1768/92, ABl. L 182 vom 2.7.1992, S. 1 ff.
695 Hinsichtlich der Wirkstoffzusammensetzung bzw. Innovation werden Originalpräparate (auch: Originale) – hierunter fallen alle Arzneimittel, deren Wirkstoff patentgeschützt ist oder war – sowie Arzneimittel mit patentfreien Wirkstoffen, welche auf ein Originalpräparat Bezug nehmen, so genannte Generika oder Nachahmerpräparate, unterschieden. Letztere lassen sich wiederum in *unbranded generics*, die warenrechtlich ungeschützte Bezeichnung mit dem Wirkstoffnamen, und *branded generics*, Generika mit Handelsnamen, unterscheiden. Vgl. *Rosian/Vogler/Weigl* (2000, S. 7 f.), *SVRKAiG* (2001b, Rdnr. 10).
696 Vgl. *Perleth/Busse/Bitzer* (1998, S. 246 ff.), *SVRKAiG* (2001b, Rdnr. 15), *BfArM* (2003), *EMEA* (2003).

a) Das *zentrale Zulassungsverfahren*: Die 1995 eingeführte zentrale Zulassung ist für biotechnologische Produkte obligatorisch, sie kann jedoch fakultativ auch für andere innovative Medizinprodukte beantragt werden (vgl. VO (EWG) Nr. 726/2004[697]).[698] Die Anträge werden direkt an die EMEA, konkreter an den Ausschuss für Humanarzneimittel (CPMP; auch: CHMP), gestellt. Im Anschluss an die wissenschaftliche Evaluation, welche innerhalb von 210 Tagen geschieht, bezieht die EMEA Stellung zu der kontrollierten (klinischen) Effektivität (*Efficacy*), der Sicherheit und der Qualität des Produktes. Diese Stellungnahme leitet sie an die Kommission weiter. Die Kommission erteilt gegebenenfalls daraufhin eine *Single Market Authorization*, welche innerhalb der gesamten EU gültig ist.

b) Die *dezentralen Zulassungsverfahren*: Grundsätzlich besteht die Möglichkeit, entweder über ein dezentralisiertes Verfahren direkt die Zulassung in mehreren Mitgliedsstaaten anzustreben (*Decentralised procedure*, DCP) oder, sofern die Arzneimittelzulassung bereits in einem Mitgliedstaat erfolgt ist, muss die Zulassung zwingend über das Verfahren der gegenseitigen Anerkennung auf andere Mitgliedstaaten ausgeweitet werden (*Mutual Recognition Procedure*, MRP) (vgl. Rl. 2001/83/EG[699]). Ist die Arzneimittelzulassung bereits durch die Behörden eines Mitgliedstaates erteilt worden, müssen die Behörden der anderen Mitgliedstaaten auf Antragseingang, sofern keine schwerwiegenden Gründe dagegen stehen, ebenfalls die Zulassung innerhalb von 90 Tagen erteilen. Die Zulassung ist auf fünf Jahre befristet und kann auf Antrag sowie erneuter Prüfung verlängert werden. In strittigen Fragen, welche die ursprüngliche nationale Zulassung des Produktes betreffen, wird die EMEA zur Schlichtung angerufen. Die Entscheidung der EMEA führt zur endgültigen Erteilung oder Versagung der Zulassung in den betreffenden Mitgliedstaaten und kann gemäß der negativen Rückwirkung auch die Erstzulassung gefährden.

Quelle: http://www.bfarm.de, http://www.emea.org, http://www.bpi.de/, http://www.pei.de, *Europäische Kommission* (2001b, S. 26 f.)

Da der Bereich der Arzneimittel in erster Linie in das Kommissionsressort „Unternehmen" fällt und somit in erster Linie als Konsumgut behandelt wird, ist die Problematik der Patientensicherheit insbesondere im Zusammenhang mit den Entwürfen der Europäischen Kommission zur Richtlinie 2001/83/EG[700] (Humanarzneimittel) diskutiert worden (vgl. Kapitel 2.2.2). Das Ziel der Richtlinie 2001/83/EG besteht im Abbau bestehender Handelshemmnisse für Arzneimittel unter gleichzeitiger Gewährleistung eines wirksamen Schutzes der öffentlichen Gesundheit. Hierzu sollen insbesondere einheitlichere innergemeinschaftliche Kontrollen der Arzneimittel erfolgen, um so das Marktzulassungsverfahren zu beschleunigen. Zudem sind gewisse Mindestanforderungen an die Herstellung und den Import aus Drittländern zu stellen. Die Richtlinie 2001/83/EG[701] erlaubt die eingeschränkte Bereitstellung von Informationen für Personen, welche zur Verschreibung und Abgabe von Arzneimitteln berechtigt sind.[702] Während die Öffentlichkeitswerbung (DTCA, *Direct-*

---

697 VO (EWG) Nr. 726/2004, ABl. Nr. L 136 vom 30.4.2004.
698 Vgl. *European Commission* (2000, S. 7).
699 Rl. 2001/83/EG, ABl. Nr. L 311 vom 28.11.2001, S. 67 ff.
700 Ebenda.
701 Ebenda.
702 Vgl. auch Rl. 84/450/EWG, ABl. Nr. L 250 vom 19.9.1984, S. 17 ff.

to-Consumer-Advertising) für nichtverschreibungspflichtige Arzneimittel grundsätzlich erlaubt ist, dürfen verschreibungspflichtige Arzneimittel öffentlich nicht beworben werden und Heilanzeigen für Krankheiten, wie Tuberkulose, Diabetes und Krebs, nicht geschaltet werden (vgl. Art. 88 Abs. 2 f. Rl. 2001/83/EG).[703] Überdies können die Mitgliedstaaten die Öffentlichkeitswerbung für erstattungsfähige Arzneimittel untersagen. Allerdings wird in verschiedenen Mitgliedstaaten die Verkaufsförderung für rezeptfreie Arzneimittel über das Gemeinschaftsrecht hinausgehend beschränkt.[704]

Wie mehrere Arzneimittelskandale in den letzten Jahren gezeigt haben, ist eine erneute pharmakologische Prüfung in Drittstaaten aus Verbraucherschutzgründen zwar grundsätzlich zu begrüßen, zugleich verzögert sich hierdurch aber die Markteinführung in diesen Staaten.[705] Obwohl die Wahrscheinlichkeit von Patientenschädigungen durch erneute Prüfungen reduziert wird, lässt sich das Risiko einer gesundheitlichen Beeinträchtigung nicht gänzlich ausschließen. Jedoch kann ein eingeschränkter Import im Einzelfall auch von der Behandlungsnotwendigkeit sowie den zur Verfügung stehenden alternativen Behandlungsmethoden abhängig gemacht werden („Einzelimport").

Innerhalb des Europäischen Binnenmarktes gilt das grundlegende Prinzip, dass die Europäische Union alles regelt, was den grenzüberschreitenden Handel im europäischen Binnenmarkt betrifft, sich jedoch entsprechend dem Gemeinschaftsvertrag und dem Subsidiaritätsprinzip aus dem Handel innerhalb der einzelnen Mitgliedstaaten heraushält (vgl. Kapitel 2.2 ff.). Dem entsprechend werden im Arzneimittelbereich sowohl die Herstellerstufe als auch die Großhandelsstufe durch die Europäische Union geregelt (Arzneimittelzulassung, Entwicklung, Herstellung, Anerkennung der Diplome, Packungszeichnung, Packungsbeilage, Herstellerwerbung, Herstellerhaftung etc.), die Regelung der Letztvertriebs-/Endverbraucherstufe fällt indes in die Zuständigkeit der Mitgliedstaaten.[706] Folglich unterscheiden sich die Regelungen der Mitgliedstaaten hinsichtlich der Preiskontrolle, der Absatzmengen sowie der Abrechnungsmöglichkeiten zulasten der sozialen Sicherungssysteme, weshalb der europäische Arzneimittelmarkt stärker fragmentiert ist als der amerikanische oder japanische Konkurrenzmarkt. Obwohl bisweilen die Forderung nach einem europaweit einheitlichen Herstellerabgabepreis erhoben wird, stellt dies kein probates Mittel für ein stärkeres Zusammenwachsen der nationalen Teilmärkte dar. Vielmehr werden hierdurch die administrierten Preisfestsetzungen und die damit verbundenen Probleme von der nationalen Ebene auf die übergeordnete europäische Ebene verlagert, ohne dabei den verschiedenen politischen, gesellschaftlichen und wirtschaftlichen Ausgangsbedingungen der Mitgliedstaaten gerecht werden zu können.

Aufgrund des sich verengenden Finanzierungsspielraums haben sich die Maßnahmen der Mitgliedstaaten zur Begrenzung des Ausgabenwachstums in den letzten

---

703 Vgl. *Kessler* (2002a, S. 13).
704 Vgl. *Europäische Kommission* (2001f).
705 Vgl. *Hoffritz* (2002b).
706 Vgl. *Diener* in *Klusen* (2000, S. 63).

Jahren intensiviert. Hierunter fallen höhere Selbstbeteiligungen, die Einschränkung der erstattungsfähigen Arzneimittel, Preisabschläge, die Budgetierung der verordnungsfähigen Arzneimittel, Preiseinfrierungen etc. Im Zuge dessen haben sich die Kostendämpfungsmaßnahmen und mithin der Bereich der nichterstattungsfähigen Arzneimittel erweitert, sodass die Selbstmedikation (OTC, OTX) sowohl absolut als auch relativ eine gewichtigere Rolle spielt.[707] Das Ausmaß der prozentualen Umsatzanteile verschreibungspflichtiger bzw. nichtverordnungsfähiger rezeptpflichtiger Arzneimittel und des Bereichs der Selbstmedikation in den Mitgliedstaaten variiert zum Teil erheblich.[708] Dabei hängt in vielen Mitgliedstaaten die Selbstbeteiligung der Versicherten von dem Krankheitsbild bzw. dem Schweregrad der Erkrankung ab.[709] So werden die Arzneimittel zum Teil in Abhängigkeit des Schweregrads der Erkrankung Gruppen mit unterschiedlicher Selbstbeteiligung zugeordnet. Darüber hinaus sind Rentner, Kinder oder sozial Benachteiligte in der Regel von der Selbstbeteiligung befreit.

Die zwischenstaatlichen Unterschiede der Apothekenabgabepreise sind das Ergebnis unterschiedlicher Herstellungskosten und Gewinnspannen der Unternehmen, Handelsspannen des Großhandels, Handelsspannen der Apotheken sowie divergierender nationaler Steuersätze.[710] So erheben die Mitgliedstaaten zum Teil den vollen Steuersatz, zum Teil unterliegen die Arzneimittel ermäßigten Steuersätzen oder sind gar vollständig von der Steuer befreit (vgl. Tabelle 7).[711] Unter den alten EU-15-Mitgliedstaaten erheben neben Deutschland nur noch Dänemark und Österreich den vollen Steuersatz, während Arzneimittel in anderen Staaten entweder einem ermäßigten oder stark ermäßigten Steuersatz unterliegen. Beispielsweise werden in Frankreich erstattungsfähige Arzneimittel mit einem stark ermäßigten Steuersatz, nicht erstattungsfähige Arzneimittel mit einem ermäßigten Steuersatz belegt. Dagegen werden etwa in Schweden verschreibungspflichtige und nicht verschreibungspflichtige Arzneimittel unterschiedlich besteuert. Auch in den meisten neueren Mitgliedstaaten wird überwiegend ein reduzierter Steuersatz erhoben oder Arzneimittel sind sogar vollständig von der Steuer befreit. Angesichts dessen plädierte der *Sachverständigenrat* für einen ermäßigten Steuersatz für die im Rahmen der GKV verordneten Arzneimittel, wie dies auch in anderen Ländern üblich ist.[712] Insbesondere steht die Erhebung des vollen Steuersatzes auf Arzneimittel im Widerspruch zu anderen Eingriffen in den Gesundheitsbereich, welche mit dem meritorischen Charakter von Gesundheitsleistungen begründet werden. Wie zuletzt die Diskussionen um das GKV-WSG gezeigt haben, scheut die Politik allein aus fiskalpolitischen Gründen die Absenkung des Mehrwertsteuersatzes für Arzneimittel.

---

707 Vgl. *Heil* in *Klusen* (2000, S. 69).
708 Vgl. *Europäische Kommission* (1998a), *Sanz/Gaedt/Alonso et al.* (2000, S. 5).
709 Vgl. die EU-Datenbank MISSOC.
710 Vgl. *SVRKAiG* (2001b, Rdnr. 60 ff.), *INFRAS/BASYS* (2002, S. 120 ff.).
711 Vgl. *Friese* (2000), *Rosian/Antony/Habl et al.* (2001).
712 Vgl. *SVRKAiG* (2001b, Rdnr. 97).

Tabelle 7: Der Steuersatz auf Arzneimittel in der EU (Stand: Januar 2007)

Land	Steuersatz auf Arzneimittel		Allg. MwSt.	Land	Steuersatz auf Arzneimittel		Allg. MwSt.
	in %	Anmerkung	in %		in %	Anmerkung	in %
Belgien	6,0		21,0	Luxemburg	3,0		15,0
Bulgarien	20,0		20,0	Malta	0,0		18,0
Dänemark	25,0		25,0	Niederlande	6,0		19,0
Deutschland	19,0		19,0	Österreich	20,0		20,0
Estland	5,0		18,0	Polen	7,0	verschreibungspflichtige Arzneimittel	22,0
Finnland	8,0		22,0		22,0	nicht verschreibungspflichtige Arzneimittel	
Frankreich	2,1	erstattungsfähige Arzneimittel	19,6	Portugal	5,0		21,0
	5,5	nicht erstattungsfähige Arzneimittel		Rumänien	9,0		19,0
Griechenland	9,0		19,0	Schweden	0,0	verschreibungspflichtige Arzneimittel	25,0
Großbritannien	0,0	Arzneimittel im Rahmen des NHS	17,5		25,0	nicht verschreibungspflichtige Arzneimittel	
	17,5	nicht verschreibungspflichtige Arzneimittel		Slowakische Republik	19,0		19,0
Irland	0,0	oral angewendete Arzneimittel	21,0	Slowenien	8,5		20,0
	21,0	nicht-orale Arzneimittel		Spanien	4,0		16,0
Italien	10,0		20,0	Tschechische Republik	5,0		19,0
Lettland	5,0		18,0	Ungarn	5,0		20,0
Litauen	5,0		18,0	Zypern	0,0		15,0

Quelle: eigene Erstellung. Daten: *Europäische Kommission* (2007a), *EFPIA* (2006, S. 19) und ABDA

Darüber hinaus gilt für die Endverbraucher innerhalb der Europäischen Union das Ursprungslandprinzip, d. h., dass sie den ausländischen Mehrwertsteuersatz zu tragen haben, während für gewerbsmäßige, ausländische Einkäufe das Bestimmungslandprinzip gilt, sie also mit dem inländischen Steuersatz belegt werden.[713] Für die Versicherten bestand bislang nur ein geringer Anreiz, das ausländische Angebot als Bezugsquelle wahrzunehmen, da diese unabhängig vom Preis einen festen Betrag zuzahlen und somit allenfalls indirekt in Form niedrigerer Versicherungsprämien von den geringeren Ausgaben profitieren können.[714] Angesichts der mengenmäßig geringen Auswirkungen einzelner Ausgabenreduzierungen dürfte die Wirksamkeit des eigenen Auslandsbezugs bezweifelt und daher nicht wahrgenommen werden. Als anreizförderndes Instrument schlägt der *Sachverständigenrat* eine prozentuale Selbstbeteiligung bzw. eine verminderte Zuzahlung in Abhängigkeit von der Differenz zwischen dem Festbetrag und dem Arzneimittelpreis vor.[715]

In diesem Zusammenhang steht auch das Urteil des Europäischen Gerichtshofs im Fall *AOK Bundesverband*[716], welches die Konformität der Festbetragsregelung mit dem Europäischen Recht bestätigt.[717] Demnach stellt die gemeinsame Festlegung der Festbeträge durch die gesetzlichen Krankenkassen keine Unternehmenstätigkeit bzw. keinen Unternehmenszusammenschluss im Sinne des Art. 81 f. EGV dar (vgl. die Rs. *AOK Bundesverband*, Rdnr. 57). Obwohl den Krankenkassen bei der Festlegung der Höhe der Festbeträge ein Ermessensspielraum eingeräumt wird, verfolgten diese hiermit keine eigenen Interessen, welche sich von dem rein sozialen

---

713 Vgl. ebenda, Rdnr. 61.
714 Vgl. ebenda, Rdnr. 62.
715 Vgl. ebenda, Rdnr. 67.
716 Rs. C-264/01, C-306/01, C354/01 und C-355/01 (*AOK Bundesverband u. a.*), Slg. 2004.
717 Vgl. *Burger/Kraftberger* (2004), *Jacobs/Wasem/Dudey et al.* (2003, S. 63 ff.), *Skorczyk* (2003, S. 99 f.), *Schulte* (2002, S. 54), *AG SpiK* (2000, S. 16 ff.).

Zweck der Krankenkassen trennen ließen. Außerdem handelten die Krankenkassen, indem sie weitere Einzelheiten des Festbetragsbereichs regeln, im Rahmen der gesetzlich auferlegten Pflicht (vgl. § 35 SGB V). Auch stünden die Krankenkassen in dem Regelleistungsbereich, in dem sich die Festlegung der Arzneimittelfestbeträge vollzieht, nicht in einer Konkurrenzbeziehung untereinander (vgl. die Rs. *AOK Bundesverband*, Rdnr. 52 f. und 62 f.). Als Reaktion auf das vorgenannte Urteil bekräftigte das *Bundesgesundheitsministerium*, dass auch zukünftig patentgeschützte Arzneimittel, welche mit herkömmlichen Arzneimitteln vergleichbar sind, in die Bildung der Festbetragsgruppen einbezogen werden.[718] Hierdurch soll vermieden werden, dass die Arzneimittelhersteller vor dem Ablauf der Patentzeit eine geringfügig modifizierte Variante auf den Markt bringen, um so einen neuen Patentschutz und damit die Möglichkeit zur freien Preisfestsetzung zu erlangen.

Zwischen den Staaten der Europäischen Währungsunion sind mit der Einführung des Euros wechselkursbedingte Preisschwankungen sowie Absicherungskosten gegen Währungsrisiken entfallen, und die Preistransparenz hat sich erhöht.[719] Zudem wirken sich beim Handel mit Gesundheitsgütern die identischen Leistungseigenschaften bzw. vergleichsweise geringen Leistungsunterschiede positiv auf die Transparenz aus. Hierdurch hat sich die grenzüberschreitende Wettbewerbsintensität erhöht, und die Möglichkeiten der innergemeinschaftlichen Preisdifferenzierung haben sich verringert (vgl. Kapitel 5.1.2, Kapitel 3.2.4). Dabei kommt es neben den Re- und Parallelimporten durch Großhändler zunehmend auch zum unmittelbaren Leistungsimport durch Versicherte und Patienten. Dabei gilt, dass ein Direktimport durch Privatpersonen grundsätzlich verboten ist.[720] Allerdings dürfen Fertigarzneimittel eingeführt werden, wenn sie in Deutschland zugelassen sind und in Mengen importiert werden, die dem üblichen Eigenbedarf entsprechen.

Die Unternehmen begegnen dem wachsenden Binnenmarkt, den neuen Produktionstechniken, den nationalen Kostendämpfungsmaßnahmen sowie den steigenden Ausgaben für Forschung und Entwicklung mit unterschiedlichen Strategien. So ist es zur Übernahme anderer Pharmahersteller (z. B. *Wellcome* durch *Glaxo*, *Marion Merrell Dow* durch *Hoechst* (1995)), zur Übernahme von Vertriebsorganisationen (*Merck*, *SmithKline Beecham*, *Eli Lilly*), Fusionen (z. B. *Alcan/Flexpack* (2003), *Pfizer/Pharmacia* (2003), *Glaxo Wellcome PLC/Smithkline Beecham* (2000), *Hoechst/Rhône-Poulenc* (1999) zu *Aventis*, *Astra/Zeneca* (1999), *Degussa/Ciba-Geigy* (1993), *Aventis SA/Sanofi-Synthélabo* (2004), *Novartis/Hexal* (2005), *Bayer/Schering* (2006), *UCB/Schwarz Pharma* (2006), *Nycomed/Altana* (2006)), dem Rückzug auf Nischen (z. B. *Schering*), der Konzentration auf das Kerngeschäft, der Kooperation in Teilbereichen (*Bayer/Aventis*) und der Verlagerung von Produk-

---

718 Vgl. *ami* (2004).
719 Vgl. *May* (1984, S. 44), *Wille* (1998, S. 82).
720 Gemäß §§ 72-74 AMG dürfen Arzneimittel nur durch Apotheken, Großhändler, pharmazeutische Unternehmer, Tierärzte oder Inhaber einer besonderen Erlaubnis importiert werden. Importe aus Drittstaaten unterliegen zudem restriktiveren Importbestimmungen.

tionsstätten in Länder mit vergleichsweise niedrigen Produktionskosten, wie beispielsweise Spanien, Portugal und Irland, gekommen.[721]

Innerhalb der Gesetzlichen Krankenversicherung wird der zulässige prozentuale Höchstzuschlag der Großhändler auf den Herstellerabgabepreis im Rahmen der Arzneimittelpreisverordnung (AMPreisV) geregelt.[722] Der Apothekenabgabepreis ergibt sich für alle verschreibungspflichtigen Fertigarzneimittel als Summe
- eines preisabhängigen Höchstzuschlags des Großhändlers auf den umsatzsteuerbereinigten Abgabepreis des pharmazeutischen Unternehmers,
- einem dreipozentigen, preisabhängigen Apothekenaufschlag hierauf,
- einem fixen Dienstleistungshonorar der Apotheken in Höhe von 8,10 EUR je Packung, von dem 2,30 EUR Rabatt für die gesetzlichen Krankenkassen entfallen, sowie
- aus der Umsatzsteuer (vgl. auch § 130 Abs. 1 SGB V, Abbildung 32).[723]

Für nichtverschreibungspflichtige Arzneimittel ist im Zuge des GKV-Modernisierungsgesetzes die Preisbindung zweiter Hand grundsätzlich aufgehoben worden, d. h., dass apothekenpflichtige und freiverkäufliche Arzneimittel seit dem 1. Januar 2004 nicht mehr der Arzneimittelpreisverordnung unterliegen. Hiervon verspricht man sich einen größeren Wettbewerb mit erheblichem Preissenkungspotenzial. Als Folge hieraus können Arzneimittel in verschiedenen Apotheken nun zu unterschiedlichen Preisen angeboten werden.

Bisherige restriktive Regelungen, wie der Mehrbesitzverbot, die Apothekenbindung für alle Arzneimittel und ein einheitlicher Endverbraucherpreis, sind ebenso mit dem GMG gelockert worden. Die Verpflichtung der Apotheker zur Abgabe wirkstoffgleicher Arzneimittel ist jedoch bestehen geblieben (vgl. § 129 Abs. 1 SGB V, Aut-idem-Regelung). Hier wird auch geregelt, dass die Apotheken nur dann zur Abgabe reimportierter Arzneimittel verpflichtet sind, wenn zwischen dem Preis des reimportierten Arzneimittels und dem Bezugsarzneimittel eine Differenz von mindestens 15 Prozent oder von mindestens 15 EUR besteht.[724] Infolge der prozentualen Zuzahlungsregelung sind die Versicherten grundsätzlich an möglichst niedrigen Preisen interessiert. Allerdings fällt dieses Interesse aufgrund der in der Regel nur geringen Zuzahlungen zwischen fünf und zehn Euro entsprechend gering aus. Darüber hinaus bestehen für die Apotheken aufgrund des prozentualen, herstellerpreisabhängigen Apothekenaufschlags nach wie vor wirtschaftliche Anreize, teurere Arzneimittel an die Versicherten abzugeben.[725] Trotz der gesetzlichen Verpflichtung zur Abgabe günstiger Arzneimittel stellt sich daher die Frage, inwiefern dies ohne eine direkte Aufforderung durch die Versicherten tatsächlich geschieht (vgl.

---

721 Vgl. *Büschemann* (2004), *Flintrop* (2004), *Hoffritz* (2002b), *Nö* (2002).
722 Vgl. auch *Glaeske/Klauber/Lankers et al.* (2003, S. 51), *SVRKAiG* (2001b, Rdnr. 64).
723 Für Arzneimittel, welche direkt vom Hersteller bezogen werden, wird der dreiprozentige Apothekenfestzuschlag auf den umsatzsteuerbereinigten Abgabepreis des pharmazeutischen Unternehmers erhoben (vgl. § 3 Abs. 2 Nr. 2 AMPreisV).
724 Vgl. *SpiK* (2002), *Lack* (2002).
725 Vgl. auch *SVRKAiG* (2001b, Rdnr. 71).

§ 129 Abs. 1 ff. SGB V). Insgesamt bleiben die Anreize zum Reimport daher beschränkt.

Abbildung 32: Struktur der Arzneimittelpreise (Stand 2004)[726]

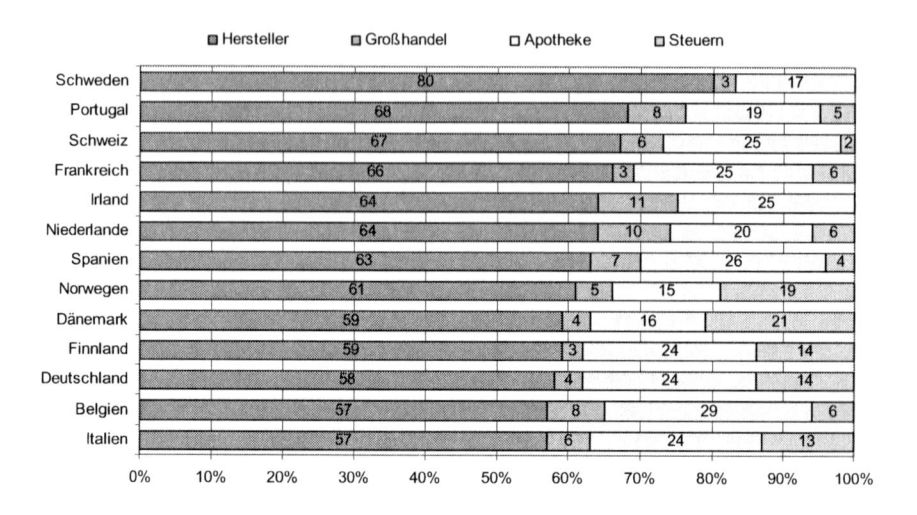

Land	Hersteller	Großhandel	Apotheke	Steuern
Schweden	80		3	17
Portugal	68	8	19	5
Schweiz	67	6	25	2
Frankreich	66	3	25	6
Irland	64	11	25	
Niederlande	64	10	20	6
Spanien	63	7	26	4
Norwegen	61	5	15	19
Dänemark	59	4	16	21
Finnland	59	3	24	14
Deutschland	58	4	24	14
Belgien	57	8	29	6
Italien	57	6	24	13

Quelle: eigene Erstellung; Daten: *VFA* (2006, S. 19), Originalquellen: EFPIA, Pharmaverbände der europäischen Länder und VFA. Vgl. auch *Bauer/Denda/Kern* (2003, S. 18)

Zur Komplettierung der vorhergehende Analyse werden abschließend die Pro-Kopf-Gesamtausgaben in USD (KKP) zwischen einigen Staaten verglichen; auf die eingeschränkte Vergleichbarkeit der Daten wird hiermit hingewiesen (vgl. Abbildung 33). Demzufolge fiel der Arzneimittelabsatz pro Kopf in Island mit 517 USD (KKP) am höchsten aus und am anderen Ende der Welt, in Neuseeland, mit 109 USD (KKP) am niedrigsten aus. Deutschland liegt mit Ausgaben in Höhe von 324 USD (KKP) im unteren Mittelfeld.

---

726 Der Herstellerrabatt für nicht festbetragsgeregelte Arzneimittel betrug im Jahr 2004 in der Gesetzlichen Krankenversicherung 16 Prozent, bereits im Folgejahr wurde er wieder auf das Niveau von 2003, nämlich auf 6 Prozent, abgesenkt. Die Preisstruktur in Deutschland im Jahr 2004 entspricht folglich nicht der „üblichen" Preisstruktur.

Abbildung 33: Gesamtarzneimittelabsatz pro Kopf in USD (KKP) im Jahr 2005

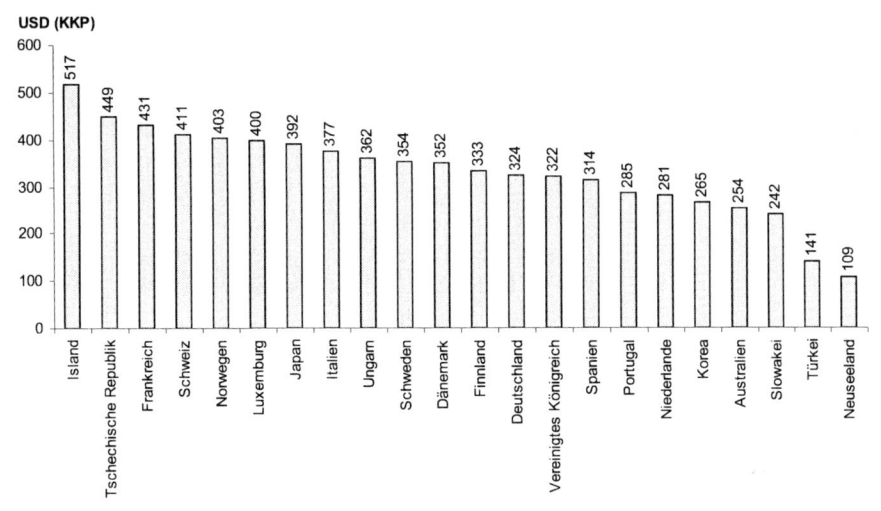

[Balkendiagramm: USD (KKP)]
- Island: 517
- Tschechische Republik: 449
- Frankreich: 431
- Schweiz: 411
- Norwegen: 403
- Luxemburg: 400
- Japan: 392
- Italien: 377
- Ungarn: 362
- Schweden: 354
- Dänemark: 352
- Finnland: 333
- Deutschland: 324
- Vereinigtes Königreich: 322
- Spanien: 314
- Portugal: 285
- Niederlande: 281
- Korea: 265
- Australien: 254
- Slowakei: 242
- Türkei: 141
- Neuseeland: 109

Quelle: eigene Erstellung. Daten der *OECD Health Data* 2007

5.1.2. Re- und Parallelimport

Wie die Ausführungen in Kapitel 5.1.1 gezeigt haben, sind die zwischenstaatlichen Preisunterschiede auf zahlreiche Faktoren zurückzuführen. Indes bilden die administrative Preissteuerung in Form von Höchst- bzw. Festpreisen, welche aus meritorischen Gründen und zur Kostensteuerung erfolgt, sowie die herstellerseitige Preisdifferenzierung aus Gewinnmotiven die wesentlichen Ursachen. Beide Motive werden durch die unterschiedlichen Wohnstandsniveaus der Staaten beeinflusst. Sofern die zwischenstaatlichen Preisunterschiede hinreichend groß sind, ergeben sich hieraus Arbitragemöglichkeiten für Zwischenhändler.[727] Ein Beispiel für die zwischenstaatlichen Arbitragegeschäfte stellt der Re- bzw. Parallelimport im Arzneimittelbereich dar, dessen Marktanteil sich in Deutschland seit dem Jahr 2002 auf einem Niveau von rund sieben Prozent bewegt (vgl. Abbildung 34).[728] Da multinationale Konzerne oftmals an einem zentralen Ort produzieren, von wo aus sie in mehrere Länder exportieren, und da sowohl eine Deklarierung des Produzenten als auch des

---

727 Vgl. *Knappe* (1998, S. 11 und 37).
728 Vgl. *VFA* (2006), *Blasius/Cranz* (1998, S. 101), *BAI* (1999, S. 4), *May* (1984, S. 43 f.). Der Parallelvertrieb stellt eine dritte Variante dar, bei dem ein zentral für alle EU-Mitgliedstaaten zugelassenes Arzneimittel importiert wird. Für den Vertrieb bedarf es lediglich einer Notifizierung durch die EMEA, ein vereinfachtes Zulassungsverfahren wie beim Parallelimport muss nicht durchlaufen werden.

Produktionsorts nicht immer erforderlich ist, können die Konsumenten importierte Waren nicht immer als solche erkennen.[729] Durch den Parallel- oder Reimport verzeichnen die Zwischenhändler Gewinne in Höhe des Preisunterschieds abzüglich der entstehenden Transaktionskosten (vgl. Kapitel 4.3). Im ökonomischen Verständnis sind Re- oder Parallelimporteure Trittbrettfahrer, welche keine Investitionen in Forschung und Entwicklung, Marketing oder Kundendienstleistungen tätigen, jedoch zur Angleichung regionaler bzw. temporärer Knappheitsunterschiede beitragen. Grundsätzlich sind sowohl der ausländische Preis als auch die im Exportland entstehenden monetären Transaktionskosten über den Wechselkurs e (z. B. $e = (\$ / 1\ \textit{€}))$ in die eigene Währung umzurechnen, während die im Inland entstehenden Transaktionskosten unfakturiert bleiben. Die Rentabilität des Auslandsbezugs ist entsprechend der allgemeinen Formel gegeben, wenn gilt:[730]

$$p_i^{Inland} \geq p_i^{Ausland} \cdot e + TK.$$

Dauerhafte, konstante Preisunterschiede können demzufolge nur im Fall administrierter Preise in beiden Ländern bestehen bleiben. Im Gegensatz dazu gleichen sich die Preise unter freien Wettbewerbsbedingungen modelltheoretisch bis in Höhe der mit dem Handel verbundenen (pekuniären) Transaktionskosten an, sodass keine Arbitragemöglichkeiten mehr bestehen. Infolge des Handels kommt es tendenziell zu Preissteigerungen im Niedrigpreisland und/oder Preissenkungen im Hochpreisland. In dynamischer Hinsicht weist die Vergabe von Patentrechten geringere Marktverzerrungen als die Einführung von Festpreisen auf, da erstere zu gesellschaftlich gewünschten, intensivierten F&E-Anstrengungen führen und bestehende Preisunterschiede durch den Handel zumindest partiell korrigiert werden.

Im Unterschied zum Interbrandwettbewerb horizontal oder vertikal differenzierter Leistungen findet der Wettbewerb beim Re- und Parallelimport zwischen Händlern derselben Marke statt.[731] Dieser wird daher auch als Intrabrandwettbewerb oder markenspezifischer Wettbewerb bezeichnet. Obwohl aus Marketinggründen oder aufgrund administrativer Vorschriften für den ausländischen Markt bisweilen Veränderungen an der äußeren Verpackung oder der Blistergröße vorgenommen werden, fallen diese Modifikationen in der Regel eher geringfügig aus.[732] Eine absolute

---

729 Vgl. *o. V.* (1998b).
730 Da die Formel auch in Abbildung 34 ausgewiesen wird, wurde zur Vereinfachung auf eine Unterscheidung zwischen monetären und nichtmonetären Transaktionskosten verzichtet.
731 Vgl. *Europäische Kommission* (2003g), *Europäische Kommission* (2000b, S. 69 ff.).
732 Gemäß den Rechtssachen C-143/00 (*Boehringer Ingelheim Pharma KG*) und C-443/99 (*Merck, Sharp & Dohme GmbH*) hat der Parallelimporteur den Originalhersteller vor dem Umpacken der Ware darüber zu informieren. Der Hersteller kann sich grundsätzlich auf seine Markenrechte berufen und ein Umpacken verhindern, sofern dies nicht der künstlichen Marktabschottung dient oder ein Umpacken objektiv erforderlich ist. Daneben versuchen die Hersteller, das Aufkommen von Generikapräparaten mit dem Ersetzen des ursprünglichen Originalpräparates durch eine eigene, patentgeschützte Produktvariante und die damit verbundene Genehmigungsrücknahme zu verhindern (Arzneimittelkopien). Nach

Gleichheit der Arzneimittel muss dabei nicht gegeben sein, jedoch dürfen keine relevanten medizinisch-therapeutischen Unterschiede bestehen. Da das Präparat hinsichtlich des Wirkstoffes nicht verändert wird, sind Preisvergleiche beim Intrabrandwettbewerb unproblematisch.[733] Gleichwohl ist in diesem Zusammenhang die Frage zu stellen, inwiefern die Gesundheitssysteme bzw. die Versicherten und Kostenträger von dem Re-/Parallelimport profitieren, da die Zwischenhändler verständlicherweise an der Realisierung möglichst hoher Gewinne interessiert sind.[734] So liegt der Preis der Re-/Parallelimporte in der Regel nur geringfügig unterhalb der Preise der Originalpräparate im Zielland. Zugleich konzentriert sich der Handel auf den Bereich mit den größten Preisunterschieden.[735]

Abbildung 34: Parallel- und Reimport

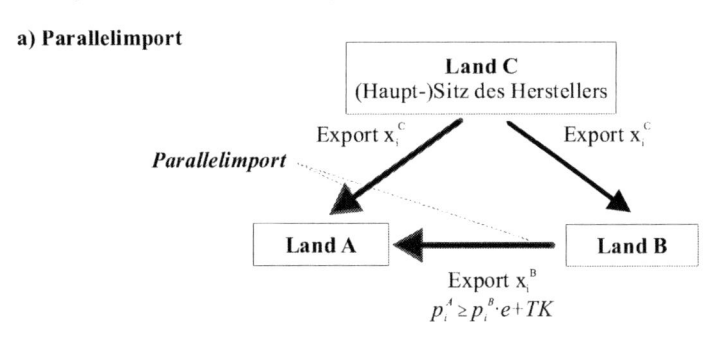

a) Parallelimport

Land C (Haupt-)Sitz des Herstellers

Export x_i^C Export x_i^C

Parallelimport

Land A   Land B

Export x_i^B
$p_i^A \geq p_i^B \cdot e + TK$

b) Reimport

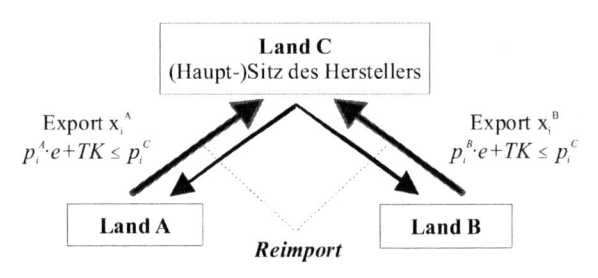

Land C (Haupt-)Sitz des Herstellers

Export x_i^A Export x_i^B
$p_i^A \cdot e + TK \leq p_i^C$ $p_i^B \cdot e + TK \leq p_i^C$

Land A   Land B

Reimport

Quelle: eigene Erstellung

> Art. 10 Abs. 1 Rl. 2001/83/EG ist der Hersteller dazu berechtigt, ein Arzneimittel in den Verkehr zu bringen, ohne Ergebnisse der pharmakologischen und toxikologischen Versuche bzw. ärztlicher oder klinischer Versuche vorzulegen, sofern dieses im Wesentlichen einem anderen, bereits zugelassenen Erzeugnis gleicht, welches in dem Land, in dem der Antrag gestellt wurde, in Verkehr gebracht wurde und mindestens sechs bzw. zehn Jahre in der Gemeinschaft zugelassen ist. Zur vereinfachten Zulassung von Generika vgl. Rs. C-368/96 (*Generics u. a.*), Slg. 1998, S. 7967 ff. und Rs. C-94/98 (*Rhône-Poulenc Rorer Ltd.*), Slg. 1999, S. 8789 ff.

733 Vgl. *Europäische Kommission* (2000b, S. 117 ff.).
734 Vgl. *Leker* (2003), *Hoffritz* (2002a), *dgv* (2002), *Morck/Rücker* (2002).
735 Vgl. *Kanavos/Costa-i-Font/Merkur et al.* (2004).

Die räumliche Preisdifferenzierung kennzeichnet die räumliche Aufteilung des gesamten Absatzgebietes in mehrere Teilgebiete mit unterschiedlichen Preisen.[736] Dabei sind dem Tatbestand der Preisdiskriminierung nur jene interregionalen Preisunterschiede zuzurechnen, welche auf unterschiedlichen Nettopreisen beruhen. Unterschiedliche Bruttopreise, als Folge eines unternehmerischen Preisaufschlags auf den Nettopreis aufgrund entstandener Transportkosten oder variierender Produktionskosten infolge von Qualitätsunterschieden, stellen keine Preisdiskriminierung dar.[737] Für eine effektive Markttrennung müssen sich zum einen die Nachfrager in verschiedene Teilgruppen mit unterschiedlicher Zahlungsbereitschaft separieren lassen; zum anderen sollte die Möglichkeit zur Realisierung von Arbitragegewinnen möglichst gering sein. Das Mittel der Preisdifferenzierung funktioniert daher umso schlechter, je eher die Möglichkeit des Gütertransfers zwischen den Teilmärkten besteht und auf Substitute ausgewichen werden kann.[738] Die Möglichkeiten der Preisdifferenzierung hängen somit unmittelbar mit den rechtlichen Fragen der Einräumung einer zeitweiligen Monopolstellung durch Patentrechte, dem Schutz der geistigen Eigentumsrechte durch das TRIPS-Abkommen bzw. der Erschöpfung geistiger Eigentumsrechte zusammen.[739]

Gemäß der Monopoltheorie maximiert ein Monopolist seinen Gewinn bei jenem Preis auf der Preisabsatzfunktion und der damit verbundenen Menge, bei der sich Grenzerlös *GE* und Grenzkosten *GK* entsprechen (*Cournot*scher Punkt *C*). Durch die Unterteilung in zwei Teilmärkte mit unterschiedlich elastischen Nachfragekurven bietet ein Monopolist unter diesen Bedingungen unterschiedliche Mengen zu verschieden hohen Preisen an (vgl. Abbildung 35). Kann der Gütertransfer zwischen den beiden Regionen nicht unterbunden werden und sind die Arbitragegewinne ausreichend hoch, kommt es zu einem Weiterverkauf des in der Region *A* angebotenen Gutes in die Region *C* durch Zwischenhändler. Der Absatzpreis der reimportierten Leistung darf daher maximal dem inländischen Preis entsprechen, weshalb die Summe des Preisaufschlags der Zwischen-/Großhändler und Endanbieter geringer als die vorhandene Preisdifferenz $C_2 - C_1$ ausfallen muss. Die Reaktion des Patentinhabers auf den Re- oder Parallelhandel hängt wesentlich von den Herstellungskosten und der Nachfrageelastizität auf beiden Teilmärkten ab. Tendenziell kommt es im Niedrigpreisland zu einer Preiserhöhung und einer Mengenreduzierung sowie gegebenenfalls einer Preissenkung und Mengenausweitung im Hochpreisland, sodass sich die Arbitragegewinne der Zwischenhändler verringern. Im Extremfall gleichen sich die Preise bis in Höhe der mit dem Handel verbundenen Transaktionskosten an oder die Belieferung des Niedrigpreislandes wird sogar eingestellt.[740] Nach Europäischem Recht verstößt eine Differenzierung des Abgabepreises an in-

---

736 Vgl. *Peeters/Thisse* (1996, S. 291), *Koutsoyiannis* (1991, S. 192 ff.), *Varian* (1991, S. 397 f.). Für eine Übersicht über Arten der Preisdifferenzierung vgl. *Woll* (2003, S. 244).
737 Vgl. *Knieps* (2001, S. 205 f.).
738 Vgl. *Fritsch/Wein/Ewers* (2003, S. 197 ff.), *Knieps* (2001, S. 209), *Neumann* (1995, S. 44).
739 Zur Erschöpfung geistiger Eigentumsrechte vgl. S. 266.
740 Vgl. auch *Europäische Kommission* (2000b, S. 108), *o. V.* (1998a).

ländische Großhändler durch die Hersteller je nachdem, ob diese den inländischen Markt beliefern oder in einen anderen Mitgliedstaat exportieren, gegen Art. 81 Abs. 1 EGV (vgl. den Fall *Glaxo Wellcome plc*[741]).[742] Zu bedenken ist in diesem Zusammenhang auch, dass sich durch den Aufkauf ebenso wie durch eine herstellerinduzierte Mengenverknappung als Reaktion auf den Parallelhandel das Angebot auf dem ausländischen Markt verringert und diese Leistungen den ausländischen Patienten gegebenenfalls nicht mehr zur Verfügung stehen.

Infolge der innerhalb der Gesetzlichen Krankenversicherung angewendeten Festbetragsregelung trägt der Versicherte für diese Arzneimittel die Differenz zwischen dem von den Krankenkassen übernommenen Betrag und dem Abgabepreis. Im Zuge dessen kommt es einerseits zu einem Mengen ausweitenden Effekt, da die Kosten in Höhe des Festbetrags von der Versicherung übernommen werden, sowie andererseits zu einem preissteigernden Effekt, da sich der Preissetzungsspielraum der Anbieter erhöht. Unter diesen Bedingungen erweitert sich der Arbitragespielraum der Importeure maximal auf die Differenz $C_2' - C_1$.

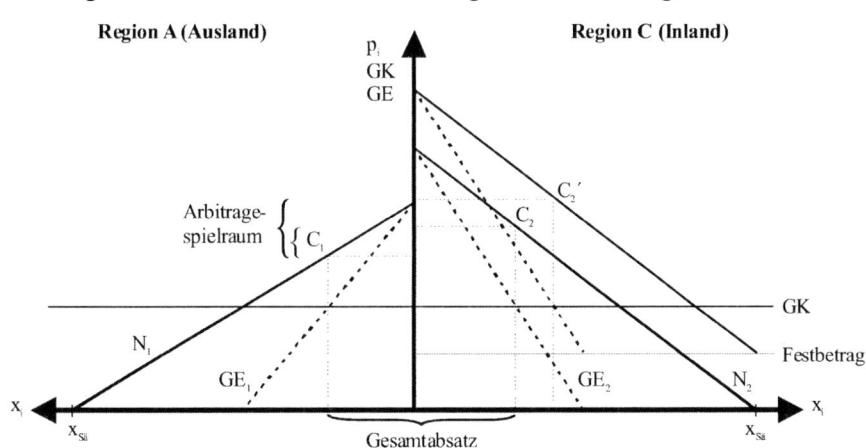

Abbildung 35: Räumliche Preisdifferenzierung und Versicherung

Quelle: eigene Erstellung

---

741 Vgl. die Entscheidung der Europäischen Kommission (2001e) sowie die Rs. T-168/01 (*Glaxo Wellcome plc*), Klage der *Glaxo Wellcome plc* gegen die Kommission der Europäischen Gemeinschaften, ABl. Nr. C 275 vom 29.9.2001, S. 17.

742 Vgl. *Europäische Kommission* (2001e). So haben die Hersteller einen Preiskorridor vereinbart, welcher Parallel- und Reimporte unattraktiver machen soll (vgl. *Arnold* (k. A., S. 61)). Überdies stellt gemäß dem EuGH-Urteil in den verbundenen Rechtssachen C-2/01 P und C-3/01 P eine einseitige Beschränkung der Liefermenge an Auslandsmärkten nicht per se eine wettbewerbsbeschränkende Maßnahme im Sinne des Art. 81 Abs. 1 EGV dar. Vgl. *mwo/HL* (2004), *o. V.* (2004).

Von politischer Brisanz ist dabei die Frage nach der rechtlichen Zulässigkeit des Parallelimports, da das Patent dem Inhaber zeitlich befristete Monopolgewinne ermöglichen soll, wodurch sich die Anreize, in die Forschung zu investieren, erhöhen. Die Pharmaindustrie begründet ihre Forderungen nach einer Verlängerung des Wettbewerbsschutzes vor Konkurrenzunternehmen (Parallelimport, Generika) mit den verbesserten Amortisationsmöglichkeiten, welche angesichts der hohen Aufwendungen für Forschung und Entwicklung sowie der zeitlichen Verzögerungen beim Inverkehrbringen und durch die Aufnahmeprozedur in den nationalen Leistungskatalog als notwendig erachtet werden. Nach Angaben der Pharmaverbände beläuft sich die Nutzungszeit von Patenten auf durchschnittlich 7,7 Jahre.[743] Darüber hinaus werden die Möglichkeiten der Preisdiskriminierung innerhalb der Europäischen Union durch die Regelungen des Binnenmarktes und das gemeinschaftsweit geltende Prinzip der Erschöpfung der Rechte beschränkt.[744] Innerhalb der Europäischen Union sind Parallelimporte zugelassen, wogegen Parallelimporte aus Drittländern aus marken- sowie urheberrechtlichen Gründen vom Originalhersteller untersagt werden können.[745] Mit dem freiwilligen Verkauf der Ware stehen dem Produzenten innerhalb des Binnenmarktes daher keinerlei Rechte mehr am gewerblichen Eigentum zu („EG-Erschöpfung").[746] Dies schließt sämtliche Muster-, Marken-, Urheber- und verwandte Rechte ein. Für erstmalig außerhalb der Europäischen Union in Verkehr gebrachte Erzeugnisse hat der Markeninhaber das Recht, die Wiedereinfuhr der Erzeugnisse zu unterbinden.[747] Innerhalb der Europäischen Union ist eine Marktsegmentierung aufgrund des Gemeinsamen Binnenmarktes und der Erschöpfung geistiger Eigentumsrechte – etwa durch eine Kennzeichnung der Produkte – ausgeschlossen. Überdies stellt sich die Frage, inwiefern die Patentinhaber auch ohne etwaige Konkurrenzangebote zu Preiskonzessionen bereit sind.

Solange der Händler keinen diskriminierenden Handel im Sinne eines *National-Treatment* oder *Most-favoured-Nation-Treatment* betreibt, stellt der Parallelimport

---

743 Vgl. *EFPIA* (2003, S. 8), *Mehnert* (1997, S. 188).
744 Vgl. *Europäische Kommission* (2000e, S. 38), *Zäch* (1995).
745 Vgl. *Grauer* (2002).
746 Für zehn der zwölf neuen Mitgliedstaaten (Ausnahmen: Malta und Zypern) wird vorübergehend das Prinzip der die „EG-Erschöpfung" nicht angewendet, da zu Zeiten des Ostblocks dort kein umfassender Patentschutz für pharmazeutische und chemische Produkte erhältlich war. Diese Regelung wird als „Besonderer Mechanismus" bezeichnet. Somit kann der Hersteller den Parallelimport von erstmalig in diesen Staaten in Verkehr gebrachten Arzneimitteln unterbinden, wenn zum damaligen Zeitpunkt kein wirksamer Rechtsschutz in diesen Staaten existierte.
747 Vgl. *EWSA* (2001). Gemäß der NERA-Studie, welche die wirtschaftlichen Auswirkungen einer Änderung der Erschöpfungsregelung und des Parallelhandels in verschiedenen Sektoren untersuchte (Gesundheitsgüter wurden nicht berücksichtigt), würden in erster Linie die Parallelimporteure sowie der Verkehrssektor von einer internationalen Erschöpfungsregelung profitieren, während dies für die Verbraucher allenfalls geringe Preissenkungen (null bis zwei Prozent) mit sich bringen würde. Vgl. *National Economic Research Associates/SJ Berwin & Co/IFF Research* (1999).

keinen Verstoß gegen Art. 6 TRIPS dar (vgl. Exkurs 18).[748] Überdies ist es den WTO-Mitgliedstaaten unter bestimmten Voraussetzungen auch ohne die Autorisierung durch den Patentinhaber gestattet, Zwangslizenzen für Dritte (*Compulsory-Licences*) oder für öffentliche, nichtkommerzielle Zwecke (*Government-Use*) auszustellen (vgl. Art. 31 TRIPS). Der Patentinhaber erhält entsprechend den TRIPS-Regeln vom Lizenznehmer eine Kompensationszahlung, deren Höhe theoretisch den entgangenen Gewinnen des Patentinhabers entsprechen kann, in der Regel jedoch deutlich niedriger liegt und sich eher im einstelligen Prozentbereich der entgangene Gewinne bewegt.[749] Im Rahmen dessen wird eine flexible Handhabung der auf dem TRIPS-Abkommen basierenden Rechte diskutiert, um der Bevölkerung aus den Entwicklungs- und Schwellenländern den Zugang zu essenziell benötigten Gesundheitsleistungen zu ermöglichen. In diesem Sinne lassen sich die zwischenstaatlichen Preisdifferenzierungen auch als eine Art internationaler Umverteilungen interpretieren, da die Konsumenten hochpreisiger Industrieländer absolut überproportional zur Amortisierung der Entwicklungsausgaben sowie zu den Gewinnen beitragen und somit grundsätzlich ein niedrigeres Preisniveau in den Entwicklungsländern ermöglichen. Nach *Stolpe* (2003) sind die vernachlässigte Innovationsforschung in einzelnen Bereichen, hierunter fallen etwa Tropenkrankheiten, sowie die unterschiedlichen Zugangsmöglichkeiten der Industrie- und Entwicklungsländer darauf zurückzuführen, dass den Anbietern durch die Parallel- und Reimporte die Möglichkeit der perfekten Preisdiskriminierung in unterschiedlichen Staaten genommen wird. Aufgrund dessen erheben die Patentinhaber zum Teil Preise, welche deutlich oberhalb ihrer Grenzkosten liegen, und beliefern insbesondere Länder mit einer hohen Zahlungsbereitschaft sowie einer niedrigen Preiselastizität. Um derartige globale Ineffizienzen zu vermeiden, könnten einzelne Staaten oder parastaatliche Institutionen wie die *Vereinten Nationen* die Patente von Präparaten mit besonders hohen sozialen Erträgen aufkaufen und gegebenenfalls auch gezielt fördern.[750] Darüber hinaus scheint die Pharmaindustrie in zunehmendem Maße das Potenzial dieses Bereichs zur Imageaufbesserung zu nutzen.[751] Dies zeigt sich in dem gestiegenen Interesse einzelner Pharmahersteller an der Forschung und Entwicklung von Medikamenten gegen Krankheiten im Bereich der Tropenkrankheiten sowie im Bereich der *Orphan-Drugs*, welche den Entwicklungsländern zum Teil zum vermeintlichen Selbstkostenpreis oder als Spenden angeboten werden.[752]

---

748 Vgl. *WTO* (2001c).
749 Vgl. *Liebig* (2005, S. 212 ff.).
750 In dem *Globalen Fonds zur Bekämpfung von Aids, Malaria und Tuberkulose* (GFATM) engagieren sich verschiedene Staaten, internationale Organisationen und Stiftungen. Vgl. *Merten* (2004b).
751 Vgl. *Liebig* (2005, S. 215 ff.).
752 Vgl. *Berndt* (2004).

5.1.3. Versandhandel

Im Zuge des *Electronic Commerce* (Abk.: *E-Commerce*) haben sich auch die Handelsmöglichkeiten von Gesundheitsleistungen erweitert. Die spezielle Form des *E-Commerce* im Gesundheitsbereich wird allgemein als *E-Health* bzw. der Handel mit Arzneimitteln im Speziellen als *E-Pharma* bezeichnet. Typisches Kennzeichen dieser Geschäftstransaktionen ist die Kommunikation auf elektronischem Weg, ohne dass ein direkter physischer Kontakt zwischen den beiden Marktseiten stattfindet.[753] Dabei zeigen sich beim Vergleich zwischen den Abgabepreisen in der Offizin und per Versandhandel zum Teil deutliche Preisunterschiede, die seit der Zulassung des Versandhandels zunehmend genutzt werden.[754] Vorteile bietet der Versandhandel insbesondere für chronisch Kranke, Berufstätige, immobile Personen und infrastrukturschwache Regionen sowie allgemein für Medikamente, deren Verordnung keiner eingehenden Beratung bedarf. Dagegen spielt der Arzneimittelversand in akuten Fällen keine Rolle, da diese Arzneien unmittelbar benötigt werden und daher auch weiterhin in der Offizin nachgefragt werden. Angesichts dessen wird das Potenzial des Arzneimittelversandes in Deutschland auf allenfalls acht Prozent der Bevölkerung geschätzt.[755] Legt man hingegen die Erfahrungen des US-Marktes zugrunde, in dem Arzneimittel traditionell versendet werden, könnte der Versandhandel langfristig einen Marktanteil von bis zu 20 Prozent erreichen.[756] Der Versandhandel erweitert die Vertriebsmöglichkeiten der Apotheken, sodass sich der Wettbewerb um die zuvor genannten Personengruppen und Medikamente intensiviert.[757] Um einen fairen Wettbewerb zu ermöglichen, sind die Freiwilligkeit dieser Vertriebsnutzung durch die Patienten, die Arzneimittelsicherheit (inkl. Vertriebsweg und Qualität), der Verbraucherschutz und die Versorgungssicherheit zu gewährleisten.[758]

Gemäß dem *DocMorris*-Urteil[759] des Europäischen Gerichtshofs stellt ein Versandhandelsverbot bzw. die ausschließliche Abgabe national zugelassener Arzneimittel in der Offizin grundsätzlich eine Einfuhrbeschränkung des Warenverkehrs nach Art. 28 EGV dar.[760] Allerdings ließe sich ein Versandhandelsverbot für zugelassene verschreibungspflichtige Arzneimittel aus Gründen einer strengeren Kon-

---

753 Zu unterscheiden sind die Arten des DTCI (*Direct-to-Consumer-Information*), des B2B (*Business-to-Business*) und des B2C (*Business-to-Consumer*) (vgl. die Webseite des VFA, *Sanz/Gaedt/Alonso et al.* (2000, S. 27 ff.)). Daneben führen *Vogler/Habl* (2000, S. 9) als weitere Kategorien den B2G (*Business-to-Government*), den G2C (*Government-to-Consumer*) sowie den C2C (*Consumer-to-Consumer*) auf. Dabei entfallen alleine auf den Bereich B2B rund 80 Prozent des Internethandels.
754 Vgl. *Vogler/Habl* (2000), *Louven/Thienel* (2000), *Graetz* (2003), *Schulte* (2001, S. 41 ff.).
755 Vgl. *o. V.* (2002a, S. 21).
756 Vgl. *Paulus* (2000).
757 Vgl. *Schmeinck* (2000, S. 302).
758 Vgl. *BMG* (2002b).
759 Rs. C-322/1 (*DocMorris*), Slg. 2003.
760 Vgl. *EuGH* (2003), *o. V.* (2003a).

trolle, vor allem angesichts der größeren gesundheitlichen Gefahren infolge einer missbräuchlichen oder fehlerhaften Anwendung sowie einer potenziell fremdsprachigen Etikettierung des Arzneimittels, nach Art. 30 EGV rechtfertigen (vgl. Kapitel 2.2). Jedoch kann Art. 30 EGV weder für ein Versandhandelsverbot noch für den Reimport national zugelassener verschreibungsfreier Arzneimittel geltend gemacht werden (vgl. *DocMorris*-Urteil, Rdnr. 127 ff.). Interessant sind in diesem Zusammenhang die Ausführungen des Europäischen Gerichtshofs zur Reichweite nationaler Regelungen auf den Absatz inländischer und ausländischer Erzeugnisse. Demnach kann die Internetpräsenz für im Ausland ansässige Anbieter ein Mittel des unmittelbaren Zugangs zum inländischen Markt darstellen. Ein im Inland bestehendes Vertriebsverbot des Fernabsatzes (per Internet) wirkt sich folglich stärker auf die ausländischen als auf die inländischen Anbieter aus und ist somit als Maßnahme gleicher Wirkung im Sinne von Art. 28 EGV zu werten (vgl. *DocMorris*-Urteil, Rdnr. 74 ff.). Des Weiteren argumentiert der Europäische Gerichtshof, dass die im Ausland ansässigen Apotheken den dort geltenden Vorschriften und der Überwachung durch ausländische (niederländische) Behörden unterlägen, weshalb die Argumente einer unzureichenden Überwachung virtueller Apotheken und der günstigeren Ausgangssituation, welche ein Rosinenpicken ermöglichen, nicht greifen. Schließlich bietet der Kauf über das Internet auch Vorteile, wie den der Bequemlichkeit sowie hinreichende Informationsmöglichkeiten. Überdies ist die physische Präsenz des Apothekers für den Verkauf derartiger Arzneimittel nicht zwingend erforderlich.

Seit dem 1. Januar 2004 ist der Versand sowohl von nicht-apothekenpflichtigen als auch von apothekenpflichtigen, zugelassenen Arzneimitteln in Deutschland gestattet (vgl. § 43 Abs. 1 Satz 1 AMG, Exkurs 21).[761] Beim Versandhandel mit Arzneimitteln werden diese über ein Logistikunternehmen an den Patienten geliefert. Dabei lassen sich zwei Vertriebsformen des Versandhandels unterscheiden: Bei der Internetapotheke handelt es sich um eine übliche Apotheke, welche ihren Versandhandel auf dem elektronischen Weg (per Internet) organisiert. Dagegen nehmen Versandapotheken ihre Bestellungen bspw. per Post oder per Telefon entgegen. Damit sie rezeptpflichtige Arzneimittel versenden darf, muss der Versandapotheke das Originalrezept vorliegen. Die Erlaubnis zum Versand apothekenpflichtiger Arzneimittel wird auf Antrag der für den üblichen Apothekenbetrieb zugelassenen Apotheke sowie nach Erfüllung diverser Anforderungen erteilt (vgl. § 11a ApoG).[762] Erfüllt

---

761 Vgl. *ABDA* (2003) und die Webseite des *Bundesverbandes Deutscher Versandapotheken* (BVDVA). Der Versand von nicht-apothekenpflichtigen Arzneimitteln war bereits vor dem Jahr 2004 erlaubt.
762 So soll etwa ein Qualitätssicherungssystem sicherstellen, dass die Qualität und Wirksamkeit der Arzneimittel beim Versand erhalten bleiben. Außerdem darf die Aushändigung nur an die namentlich bestimmte Person oder an eine Personengruppe erfolgen. Auf potenzielle Komplikationen ist hinzuweisen, und die Beratung hat in deutscher Sprache zu erfolgen. Zusätzlich dazu muss das Arzneimittel in der Regel innerhalb von zwei Arbeitstagen versendet werden, es sind alle apothekenpflichtigen Arzneimittel im Versand anzubieten (Kontrahierungszwang), es muss ein System zur Informierung des Kunden über neu bekannt gewordene Risi-

die rechtmäßig zugelassene Apotheke diese Voraussetzungen nicht mehr, ist die Zulassung zu widerrufen. Darüber hinaus kann das *Bundesministerium* für den Versandhandel entsprechende Regelungen (Apothekenbetriebsordnung, Rechtsordnungen) bezüglich des Apothekenbetriebs und hinsichtlich der Gestaltung, des Betreibens und der Qualitätssicherung von Informationen über elektronische Medien erlassen (vgl. § 21 Abs. 3 ApoG). Im Zuge dessen ist das bis dato bestehende Werbeverbot für Arzneimittel im Versandweg auf diesen Bereich nicht mehr anwendbar, sodass eine zumindest eingeschränkte Weitergabe von Informationen durch die Versandapotheken an die Kunden möglich ist (vgl. § 1 Abs. 5 f. HWG).

Exkurs 21:   § 73 AMG

§ 73 Abs. 1 Nr. 1a AMG:
„1a. im Falle des Versandes an den Endverbraucher das Arzneimittel zur Anwendung am oder im menschlichen Körper bestimmt ist und von einer Apotheke eines Mitgliedstaates der Europäischen Union oder eines anderen Vertragsstaates des Abkommens über den Europäischen Wirtschaftsraum, welche für den Versandhandel nach ihrem nationalen Recht, soweit es dem deutschen Apothekenrecht in Hinblick auf die Vorschriften zum Versandhandel entspricht, oder nach dem deutschen Apothekengesetz befugt ist, entsprechend den deutschen Vorschriften zum Versandhandel oder zum elektronischen Handel versandt wird …".

§ 73 AMG – Gesetzesbegründung:
„Folgeänderung zu der Änderung des § 43 Abs. 1. Zudem dient diese Regelung dazu, die Anforderungen des innereuropäischen Versandhandels mit Arzneimitteln nach Deutschland an den in Deutschland geltenden Anforderungen auszurichten; d. h., dass nur solche Arzneimittel nach Deutschland versendet werden dürfen, die nach den Vorschriften des deutschen Arzneimittelgesetzes zum Inverkehrbringen in Deutschland zugelassen oder registriert oder von der Zulassung oder der Registrierung freigestellt worden sind oder nach dem europäischen Recht für das Inverkehrbringen in der Europäischen Gemeinschaft die Genehmigung von der *europäischen Agentur für die Beurteilung von Arzneimitteln* (EMEA) erteilt worden ist. Somit ist diese Ausrichtung in den Verträgen mit Leistungserbringern im Geltungsbereich des EG-Vertrages gemäß § 140e – neu – SGB V in Verbindung mit der Arzneimittelversorgung zu berücksichtigen. Die Veröffentlichung einer Liste der Staaten des Europäischen Wirtschaftsraumes (EWR), in denen für den Versandhandel und elektronischen Handel mit Arzneimitteln den deutschen Sicherheitsstandards vergleichbare Standards bestehen, dient dem Verbraucher zur Orientierung beim Bezug von Arzneimitteln aus EWR-Vertragsstaaten und somit dem Schutz deutscher Verbraucher."

Wenngleich die Bereitstellung von Informationen zum Gesundheitsbereich über das Internet grundsätzlich zu begrüßen ist, sind an die Verbreitung von Gesundheitsleistungen und Gesundheitsinformationen qualitative Mindestanforderungen

---

ken implementiert werden, eine kostenfreie Zweitzustellung hat gegebenenfalls zu erfolgen, der Stand der Arzneimittelsendung muss einsichtbar sein und des Weiteren muss eine Transportversicherung bestehen.

anzulegen.⁷⁶³ Für den *E-Commerce*-Kunden ist diese Handelsform insbesondere mit zwei Risikoarten verbunden, deren Ausmaß nicht überschätzt werden sollte.⁷⁶⁴ Zum einen tritt das Problem der Netzwerk(un)sicherheit (z. B. Hacker, Kodierungsmöglichkeiten, ...) sowie der damit verbundenen Risiken hinsichtlich der Leistungslieferung und Leistungsqualität auf. Dabei handelt es sich keineswegs um spezifische Probleme des *E-Health* bzw. des *E-Pharma*, da diese Risiken grundsätzlich bei allen über das Netz abgewickelten Transaktionen gegeben sind.⁷⁶⁵ Aufgrund des mittelbaren Kontakts beider Marktseiten ergibt sich ein gewisses Betrugspotenzial, dem eine zum Teil ungeklärte rechtliche Handhabung gegenübersteht. Hierdurch vergrößern sich die Regulierungsnotwendigkeiten, während sich die rechtlichen Vollzugsmöglichkeiten verringern.

Zum anderen können die Qualitätsunsicherheiten mit gesundheitlichen Risiken verbunden sein, da sowohl verfallene als auch gefälschte Arzneimittel die Gesundheit schädigen und Nachbehandlungen im Rahmen der nationalen Gesundheitssysteme nach sich ziehen können. Nach einer WHO-Studie sind ungefähr fünf Prozent aller weltweiten Arzneimittel gefälscht, nicht zugelassen oder qualitativ minderwertig.⁷⁶⁶ Das Problem tritt in erster Linie in den Entwicklungsländern auf, betrifft jedoch aufgrund der verbesserten Fälschungsmöglichkeiten zunehmend auch die Industrieländer.⁷⁶⁷ Die Möglichkeiten der Arzneimittelfälschung hängen von den länderspezifischen Regulierungsvorschriften bezüglich Herstellung, Import und Verbreitung, dem Angebot sowie dem Verkauf von Arzneimitteln ab.

Gleichwohl lassen sich die vorgenannten Probleme des Fernabsatzes durch entsprechende administrative und unternehmerische Qualitätssicherungsmaßnahmen weitgehend kontrollieren.⁷⁶⁸ Dabei haben insbesondere die Originalhersteller Interesse an der Bekämpfung von Arzneimittelfälschungen, da durch den Vertrieb gefälschter Arzneimittel neben den Umsatzverlusten auch das Renommee Schaden nehmen kann.⁷⁶⁹ In diesem Zusammenhang ist auch die Frage nach der Pflicht des

---

763 Vgl. *Eysenbach/Powell/Kuss et al.* (2002), *Eysenbach* (2002).
764 Vgl. *Vogler/Habl* (2000).
765 Vgl. *Sanz/Gaedt/Alonso et al.* (2000).
766 Vgl. *Hildebrand* (2002), *WHO* (2003b). Der Begriff der Arzneimittelfälschung lässt sich folgendermaßen definieren: „*A counterfeit medicine is one which is deliberately and fraudulently mislabelled with respect to identity and/or source. Counterfeiting can apply to both branded and generic products and counterfeit products may include products with the correct ingredients or with the wrong ingredients, without active ingredients with insufficient active ingredient or with fake packaging*" *WHO* (1999, S. 8).
767 Vgl. *Preger* (2003), *WHO* (1999), *Hogerzeil/Battersby/Srdanovic et al.* (1991).
768 In diesem Zusammenhang sind beispielsweise entsprechende Initiativen von *Health on the Net* (HON, Schweiz), MedCERTAIN, der *Deutschen Gesellschaft für Medizinische Informatik, Biometrie und Epidemiologie e.V.* (GMDS), der *American Medical Association* (AMA), der *American Accreditation HealthCare Commission* (URAC), der *Initiative des National Health Service* (DISCERN, London), das *Aktionsforum Gesundheitsinformationssystem* (AFGIS) und die *National Association of Boards of Pharmacy* (NABP) zu nennen. Vgl. *Danwitz/Baehring/Scherbaum* (2001), *Vogler/Habl* (2000, S. 25 ff.).
769 Vgl. auch die Webseite des *German Pharma Health Fund e.V.* (GPHF).

Originalherstellers, Maßnahmen gegen mögliche Fälschungen zu ergreifen, zu stellen. Eine Qualitätssicherungsmaßnahme besteht etwa in der Kennzeichnung medizinischer Informationen mit Gütesiegeln (Audit, Zertifizierung). Als Echtheitszertifikat nutzen die Hersteller zum Teil die Möglichkeit von Hologrammaufdrucken (*Diffractive-optically-variable-Image-Devices*, DOVID). Zur Entwicklung einheitlicher verbindlicher Qualitäts- und Sicherheitsstandards in Europa und um sich gegenüber schwarzen Schafen abzugrenzen, haben mehrere Versandapotheken darüber hinaus den Verband *European Association of Mail Service Pharmacies* (EAMSP) gegründet.[770] Gleichwohl besteht bei unternehmensübergreifenden Initiativen immer auch die Möglichkeit, sich auf Standards zu verständigen, welche alle Kooperationspartner vergleichsweise leicht erfüllen können. Aus diesem Grund ist die Festlegung von Standards durch unabhängige Dritte grundsätzlich vorzuziehen.

Nach den Ausführungen zum Bereich der Gesundheitsgüter, speziell zu Arzneimitteln, beschäftigt sich das nachfolgende Kapitel mit der grenzüberschreitenden Versorgung mit Gesundheitsdienstleistungen.

5.2. Die grenzüberschreitende Versorgung mit Gesundheitsdienstleistungen

Der Handel mit Gesundheitsdienstleistungen umfasst ein weites Leistungsspektrum. Hierunter fällt ebenso das Aufsuchen ausländischer Leistungserbringer durch Patienten, wie das Zusammenwachsen der ehemals nationalen Arbeitsmärkte für Mediziner und Pflegekräfte. Daher erfolgt zunächst eine Systematisierung der verschiedenen Handelsarten (vgl. Kapitel 5.2.1).

Zudem weist der Dienstleistungshandel aufgrund der Vertrauensguteigenschaft größere Qualitätsunsicherheiten auf als der Güterhandel. Um ein gewisses Qualitätsniveau der in- und ausländischen Dienstleistungen zu garantieren, wird innerhalb der Europäischen Union das Prinzip der gegenseitigen Anerkennung von Berufsabschlüssen angewendet (vgl. Kapitel 5.2.2). Obwohl die gegenseitige Anerkennung sowohl durch sektorale Richtlinien als auch durch allgemeine Richtlinien geregelt wird, ergeben sich bei der praktischen Umsetzung immer wieder Probleme.[771] Dessen ungeachtet eignet sich die Zulassung ausländischer Ärzte zur kurzfristigen Beseitigung nationaler Versorgungsengpässe in Teilbereichen.[772]

Anschließend erfolgt eine Darstellung des Zugangs der Patienten zu ausländischen Ärzten (vgl. Kapitel 5.2.3). Dabei ist zwischen der Überweisung durch inländische Leistungserbringer ins Ausland, der Genehmigung des Auslandsbezugs durch die zuständige Krankenkasse sowie dem eigenständigen Aufsuchen ausländischer Leistungserbringer durch die Patienten zu unterscheiden. Ist die Entscheidung zugunsten einer grenzüberschreitenden Inanspruchnahme gefallen, können weitere

---

770 Vgl. *o. V.* (2000), *Korzilius* (2000a).
771 Vgl. *HK* (2003), *AE* (1999).
772 Vgl. *Hartmannbund* (2001), *Hartmannbund* (2002).

Probleme, wie Kommunikationsprobleme zwischen Arzt und Patienten, auftreten. Hierüber ist in den letzten Jahren der Beruf des Patientenmaklers aufgekommen, welcher vor allem für finanzkräftige Patienten den Service einer grenzüberschreitenden Zusammenführung beider Marktseiten bietet.

In dem abschließenden Kapitel 5.2.4 werden die wesentlichen Determinanten der grenzüberschreitenden Nachfrage nach Gesundheitsdienstleistungen in einem Modell zusammengefasst.

5.2.1. Arten des Dienstleistungshandels

Innerhalb des GATS werden vier Arten des Dienstleistungshandels, genauer des Dienstleistungsangebots (*Modes-of-Supply*), unterschieden.[773] Diese lassen sich wie folgt auf die grenzüberschreitende Gesundheitsversorgung übertragen (vgl. Abbildung 36):

- *Mode 1* betrifft die grenzüberschreitende Leistungserbringung ohne physische Bewegung beider Marktseiten (*Cross-Border-Supply*). Dieses Angebot wird durch den Fortschritt im Bereich der Informations- und Kommunikationstechnik gefördert, sodass die direkte Interaktion zwischen der Angebots- und Nachfrageseite an einem Ort entfällt. So sind beispielsweise grenzüberschreitende Telekommunikationsdienste und Teile der Bankenleistungen (*Online-Banking*) unter *Mode 1* zu fassen. Dementsprechend fallen im Gesundheitsbereich etwa vertragliche Interaktionen zwischen Versicherten und ausländischen Versicherungsunternehmen per Telefon oder Computer hierunter. Die Verbreitung des *Cross-Border-Supply* wird durch neuere Vertrags- und Organisationsformen, wie dem Aufbau horizontal und vertikal integrierter Versorgungsstrukturen, vorangetrieben. Zudem lassen sich auch in einigen medizinischen Bereichen Teile der Dienstleistungserbringung über neue Kommunikationskanäle transportieren (z. B. Telematik, Telemedizin).
- *Mode 2* betrifft die grenzüberschreitende Nachfrage ausländischer (inländischer) Konsumenten nach inländischen (ausländischen) Leistungsangeboten vor Ort (*Consumption-abroad*). Im Gesundheitsbereich fällt hierunter die gezielte Inanspruchnahme ausländischer ambulanter Leistungen und Krankenhausleistungen, aber auch die Inanspruchnahme als Folge einer akuten Behandlungsnotwendigkeit während eines Auslandsaufenthalts.
- *Mode 3* betrifft die ständige Präsenz ausländischer Niederlassungen und Tochtergesellschaften multinationaler Konzerne bzw. Träger vor Ort (*Commercial-Presence, Establishment-Trade*), deren Möglichkeiten des grenzüberschreitenden Leistungsangebots maßgeblich durch die administrativen Vorschriften für

---

773 Vgl. *Europäische Kommission* (2006e, S. 5 f.), *Neubauer* (2003, S. 82 ff.), *Breyer/Grabka/Jacobs et al.* (2002, S. 172 ff.), *Maucher* (2002, S. 9), *Bauer* (2002), *United Nations/European Commission/Intenational Monetary Found et al.* (2002, S. 10 ff.).

ausländische Anbieter beeinflusst werden. Wenngleich durch ausländische Direktinvestitionen und den Aufbau von Versorgungsstrukturen neue Arbeitsplätze im Inland geschaffen werden, kann es infolge eines intensivierten Wettbewerbs im Gegenzug zu einem Arbeitsplatzabbau bei den ansässigen (inländischen) Konkurrenzunternehmen kommen. Ein wesentliches Ziel des GATS besteht darin, gleiche Ausgangsbedingungen für die im Inland ansässigen ausländischen Dienstleistungsanbieter und die inländischen Konkurrenten zu schaffen (vgl. Exkurs 17, Inländerprinzip).

- *Mode 4* umfasst den vorübergehenden Aufenthalt ausländischer Gesundheitsdienstleister (natürliche Personen), welche entweder bei einem inländischen Anbieter beschäftigt sind (*Provision-of-Services-by-Non-Nationals*) oder die Leistungen selbstständig erbringen (*Services-by-Non-Nationals*).[774] Die beiden Formen werden auch unter dem Begriff des *Movement-of-People* zusammengefasst. Bislang haben die Unterzeichnerstaaten des GATS im Bereich des *Mode 4* die wenigsten Zugeständnisse gemacht. Die politische Brisanz zeigt sich etwa in Diskussionen um die Ausstellung von *Green Cards* für ausländische IT-Spezialisten. Im Gesundheitsbereich umfasst der *Mode 4* beispielsweise die Beschäftigung ausländischer Ärzte bei inländischen Krankenhausträgern oder die Niederlassung ausländischer Fachärzte im Inland.

Die bestehenden Handelsrestriktionen in den Bereichen des *Mode 3* und des *Mode 4* dienen in erster Linie dem Schutz inländischer Anbieter vor ausländischen Konkurrenten. Um beispielsweise die Wettbewerbsvorteile ausländischer Leistungsanbieter zu verringern, werden Zugangshürden in Form nichttarifärer Hemmnisse, wie beschränkte Aufenthaltsgenehmigungen, die Entlohnung nach inländischen Tarifen (z. B. Entsendegesetz), Doppelbesteuerungen oder die Nichtanerkennung von Qualifikationsnachweisen, aufgestellt.[775] Innerhalb von Integrationsräumen – wie dem der Europäischen Union – kann der fortschreitende Abbau derartiger Handelshemmnisse hierdurch zwar verzögert, jedoch auf Dauer nicht verhindert werden.[776] Für die ausländischen Anbieter hängt die Entscheidung über die Präsenz im Inland wesentlich von den vorherrschenden Standortbedingungen, der Art der Handelshemmnisse sowie den daraus resultierenden Transaktionskosten ab.[777] Neben einem Angebot vor Ort kann die Präsenz auf Auslandsmärkten ebenso durch Direktinvestitionen im Ausland (z. B. Standortverlagerungen, Auslandsproduktion), die Errichtung ausländischer Tochtergesellschaften zwecks Direktvertrieb, Unternehmenskooperationen (z. B. *Joint Ventures*) oder die Lizenzierung geistiger Eigentumsrechte (z. B. Franchise), erreicht werden (vgl. Kapitel 4).[778]

---

774 Die Dienstleistungserbringung durch migrierte Leistungserbringer fällt nicht hierunter (vgl. *Wiemann* (2003, S. 60)).
775 Vgl. *Wiemann* (2003, S. 59).
776 Vgl. *Europäische Kommission* (2002e, S. 35).
777 Vgl. *Stehn* (1991).
778 Vgl. *Broll/Wojtyniak* (2003), *Williamson* (1996, S. 22 ff.).

Abbildung 36: Grenzüberschreitende Dienstleistungserbringung im Gesundheitsbereich

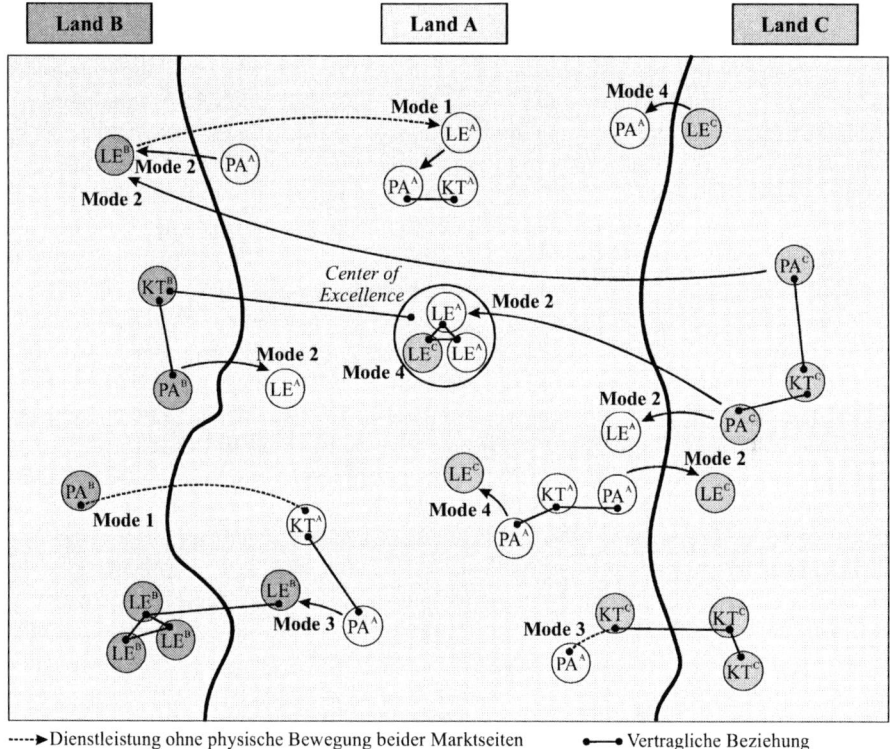

----▶ Dienstleistung ohne physische Bewegung beider Marktseiten   •——• Vertragliche Beziehung
——▶ Dienstleistung mit physischer Bewegung einer Marktseite
LE = Leistungserbringer, KT = Kostenträger, PA = Patient
Die Indizes A, B und C kennzeichnen das jeweilige Land.

Quelle: eigene Erstellung

5.2.2. Gegenseitige Anerkennung von Abschlüssen

Im Rahmen des Grünbuchs zur allgemeinen und beruflichen Bildung wird die gegenseitige Anerkennung von Studienabschlüssen und Berufsausbildung als ein Haupthindernis der grenzüberschreitenden Mobilität identifiziert.[779] Gemäß einer neueren Untersuchung des *Wissenschaftszentrums Berlin für Sozialforschung* kann die grenzüberschreitende Anerkennung von Gesundheitsberufen in den untersuchten Ländern als befriedigend gewertet werden.[780]

779 Vgl. *Europäische Kommission* (1996).
780 Vgl. *WZB - FS ASS* (2003).

Als Folge der EU-Erweiterung und der zu erwartenden Zunahme an Migrationsströmen von Arbeitskräften des Gesundheits- und Pflegebereichs dürfte die gegenseitige Anerkennung von Berufsabschlüssen zukünftig an Bedeutung gewinnen.[781] Vor allem auf Leistungserbringer aus den zwölf neuen Mitgliedstaaten dürften die innergemeinschaftlichen Wohlfahrtsunterschiede und die besseren Verdienstmöglichkeiten als Pullfaktoren wirken.[782] Aber auch in den alten EU-15-Staaten wird die Migration der Leistungserbringer durch fehlende Beschäftigungsmöglichkeiten im Heimatland, erschwerende Arbeitsauflagen und nicht vorhandene Weiterbildungsmöglichkeiten begünstigt.[783] Insbesondere für jüngere, besser qualifizierte und mobilere Personen bestehen Anreize, den erlernten Beruf im Ausland auszuüben (so genanntes *Brain Drain*). Da hierdurch eine (partielle) Unterversorgung in den Abwanderungsstaaten entstehen kann, hat der Weltärztebund (*World Medical Association*, WMA) ethische Bedenken gegen das gezielte Abwerben aus Ländern geäußert, welche ohnehin schon einen Ärztemangel aufweisen.[784]

Hinsichtlich der Zulassung der Leistungserbringer zur nationalen Gesundheitsversorgung lassen sich grundsätzlich zwei Formen unterscheiden.[785] Zum einen existieren Gesundheitssysteme, in denen entweder alle im nationalen Territorium zugelassenen Leistungserbringer automatisch auch zur Gesundheitsversorgung über die sozialen Sicherungssysteme zugelassen sind (z. B. L, F) oder die Leistungen der für die nationalen Gesundheitssysteme nicht zugelassenen Leistungserbringer von dem System gedeckt werden (z. B. B, A) (*Inclusive-contracting*-Systems). Daneben existieren zum anderen Systeme, in denen der Zugang zur öffentlichen Gesundheitsversorgung durch die Zulassung als Vertragsarzt limitiert wird, wie etwa in der Gesetzlichen Krankenversicherung (*Excluding-contracting*-Systems). Gleichwohl muss aufgrund des übergeordneten europäischen Rechts gewährleistet sein, dass in- und ausländische Leistungserbringer, denen die Berufsausübung gestattet ist, gleiche Zugangschancen zur GKV-Versorgung haben (vgl. Art. 43 EGV).[786] Im Unterschied zu anderen Staaten, wie beispielsweise den Niederlanden, ist im Rahmen der Gesetzlichen Krankenversicherung der Abschluss ergänzender Versorgungsverträge mit ausländischen Leistungserbringern des EU/EWR-Raums erst seit 2004 möglich (vgl. Kapitel 5.3.1 f.). Dagegen hatten die *Lead-Commissioners* des *National-Health-System* (NHS) bereits kurze Zeit nach der Urteilsverkündung in den Fällen *Vanbraekel*[787] und *Geraets-Smits/Peerbooms*[788] mit französischen, belgischen und

---

781 Vgl. *DKG* (2003).
782 Vgl. *Breyer/Zweifel/Kifmann* (2004, S. 541 f.), *Paton/Ong* (2002).
783 Vgl. *Jinks/Ong/Paton* (2002, S. 72 f.), *Berthold/Neumann* (2002, S. 46 f.), *Europäische Kommission* (2002a, S. 39).
784 Vgl. *KT* (2003b).
785 Vgl. *Palm/Nickless/Lewalle et al.* (2000, S. 125).
786 Vgl. *Münnich* (2000b), *Daumann* (2000).
787 Rs. C-368/98 (*Vanbraekel*), Slg. 2001, S. 5363 ff.
788 Rs. C-157/99 (*Geraets-Smits/Peerbooms*), Slg. 2001, S. 5473 ff.

deutschen Krankenhäusern Gespräche über den Abschluss von Versorgungsverträgen aufgenommen.[789]

Innerhalb der Europäischen Union wird zwischen allgemeinen und sektorspezifischen Richtlinien zur Anerkennung ausländischer Berufsabschlüsse unterschieden.[790] Zum einen existieren eine allgemeine Richtlinie zur Anerkennung von Hochschuldiplomen[791] sowie eine ergänzende allgemeine Richtlinie zur Anerkennung beruflicher Befähigungsnachweise[792]. Unter diese allgemeinen Regelungen fallen beispielsweise die Ausbildung zur Kinderkrankenschwester/-pflege oder zum Krankengymnast sowie der Meister im Bereich Zahntechniker oder Augenoptik. Zum anderen existieren für einige reglementierte Berufsfelder so genannte sektorale Richtlinien, welche durch näher bestimmte Anerkennungsmechanismen eine Koordinierung und eine zügigere gegenseitige Anerkennung gewährleisten sollen.[793] Im Rahmen dessen sind für Ärzte[794], Zahnärzte[795], Krankenschwestern und Krankenpfleger[796], Hebammen[797] und Apotheker[798] spezifische Richtlinien erlassen worden, welche die Anerkennung der Diplome, Prüfungszeugnisse und sonstigen Befähigungsnachweise regeln sowie die Rechts- und Verwaltungsvorschriften partiell koordinieren.[799] Somit ist der Zugang im jeweiligen Berufsfeld für die Mehrzahl der Gesundheitsberufe durch die sektoralen Richtlinien geregelt.[800] Allerdings werden die Mitgliedstaaten nicht daran gehindert, zusätzliche, nicht diskriminierende Anforderungen gemäß den im Inland üblichen Regelungen des Berufszugangs zu verlangen. So ist es beispielsweise zulässig, die Kassenzulassung eines (Zahn-)Arztes von der Voraussetzung abhängig zu machen, dass dieser die offizielle(n) Sprache(n) des Aufnahmestaats beherrscht; systematische Sprachtests sind jedoch nicht gestattet.[801] Darüber hinaus kann der Aufnahmestaat, sofern wesentliche Unterschiede zwischen den Staaten bestehen, den Nachweis einer mehrjährigen Berufserfahrung oder die Absolvierung eines Anpassungslehrgangs bzw. einer Eignungsprüfung verlangen (so genannte Ausgleichsmaßnahmen).[802]

---

789 Vgl. *Lewalle* (2003), *Danner/Dawson/Terwey* (2003, S. 422).
790 Vgl. *Theobald* (2004), *Palm/Nickless/Lewalle et al.* (2000, S. 150 ff.).
791 Rl. 89/48/EWG, ABl. Nr. L 19 vom 24.1.1989, S. 16 ff.
792 Rl. 92/51/EWG, ABl. Nr. L 209 vom 24.7.1992, S. 25 ff.
793 Vgl. *Schömann* (2004, S. 25 f.).
794 Rl. 93/16/EWG, ABl. Nr. L 165 vom 7.7.1993, S. 1 ff.
795 Rl. 78/686/EWG, ABl. Nr. L 233 vom 24.8.1978, S. 1 ff., Rl. 78/687/EWG, ABl. Nr. L 233 vom 24.8.1978, S. 10 ff.
796 Rl. 77/452/EWG, ABl. Nr. L 176 vom 15.7.1977, S. 1 ff., Rl. 77/453/EWG, ABl. Nr. L 176 vom 15.7.1977, S. 8 ff.
797 Rl. 80/154/EWG, ABl. Nr. L 33 vom 11.2.1980, S. 1 ff., Rl. 80/155/EWG, ABl. Nr. L 33 vom 11.2.1980, S. 8 ff.
798 Rl. 85/432/EWG, ABl. Nr. L 253 vom 24.9.1985, S. 34 ff.
799 Vgl. *WZB - FS ASS* (2003, S. 20).
800 Vgl. *Mytzek/Schömann* (2004).
801 Rs. C-424/97 (*Haim*), Slg. 2000, S. 5123 ff. Vgl. auch die Webseite der *Bundesärztekammer*.
802 Vgl. *Schömann* (2004, S. 27).

Im Zuge der SLIM-Initiative (*Simpler-Legislation-for-the-internal-Market*) wurde eine Vereinfachung der Anerkennung von Berufsqualifikationen angeregt. Als Ergebnis dieses Reformprozesses müssen die Mitgliedstaaten bis zum 20. Oktober 2007 die konsolidierende Richtlinie 2005/36/EG[803] in nationales Recht umsetzen.[804] Die Richtlinie 2005/36/EG ersetzt fünfzehn sektorspezifische Richtlinien, unter anderem jene für Ärzte, Zahnärzte, Krankenschwestern und Krankenpfleger, Hebammen und Apotheker, sowie drei allgemeine Richtlinien zur Anerkennung von Berufsqualifikationen. Hierdurch sollen die Anerkennungsverfahren flexibilisiert und die Dienstleistungserbringung in anderen Mitgliedstaaten vereinfacht werden. Im Rahmen der Richtlinie wird zwischen der zeitweiligen und gelegentlichen Leistungserbringung („Dienstleistungsfreiheit") und der dauerhaften Berufsausübung in einem anderen Mitgliedstaat („Niederlassungsfreiheit") unterschieden.

Für den Bereich der Dienstleistungsfreiheit gilt grundsätzlich, dass jeder rechtmäßig in einem Mitgliedsstaat niedergelassene EU-Bürger unter der gleichen Berufsbezeichnung wie im Herkunftsland zeitweilig und gelegentlich in einem anderen Mitgliedstaat Leistungen erbringen darf, ohne zuvor die Anerkennung seiner Qualifikation beantragen zu müssen.[805] Der vorübergehende und gelegentliche Charakter der Dienstleistungserbringung ist im Einzelfall zu beurteilen, *„insbesondere anhand der Dauer, der Häufigkeit, der regelmäßigen Wiederkehr und der Kontinuität der Dienstleistung"* (Art. 5 Abs. 2 Rl. 2005/36/EG). Im Aufnahmestaat unterliegt der Dienstleister den dortigen berufsständischen, gesetzlichen und verwaltungsrechtlichen Berufsregeln sowie Disziplinarbestimmungen, wie das Führen von Titeln und Regelungen für den Fall schwerwiegender Berufsfehler. Dafür sind die ausländischen Dienstleister unter anderem von der Zulassung, Eintragung oder Mitgliedschaft bei einer Berufsorganisation befreit. Allerdings kann der Aufnahmestaat vor der erstmaligen Leistungserbringung eine vorherige schriftliche Meldung verlangen, die jährlich zu erneuern ist.

Im Rahmen der Niederlassungsfreiheit ist bei bestimmten Berufen die automatische Anerkennung von Ausbildungsnachweisen auf Basis einer Koordinierung der Mindestanforderungen vorgesehen. Sämtliche vorgenannten Berufsfelder des Gesundheitsbereichs fallen hierunter, für die näher beschriebene Mindestanforderungen festgelegt sind. Des Weiteren ist über die Berufsanerkennungsanträge im Regelfall innerhalb von vier Monaten, spätestens nach fünf Monaten, zu entscheiden.

Wie der Begriff der Mindestanforderungen bereits anzeigt, haben die Mitgliedstaaten einen gewissen Spielraum in der Umsetzung.[806] Während die Ausführungen des SGB V im Kontext der Gesetzlichen Krankenversicherung durch die Selbstverwaltung weiter konkretisiert werden und damit einheitliche Gültigkeit für alle deutschen Vertragsärzte erlangen, können die Mitgliedstaaten die Gemeinschaftsrege-

---

803 Rl. 2005/36/EG, ABl. Nr. L 255 vom 30.9.2005, S. 22 ff.
804 Vgl. *Europäische Kommission* (2002d), *EWSA* (2003).
805 Bei im Niederlassungsland nicht reglementierten Berufen muss zudem eine mindestens zweijährige Berufsausübung innerhalb der letzten zehn Jahre gegeben sein.
806 Vgl. *Jacobs/Wasem/Dudey et al.* (2003, S. 40).

lungen unterschiedlich restriktiv auslegen. Insbesondere betreffen die geltenden EU-Regelungen und EuGH-Urteile zwar den Berufszugang, nicht aber die Kontrolle der Berufsausübung.[807] Angesichts der Interessen der Mitgliedstaaten an einer qualitativ hohen oder hochwertigen Leistungsbereitstellung für die eigenen Bürger ist die Gefahr einer Gesundheitsgefährdung beim innergemeinschaftlichen Leistungsbezug zwar gering. Dennoch ist die Notwendigkeit eines Nachbesserungsbedarfs im Inland bzw. inländischer Folgebehandlungen von im Ausland bezogenen Leistungen je nach Fall nicht auszuschließen. Dabei ist zu berücksichtigen, dass vergleichbare Komplikationen gegebenenfalls auch im Fall einer Inlandsbehandlung hätten auftreten können. Allerdings bereitet die Durchsetzung von Rechtsansprüchen bei grenzüberschreitenden Transaktionen in der Regel mehr Schwierigkeiten. Sofern es sich um eine gezielte Nachfrage nach ausländischen Gesundheitsleistungen mit vorheriger Genehmigung der zuständigen Krankenkasse handelt, hätten Letztere die Inanspruchnahme qualitativ minderwertiger Leistungen eventuell mitzuverantworten. Ob und gegebenenfalls welche Konsequenzen sich hieraus für die Krankenkassen ergeben, bleibt angesichts noch nicht ergangener Urteile abzuwarten.

5.2.3. Zugang zum ausländischen Leistungsanbieter

Nach den Berechnungen von *Busse/Drews/Wismar*, die einen Gürtel von 20 km um die deutschen Grenzregionen gelegt haben, beträgt das grenzüberschreitende Potenzial deutscher Patienten nach dem EU-Beitritt der Tschechischen Republik und Polens 11,74 Mio., was einem Bevölkerungsanteil von rund 13 Prozent entspricht.[808] Wie die nachfolgenden Ausführungen zeigen, dürfte die Anzahl der tatsächlichen grenzüberschreitenden Inanspruchnahmen deutlich darunter liegen: Generell kann der grenzüberschreitende Gesundheitsbezug als zweistufiger Entscheidungsprozess interpretiert werden. Auf der ersten Stufe, der Abgangsentscheidung, entscheidet sich der Patient zunächst für eine in- bzw. ausländische Behandlung. Auf der anschließenden Stufe, der Zugangsentscheidung, erfolgt schließlich die Wahl des Krankenhauses und der Zielregion. Nach *Crivelli* erfolgt der Zugang des Patienten zum ausländischen Gesundheitssystem bzw. Leistungserbringer über einen inländischen *Advisory-Physician*, der die Funktion eines *Gatekeepers* einnimmt.[809] Beim Besuch des Selbigen entstehen dem Patienten sowohl pekuniäre Kosten in Form von Reisekosten als auch Opportunitätskosten in Form von Wartezeiten und eventueller Revisitsn (vgl. Kapitel 3.2.2). Überdies besteht Unsicherheit über die Genehmigung

---

807 Vgl. *Schulte* in *Klusen* (2000, S. 104). So fordert beispielsweise die *European Union of General Practitioners* (UEMO), die europäische Mindestweiterbildungszeit für Allgemeinärzte von zwei Jahren auf drei Jahre zu verlängern. Vgl. *Hartmannbund* (2002).
808 Vgl. *Busse/Drews/Wismar* (2002, S. 246 f.).
809 Vgl. *Crivelli* (1998, S. 287 f.). Eine Übersicht über die Politik der Mitgliedstaaten hinsichtlich des Zugangs findet sich in *Palm/Nickless/Lewalle et al.* (2000, S. 44 ff.). Vgl. auch die EU-Datenbank MISSOC.

einer Krankenhausbehandlung durch die zuständige Krankenkasse oder der Versorgung außerhalb des EU/EWR-Raums. Unter der Annahme rationalen Konsumentenverhaltens fallen die Versichertenzahl, welche den Bezug von Gesundheitsleistungen im Ausland in ihre Nachfrageüberlegungen mit einschließt, und jene, die einen Antrag auf Auslandsbehandlung stellen, auseinander. Davon zu unterscheiden ist die beobachtbare Patientenzahl, deren Antrag auf Auslandsbehandlung stattgegeben wurde. Aus Sicht des Patienten gesellt sich zu der Unsicherheit über die Genehmigung bzw. über die nachträgliche Kostenerstattung einer gezielten ambulanten Inanspruchnahme die Unsicherheit über die Höhe des Nettonutzens einer Auslandsbehandlung. Letztere Unsicherheit ist zwar ebenso im Fall einer Inlandsbehandlung gegeben, jedoch fällt diese Unsicherheit aufgrund der weitgehend bekannten Umstände eines inländischen Leistungsbezugs – verglichen mit einer Auslandsbehandlung – geringer aus. In Anlehnung an *Crivelli/Zweifel* hängt die Entscheidung über den Zugang zu einem ausländischen Leistungserbringer vom Patientennutzen ab, der wiederum von spezifischen Merkmalen der Leistungserbringung abhängt.[810] Um eine rationale Entscheidung treffen zu können, setzt dies eine weitgehende Leistungstransparenz voraus.

Der Zugang zum ausländischen Leistungsanbieter erfolgt entweder auf Überweisung des *Advisory-Physicians* oder beruht auf einer selbstständigen Patientenentscheidung. Dabei ist die Wahl der Gesundheitsleistung als Teil der allgemeinen Haushaltsentscheidungen für bestimmte Güter zu werten (vgl. Kapitel 3.1).[811] Als Agenten der Patienten können die inländischen Leistungserbringer prinzipiell auch Empfehlungen hinsichtlich der Inanspruchnahme anderer inländischer und ausländischer Leistungserbringer abgeben. Die Empfehlung ausländischer Leistungserbringer setzt daher voraus, dass der *Gatekeeper* über das Auslandsangebot informiert ist. In der Realität dürfte dies die Ausnahme darstellen. Daneben vertritt der *Advisory-Physician* als *Gatekeeper* zusätzlich die Interessen des Kostenträgers, weshalb er als Doppelagent für den Patienten einerseits und den Kostenträger andererseits agiert.[812] Ob der *Advisory-Physician* die vorliegenden Informationen an den Patienten weitergibt, kann bezweifelt werden. So können die Leistungserbringer entsprechend der allgemeinen *Prinzipal-Agent*-Theorie die Interessen der Patienten zugunsten eigener Interessen, wie finanzieller Eigeninteressen oder des eigenen Prestigegewinns, zurückstellen. Darüber hinaus ist eine Überweisung mit dem Risiko einer Abwanderung des Patienten verbunden. Denn schließlich reduziert sich nach der erstmaligen Konsultation zugleich eine Hürde der grenzüberschreitenden Inanspruchnahme, da der ausländische Arzt für den Patienten kein Unbekannter mehr ist (vgl. Kapitel 3.2.4).

Überdies müssen die Informationen auch patientengerecht aufbereitet sein, da die Patienten ansonsten keine selbstständig rationale Entscheidung bezüglich einer In-

---

810 Vgl. *Crivelli/Zweifel* (1996, S. 128 ff.). Zu konditionalen Logitmodellen vgl. *Andreß/Hagenaars/Kühnel* (1997, S. 306 ff.), *Urban* (1993, S. 121 ff.).
811 Vgl. *Ratchford* (2001).
812 Vgl. *Crivelli* (1998, S. 290 f.).

280

oder Auslandsbehandlung treffen können. Wesentliche Voraussetzung für eine rationale Entscheidungsfindung ist daher, dass die Patienten vor dem Leistungsbezug auf entscheidungsrelevante Informationen wie die wesentlichen Leistungseigenschaften zurückgreifen können. Schließlich sind darüber hinaus auch soziale Netzwerke zwischen den Leistungserbringern zu berücksichtigen, welche die Weitergabe von Informationen zugunsten bekannter Personen begünstigen. Die grundsätzliche Bereitschaft des Patienten, das ausländische Angebot in Anspruch zu nehmen, hängt somit von einer Vielzahl von Faktoren ab, wie den direkten und indirekten Kosten der Inanspruchnahme in- bzw. ausländischer Gesundheitsleistungen, objektiven oder vermeintlichen Qualitätsunterschieden, der Verfügbarkeit substitutiver Inlandsangebote, der räumlichen Nähe zu in- und ausländischen Dienstleistungserbringern, der Transportfähigkeit, den zur Verfügung stehenden Transportmitteln, der Mobilitätsbereitschaft des Patienten, gegebenenfalls erforderlichen Fremdsprachenkenntnissen, allgemeinen Informationen über die Funktionsweise des in- und ausländischen Gesundheitssystems etc. (vgl. Kapitel 3.1).

Unterschieden nach dem in- und ausländischen Qualitätsniveau sowie den gesamten Bezugskosten im In- und Ausland lassen sich aus Sicht des einzelnen Verbrauchers insgesamt neun potenzielle Fälle identifizieren, welche zu einem Bezug der Dienstleistung im In- oder im Ausland führen (vgl. Tabelle 8). Während sich in den Fällen 2. bis 8. unter der Annahme eines rationalen Konsumentenverhaltens eindeutige Aussagen zugunsten einer Inlands- oder Auslandsbehandlung machen lassen, hängt die Wahl in den Fällen 1. und 9. von der individuellen Bewertung des Preis-Leistungsverhältnisses ab. Modelltheoretisch lassen sich die Fälle in das Preis-Mengen-Qualitäts-Diagramm aus Kapitel 3.3.1 einordnen.

Tabelle 8: Leistungsrelevante Fälle

	$BK^I < BK^A$	$BK^I = BK^A$	$BK^I > BK^A$
$Q^I < Q^A$	1. ?	2. Auslandsnachfrage	3. Auslandsnachfrage
$Q^I = Q^A$	4. Inlandsnachfrage	5. Indifferent	6. Auslandsnachfrage
$Q^I > Q^A$	7. Inlandsnachfrage	8. Inlandsnachfrage	9. ?

Anm.: BK^I, BK^A = Bezugskosten einer Inlands- bzw. einer Auslandsbehandlung; Q^I, Q^A = Qualitätsniveau der In- bzw. Auslandsbehandlung

Quelle: eigene Erstellung

Die Rolle des Dolmetschers

Die Dienstleistungserbringung durch ausländische Anbieter und die grenzüberschreitende Zusammenarbeit zwischen verschiedenen Trägern wird angesichts der Vielzahl europäischer Sprachen auch durch sprachliche Verständigungsschwierigkeiten behindert. Die sich hieraus ergebenden Probleme der Arzt-Patienten-Beziehungen reichen von dem Gefühl des Patienten, nicht ernst genommen zu werden, über das Herausbilden von Misstrauen bis zur Fehldiagnose oder Fehlbehandlung (vgl. Kapitel 3.2.4). Sprachschwierigkeiten treten insbesondere bei der „*ärztlichen Visite, Anamnese oder Aufklärungsgesprächen vor Operationen*" (*Frühauf/Wladarsch/Serdaroglu et al.* (2000, S. 218)) auf. Im Gegensatz dazu bereiten kulturelle Unterschiede und Bildungsunterschiede vergleichsweise geringe Schwierigkeiten.[813] In der Praxis müssen daher entweder ad hoc Begleitpersonen (Familienangehörige, Freunde) als Dolmetscher einspringen, wodurch gegebenenfalls die Möglichkeit intimerer Fragen beschränkt wird. Oder es muss auf bi-/multilinguales medizinisches Personal zurückgegriffen werden. In verschiedenen europäischen Staaten (z. B. Österreich, Schweden, Niederlande) werden die Dolmetschertätigkeiten von externen Dolmetschern auf ehrenamtlicher Basis oder gegen Honorar übernommen (so genannte Interpreterservices).[814] Daneben wird auch auf telefonische Dolmetscherdienste zurückgegriffen, die sich nach Einschätzung des medizinischen Fachpersonals jedoch am schlechtesten zur Überbrückung von Kommunikationsschwierigkeiten eignen.[815] Als Alternative dazu bieten sich für das Fachpersonal Fort- und Weiterbildungsmaßnahmen in sprachlicher und kultureller Hinsicht sowie die Bereitstellung von Patienteninformationen in den gängigsten Fremdsprachen an.

Wie das *Bundesministerium für Arbeit und Sozialordnung* bereits im Jahr 1963 ausführte, müssen die durch die Dolmetscherleistungen entstandenen Kosten nicht von den Krankenkassen übernommen werden.[816] Das Bundessozialgericht (BSG) bestätigt dies grundsätzlich, räumt jedoch ein, dass der Arzt Hilfeleistungen im Rahmen des § 28 Abs. 1 Satz 2 SGB V in Anspruch nehmen kann, sofern die hinzugezogenen Hilfeleistungen im Rahmen der ärztlichen Berufsausübung liegen und von dem leitenden Arzt angeordnet und verantwortet werden können. Indes werden Dolmetschertätigkeiten nicht unter die Hilfstätigkeiten subsumiert, da der Arzt diese aufgrund seines spezifischen Fachwissens weder leiten noch kontrollieren kann.[817] Um das Problem der Kostenübernahme zu umgehen, besteht die Möglichkeit einer von Kommunen, Ländern oder dem Bunde getragenen Mischfinanzierung oder Subventionierung von Dolmetschertätigkeiten mit dem Ziel, diese Personen in verschiedenen Bereichen einzusetzen (Konzept des Gemeindedolmetschers).[818] Daneben

---

813 Vgl. *Wagner/Marreel* (2000, S. 256)
814 Vgl. *Ramazan* (2000), *Drenthen* (2000).
815 Vgl. *Pöchhacker* (2000, S. 170).
816 Vgl. *Schmacke* (2000, S. 61).
817 Vgl. BSG v. 10.5.1995 – 1 RK 20/94 = USK 9529.
818 Vgl. *Schmacke* (2000, S. 63 f.), *Ramazan* (2000).

wird die Einsetzung und Finanzierung medizinischer Dolmetscherdienste zum Teil von regionalen Einrichtungen vorangetrieben. Diese Maßnahmen beziehen sich daher auf einen lokal begrenzten Raum. Beispielsweise besteht im Universitätskrankenhaus Eppendorf bereits seit mehreren Jahren ein Dolmetscherdienst. Die Dolmetschertätigkeit bietet eine gewisse juristische Absicherung des Leistungserbringers, dient der Vertrauensbildung zwischen Arzt und Patienten und entlastet darüber hinaus den Leistungserbringer, sodass sich dieser auf die medizinische Leistungserbringung konzentrieren kann.[819] Um derartige Verständigungsschwierigkeiten zu umgehen, suchen Patienten ausländischer Herkunft anstelle von inländischen Leistungserbringern oftmals im Migrationsland arbeitende, ausländische Leistungserbringer mit gleicher Nationalität auf.[820]

Die Rolle der Patientenmakler

Im Zuge der Handelsliberalisierung entstehen darüber hinaus völlig neuartige Berufsfelder. Hierzu zählt der Beruf des Patientenmaklers, dessen Aufgabe darin besteht, die vornehmlich finanzkräftige ausländische Klientel zu akquirieren und zum Leistungserbringer zu überführen.[821] Vor Ort werden den Patienten über die medizinische Leistung hinausgehende Sonderleistungen angeboten. Diese reichen von der Bereitstellung gepanzerter Limousinen über Bodyguards bis zum Delikatessenservice. Nach Expertenmeinungen wird die Zahl der Patientenmakler bundesweit auf ungefähr ein Dutzend Agenturen bzw. Personen geschätzt (z. B. *GerMedic, German Health, TouchDown Management Consultants*, …).[822] Wenngleich sich die Akquisition vornehmlich auf die GUS-Staaten, den Nahen Osten sowie den asiatischen Raum konzentriert, ist in den Mitgliedstaaten der Europäischen Union ebenfalls ein entsprechendes Patientenpotenzial vorhanden (z. B. Großbritannien, Skandinavien). Die Kosten einer Auslandsbehandlung dürfte für die Mehrzahl dieser Kunden eine untergeordnete Rolle spielen. Das medizinische Leistungsangebot liegt in erster Linie im Bereich der *Center of Excellence* (vgl. Kapitel 4.4.1.2). Da die Behandlung vornehmlich in Privatkliniken erfolgt und bislang ein geringes Ausmaß erreicht hat, sind negative Rückwirkungen wie Verdrängungseffekte auf die sozialen Gesundheitssysteme nicht zu erwarten (vgl. Kapitel 5.3.4).[823] Darüber hinaus erstreckt sich die Akquisition aufgrund der zwischenstaatlichen Qualitätsunterschiede und Versorgungsengpässe auch auf die Versicherten der sozialen Sicherungssysteme.[824] Mit zunehmender Leistungsausgrenzung aus den Leistungskatalogen und steigender Selbstbeteiligung ergibt sich vor allem in den Grenzregionen ein Patientenpotenzial.

---

819 Vgl. *Richter* (2000, S. 26).
820 Vgl. *Wagner/Marreel* (2000).
821 Vgl. *Clade* (2000).
822 Vgl. *Richter* (2000, S. 24).
823 Vgl. *Clade* (2000)
824 Vgl. *Danner/Dawson/Terwey* (2003), *o. V.* (2001), *o. V.* (2003b).

5.2.4. Die grenzüberschreitende Nachfrage im Modell

Die zuvor dargelegten Zusammenhänge der Patientenmobilität lassen sich durch die Kombination des aus der Markttheorie bekannten Preis-Mengen-Diagramms, in dem sich das Angebot und die Nachfrage darstellen lassen, mit dem aus der geografischen Ökonomie bekannten Transportkostenmodell, in welchem sich die Kosten der Raumüberwindung abbilden lassen, veranschaulichen. Im Unterschied zu dem üblichen unternehmensbezogenen Transportkostenmodell von Abbildung 25 werden in Abbildung 37 b die Bezugskosten aus Sicht der Nachfrager dargestellt.

Eine rationale Entscheidung darüber, ob der Bezug der Leistungen im Inland oder im Ausland erfolgt, setzt voraus, dass der Versicherte über sämtliche Kosten der Inanspruchnahme informiert ist. Typischerweise kennen die Versicherten jedoch weder die in- und ausländischen Vergütungssätze noch die fixen und variablen Transaktionskosten der Inanspruchnahme oder können die Qualität der in- und ausländischen Leistungserbringer realistisch einschätzen. Darüber hinaus dürften den Versicherten die Erstattungssätze der Kostenträger kaum bekannt sein. Das nachfolgende Modell ist daher weniger als eine Stilisierung der Versichertenentscheidung, sondern vielmehr als eine allgemeine Darstellung der Vorteilhaftigkeit der Inanspruchnahme im In- oder Ausland zu werten. Obwohl in dem Modell neben der schwerpunktmäßigen Kostendarstellung auch ein Qualitätseffekt ausgewiesen wird, unterbleibt eine Nutzenbewertung der Leistungsqualität aufgrund der subjektiven Komponente. Das Modell eignet sich vor allem, um die Kosten der Inanspruchnahme unter der Annahme einer homogenen in- und ausländischen Leistungsqualität darzustellen. Löst man diese Annahme auf, so besteht die Möglichkeit, dass die Bezugskosten im Inland zwar höher als jene einer vergleichbaren ausländischen Leistung ausfallen, dieser Nachteil jedoch durch einen größeren Nutzen des Inlandsangebots überkompensiert wird. Das Modell wird somit ebenso wie die meisten vergleichbaren Modelle durch die Schwierigkeiten einer Darstellung und Bewertung der Qualitätskomponente limitiert.

In dem Modell wird zunächst von einem weitgehend standardisierten Leistungsangebot ausgegangen, weshalb die Situation der eines vollkommenen Marktes gleicht. Unter diesen Bedingungen handelt es sich um eine polypolistische Wettbewerbssituation, bei der die Anbieter mittel- bis langfristig entsprechend der Regel „Preis gleich Grenzkosten" produzieren müssen oder ansonsten vom Markt verdrängt werden (vgl. Abbildung 37 a).[825] Des Weiteren wird zunächst eine gleichmäßige Verteilung der Nachfrage in der Fläche unterstellt, was sich in einer gleich hohen Zahlungsbereitschaft von Nachfragern aus verschiedenen Regionen widerspiegelt. Zur Vereinfachung wird angenommen, dass am Wohnort keine Transaktionskosten anfallen. Unter den Bedingungen eines vollkommenen Marktes, einer isotropen Ebene und eines flächendeckenden homogenen Leistungsangebots entsteht den Nachfragern durch den Bezug von Leistungen außerhalb des eigenen Wohnortes

---

825 Vgl. *Neumann* (1995, S. 27 ff.).

kein zusätzlicher Nutzen, es fallen jedoch höhere Kosten als beim direkten Bezug vor Ort an.[826] Die Leistungen werden daher direkt am Wohnort zum Preis p_i in Anspruch genommen. Allerdings können in der Realität insbesondere spezielle Leistungen nicht immer direkt vor Ort bezogen werden. Für die Nachfrager besteht somit die Möglichkeit, diese Leistungen entweder außerhalb des Wohnortes in Anspruch zu nehmen oder darauf zu verzichten. Während ein Verzicht bei Konsumgütern durchaus möglich ist, ist diese Möglichkeit bei Gesundheitsleistungen allenfalls bei geringfügigen Erkrankungen gegeben (vgl. Kapitel 3.2). Das nachfolgend dargestellte Modell geht zunächst von einer vollständigen privaten Finanzierung der Gesundheitsleistungen aus. Außerdem bieten die in- und ausländischen Anbieter ihre Leistungen zu gleich hohen Preisen an ($p_i = p_a$). Diese sowie weitere Annahmen werden sukzessive aufgelöst, sodass die Wirkungen einer direkten Inanspruchnahme ohne vorherige Rücksprache mit dem Träger, die Wirkungen des Versicherungsschutzes, von Einkommenseffekten und von Qualitätseffekten deutlich werden.

Werden die Gesundheitsleistungen außerhalb des Wohnortes bezogen, so entstehen den Versicherten zusätzlich zu den direkten Kosten des Preises p_i auch Transaktionskosten (vgl. Kapitel 1.1.3). Diese lassen sich nochmals in fixe Transaktionskosten TK_F^{IN} sowie variable Transaktionskosten TK_V^{IN} unterteilen (vgl. Abbildung 37 b). Während die fixen Transaktionskosten als fester Kostenaufschlag auf den Preis p_i anfallen, hängen die variablen Transaktionskosten als Kosten der Raumüberbrückung im Wesentlichen von der Entfernung zwischen dem Ort des Leistungsbezugs und dem Wohnort sowie dem gewählten Transportmittel ab. Mit steigender Entfernung erhöht sich einerseits die „Regelzeit" der Distanzüberbrückung, andererseits wird mit zunehmender Distanz gegebenenfalls erst die Inanspruchnahme alternativer, Zeit sparender, mitunter kostengünstigerer Reisemittel wie des Flugzeugs ermöglicht. Daher lassen sich keine generell gültigen Aussagen hinsichtlich des Zusammenhangs zwischen der Entfernung, den Kosten und der Zeit treffen (vgl. Kapitel 3.2.2). Folglich kann der Verlauf der variablen Transaktionskosten Sprungstellen aufweisen, auf deren Darstellung verzichtet wird. Zur Vereinfachung soll außerdem in dem Modell jeweils das kostengünstigste Mittel der Raumüberbrückung gewählt werden. Für Leistungen jenseits der Grenze erhöhen sich die Kosten des Leistungsbezugs für den Nachfrager, da diese mit zusätzlichen Unsicherheiten verbunden sind. So steigen beispielsweise die fixen Kosten des Leistungsbezugs aufgrund zusätzlicher Intransparenzen und Qualitätsunsicherheiten ab der Grenze von TK_F^{IN} auf TK_F^{AUS}. Außerdem kommt es zu einem Anstieg der variablen Transaktionskosten, wobei annahmegemäß von einem linearen Zusammenhang zwischen der Entfernung und den variablen Transaktionskosten ausgegangen wird. Die in- und ausländischen Kosten pro Entfernungseinheit werden als gleich hoch unterstellt, ebenso könnten die variablen Transaktionskosten des Auslandsbezugs im Vergleich zum Inland einen sinkenden oder steigenden Verlauf aufweisen (dünnere Linien in Abbildung 37 b). Die gesamten Kosten des Leistungsbezugs K_G zwischen einem

---

826 Zum Begriff der isotropen Ebene vgl. Kapitel 4.4.1.3.

inländischen Leistungserbringer LE_A, der sich in einer Entfernung von A zum Wohnort befindet, und einem gleich weit entfernten ausländischen Leistungserbringer unterscheiden sich also in Höhe von $K_G^{AUS} - K_G^{IN}$. Angesichts des bislang als homogen angenommenen Leistungsangebots im In- und Ausland ist der gezielte Bezug ausländischer Leistungen nicht rational, weshalb diese nur im Fall der akuten Behandlungsnotwendigkeit in Anspruch genommen werden.

Abbildung 37: Gesamtmodell – Grundmodell

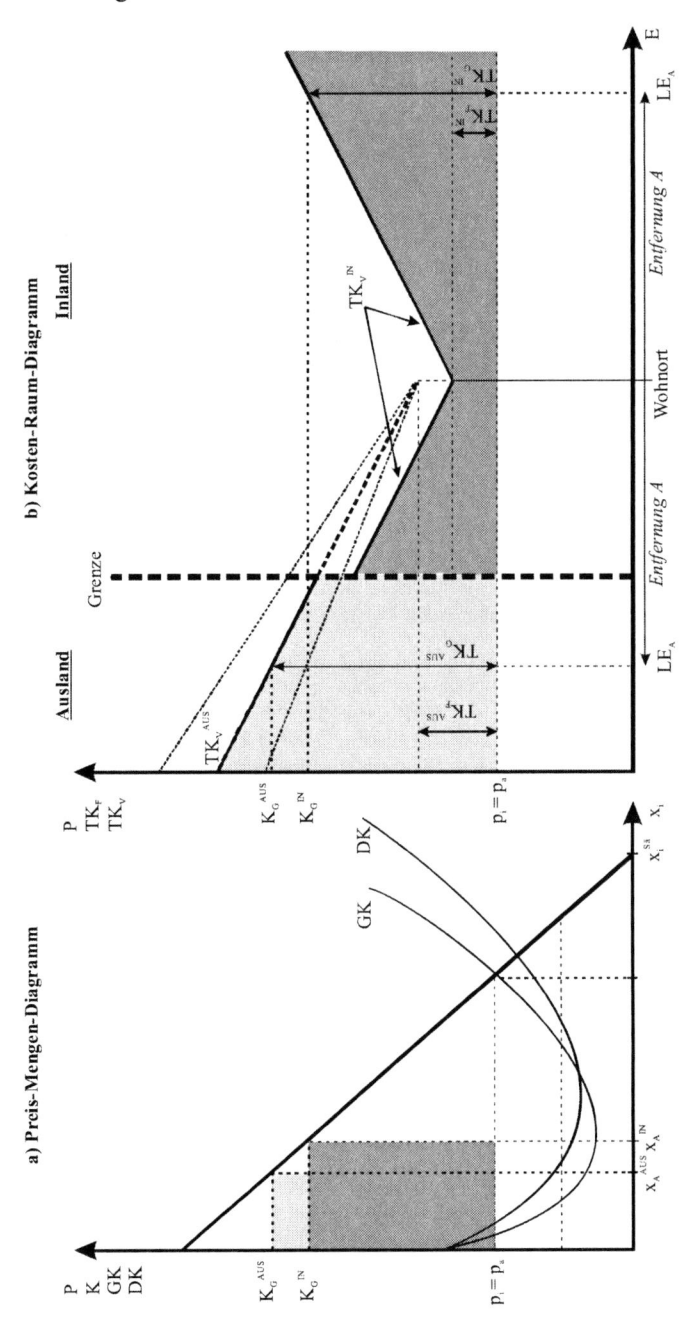

Quelle: eigene Erstellung

Infolge der anteiligen Kostenübernahme durch die Versicherung reduziert sich der für den Versicherten finanziell spürbare Preis der Gesundheitsleistungen.[827] Zur Vereinfachung wird in Abbildung 38 (S. 292) von einer paritätischen Leistungsfinanzierung zwischen der Versicherung und den Versicherten ausgegangen. Versicherte haben somit im Inland fünfzig Prozent des Preises ($p_i^{50\%}$) zuzüglich der fixen und variablen Transaktionskosten zu tragen, sodass beim Bezug inländischer Leistungen in einer Entfernung von A zum Wohnort insgesamt Kosten in Höhe von K_G^{IN} anfallen. Dagegen entstehen den Versicherten im Ausland bei einem gleich weit entfernten Leistungsanbieter bei annahmegemäß gleichem Preis und gleichem variablem Transaktionskostenverlauf wegen der deutlich höheren fixen Transaktionskosten auch höhere Bezugskosten. Aufgrund des Genehmigungsvorbehalts und der fraglichen Kostenübernahme durch die Kostenträger schwanken die Gesamtkosten zwischen $K_G^{AUS\,Min}$ und $K_G^{AUS\,Max}$, da den Versicherten beim Bezug ausländischer Leistungen Transaktionskosten in Form von Erstattungsunsicherheiten entstehen. Dabei wird unterstellt, dass die Erstattung ausländischer Leistungen maximal in Höhe der inländischen Erstattungssätze gleichartiger Leistungen erfolgt, um so die Ausgabenrisiken für die Gesundheitssysteme zu reduzieren (vgl. Kapitel 2.2.3.6). Zudem werden den Versicherten die Kosten der Raumüberbrückung nicht erstattet. Dem zufolge entspricht die Höhe der Erstattungsunsicherheit lediglich den inländischen Erstattungssätzen. Aufgrund der Annahme einer proportionalen Selbstbeteilung von 50 Prozent übernimmt der Träger die Kosten der Behandlung maximal bis zu einer Höhe von $p_i^{50\%}$. Allerdings dürften die Versicherten in der Regel kaum über die inländischen Vergütungssätze informiert sein. Ohne eine vorherige Rücksprache muss der Versicherte davon ausgehen, gegebenenfalls die Behandlungskosten in voller Höhe tragen zu müssen. Sofern der zuständige Träger die ausländischen Behandlungskosten übernimmt und der Preis der ausländischen Leistung p_a unterhalb des im Inland getragenen Anteils von $p_i^{50\%}$ liegt, entstehen dem Versicherten keine zusätzlichen Behandlungskosten. Liegt jedoch der Preis p_a oberhalb von $p_i^{50\%}$, kommt der Versicherte für den Differenzbetrag auf. Ein Beispiel für derartige Erstattungsunsicherheiten ist die Inanspruchnahme ausländischer ambulanter Leistungen ohne vorherige Rücksprache mit der Krankenkasse entsprechend § 13 Abs. 4 SGB V. Angesichts des hohen deutschen Wohlfahrtsniveaus und hoher Erstattungssätze dürften diese für die GKV-Versicherten eher gering sein. Für die Versicherten der meisten anderen Mitgliedstaaten bestehen aufgrund der nicht erfolgten Umsetzung der *Kohll/Decker*-Fälle in nationales Recht zudem juristische Lücken, die gegebenenfalls zu einer rechtlichen Auseinandersetzung mit dem zuständigen Träger führen können. Ebenso dürften sich ohne eine vorherige Rücksprache mit dem zuständigen Träger Schwierigkeiten ergeben, im dringenden Behandlungsfall den medizinisch notwendigen Behandlungsumfang im Sinne der VO (EWG) Nr. 1408/71 zu bestimmen. Sofern der ausländische Leistungserbringer

---

[827] Von der zusätzlichen Belastung der Versicherten durch die Beitrags- bzw. Steuerzahlungen wird im Folgenden abgesehen.

darüber hinausgehende Leistungen erbringt, hat der Versicherte die zusätzlichen Kosten selbst zu tragen. Aufgrund dieser Unsicherheiten schwankt die Kostendifferenz des Leistungsbezugs im In- und Ausland zwischen $K.diff.Min$ und $K.diff.Max$ und mithin auch die bezogene Leistungsmenge zwischen $x_A^{AUS\,KG\,Min}$ und $x_A^{AUS\,KG\,Max}$. Auch wenn der Träger die Behandlungskosten anteilig übernimmt, liegen die gesamten, minimalen Bezugskosten des Versicherten $K_G^{AUS\,Min}$ noch oberhalb der inländischen Bezugskosten K_G^{IN}. Eine Auslandsnachfrage ist demzufolge immer noch nicht rational.

Zugleich soll nun die Annahme einer interregional gleich hohen Zahlungsbereitschaft aufgegeben werden. Regionale Unterschiede in der Zahlungsbereitschaft sind beispielsweise auf interregionale Einkommensunterschiede sowie (damit zusammenhängende) verschiedenartige Konsumentenpräferenzen zurückzuführen. Der unterschiedliche Verlauf der Nachfragekurven kann ebenso mit individuellen intraregionalen Unterschieden in der Zahlungsbereitschaft erklärt werden. Rationalerweise wird eine bezugskostenexpansivere Auslandsleistung nur im Fall einer höheren Qualität oder bestehender Versorgungsdefizite nachgefragt, da andernfalls auf das homogene Angebot inländischer Leistungserbringer zurückgegriffen wird.[828] Dies setzt voraus, dass eine höhere Qualität der ausländischen Leistungen vom Verbraucher vermutet wird oder nachweislich belegt ist (vgl. Kapitel 3.3). Unter diesen Bedingungen handelt es sich dann nicht mehr um einen vollkommen Markt mit homogenem Leistungsangebot. In Abbildung 38 kommt es daher zu einer Drehung der Zahlungsbereitschaftskurve im Sättigungspunkt, mit der Folge, dass sich die nachgefragten Mengen $x_A^{AUS\,KG\,Min}$ und $x_A^{AUS\,KG\,Max}$ weiter nach rechts verschieben.[829] So dürfte die Reisebereitschaft von Patienten aus den neuen EU-Mitgliedstaaten einerseits aufgrund der Überbrückung größerer räumlicher Distanzen zur Inanspruchnahme spezieller Gesundheitsleistungen im eigenen Land und damit hoher inländischer Transaktionskosten sowie einem (vermeintlich) höheren Qualitätsniveau angrenzender Mitgliedstaaten wie der Bundesrepublik Deutschland vergleichsweise hoch sein.[830] Andererseits kann die Reisebereitschaft grundsätzlich durch eine umfassende nationale Gesundheitsversorgung – was in den neuen EU-Mitgliedstaaten nicht der Fall ist –, ein niedriges inländisches Preisniveau substitutiver Leistungen und die anteilige Übernahme der Leistungsentgelte durch die Versicherung gebremst werden (vgl. Kapitel 3.1).

---

828 In Abbildung 38 kommt es dabei zu einer Drehung im Sättigungspunkt, zugleich ist eine Verschiebung der Nachfrage nach rechts möglich, wenn sich aufgrund der höheren Leistungsqualität eine Sättigung erst bei größerer Menge einstellt. Vgl. Abbildung 13.
829 Aus Gründen der Übersichtlichkeit sind im Preis-Mengen-Diagramm zwar die jeweiligen Abszissenabschnitte gekennzeichnet worden, auf eine entsprechende Beschriftung wurde jedoch verzichtet.
830 Vgl. *Dietrich* (2003), *Dietrich* (1999, S. 14).

Gibt man zusätzlich die Annahme eines einheitlichen in- und ausländischen Preises auf, ergeben sich weitere Implikationen für den Leistungsbezug.[831] Die zwischenstaatlichen Preisgefälle bzw. die Preisdifferenzen zwischen einzelnen Anbietern können auf eine Vielzahl von Gründen zurückgeführt werden (vgl. Kapitel 4.4.1.1). Hierunter fallen ebenso eine unterschiedliche Kaufkraft der Bevölkerung oder einzelner Regionen, wie auch Produktionsvorteile oder eine Abwertung des nominalen Wechselkurses, die für die Staaten der Europäischen Währungsunion nicht mehr relevant ist. Unter der Annahme einer ebenfalls polypolistischen Wettbewerbssituation im Ausland gilt auch hier die Regel „Preis gleich Grenzkosten". In Abbildung 39 wird unterstellt, dass der Preis ausländischer Leistungen p_i^{AUS} unterhalb des Preises substitutiver inländischer Leistungen p_i^{IN} liegt, da die ausländischen Anbieter geringere Grenz- und Durchschnittskosten (GK^{Aus}, DK^{Aus}) aufweisen. Bei unverändert hohen Transaktionskosten verringern sich somit die Kosten des ausländischen Leistungsbezugs. Wenngleich die Kostenübernahme durch die Versicherung nach wie vor unsicher ist, erhöht sich hierdurch das Absatzpotenzial, sodass sich $x_A^{AUS\,KG\,Min}$ und $x_A^{AUS\,KG\,Max}$ nach rechts verschieben. Derartige Preisunterschiede substitutiver Güter sind insbesondere aufgrund der bestehenden Handelshemmnisse und der administrativen Preisfestsetzung plausibel. Nach Aufnahme der Handelsbeziehungen würden sich die Preise unter freien Wettbewerbsbedingungen angleichen, sodass der Inlandspreis sinkt und der Auslandspreis steigt (vgl. auch Abbildung 35).

Abbildung 40 erweitert das bisherige Modell, indem zusätzlich zu den Wirkungen des Versicherungseffekts, des Nachfrageeffekts und der bestehenden Preisdifferenzen die Wirkungen einer Transaktionskostenreduzierung implementiert werden (vgl. Abbildung 15 und Abbildung 16). Im nationalen Kontext kann dabei sowohl eine Verringerung der variablen Transaktionskosten als auch der fixen Transaktionskosten angenommen werden. Innerhalb des Europäischen Binnenmarktes zeigt sich eine solche Reduzierung der variablen Transaktionskosten beispielsweise im Verkehrs-/Transportsektor, da es im Zuge des intensivierten Wettbewerbs zu Preissenkungen gekommen ist. Des Weiteren haben sich die Transaktionskosten auch infolge der erweiterten Informationsmöglichkeiten und der dadurch erhöhten Leistungstransparenz verringert. Obwohl sich die fixen Transaktionskosten einer grenzüberschreitenden Inanspruchnahme aufgrund der neuen Informations- und Kommunikationstechniken ebenfalls reduziert haben, sind die Versicherten nach wie vor mit den ausländischen Versorgungsstrukturen nicht vertraut. Zudem dürften die meisten Patienten angesichts der innergemeinschaftlichen Sprachunterschiede Schwierigkeiten haben, die in fremder Sprache aufbereiteten Informationen zu verstehen. Die fixen Transaktionskosten eines Auslandsbezugs verringern sich daher weniger stark als jene im Fall einer Inanspruchnahme im Inland. Als Folge der ungleichmäßigen Transaktionskostenreduzierung kommt es im Modell zu einer Annäherung zwischen

---

831 In der Realität dürfte das gleichzeitige Auftreten einer höherwertigen Qualität sowie eines niedrigeren Preises substitutiver Auslandsleistungen eher die Ausnahme darstellen.

den Kosten des in- und ausländischen Leistungsbezugs, im Zuge derer sich sowohl $x_A^{AUS\,KG\,Min}$ und $x_A^{AUS\,KG\,Max}$ nach außen verschieben.

Wie die vorherigen Ausführungen verdeutlicht haben, wird die grenzüberschreitende Inanspruchnahme von Gesundheitsdienstleistungen von einer Vielzahl von Faktoren beeinflusst. Wenngleich sich diese in einem allgemeinen Modell darstellen lassen, bereitet die Quantifizierung dieser Effekte erhebliche Schwierigkeiten. Diese Probleme hängen unmittelbar mit der subjektiven Komponente der Leistungsbeurteilung zusammen. So können etwa die individuellen Transaktionskosten der Raumüberwindung sowohl aufgrund unterschiedlicher finanzieller Mittel als auch unterschiedlicher Zeitkosten deutlich voneinander abweichen.

Abbildung 38: Gesamtmodell – Versicherung und Nachfrage

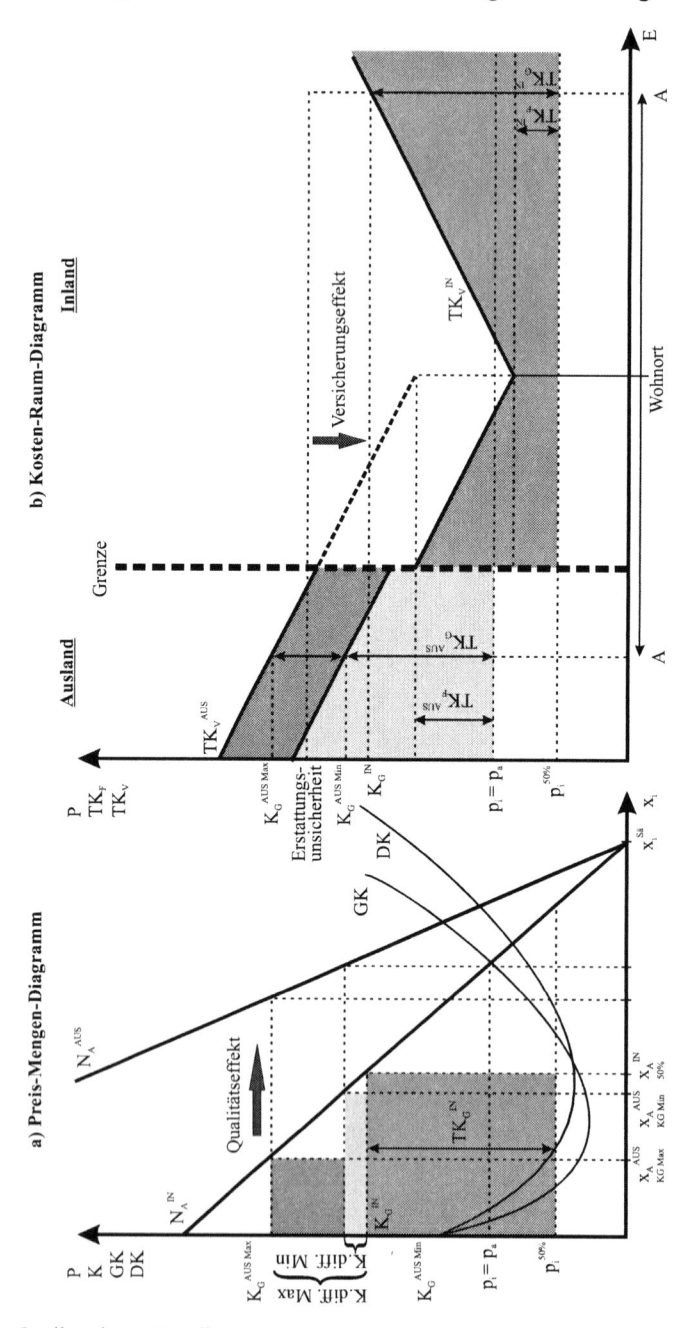

Quelle: eigene Erstellung

Abbildung 39: Gesamtmodell – Versicherung, Nachfrage und Preisdifferenzen

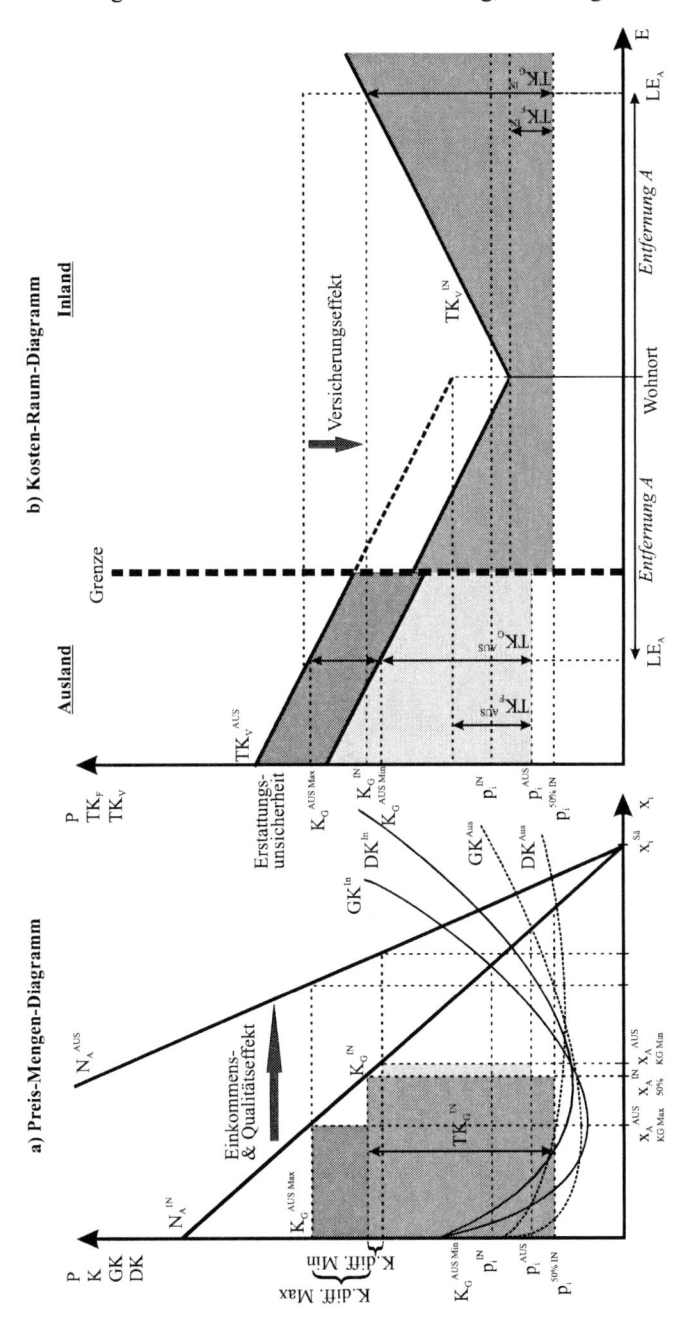

Quelle: eigene Erstellung

Abbildung 40: Gesamtmodell – Sinkende Transaktionskosten

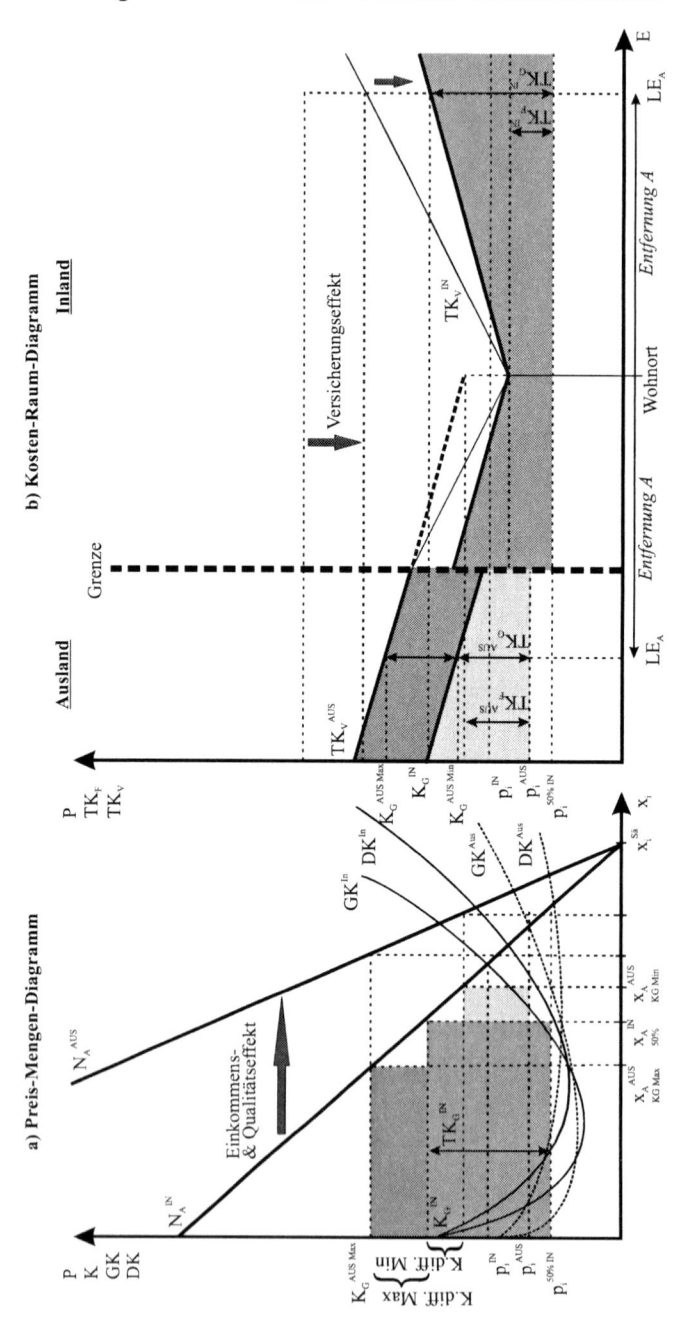

Quelle: eigene Erstellung

5.3. Wechselwirkungen zwischen dem nationalen Krankenversicherungssystem und der globalen Ebene

Aufbauend auf den vorhergehenden Ergebnissen erfolgt in diesem Kapitel eine Bewertung der grenzüberschreitenden Gesundheitsversorgung aus der Perspektive der Gesetzlichen Krankenversicherung. Das Handelsvolumen und die gehandelten Leistungen werden zum einen durch die Ausgestaltung der nationalen Gesundheitssysteme und des Leistungskatalogs sowie zum anderen durch den europäischen Integrationsprozess oder allgemeiner durch die Globalisierungsprozesse beeinflusst (vgl. Abbildung 41). Umgekehrt ergeben sich im Zuge einer sich ausweitenden grenzüberschreitenden Gesundheitsversorgung Rückwirkungen auf die Ausgestaltung der nationalen Rahmenbedingungen. Dabei stellt sich zum einen die Frage, inwiefern die bestehenden Regulierungen unter den Bedingungen einer sich ausweitenden Auslandsversorgung noch praktikabel sind. Für die Gesundheitssysteme der EU-Mitgliedstaaten, ergibt sich als Folge der Ausweitung der grenzüberschreitenden Gesundheitsversorgung sowie der EU-rechtskonformen Ausgestaltung ihrer Gesetzesgrundlagen, die Notwendigkeit, die Funktionalität der bestehenden Regelungen zu überprüfen (vgl. Kapitel 2). Diese Prozesse lassen sich grundsätzlich in allen Industriestaaten beobachten.

Dass die Gesundheitssysteme der EU-Mitgliedstaaten zukünftig stärker miteinander in Interaktion treten werden, dürfte heutzutage niemand mehr ernsthaft bestreiten. Interessanter ist vielmehr, wie sich das Zusammenwachsen der Gesundheitssysteme abspielen könnte. In Anlehnung an *Neubauer* könnte sich die Integration des Europäischen Gesundheitsmarktes in vier großen Schritten vollziehen:[832] Auf der ersten Stufe wird die grenzüberschreitende Inanspruchnahme von Gütern und Dienstleistungen primär durch die Versicherten bzw. Patienten vorangetrieben. Die Vergütung erfolgt dabei nach dem Prinzip der Kostenerstattung. Auf der zweiten Stufe weiten sich mit zunehmendem Handelsvolumen die Anreize für die Kostenträger aus, selektive Versorgungsverträge mit ausgewählten ausländischen Leistungserbringern abzuschließen. Im Zuge des sich intensivierenden Vertragswettbewerbs der Krankenkassen um qualitativ hochwertige Leistungen gewinnt die Entwicklung von Messinstrumenten, mit denen sich die verschiedenen Qualitätskomponenten abbilden lassen, an Bedeutung. Die Leistungserbringer reagieren auf diese Prozesse mit verstärkten Rationalisierungen sowie einer steigenden Produktdifferenzierung. Für die Kostenträger kann sich der Abschluss von Versorgungsverträgen mit ausländischen Leistungserbringern (Direktverträge) als geeignete Strategie erweisen, um ihre Versicherungsleistungen stärker untereinander abzugrenzen (vgl. Kapitel 5.3.2). Hierdurch steigt auch die Wettbewerbsintensität zwischen den Leistungserbringern. Zusätzlich zu dem bereits intensivierten nationalen Wettbewerb über die besonderen Versorgungsformen treten die Leistungserbringer stärker als bisher auch in einen gewissen Wettbewerb mit ausländischen Leistungserbringern. Obwohl eine solche

---

832 Vgl. *Neubauer* (2003, S. 87 ff.), *Breyer/Grabka/Jacobs et al.* (2002, S. 179 ff.).

Entwicklung durchaus realistisch ist, wird die grenzüberschreitende Versorgung mit Gesundheitsdienstleistungen – trotz der Ausweitung in den nächsten Jahren –, auch zukünftig nur eine Ergänzung zur Inlandsversorgung darstellen. Auf der dritten Stufe weitet sich schließlich die grenzüberschreitende Inanspruchnahme von Versicherungsleistungen aus.[833] Und auf einer abschließenden vierten Stufe könnte es möglicherweise zu einer Harmonisierung der sozialen Sicherungssysteme kommen. Angesichts der Bestrebungen der Mitgliedstaaten seit der Gründung der Europäischen Gemeinschaften, die Sozialressorts in nationaler Verantwortung zu behalten, erscheint vor allem eine Harmonisierung derzeit äußerst unwahrscheinlich, aber auch nicht unvorstellbar. Nach *Neubauer* könnten sich die Integrationsprozesse über einen kurz- bis mittelfristigen Zeithorizont von rund 30 Jahren vollziehen. Derzeit befinden wir uns in der Übergangsphase zwischen der ersten und zweiten Stufe, weshalb sich der Integrationsprozess auch zügiger vollziehen könnte.

Abbildung 41: Einflussfaktoren auf die grenzüberschreitende Gesundheitsversorgung im Überblick

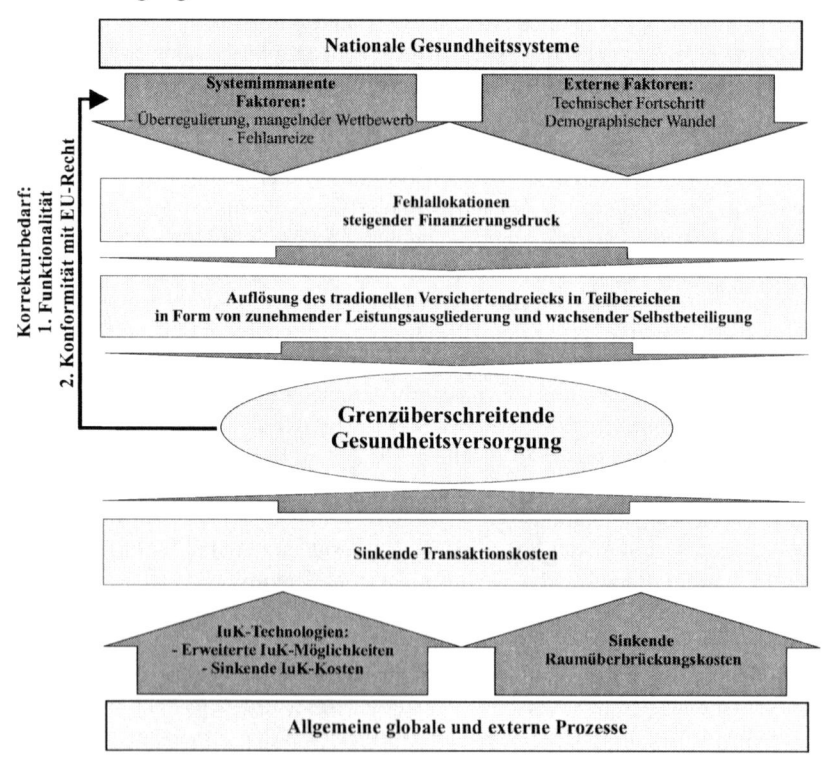

Quelle: eigene Erstellung

---

833 Vgl. *Arnold* (2007, S. 16 f.).

Im Nachfolgenden wird zunächst anhand des GKV-Leistungskatalogs die Grundsatzdiskussion um die Gestaltung der Leistungskataloge der Gesundheitssysteme aufgezeigt. Im Rahmen dessen wird auch auf die Gestaltung kassenspezifischer Leistungskataloge mithilfe von Satzungsleistungen und dem vergleichsweise neuen § 140e SGB V eingegangen (Kapitel 5.3.1). Im Anschluss werden die Möglichkeiten zur Einbindung ausländischer Leistungen im Rahmen der neuen Versorgungsformen wie der integrierten Versorgung aufgezeigt (vgl. Kapitel 5.3.2). Das darauf folgende Kapitel 5.3.3 untersucht exemplarisch die Funktionalität einzelner GKV-Regelungen und zeigt potenzielle Konfliktfelder mit dem EU-Recht auf. Das abschließende Kapitel 5.3.4 widmet sich schließlich der Frage, inwiefern sich die Ausnahme der Gesetzlichen Krankenversicherung vom Europäischen Kartellrecht (noch) rechtfertigen lässt. Unmittelbar davon betroffen ist das Verhältnis zwischen der Gesetzlichen Krankenversicherung und der Privaten Krankenversicherung.

5.3.1. GKV-Leistungskatalog und § 140e SGB V

Im Zuge der sich verengenden Finanzierungsmöglichkeiten über die Gesetzliche Krankenversicherung kommt es in zunehmendem Maße zu einer Auflösung der traditionellen Dreiecksbeziehung zwischen Versicherten, Kostenträgern und Leistungserbringern (vgl. Kapitel 3.1). Auch wenn der gesetzliche Krankenversicherungsschutz aus meritorischen Gründen in Zukunft existieren wird, sind zukünftig weitere Leistungsausgliederungen sowie eine steigende Finanzierungslast und Selbstbeteiligung der Versicherten zu erwarten. Als Beispiel hierfür kann etwa der Bereich des Zahnersatzes gelten. Dieser Prozess wird zum einen durch die ausgabensteigernde Wirkung des medizinischen und medizinisch-technischen Fortschritts vorangetrieben. Zum anderen ist erst um das Jahr 2040 mit der maximalen Finanzierungslücke als Folge der demografischen Entwicklung zu rechnen. Beide Faktoren werden dafür sorgen, dass der Prozess der Leistungsausgliederung weiter voranschreitet und die Haushalte stärker als bisher finanziell belastet werden. Umso wichtiger wird es, die GKV-Leistungen validen Kosten-Nutzen-Analysen zu unterziehen. Dabei liegt es grundsätzlich im Ermessen der Selbstverwaltung, genauer des *Gemeinsamen Bundesausschusses* (G-BA), die Regelleistungen des GKV-Leistungskatalogs zu bestimmen. Das letzte Wort über die Leistungsaufnahme oder den Ausschluss hat jedoch das *Bundesministerium für Gesundheit*, da der *Gemeinsame Bundesausschuss* diesem die beschlossenen Richtlinien vorzulegen hat (§ 94 Abs. 1 SGB V). Sofern das *Bundesministerium* die Richtlinie beanstandet, durchläuft die fragliche Leistung nochmals den *Gemeinsamen Bundesausschuss*. Aber selbst im Fall einer Nichtbeanstandung kann das *Bundesministerium* das Inkrafttreten mit bestimmten Auflagen verbinden.

Grundsätzlich ist zwischen der Marktzulassung (auch Verkehrsfähigkeit), die anhand der Kriterien Qualität, Wirksamkeit und gesundheitliche Unbedenklichkeit erfolgt, und der Aufnahme in den GKV-Leistungskatalog zu unterscheiden.[834] Die ökonomische Leistungsbewertung auf Basis von Kosten-Effektivitäts-Analysen wird daher auch als „vierte Hürde" bezeichnet.[835] Innerhalb der Gesetzlichen Krankenversicherung sind noch nicht aufgenommene Leistungen bis zur Anerkennung von der Leistungspflicht der Krankenkassen ausgeschlossen. In der Vergangenheit zeigte sich zum einen die Ungleichbehandlung von alten und neuen Untersuchungs- und Behandlungsmethoden, indem fast ausschließlich neue Untersuchungs- und Behandlungsmethoden (NUB) auf ihre Abrechnungsfähigkeit überprüft wurden.[836] Zum anderen gilt der Erlaubnisvorbehalt nur für neue Untersuchungs- und Behandlungsmethoden im ärztlichen Bereich (vgl. insbes. § 135 Abs. 1 SGB V). Im Unterschied dazu gilt im stationären Bereich das Prinzip des Verbotsvorbehalts, weshalb Leistungen zulasten der Gesetzlichen Krankenversicherung erbracht werden dürfen, solange sie nicht von der Versorgung ausgeschlossen wurden (vgl. § 137c SGB V). Die Beurteilung einzelner Leistungen hinsichtlich ihrer Aufnahme in den Leistungskatalog erfolgt auf Basis so genannter Kosten-Nutzen-Bewertungen, wobei sich die Aufnahme bzw. Ablehnung im Einzelfall als schwierig erweisen kann. In der Vergangenheit konnte der *Gemeinsame Bundesausschuss* das *Institut für Qualität und Wirtschaftlichkeit im Gesundheitswesen* (IQWiG) mit der Aufgabe der Nutzenbewertung beauftragen, während der *Gemeinsame Bundesausschuss* über die Aufnahme bzw. Nichtaufnahme abschließend entschieden hat. Allerdings sind in der Vergangenheit der methodologische Ansatz des IQWiG von verschiedensten Seiten kritisiert und ablehnende Entscheidungen des *Gemeinsamen Bundesausschusses* von dem Gesetzgeber beanstandet worden. Entsprechend dem GKV-WSG soll das IQWiG daher zukünftig eine Kosten-Nutzen-Bewertung entsprechend den internationalen Standards auf der Grundlage der evidenzbasierten Medizin und der Gesundheitsökonomie vornehmen, bei der möglichst sämtliche Kosten und Nutzen berücksichtigt werden, sowie verschiedenste Studien Eingang in die Bewertung finden (vgl. § 35b, § 139a SGB V).[837] Hierzu soll das IQWiG in Zusammenarbeit mit externen Fachexperten einheitliche Bewertungsmethoden erarbeiten. Überdies sollen die einzelnen Bewertungsverfahren insgesamt transparenter gestaltet und externe medizinische Experten, insbesondere Fachgesellschaften, Patienten und die Industrie, angemessen beteiligt werden. Damit wird sich die Rolle des IQWiG zukünftig der des britischen *National Institute for Health and Clinical Excellence* (NICE) annähern. Darüber hinaus wird auch der *Gemeinsame Bundesausschuss* neu strukturiert (§ 91 SGB V). So sollen ab September 2008 alle Entscheidungen über die vertragsärztliche, vertragszahnärztliche, psychotherapeutische oder stationäre

---

834 Vgl. *Münnich* (2000a). Zur Diskussion um Negativ- und Positivlisten sowie die populären ausländischen Beispiele des *Oregon Health Plan* (OHP) und des *Niederländische Filters* vgl. SVRKAiG (2001b, Rdnr. 20 ff.), SVRKAiG (1994), *Figueras* (1998, S. 128).
835 Vgl. SVRKAiG (2001b, Rdnr. 43 ff.).
836 Vgl. *Knappe/Neubauer/Seeger et al.* (2000). Zu den so genannten Altspezialitäten und der Löschliste vgl. SVRKAiG (2001b, Rdnr. 15 und 44), *Glaeske* (2000, S. 257).
837 Vgl. auch *Bundesärztekammer* (2002), *ÄZQ* (2001).

Versorgung zukünftig nur von einem Beschlussgremium getroffen werden. Zudem soll der *Gemeinsame Bundesausschuss* ein *Institut für eine sektorenübergreifende Qualitätssicherung* errichten.

Regelleistungen

Nach der Art ihrer Finanzierung sind die Leistungsarten grundsätzlich in die beiden Gruppen versicherungsgedeckter Leistungen und privater, unmittelbar von den Patienten finanzierter Leistungen zu unterteilen (vgl. Abbildung 42). Innerhalb der versicherungsgedeckten Leistungen ist nochmals zwischen Leistungen der Gesetzlichen Krankenversicherung sowie der Privaten Krankenversicherung, welche durch den Abschluss einer privaten Voll- bzw. Zusatzversicherung gedeckt sind, zu differenzieren. Da die Gewährung der Regelleistungen rechtlich obligatorisch ist, werden diese auch als Pflichtleistungen bezeichnet.[838] Die Regelleistungen müssen dem Kriterium der Wirtschaftlichkeit genügen, sie müssen ausreichend sein, dürfen das notwendige Maß nicht überschreiten und müssen zudem zweckmäßig sein (§ 12 Abs. 1 SGB V, so genannte „WANZ-Kriterien"). Im Rahmen des GKV-Leistungskatalogs haben die Leistungserbringer gegenüber den GKV-Versicherten grundsätzlich keinen Vergütungsanspruch. Ein derartiger Anspruch besteht erst, wenn der GKV-Versicherte das Kostenerstattungsprinzip nach § 13 SGB V oder einen Wahltarif entsprechend § 53 Abs. 4 SGB V gewählt hat oder als Privatpatient vor Beginn der Behandlung die Erstattung auf eigene Kosten verlangt und dies schriftlich erklärt.[839]

Satzungsleistungen

In Ergänzung zu den Regelleistungen können die Krankenkassen oder Krankenkassenverbände fakultative Leistungen anbieten. Da diese Leistungen in Art und Umfang nicht oder nur rudimentär durch das Gesetz bestimmt werden und in der Kassensatzung festzuschreiben sind, werden diese Leistungen als Satzungsleistungen (auch: Mehr- oder Kannleistung) bezeichnet (§ 194 Abs. 1 Nr. 3 SGB V). Durch die Aufnahme der Leistungen in die Kassensatzung entsteht – ebenso wie im Fall der Regelleistungen – ein Rechtsanspruch der Versicherten gegenüber dem Kostenträger. Im Unterschied zur (ehemals paritätischen) Finanzierung der Regelleistungen durch Arbeitnehmer und Arbeitgeber sind Satzungsleistungen ausschließlich von

---

838 Neben einer möglichen Unterscheidung des gesetzlichen Leistungskatalogs auf Basis der Rechtsgrundlage (z. B. SGB, RVO), können die Leistungen ebenso hinsichtlich ihrer Rechtsnatur unterschieden werden. Dabei ist zwischen dem Regelfall der *Rechtsanspruchsleistungen*, d. h. dem individuellen Recht des Leistungsberechtigten auf Forderung der gesetzlich oder satzungsmäßig vorgesehenen Leistungen gegenüber dem Leistungsträger, und *Ermessensleistungen*, d. h. Leistungen, bei denen der Krankenkasse ein Ermessensspielraum hinsichtlich der Leistungsgewährung eingeräumt wird, zu unterscheiden (vgl. § 38 f. SGB I).
839 Vgl. *Krimmel* (1998, S. 57 ff.), *Hermanns/Ascher* (1998. S. 16).

den Mitgliedern der Krankenkassen zu finanzieren und werden im Rahmen des Risikostrukturausgleichs nicht berücksichtigt. Angesichts des umfassenden Regelleistungskatalogs der Gesetzlichen Krankenversicherung sind die Möglichkeiten der Krankenkassen zur Spezifizierung ihres Leistungsangebots derzeit noch beschränkt. So können die Krankenkassen etwa durch Angebote wie Raucherentwöhnung, Stressbewältigung oder Impfungen (in Ergänzung zu den empfohlenen Schutzimpfungen der *Ständigen Impfkommission* (STIKO)) auf sich aufmerksam machen.[840] Mit zunehmender Ausgliederung aus dem GKV-Leistungskatalog erfährt das potenzielle Zusatzangebot eine Erweiterung und die Möglichkeiten der Produktdifferenzierung verbessern sich. Für die Leistungserbringer können infolge der kassenspezifischen Leistungsgewährung gegebenenfalls Unsicherheiten hinsichtlich des Vergütungsanspruchs gegenüber dem Kostenträger bzw. dem Versicherten entstehen. Aus diesem Grund ist für außerhalb des Regelleistungskatalogs erbrachte Leistungen gegebenenfalls eine Rücksprache mit dem zuständigen Kostenträger ratsam.

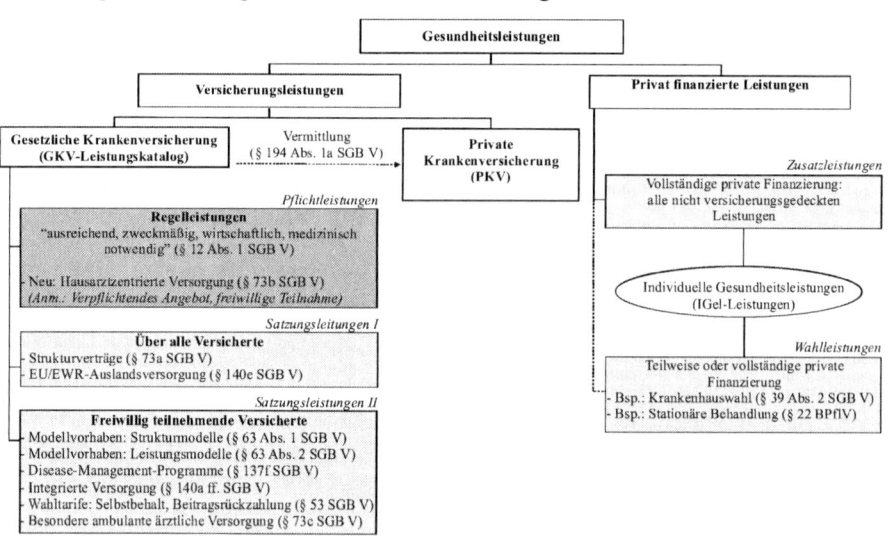

Abbildung 42: Leistungsarten und ihre Finanzierung

Quelle: eigene Erstellung

Um sich gegenüber ihren Konkurrenten abzugrenzen, können die Krankenkassen so genannte Modellvorhaben einführen. Hierunter fallen zum einen Modellvorhaben durch die Krankenkassen und ihre Verbände, die zur Verbesserung der Versorgungsqualität und Wirtschaftlichkeit eine Weiterentwicklung der Verfahrens-, Organisations-, Finanzierungs- und Vergütungsformen der Leistungserbringung vorsehen

---

840 Vgl. auch *Krimmel* (1998, S. 182).

(§ 63 Abs. 1 SGB V, Strukturmodelle).[841] Zum anderen können die Krankenkassen Modellvorhaben zu Leistungen zur Krankheitsverhütung und -früherkennung sowie zur Krankenbehandlung durchführen und diese mit zugelassenen Leistungserbringern vereinbaren (§ 63 Abs. 2 SGB V, Leistungsmodelle).[842] Im Rahmen der Strukturmodelle wird die Suspendierung des gesamten Leistungserbringerrechts (Kapitel IV, §§ 69 bis 140h SGB V), der Datenübertragung (Kapitel X, §§ 284 bis 305b SGB V), des Krankenhausfinanzierungs- und des Krankenhausentgeltgesetzes ermöglicht. Aus Gründen der Beitragssatzstabilität sind im Rahmen der Strukturmodelle die Mehraufwendungen einzelner Teilbereiche durch die erzielbaren, nachzuweisenden Einsparungen in anderen Teilbereichen auszugleichen.[843] Zudem sind wesentliche Inhalte der Modellvorhaben wie Ziele, Dauer, Art und allgemeine Vorgaben zur Ausgestaltung sowie Bedingungen für die Teilnahme von Versicherten in die Satzung aufzunehmen. Der Leistungsanspruch erstreckt sich auf die an dem Modellvorhaben freiwillig teilnehmenden Versicherten. Die Dauer der Modellvorhaben ist im Regelfall auf maximal acht Jahre befristet und überdies durch eine wissenschaftliche Evaluation unabhängiger Sachverständiger zu begleiten und auszuwerten. Die Leistungsmodelle beschränken sich auf Leistungen, welche nicht bereits zum GKV-Leistungskatalog gehören bzw. aus diesem nicht ausgeschlossen wurden (vgl. § 92 Abs. 1 Satz 2 Nr. 5 SGB V, § 137c Abs. 1 SGB V). Von den Leistungsmodellen ausgeschlossen sind neben Wahlleistungen (Einbettzimmer, Chefarztbehandlung, ...) auch Forschungsfragen zur Biomedizin bzw. Forschungen zur Entwicklung und Prüfung von Arzneimitteln und Medizinprodukten. Da entsprechend § 64 Abs. 1 SGB V Struktur- und Leistungsmodelle nur mit Leistungserbringern oder Gruppen von Leistungserbringern vereinbart werden dürfen, die zur Gesetzlichen Krankenversicherung zugelassen sind, können ausländische Leistungserbringer nicht in die Modellvorhaben eingebunden werden.

§ 140e SGB V

Im Zuge des GKV-Modernisierungsgesetzes sind die Beziehungen sowohl zu den inländischen Leistungserbringern als auch zu ausländischen Leistungserbringern neu

---

841 Vgl. *Wiechmann* (2003).
842 Daneben besteht die Möglichkeit der Vereinbarungen der Modellvorhaben nach § 63 Abs. 1 und Abs. 2 SGB V zwischen den Kassenärztlichen Vereinigungen und den Krankenkassen bzw. deren Verbänden (§ 64 Abs. 6 SGB V). Im Rahmen dessen können die Spitzenverbände der Krankenkassen mit der Kassenärztlichen Bundesvereinigung kassenartenspezifische Grundsätze vereinbaren, welche insbesondere die Teilnahmevoraussetzungen und -bedingungen von Vertragsärzten sowie die Höchstzahl der beteiligten Ärzte betreffen (§ 64 Abs. 2 Satz 1 SGB V).
843 Den Krankenkassen wird somit eine Anschubfinanzierung ermöglicht, unter der Voraussetzung, dass diese durch die zu erwartenden Einsparungen der Folgeperioden aufgewogen wird. Die daraus resultierenden Einsparungen können an die an einem Strukturmodell freiwillig teilnehmenden Versicherten ebenso wie an andere teilnehmende Personen (Leistungserbringer) weitergeleitet werden (Bonusregelungen).

geordnet worden. So besteht seit dem 1. Januar 2004 durch den § 140e SGB V die Möglichkeit, Verträge mit Leistungserbringern innerhalb der Europäischen Union bzw. des Europäischen Wirtschaftsraums nach Maßgabe des Dritten Kapitels des SGB V abzuschließen und somit das kassenspezifische Angebot zu ergänzen (vgl. Exkurs 22).[844] Ebenso wie der § 13 Abs. 4 f. SGB V ist auch der Geltungsbereich des § 140e SGB V mit dem Vertragsarztrechtsänderungsgesetz zum 1. Januar 2007 um die Schweiz erweitert worden.

Die Krankenkassen können somit auf der Grundlage von § 140e SGB V ausländische Leistungserbringer in die Versorgungskette ein bzw. anbinden. Da es sich hierbei um privatrechtliche Verträge außerhalb der Vertragsbeziehungen der Gesetzlichen Krankenversicherung handelt, eröffnet sich ein weites Spektrum an Vertragsformen. Aus Gründen der Qualitätssicherung sind nur jene Leistungserbringer zugelassen, deren Zugang und Ausübung Gegenstand einer Richtlinie der Europäischen Gemeinschaft ist oder die zur Versorgung im Ausland zugelassen sind (vgl. Kapitel 5.2.2).[845]

Obwohl den Krankenkassen beim Vertragsabschluss mit ausländischen Einrichtungen ein Verhandlungs- und Gestaltungsspielraum hinsichtlich der Qualität eingeräumt wird, haben beispielsweise die Spitzenverbände der Krankenkassen ihren Mitgliedern empfohlen, beim Abschluss mit ausländischen Vorsorge- und Rehabilitationseinrichtungen gleiche Qualitätsanforderungen wie im Inland anzulegen. Diese Empfehlung dürfte allerdings mehr als Mindestempfehlung zu werten sein, da darüber hinausgehende Qualitätsanforderungen einen höheren Nutzen stiften und für mehr Sicherheit sorgen. Ob die Versicherten die kontrahierten ausländischen Leistungserbringer entsprechend dem Sachleistungsprinzip in Anspruch nehmen können, hängt von den Vertragsvereinbarungen ab.

Exkurs 22: § 140e SGB V

§ 140e SGB V:
Krankenkassen dürfen zur Versorgung ihrer Versicherten nach Maßgabe des Dritten Kapitels und des dazugehörigen untergesetzlichen Rechts Verträge mit Leistungserbringern nach § 13 Abs. 4 Satz 2 in Staaten abschließen, in denen die Verordnung (EWG) Nr. 1408/71 des Rates vom 14. Juni 1971 zur Anwendung der Systeme der sozialen Sicherheit auf Arbeitnehmer und deren Familien, die innerhalb der Gemeinschaft zu- und abwandern (ABl. EG Nr. L 149 S. 2), in ihrer jeweils geltenden Fassung anzuwenden ist.

§ 13 Abs. 4 Satz 2 SGB V:
Es dürfen nur solche Leistungserbringer in Anspruch genommen werden, bei denen die Bedingungen des Zugangs und der Ausübung des Berufes Gegenstand einer Richtlinie der Europäischen Gemeinschaft sind oder die im jeweiligen nationalen System der Krankenversicherung des Aufenthaltsstaates zur Versorgung der Versicherten berechtigt sind.

Anm.: Stand nach dem Vertragsarztrechtsänderungsgesetz.

---

844 Das Dritte Kapitel des fünften Sozialgesetzbuches umfasst die Paragrafen 11 bis 68.
845 Vgl. *KBV* (2003).

Privat zu finanzierende Leistungen

Neben den versicherungsgedeckten Leistungen des Regelleistungs- und Satzungsleistungskatalogs können die Versicherten bzw. Patienten im Rahmen ihres Selbstbestimmungsrechts ebenso zusätzliche Gesundheitsleistungen in Anspruch nehmen. Die Finanzierung dieser Leistungen erfolgt entweder über eine private Zusatzversicherung oder die Kosten werden unmittelbar von den Patienten getragen (*Out-of-Pocket-Payment*). Hierunter fallen zum einen jene Leistungen, die in quantitativer oder qualitativer Hinsicht den Umfang der Pflicht- und Kannleistungen übersteigen, und im konkreten Fall als unwirtschaftlich einzustufen sind.[846] Folglich sind diese Leistungen teilweise oder vollständig von den Patienten zu tragen. Beispiele hierfür sind das „Baby-Fernsehen", d. h. mehr als drei Ultraschalluntersuchungen im Fall einer Nicht-Risiko-Schwangerschaft, und zusätzliche, schriftlich vereinbarte Wahlleistungen während eines Krankenhausaufenthalts, die den rechtlichen Anspruch auf allgemeine Krankenhausleistungen übersteigen (§ 22 BPflV).[847] Zum anderen sind hierunter jene Leistungsarten zu subsumieren, welche aus der Gesetzlichen Krankenversicherung ausgeschlossen sind und daher vollständig von den Patienten finanziert werden (so genannte „Individuelle Gesundheitsleistungen", IGeL).

Sofern kein ergänzender Versicherungsvertrag besteht, müssen die Patienten die entstandenen Mehrkosten unmittelbar tragen und an den Leistungserbringer entrichten. Seit dem Jahr 2004 können die gesetzlichen Krankenkassen als Vermittler zwischen ihren Versicherten und privaten Krankenversicherungen auftreten. Von dieser Möglichkeit wird in zunehmendem Maße Gebrauch gemacht (§ 194 Abs. 1a SGB V). Als mögliche Vertragsgegenstände sind im Gesetz die Wahlarztbehandlung im Krankenhaus, ein Ein- oder Zweibettzuschlag sowie der Abschluss einer privaten Auslandsreise-Krankenversicherung aufgeführt. Mittlerweile haben nahezu alle Kassenarten oder Einzelkassen Kooperationsabkommen mit privaten Versicherungsunternehmen abgeschlossen.

Zukunftsszenarien?

Um die Anzahl der medizinischen Leistungskategorien der Gesetzlichen Krankenversicherung annähernd im derzeitigen Umfang beibehalten zu können, könnte der Leistungskatalog innerhalb eines Zeitraums von 20 bis 40 Jahren so verändert werden, dass im Regelfall nur noch die kostengünstigsten Leistungen für die jeweilige

---

846 Vgl. *Krimmel* (1998, S. 148 ff.), *Hermanns/Ascher* (1998, S. 10).
847 Vgl. *Tuschen/Quaas* (2001, S. 405 ff.). Neben Wahlleistungen des ärztlichen Bereichs können ebenso nichtärztliche Wahlleistungen, wie Komfortunterbringung (Einbett- oder Zweibettzimmer), Zimmerausstattung (Telefon, Telefax, …), besondere Verpflegung etc., die man in der Regel unter dem Begriff der Hotelleistungen zusammenfasst, bezogen werden. Sofern Versicherte ohne zwingenden Grund ein anderes Krankenhaus als das in der ärztlichen Einweisung genannte Krankenhaus wählen, können ihnen die entstandenen Mehrkosten ganz oder teilweise auferlegt werden (§ 39 Abs. 2 SGB V).

medizinische Indikation erbracht werden können. Damit ist unmittelbar die Frage nach der Substituierbarkeit von verschiedenen Gesundheitsleistungen verbunden, deren Beantwortung im Einzelnen Schwierigkeiten bereitet (vgl. Kapitel 3.3). Als mögliches Szenario ist dabei denkbar, dass zukünftig pro Indikation nur noch eine Regelleistung erstattungsfähig ist. Sofern die Versicherten eine von der Regelleistung abweichende Behandlung wünschen, müssen sie entweder die Differenz zwischen dem Preis und dem maximalen Erstattungsbetrag zusätzlich tragen (z. B. Arzneimittelfestbeträge) oder gar den vollen Preis zahlen. Ein solches Zukunftsszenario erscheint angesichts der heutigen Entwicklungen nicht so unwahrscheinlich. In jedem Fall wird sich der finanzielle Druck auf die Versicherten erhöhen und mithin das Versicherteninteresse an einer möglichst effizienten Versorgung steigen. Für die Leistungserbringer würde eine solche Entwicklung keine wirkliche Beschneidung ihres Entscheidungsspielraums bedeuten. Vielmehr würden sich die privaten Abrechnungsmöglichkeiten der Leistungserbringer erweitern.

Als Alternative zum derzeitigen Regelleistungskatalog wird gelegentlich auch ein Grund- oder Kernleistungskatalog mit der Möglichkeit fakultativer Wahlleistungen (Abwahl- und Zuwahlleistungen) vorgeschlagen, deren Angebot entsprechend den Versichertenpräferenzen und -möglichkeiten wahrgenommen werden kann.[848] Mit dem GKV-WSG ist eine derartige Option bereits grundlegend eingeführt worden (vgl. Kapitel 5.3.4). Die nachfolgenden Ausführungen beziehen sich nicht auf den entsprechenden § 53 SGB V, sondern diskutieren die mit Wahlleistungen verbundenen Fragen allgemeiner. Entsprechend der subjektiven Einschätzung der Versicherten als gutes oder schlechtes Risiko und ihrer Risikobereitschaft kommt es zur Abwahl von Leistungen oder zur Nachfrage nach zusätzlichen Versicherungsleistungen. Als problematisch gestaltet sich in diesem Zusammenhang, dass insbesondere die Inanspruchnahme von Zusatzleistungen, aber auch der Verzicht auf Versicherungsleistungen neben den Präferenzen wesentlich von den individuellen Finanzierungsmöglichkeiten des Haushalts abhängen. Neben adversen Selektionsprozessen, wie der Entsolidarisierung guter Risiken gegenüber schlechten Risiken, besteht umgekehrt auch die Möglichkeit der Entsolidarisierung schlechter Risiken gegenüber guten Risiken, indem schlechtere Risiken von der Abwahlmöglichkeit Gebrauch machen, aber im Krankheitsfall auf Gemeinschaftsmittel wie Zuschüsse zurückgreifen möchten. Als Alternative ist daher auch die Unterstützung finanziell schwacher Personen zu überdenken, um so den Abschluss von Zuwahlleistungen zu fördern. Hierbei ist schließlich auch zu beachten, dass die Zu- und Abwahl von Versicherungsleistungen gegebenenfalls als ein Unterlaufen des Solidaritätsbegriffs im Verständnis der EU gewertet werden kann (vgl. die Kapitel 2.2.3.6 und 5.3.4).[849] Als Konsequenz daraus könnte der Kernleistungsbereich auch zukünftig besonderen Schutz genießen, während die gesetzlichen Krankenkassen in dem Bereich der Zu-

---

848 Vgl. *SVRKAiG* (1994, S. 346 ff.), *Knappe/Becker* (2003, S. 21 ff.), *Knappe/Hörter* (2002, S. 10).
849 Vgl. *Kingreen* (2007), *BMG* (2002a).

wahlleistungen als Unternehmen einzustufen sind, welche den allgemeinen Wettbewerbsregeln unterliegen.

5.3.2. Leistungseinkauf der Krankenkassen und die integrierte Versorgung

Wie im Rahmen der außenwirtschaftlichen Theorie ausgeführt wurde, liegen wesentliche Vorteile einer Handelsliberalisierung in den Nutzengewinnen, welche die Konsumenten – sprich Versicherte – durch das erweiterte Angebotsspektrum und die bestehenden Qualitätsunterschiede generieren (vgl. Kapitel 4.4). Darüber hinaus lassen sich ebenso die vorhandenen Preisdifferenzen zugunsten der Versichertengemeinschaft nutzen. Ob und inwiefern es zur Realisierung von Wohlfahrtsgewinnen kommt, hängt maßgeblich von den Rahmenbedingungen ab, unter denen die Gesundheitsakteure agieren.[850] Letztlich stellt sich die Frage, wie die Wohlfahrtsgewinne aus der grenzüberschreitenden Gesundheitsversorgung innerhalb der Gesellschaft bzw. zwischen den Gesundheitsakteuren verteilt werden sollen. Die nachfolgenden Ausführungen beschäftigen sich daher mit den geltenden Rahmenbedingungen der Gesetzlichen Krankenversicherung und den daraus resultierenden Möglichkeiten, die zwischenstaatlichen Preis- und Qualitätsunterschiede zu nutzen.

Die Realisierung von Preisunterschieden

Unter den geltenden Rahmenbedingungen kann das Ausgaben senkende Potenzial der grenzüberschreitenden Gesundheitsversorgung zugunsten der Gesetzlichen Krankenversicherung nicht genutzt werden. Vielmehr profitieren derzeit nur einzelne Gruppen, in erster Linie die Importeure, von den zwischenstaatlichen Preisdifferenzen. Dies zeigt sich beispielsweise im Parallelhandel von Arzneimitteln oder im Handel mit Zahnersatz (vgl. Kapitel 5.1.2). Typischerweise konzentrieren sich die Importeure auf jene Leistungen, welche die größten Preisdifferenzen zwischen in- und ausländischen Anbietern aufweisen und folglich auch die größte Arbitrage bieten. Da die Preisdifferenzen zwischen nationalen Anbietern in der Regel geringer ausfallen oder gar gleiche Preise gelten, sind folglich auch die entgangenen Wohlfahrtsgewinne für die GKV größer als im Fall einer ausschließlich nationalen Produktionskette.

Problematisch ist in diesem Zusammenhang, dass infolge der grenzüberschreitenden Gesundheitsversorgung die Kontrollmöglichkeiten der Finanzströme erschwert und die Möglichkeiten des Abrechnungsbetrugs vereinfacht werden.[851] Derartigen nicht intendierten Folgen einer Handelsliberalisierung kann auf verschiedene Weise entgegengewirkt werden. Als zielführende Maßnahme einer Ausgabensenkung bieten sich einerseits eine restriktivere Regulierung und strengere Kontrollaufsicht an.

---

850 Vgl. *Burger/Demmer/Männel* (2003).
851 Vgl. *Fröhlingsdorf/Kraske* (2004).

Da hiermit in dynamischer Hinsicht in der Regel ein steigender Regulierungsbedarf einhergeht, stellt dies aus ordnungspolitischer Sicht nur eine *Second Best*-Lösung dar. Andererseits lassen sich Einsparungen auch durch einen intensivierten Wettbewerb – im Speziellen durch neuere Vertragsformen aus dem Bereich des *Managed-Care* – zugunsten des gesamten Systems realisieren.[852] Durch die Einführung von Einkaufsmodellen und selektiven Vertragsgestaltungsmöglichkeiten besteht allerdings auch die Gefahr, dass die Vertragspartner als Unternehmen im Europäischen Sinne einzustufen sind und somit dem Europäischen Wettbewerbsrecht unterliegen (vgl. Kapitel 2.2.3.1). Legt man die Ausführungen des Europäischen Gerichtshofs im Fall *AOK Bundesverband*[853] zugrunde, ist eine Unternehmenstätigkeit der Gesetzlichen Krankenversicherung im Regelleistungsbereich grundsätzlich zu verneinen (vgl. Kapitel 5.1.1). Wenn zukünftig weitere Wettbewerbselemente implementiert werden sollten, dann könnte möglicherweise eine Unterscheidung zwischen der Krankenkassentätigkeit, in dem vom europäischen Wettbewerbsrecht ausgenommenen Regelleistungsbereich einerseits und zwischen Tätigkeiten im Satzungsleistungsbereich, die dem europäischen Wettbewerbsrecht unterliegen, andererseits, notwendig werden (Kapitel 5.3.4).

Gleichwohl kann das Ausgaben senkende Potenzial der grenzüberschreitenden Gesundheitsversorgung nur genutzt werden, wenn den Krankenkassen verbesserte Möglichkeiten zur Kontrolle der Finanzströme gegeben werden. So ließe sich das Problem der Ausschöpfung des vorhandenen Gewinnspielraums durch die Zulieferer als auch das damit verbundene Betrugspotenzial theoretisch auf unterschiedliche Weise lösen:

Zum einen ist prinzipiell der unmittelbare Leistungseinkauf durch die Kostenträger bei in- und ausländischen Zulieferern unter gleichzeitiger Kontrahierung der Leistungserbringer denkbar (vgl. Abbildung 43 a). Unter diesem Szenario würden die Kostenträger die Rolle der Importeure übernehmen. Allerdings können die Kostenträger unter den derzeitigen Rahmenbedingungen Arznei-, Heil- und Hilfsmittel nicht direkt an die Versicherten abgeben. So sehen die entsprechenden Paragrafen vor, dass

- Arzneimittel, die nicht freiverkäuflich sind, für den Endverbrauch nur durch Apotheken abgegeben werden dürfen (§ 43 ff. AMG),
- Heilmittel nur von zugelassenen Leistungserbringern an Versicherte abgegeben werden dürfen (§ 124 Abs. 1 SGB V) und
- Hilfsmittel nur durch Leistungserbringer abgegeben werden dürfen, mit denen die Kostenträger Versorgungsverträge geschlossen haben (§ 126 f. SGB V).[854]

Zumindest im Bereich der Hilfsmittel können die Kostenträger somit Mittel einkaufen und an selektiv kontrahierte Leistungserbringer weitergeben, welche die Mittel

---

852 Vgl. hierzu auch die juristische Person der *Europäischen Wirtschaftlichen Interessenvereinigung* (EWIV) (vgl. VO (EWG) Nr. 2137/85, ABl. L 199 vom 31.7.1995).
853 Rs. C-264/01, C-306/01, C354/01 und C-355/01 (*AOK Bundesverband u. a.*), Slg. 2004.
854 Vgl. auch Fußnote 720.

unter Wahrung der Verordnungsfreiheit an die Versicherten abgeben.[855] Auf diesem Weg ist auch der Import ausländischer Vorleistungen vorstellbar. Sofern die Kostenträger als direkte Importeure auftreten, stellt sich jedoch die Frage, wie die eingekauften Leistungen konkret vertrieben werden. Unabhängig von den derzeitigen regulären Rahmenbedingungen wäre zudem mit erheblichen (lobbyistischen) Widerständen der negativ betroffenen Gruppen zu rechnen (vgl. Kapitel 5.1.1). Aus den vorgenannten Gründen ist daher eine Ausweitung der nachfolgenden Variante wahrscheinlicher.

Abbildung 43: Leistungs- und Vertragsbeziehungen

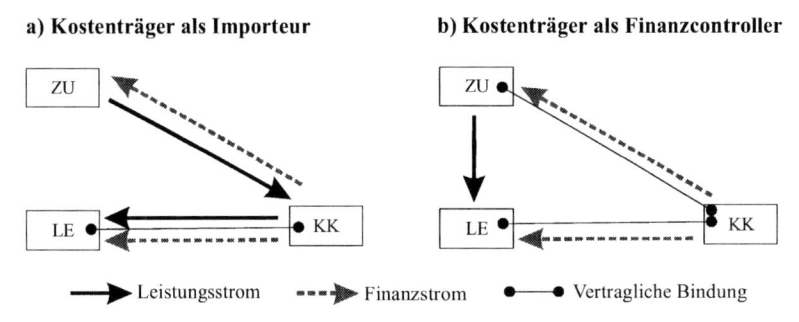

a) Kostenträger als Importeur   b) Kostenträger als Finanzcontroller

⟶ Leistungsstrom   ⇢ Finanzstrom   •—• Vertragliche Bindung

Abkürzungen: ZU = Zulieferer, LE = Leistungserbringer, KK = Kostenträger

Quelle: eigene Erstellung

Zum anderen ist ein gleichzeitiger Vertragsabschluss der Kostenträger mit in- und ausländischen Leistungserbringern als auch mit Zulieferern vorstellbar (vgl. Abbildung 43 b). In diesem Fall könnten die kontrahierten Leistungserbringer dazu verpflichtet werden, die Leistungen von ebenfalls kontrahierten Zulieferern abzunehmen. Da mit beiden Parteien Verträge über die Höhe der jeweiligen Leistungsvergütung bestehen, ist letztlich der von den Krankenkassen zu erstattende Endpreis kalkulierbar. Auch hier sind mit dem GMG und dem GKV-WSG bereits die Weichen gestellt worden. So können die gesetzlichen Krankenkassen und ihre Verbände Rabattverträge mit pharmazeutischen Unternehmen aushandeln (vgl. § 130a Abs. 8 SGB V). Da es sich bei den pharmazeutischen Unternehmen oftmals um internationale Konzerne handelt, verwischen bereits heute die Grenzen zwischen dem In- bzw. Ausland. Überdies dürfte es nur eine Frage der Zeit sein, bis eine solche Verhandlungsoption der Krankenkassen auf weitere Leistungsbereiche ausgeweitet wird.

---

855 In diesem Zusammenhang ist darauf hinzuweisen, dass nach § 33 Abs. 5 SGB V die Krankenkasse den Versicherten Hilfsmittel auch leihweise überlassen kann, was im Regelfall die kostengünstigste Variante darstellen dürfte. Hierdurch verringert sich das Einsparpotenzial einer Versorgungskette der oben genannten Art.

Darüber hinaus ist eine solche *Managed-Care*-Versorgung unter Einbindung ausländischer Hersteller sowohl innerhalb der Strukturmodelle nach § 63 Abs. 1 SGB V als auch im Rahmen der integrierten Versorgung nach § 140a ff. SGB V denkbar.[856] Neben der Nutzung der erweiterten Vertragsmöglichkeiten nach § 140a ff. SGB V in Form von Verträgen mit Komplexpauschalen, *Case-Management*-Verträgen sowie der Übertragung der Budgetverantwortung auf die Leistungserbringer, werden die nach altem Recht abgeschlossenen Strukturverträge (§ 73a SGB V) zum Teil in integrierte Versorgungsverträge nach neuem Recht umgewandelt.[857] Ähnlich wie im Rahmen der Modellvorhaben ist innerhalb der integrierten Versorgung eine Suspendierung der regulären Vertragsbeziehungen des Vierten Kapitels des SGB V sowie des Krankenhausfinanzierungsgesetzes und des Krankenhausentgeltgesetzes möglich (§ 140a Abs. 1 SGB V, 140b Abs. 4 Satz 1 SGB V) (vgl. Kapitel 5.3.1). Für die integrierte Versorgung wird dabei auch der Sicherstellungsauftrag der Kassenärztlichen Vereinigungen und der Bundesvereinigungen nach § 75 SGB V eingeschränkt.[858] Im Unterschied zu den Modellvorhaben gilt der Grundsatz der Beitragssatzstabilität nicht für integrierte Versorgungsverträge, die bis zum 31. Dezember 2008 abgeschlossen wurden. Mit dem GKV-WSG wurde zudem der Passus aufgenommen, dass die integrierten Versorgungsverträge eine bevölkerungsbezogene, flächendeckende Versorgung ermöglichen sollen.

Mit einer steigenden Zahl von Abnehmer- und Rabattverträgen wird die Versorgungslandschaft für den einzelnen Leistungserbringer zunehmend intransparenter. Mitunter dürfte es dann der einzelnen Praxis schwer fallen, den Überblick zu bewahren, welche Krankenkasse mit welchem Anbieter einen Kooperationsvertrag abgeschlossen hat. Genau hier liegt ein wesentlicher Vorteil der elektronischen Gesundheitskarte (eGK) begründet. Denn neben der stärkeren Vernetzung zwischen den Leistungserbringern zum Wohl der Patienten kann die elektronische Gesundheitskarte dazu beitragen, das Abrechnungsgeschehen zwischen den Leistungserbringern und den Krankenkassen zu vereinfachen. Sollte sich die elektronische Gesundheitskarte zudem als Exportschlager erweisen oder die Infrastruktur in- und ausländischer Kartenlösungen angeglichen werden, könnten sich auch die Abrechnungsmöglichkeiten mit den ausländischen Anbietern vereinfachen.

Aus den im Rahmen der integrierten Versorgung vorgesehenen Vertragsformen ergeben sich weitreichende Vertragsmöglichkeiten zwischen den Kostenträgern und den Leistungserbringern. So besteht für die Krankenkassen die Möglichkeit, sektorübergreifende oder interdisziplinär-fachübergreifende Verträge mit einzelnen Leistungserbringern oder Gruppen von Leistungserbringern abzuschließen. Im Konkreten können Verträge mit zugelassenen Leistungserbringern (Ärzte, Zahnärzte, ...), mit zugelassenen Krankenhausträgern, Vorsorge- und Rehabilitationseinrichtungen, Medizinischen Versorgungszentren (MVZ), nach dem Vierten Kapitel zur Versor-

---

856 Vgl. *Ebsen/Greß/Jacobs et al.* (2003).
857 Vgl. *Hildebrandt* (2004).
858 Vgl. *Schnack* (2004).

gung berechtigten Leistungserbringern (Psychotherapeuten, ermächtigte Ärzte, Krankenhäuser, ...), Pflegekassen und zugelassenen Pflegeeinrichtungen sowie Gruppen der zuvor genannten Leistungserbringer abgeschlossen werden (§ 140b Abs. 1 SGB V).[859] Um eine ungleichgewichtige Machtverteilung zwischen den kontrahierenden Parteien der Kostenträger und der Leistungserbringer und damit eine Übervorteilung zu vermeiden, sind vertikale und horizontale Zusammenschlüsse und Kooperationen zwischen den Leistungserbringern sowie gegebenenfalls die Interessenswahrnehmung durch Standesvertreter notwendig.[860] Derzeit werden sowohl auf der Verbandsebene der Kostenträger sowie zum Teil Kassenarten übergreifend entsprechende integrierte Versorgungsverträge mit einzelnen Leistungserbringern oder Zusammenschlüssen derselben ausgearbeitet und abgeschlossen.

Aufgrund der beschriebenen Rechtslage ist somit die Verpflichtung vertraglich gebundener Leistungserbringer zur Leistungsabnahme kontrahierter Zulieferungen grundsätzlich möglich. Der Nachteil der integrierten Versorgung und der Strukturmodelle besteht indes einerseits in der Finanzierung, andererseits in der Freiwilligkeit der teilnehmenden Parteien. Zwar sieht § 140d Abs.1 SGB V zur Förderung der integrierten Versorgung eine Anschubfinanzierung im Zeitraum 2004 bis 2008 vor. Da die Anschubfinanzierung über einbehaltene Mittel der Krankenkassen aus der Gesamtvergütung der Ärzte und den Krankenhausrechnungen in Höhe von jeweils einem Prozent finanziert wird, dürfen seit dem 1. April 2007 die einbehaltenen Mittel nur noch für voll- und teilstationäre und ambulante Krankenhausleistungen sowie ambulante vertragsärztliche Leistungen innerhalb der integrierten Versorgung verwendet werden. Allerdings bleibt es fraglich, ob die von den Krankenkassen einbehaltenen Mittel ausreichen, um die Leistungsvergütung zu gewährleisten und eine größere Zahl an integrierten Versorgungsformen ins Leben zu rufen.[861] Für den Fall, dass die aufgewendeten Mittel der integrierten Versorgung die einbehaltenen Mittel übersteigen, sind die Gesamtvergütungen bzw. die arztgruppenbezogenen Regelleistungsvolumina (ab dem 1. Januar 2009) entsprechend der Versichertenzahl und Risikostruktur der Versicherten zu bereinigen (vgl. § 140d Abs. 2 SGB V). Darüber hinaus sind auch die Ausgabenvolumina für Arznei- und Verbandmittel entsprechend zu reduzieren (vgl. § 140d Abs. 3 SGB V). Streitigkeiten zwischen den Gesundheitsakteuren sind somit vorprogrammiert. Des Weiteren ist die Möglichkeit der Doppelvergütung von Leistungen zu unterbinden. Denn aufgrund der Intransparenz der Finanzströme zwischen den Krankenkassen und den Vertragspartnern der integrierten Versorgung einerseits sowie den Kassenärztlichen Vereinigungen und den Leistungserbringern andererseits, kann dies von einzelnen Leistungserbringern zur doppelten Abrechnung genutzt werden. Derartige Betrugsversuche lassen sich nur

---

859 Vgl. *Strang/Schulze* (2004), *Theilmann* (2003).
860 Zu den verschiedenen Formen von Kooperationen und Zusammenschlüssen vgl *Huber/Steinhausen* (2004).
861 Zum aktuellen Stand der registrierten Verträge zur integrierten Versorgung vgl. die Webseite der *Bundesgeschäftsstelle Qualitätssicherung* (BQS).

durch eine enge Zusammenarbeit zwischen den Kassenärztlichen Vereinigungen, den Kostenträgern und den Medizinischen Diensten der Krankenkassen aufdecken.

Der Einkauf von Vorleistungen in- und ausländischer Leistungserbringer, welche in Kapitel vier des SGB V nicht aufgeführt sind, müsste entsprechend den vorherigen Ausführungen aus überschüssigen Mitteln erfolgen. Daher werden insbesondere finanzschwache Krankenkassen Schwierigkeiten haben, ihre Vertragsbeziehungen zu erweitern. Mit dem Inkrafttreten des Gesundheitsfonds zum 1. Januar 2009 wird sich das Finanzierungsproblem für Satzungsleistungen und neue Versorgungsformen verschärfen. Denn ab dann wird der Gesetzgeber für alle Krankenkassen einen verbindlichen allgemeinen Beitragssatz festlegen. Einfach ausgedrückt fließen die Beitragseinnahmen aller Kassen zunächst in einen gemeinsamen, imaginären Fonds, um diese anschließend über das Umverteilungsverfahren des morbiditätsorientierten Risikostrukturausgleichs (Morbi-RSA) auf die Krankenkassen aufzuteilen. Die Krankenkassen verlieren hierdurch ihre Finanzautonomie und auch einen Teil ihrer Planungssicherheit. Zusätzliche Einnahmen können die Krankenkassen dann nur noch über einen Zusatzbeitrag bzw. eine Zusatzprämie generieren, die ihrerseits beschränkt sind. Für die einzelne Krankenkasse bedeutet dies im Fall, dass die Einnahmen aus dem Fonds die Ausgaben für die Regelleistungen gerade abdecken, dass die Krankenkasse zwischen einem erweiterten Leistungsangebot in Form von Satzungsleistungen, für das zusätzliche Mittel benötigt werden, und einem „Standardangebot" im Regelleistungsbereich abwägen muss. Zwar wirken sich ein erweitertes Leistungsangebot und die frühzeitige Aufnahme neuer Untersuchungs- und Behandlungsformen unbestritten positiv auf das Renommee einer Krankenkasse aus. Allerdings dürfte ein vergleichsweise niedriger Beitragssatz (etwa in Form einer Prämienausschüttung) bzw. ein durchschnittlicher Beitragssatz (in Höhe des allgemeinen Beitragssatzes) eine stärkere Signalfunktion und ein größeres Attrahierungspotenzial auf die guten Risiken haben, da gesündere Versicherte kaum Gesundheitsleistungen in Anspruch nehmen und somit einen größeren Nutzen aus einem niedrigen Beitragssatz ziehen. Damit stellt sich aber die Frage, inwiefern die Satzungsleistungen und neuen Versorgungsformen unter den Bedingungen des Gesundheitsfonds langfristig lebensfähig sind.

Gleichwohl ließen sich die Leistungserbringer durch vertragliche Vereinbarungen dazu verpflichten, Leistungen, die von den Krankenkassen eingekauft wurden, abzunehmen und einzusetzen. Dabei ist die Verpflichtung der Vertragspartner für eine qualitätsgesicherte, wirksame, ausreichende, zweckmäßige und wirtschaftliche Versorgung der Versicherten sowie die Erfüllung der Leistungsansprüche der Versicherten zu beachten (vgl. § 140b Abs. 3 SGB V). Auch wenn die Finanzierung gesichert wäre und die Kostenträger ein grundsätzliches Interesse an der Vereinbarung Ausgaben senkender Verträge mit den Leistungserbringern haben, bestehen aufseiten der inländischen Leistungserbringer momentan nur bedingt Anreize, sich auf derartige Vertragsbindungen einzulassen. Schließlich erhalten diese im Rahmen der regulären Vertragsbeziehungen der Gesetzlichen Krankenversicherung administrierte Fest- und Höchstpreise. Daher muss entweder die Leistungsvergütung innerhalb der integrierten Versorgung bzw. der Strukturmodelle die administrierten Fest-

bzw. Höchstpreise der Gesetzlichen Krankenversicherung übersteigen oder dies zumindest in Aussicht stellen. Die freiwillige Teilnahme der Leistungserbringer kann somit gelingen, wenn beispielsweise die realisierten Einsparungen aus dem Zulieferungsbereich partiell auf die Leistungserbringer umverteilt werden. Oder die Leistungserbringer müssen sich von der Teilnahme am IV-Vertrag eine stetigere Auslastung und größere Patientenzahl versprechen. Die geringere Vergütung pro Versicherten würde dann über eine Mengenausweitung aufgefangen. Durch den zunächst vereinzelten Vertragsabschluss kann ein Prozess in Gang gesetzt werden, der zu einer deutlichen Ausweitung der Verträge zur integrierten Versorgung führt.[862] Denn schließlich müssen die nicht teilnehmenden Leistungserbringer mit einem Umsatzrückgang durch das Wegbleiben der Versicherten rechnen und mit steigender Vertragszahl ebenfalls ein Interesse zur Teilnahme entwickeln. Aber auch zukünftig wird die integrierte Versorgung wohl nur ein ergänzendes Angebot zur Regelversorgung darstellen. Aufgrund der freiwilligen Teilnahme der Versicherten an der integrierten Versorgung und den Strukturmodellen können die Kostenträger überdies nur bedingte Einsparungen realisieren, da sich die vereinbarten Versorgungsstrukturen in der Regel auf eine überschaubare Versichertenzahl erstrecken.

Die Realisierung von Qualitätsunterschieden

Wie die vorherigen Ausführungen gezeigt haben, werden die vorhandenen Preisunterschiede unter den derzeitigen Rahmenbedingungen nur in geringem Maße zugunsten der Gesetzlichen Krankenversicherung genutzt. Es ist jedoch davon auszugehen, dass zumindest einzelne Krankenkassen die erweiterten Vertragsmöglichkeiten auch grenzüberschreitend nutzen möchten und auch in finanzieller Hinsicht nutzen können. Derzeit dürften sich somit in erster Linie bestehende Qualitätsunterschiede zur Wohlfahrtssteigerung realisieren lassen.

Da die gezielte Inanspruchnahme ausländischer Krankenhausleistungen entsprechend § 13 Abs. 5 SGB V oder auf Basis des Sachleistungsprinzips entsprechend der VO (EWG) Nr. 1408/71 der vorherigen Genehmigung bedarf, ist die Qualität durch die zuständigen Krankenkassen in diesen Fällen vergleichsweise gut kontrollierbar (vgl. Kapitel 2.2.3.6). Für die genehmigungsfreie Inanspruchnahme ambulanter Leistungen gilt dies nicht. In den erstgenannten Fällen können den Versicherten vertraglich gebundene oder ungebundene ausländische Leistungserbringern empfohlen werden. Durch die Möglichkeit zum Abschluss von Versorgungsverträgen mit ausländischen Leistungserbringern seit dem 1. Januar 2004 lässt sich das Regelleistungsangebot sowohl in substitutiver als auch in komplementärer Weise ergänzen (vgl. Exkurs 22). Die Kostenträger können diese direkt kontrahierten ausländischen Leistungserbringer, ähnlich wie die national zugelassenen Leistungserbringer, mit Instrumenten der Kosten- und Qualitätskontrolle überprüfen. Da es sich hierbei um

---

862 Entsprechend § 140a Abs. 1 Satz 2 GB V sollen die Verträge zur integrierten Versorgung eine bevölkerungsbezogene, flächendeckende Versorgung ermöglichen.

Verträge handelt, welche der Privatautonomie unterliegen, können überdies weitreichendere Kosten- und Qualitätskriterien zwischen den Vertragspartnern vereinbart werden als die innerhalb der Gesetzlichen Krankenversicherung geltenden. Aber auch hier dürfte den Krankenkassen durch die Kontrahierung ausländischer Krankenhausträger in der Regel zusätzliche Ausgaben entstehen.

Abstrahiert man von zusätzlichen Verwaltungskosten, die den Krankenkassen durch den grenzüberschreitenden Bezug entstehen, lassen sich Wohlfahrtssteigerungen auch im Fall einer Begrenzung der Erstattungsbeträge auf den inländischen Höchstsatz unter zwei Bedingungen erreichen: Sofern die inländischen Erstattungsbeträge voll ausgeschöpft werden, sind Wohlfahrtssteigerungen nur erzielbar, wenn die Qualität der Auslandsleistung jene im Inland übersteigt. Andererseits können die ausländischen Leistungen auch eine höhere Effizienz aufweisen, wenn etwa die ausländischen Leistungen ein niedrigeres Qualitätsniveau aufweisen, dieses jedoch durch ebenfalls niedrigere Preise aufgewogen wird (vgl. Tabelle 8). Zur Beurteilung der Leistungseffizienz wird daher der Validität der Qualitätsmessung sowie den bereitgestellten Informationen zukünftig erhebliche Bedeutung zukommen. Dagegen muss in den Fällen der akuten Behandlungsnotwendigkeit auf die Zulassungskriterien und auf eine regelmäßige Kontrolle ausländischer Einrichtungen durch die zuständigen Behörden und Kostenträger vertraut werden.

Angesichts der vorzugsweise wohnortnahen Inanspruchnahme von Gesundheitsleistungen durch die Versicherten wird sich der Abschluss selektiver grenzüberschreitender Versorgungsverträge auf den Bereich infrastrukturschwächerer Grenzregionen bzw. den Bereich spezialisierter Leistungsangebote konzentrieren, indem einzelne selektierte Leistungserbringer unter Vertrag genommen werden. Als Folge der grenzüberschreitenden Versorgungsverträge erhöht sich auch der Wettbewerbsdruck auf substitutive inländische Leistungsangebote. Die Stärke des Wettbewerbsdrucks hängt dabei sowohl von der Zahl der zusätzlichen Versorgungsverträge als auch von der Zahl der in Anspruch genommenen ambulanten ausländischen Leistungen durch die Versicherten ab. Mittelfristig dürfte die Abrechnung zwischen Kostenträgern und kontrahierten Leistungserbringern per Sachleistungsprinzip erfolgen, da die Kostenträger zur vereinfachten, zügigeren, kostengünstigeren Abrechnung auf den Einsatz kompatibler Datenverarbeitungssysteme, zumindest aber einer entsprechenden Datenaufbereitung drängen werden. Überdies könnten zukünftig qualitätssichernde Maßnahmen wie Gesundheitsnetze und Franchisekonzepte an Bedeutung gewinnen.[863] Möglichkeiten zur Implementierung eines Franchisekonzepts ergeben sich insbesondere im Bereich standardisierter Gesundheitsleistungen mit einem geringen Anteil personenbezogener Dienstleistungen. Dies ist darauf zurückzuführen, dass mit steigendem personenbezogenem Dienstleistungsanteil neben den Fähigkeiten des Leistungserbringers auch der Einfluss externer Faktoren auf den Herstellungsprozess wie der körperliche Zustand des Patienten und die

---

863 Vgl. *Ruster/Yamamoto/Rogo* (2003), *Weissberger* (2002), *Frederick* (2000).

Compliance tendenziell zunimmt (vgl. Kapitel 0).[864] Aber auch für Gesundheitsleistungen mit einem größeren Anteil personenbezogener Dienstleistungen ist die Anwendung von Franchisekonzepten praktikabel, die sich beispielsweise auf die Vorgabe von evidenzbasierten Leitlinien stützen.

Gelingt es den Kostenträgern, eine gegebenenfalls höhere Qualität oder Effizienz der vertraglich gebundenen ausländischen Leistungserbringer gegenüber den Versicherten transparent zu machen oder die Versicherten durch pekuniäre Anreize gezielt jenseits der Grenze zu lenken, ist zukünftig mit einer größeren grenzüberschreitenden Inanspruchnahme zu rechnen. Dies hängt damit zusammen, dass unter den zuvor skizzierten Bedingungen die Kostenträger einen wesentlichen Anteil der grenzüberschreitenden Transaktionskosten tragen, wodurch sich der Transaktionskostenanteil der Versicherten – etwa infolge von Qualitätsunsicherheiten – entsprechend verringert. Des Weiteren reduzieren sich für die Versicherten im Fall der Inanspruchnahme kontrahierter ausländischer Leistungserbringer derzeitige Unsicherheiten hinsichtlich der Kostenübernahme durch die Versicherung.

5.3.3. Funktionalität der GKV-Regelungen und Entwicklungspotenziale

Nachdem in den beiden vorhergehenden Kapiteln die Wirkungen des nationalen Leistungskatalogs und rechtliche Möglichkeiten auf eine Ausweitung der grenzüberschreitenden Gesundheitsversorgung untersucht wurden, stehen in diesem Kapitel die Entwicklungen auf der europäischen Ebene und im Bereich der grenzüberschreitenden Gesundheitsversorgung sowie ihre Wirkungen auf die Finanz- und Versorgungssituation der Gesetzlichen Krankenversicherung im Mittelpunkt.[865] Die allgemeine globale Entwicklung wirkt sich sowohl auf die innerbetriebliche Organisationsstruktur als auch auf die Vertragsbeziehungen zwischen den gesundheitspolitischen Akteuren aus (vgl. Kapitel 5.3.1 und Kapitel 5.3.2). So schreibt etwa *Schulte* (2001, S. 41): *"Patienten wünschen sich auch europaweite Beratungsservices ihrer nationalen Krankenkassen über Behandlungs- und Leistungseinkaufsmöglichkeiten*

---

864 Infolge der Unkontrollierbarkeit der externen Faktoren durch die Leistungserbringer ist somit die Frage zu beantworten, inwiefern diesen das Verfehlen von Behandlungszielen anzulasten ist, da es selbst im Fall weitgehend standardisierter Leistungsabläufe zu unterschiedlichen Behandlungsergebnissen kommen kann. Im konkreten Fall dürfte der Nachweis der Erfüllung der vom Franchisegeber vorgegebenen Standards, wie beispielsweise von medizinischen Behandlungsleitlinien, somit als Kontrakterfüllung gewertet werden. Verglichen mit Gesundheitsgütern fällt die Kontrolle der Kontrakteinhaltung somit zwar schwerer, die Anwendung des Franchisekonzepts auf Gesundheitsdienstleistungen ist dennoch möglich. Im Übrigen stellt die Verpflichtung der Dienstleistungserbringer zur Erfüllung vom Gesetzgeber vorgegebener Qualitätsstandards ebenfalls eine Art Franchisekontrakt zwischen dem Staat als Franchisegeber und den Leistungserbringern als Franchisenehmern dar. Angesichts dessen dürften die Franchisegeber die Erfüllung über den gesetzlichen Umfang hinaus gehender Standards erwarten.

865 Vgl. *AG SpiK* (2000).

im benachbarten Ausland, Informationen über Qualitätsstandards sowie Referenzen, künftig möglicherweise bis hin zu Terminvermittlung mit ausländischen Leistungserbringern und Einrichtungen, Reiseorganisationen bei stationären Aufenthalten einschließlich Kuren." Insbesondere ist die Frage zu beantworten, inwiefern die derzeitigen Regelungen noch ihre Funktion erfüllen bzw. inwiefern eine Modifizierung derselben notwendig ist, um in Konformität mit den übergeordneten europäischen Regelungen zu stehen.[866] Zwar sind die bis dato geltenden Regelungen geeignet, eine nahezu ausschließlich nationale Versorgung zu regulieren und eine Kapazitätsplanung zu ermöglichen. Jedoch führen diese unter dem Szenario einer wachsenden, grenzüberschreitenden Inanspruchnahme in zunehmendem Maße zu Allokationsineffizienzen und Fehlvergütungen.

Unter den bisherigen Bedingungen ist eine Gefährdung der flächendeckenden Versorgung und der finanziellen Stabilität als Folge des ausländischen Leistungsbezugs zulasten der Gesetzlichen Krankenversicherung und anderer Gesundheitssysteme nicht zu belegen.[867] Dementsprechend hat der Europäische Gerichtshof in seinen Vorabentscheidungen die Ausführungen der strittigen Parteien nicht als Beleg einer erheblichen Gefährdung der Systemfinanzierung bzw. der gesellschaftlichen Gesundheit akzeptiert (vgl. Kapitel 2.2.3). Überdies lassen sich durch die Anwendung des Ursprungslandprinzips die von den zuständigen Kostenträgern zu tragenden Ausgaben auf die inländischen Höchstsätze begrenzen. Da die Versicherten die darüber hinaus gehenden Kosten zusätzlich zu den Versicherungsprämien zu tragen haben, ergeben sich hieraus Anreize, nur jene Leistungen in Anspruch zu nehmen, welche eine (vermeintlich) höhere Qualität als die inländischen Substitute aufweisen. Des Weiteren wird die grenzüberschreitende Versorgung für die aus den nationalen Leistungskatalogen ausgegliederten Leistungsbereiche sowie für streng rationierte Leistungen (z. B. Warteliste), wie dies etwa in Großbritannien, Irland, Spanien, den Niederlanden oder in den skandinavischen Ländern der Fall ist, relevant werden.[868] Insbesondere wird es nicht zu einseitigen Leistungs- und Finanzierungsströmen der Art kommen, dass ausschließlich GKV-Versicherte Leistungen im Ausland in Anspruch nehmen. Angesichts des „guten Rufs" deutscher Gesundheitsleistungen dürfte ebenso im Ausland eine entsprechende Nachfrage nach diesen bestehen. Unter den Bedingungen eines umfassenden Leistungskatalogs der Gesetzlichen Krankenversicherung und einer defizitären Versorgungssituation in anderen Mitgliedstaaten scheint derzeit ein deutscher Nettoexport von Gesundheitsdienstleistungen wahrscheinlicher.

Die Notwendigkeit einer Modifizierung des nationalen Ordnungsrahmens entsprechend dem übergeordneten europäischen Recht bietet zugleich die Chance zur Beseitigung von Unwirtschaftlichkeiten und dem Abbau nationaler Wettbewerbshindernisse.[869] Um eine möglichst flexible autonome Anpassung auf die sich verän-

---

866 Vgl. *Jacobs/Wasem/Dudey et al.* (2003), *Wismar/Busse* (2002).
867 Vgl. *Neubauer/Schallermair* (2000, S. 281), *Münnich* (2000b).
868 Vgl. *Schölkopf/Stapf-Finé* (2000, S. 870 ff.).
869 Vgl. *Neubauer/Schallermair* (2000).

dernden (europäischen) Rahmenbedingungen zu ermöglichen, ist die Errichtung eines weitreichenden, staatlich gesetzten Handlungsrahmens erforderlich, wobei sich unerwünschte Allokationswirkungen mithilfe von Umverteilungsmaßnahmen korrigieren lassen.[870]

Kosten-Nutzen-Bewertung und Qualitätsprüfung

Mit zunehmender Handelsliberalisierung und mit dem Versichertenbedürfnis, diese wahrzunehmen, ergibt sich für die Kostenträger in zunehmendem Maße die Notwendigkeit, sich mit der Qualität ausländischer Gesundheitssysteme auseinander zu setzen.[871] Infolge dessen werden die Identifizierung von validen Indikatoren sowie Effizienzvergleiche zukünftig relevanter.[872] Die bereits im nationalen Kontext in zunehmendem Maße an Bedeutung gewinnende Frage der grundsätzlichen Leistungszulassung und der Kosten-Nutzen-Bewertung wird zukünftig insbesondere für den grenzüberschreitenden Bezug eine wesentliche Rolle spielen. Dies hängt unmittelbar damit zusammen, dass eine vergleichbare Leistungskontrolle wie im nationalen Kontext potenziell für Gesundheitsgüter angesichts gleicher Leistungsmerkmale möglich ist. Für den Bereich der Gesundheitsgüter sind die in der Europäischen Union angewendeten Zulassungsverfahren durchaus praktikabel, da die Leistungsqualität nach erfolgter Zulassung in der Regel keinen größeren Schwankungen unterliegt.

Dagegen hat die Evaluation der Leistungserbringer individuell zu erfolgen, da das Behandlungsergebnis sowohl durch die spezifischen Fähigkeiten der Leistungserbringer als auch durch strukturelle Leistungsmerkmale wie die Praxis- oder Krankenhausausstattung, aber ebenso durch den Grad der Erkrankung und die *Compliance* der Patienten beeinflusst wird (vgl. Kapitel 3.3). Bereits im nationalen Kontext gestaltet sich die Aufgabe der Leistungskontrolle für die Kostenträger als schwierig. Angesichts der Vielzahl der potenziell als Leistungserbringer in Frage kommenden Personen und Einrichtungen, welche die eigenen Versicherten grenzüberschreitend in Anspruch nehmen könnten, ist diese Aufgabe nicht mehr von den Kostenträgern zu leisten (vgl. das *Geraets-Smits/Peerbooms*-Urteil[873], Rdnr. 66). Daher dürften bei

---

870 Vgl. *Knappe* (2000, S. 10), *Knappe* (2001, S. 150). Nach *Berthold* (1999b) stellt eine neoliberale Systemausgestaltung die einzige Möglichkeit dar, um auf den strukturellen Anpassungsbedarf problemadäquat mit einer Erhöhung der Anpassungskapazität zu reagieren. Offene, flexible Güter- und Faktormärkte tragen hierbei zu einer grundsätzlichen Wohlstandsmehrung bei, die sich jedoch nicht über alle Bevölkerungsgruppen einstellt und verschiedene Teilgruppen gar benachteiligt: Einerseits führt eine Liberalisierung der Güter- und Faktormärkte zwar zu einer effizienteren Allokation, andererseits gehen damit zugleich (sozial unerwünschte) distributive Auswirkungen in Form einer ungleicheren Einkommensverteilung einher. Im Zuge der Marktliberalisierung erhöht sich somit zugleich die Nachfrage nach den Gütern „Sicherheit" und „Gerechtigkeit". Vgl. *Berthold* (1993, S. 28 ff.), *Berthold* (1999b, S. 426 ff.).
871 Vgl. *Schneider* (2003, S. 165).
872 Vgl. *Jetter* (2002, S. 193), *KBV* (2003), *DKG* (2003, S. 37).
873 Rs. C-157/99 (*Geraets-Smits/Peerbooms*), Slg. 2001, S. 5473 ff.

den ausländischen Vertragspartnern nur stichprobenartige Leistungskontrollen möglich sein. Ähnlich wie in anderen Bereichen wird sich die Kontrolle auf das nationale Territorium beschränken müssen. Im Zuge dessen erwächst die Notwendigkeit, sich auf vergleichbare Standards zu einigen und auf die Zugangskontrollen der anderen Staaten zu vertrauen.[874] Wichtig ist dabei weniger eine Harmonisierung der Qualitätsstandards auf mittlerem oder höchstem Niveau als eine größere Leistungstransparenz und versichertenadäquate Aufbereitung. Ob die Versicherten im Fall einer gezielten Inanspruchnahme auf die in- oder ausländische Versorgung zurückgreifen, sollte diesen freistehen. Die derzeitigen Regelungen der gegenseitigen Anerkennung sind daher als erster Schritt zu werten, dem weitere folgen sollten. Ob es dazu kommt, ist jedoch fraglich, da dies den nationalen Interessen einer eigenständigen Kosten- und Qualitätskontrolle entgegen laufen dürfte. Sollte man sich auf die Einführung gemeinsamer Mindeststandards verständigen, so wird dies höchstwahrscheinlich auf dem Niveau der Staaten mit den niedrigsten Standards erfolgen, um die Beziehungen zwischen den Mitgliedstaaten nicht unnötig zu belasten. Damit ließe sich zwar nach außen das scheinbare Funktionieren der derzeitigen Abstimmungsprozesse auf der europäischen Ebene aufrechterhalten. Eine Verbesserung gegenüber dem Status quo wäre jedoch nicht gegeben.

Grenzüberschreitende Versicherungsmöglichkeiten

Neben einer verstärkten Evaluation der Leistungserbringer wird sich die Leistungskontrolle zukünftig auch auf die Kostenträger erstrecken. Da die Versicherungspflicht bis dato auf das nationale Territorium beschränkt ist, werden die grenzüberschreitenden Effizienzvergleiche zunächst nur den Bereich der Zusatzversicherungen und damit das Angebot privater Versicherungsunternehmen umfassen. Gleichwohl werden die Kostenträger im nationalen Kontext bereits aufmerksam beobachtet und analysiert, wie die zahlreichen Krankenkassenvergleiche belegen. Die systeminternen Vergleiche der Kostenträger sowie die transnationalen Vergleiche der Gesundheitssysteme erhöhen den Druck auf die Träger und führen mithin zu einem effizienteren Angebot, bei dem auch die Servicekomponente an Gewicht gewinnt.

Eine grenzüberschreitende Öffnung der sozialen Sicherungssysteme, sodass sich beispielsweise ein französischer Staatsbürger innerhalb der Gesetzlichen Krankenversicherung versichern kann und umgekehrt, ist zunächst nicht zu erwarten. Solche optionalen Versicherungsmöglichkeiten eröffnen sich zum einen im Fall einer umfassenden Harmonisierung der Gesundheitssysteme. Angesichts der Bestrebungen der Mitgliedstaaten zur Erhaltung ihrer nationalen Souveränitäten ist dies eher unwahrscheinlich und aufgrund der bestehenden Versorgungsunterschiede der Mitgliedsstaaten auch nicht erstrebenswert. Zum anderen ist ein Versicherungsexport auch unter den Bedingungen einer risikoäquivalenten Prämienbemessung und einer

---

874 Vgl. *Merten* (2003b).

Umverteilung über das Steuersystem möglich.[875] Sowohl aufgrund der derzeitigen solidarischen Komponente innerhalb der sozialen Sicherungssysteme als auch der Folge einer risikoäquivalenten Prämienbemessung, nämlich dass die Systeme dem europäischen Wettbewerbsrecht unterliegen würden, ist eine solche Umstellung nicht zu erwarten (vgl. Kapitel 2.2.3.1). Aber auch im Fall einer Umstellung auf kassenspezifische einkommensunabhängige Gesundheitsprämien und einer steuerlichen Umverteilung stellt sich die Frage, inwieweit dies dem europäischen Verständnis des Solidaritätsprinzips noch Rechnung trägt. Denn im Gegensatz zum derzeitigen Familienlasten- und Einkommensausgleich innerhalb der Gesetzlichen Krankenversicherung fände dann die solidarische Komponente in Form einer Umverteilung über Steuern außerhalb des Gesundheitssystems statt. Damit wäre der Solidaritätsgedanke entsprechend der im *Poucet/Pistre*-Urteil[876] herausgestellten Zahlung einkommensabhängiger Beiträge (horizontales Solidarprinzip) und einem von der Beitragshöhe unabhängigen Leistungsbezug (vertikales Solidarprinzip) innerhalb des Systems nicht mehr erfüllt (vgl. Exkurs 4).[877] Selbst wenn ein Staat auf eine risikoäquivalente Prämie und eine steuerliche Umverteilung umstellen würde, hängen die grenzüberschreitenden Versicherungsmöglichkeiten immer noch davon ab, ob andere Staaten ihren Bürgern eine exterritoriale Versicherungsoption eröffnen. Denn es ist zu vermuten, dass die grenzüberschreitende Versicherungsmöglichkeit insbesondere von den guten Risiken genutzt würde. Eine solche Öffnung könnte daher einer Abschaffung des eigenen sozialen Sicherungssystems im Bereich „Gesundheit" gleichkommen, wenn hierdurch ein adverser Selektionsprozess in Gang gesetzt wird. Auch aus diesem Grund ist nicht davon auszugehen, dass den Versicherten die Option einer grenzüberschreitenden Versicherungsmöglichkeit eröffnet wird. Vorstellbar wäre eine solche Entwicklung unter anderem dann, wenn mindestens zwei Staaten aufgrund der demografischen Entwicklung und des medizinisch-technischen Fortschritts unter einen so starken Finanzierungsdruck gerieten, dass diese auf eine risikoäquivalente Prämienbemessung und eine steuerliche Umverteilung umstellen würden. Für diese Staaten wäre dann eine Beschränkung der Versicherungspflicht auf das nationale Territorium nicht mehr zwangsläufig erforderlich.

Krankenhaus – Arbeitszeitregelungen

Die Entwicklungen auf der europäischen Ebene betreffen unmittelbar auch den Krankenhausbereich. So hat der Europäische Gerichtshof in den Fällen *Simap*[878] und *Jaeger*[879] entschieden, dass der Bereitschaftsdienst in vollem Umfang als Arbeitszeit anzurechnen ist, was den bis zum Jahr 2003 geltenden deutschen Regelungen wider-

---

875 Vgl. auch *Oberender/Zerth* (2005, S. 45 ff.).
876 Rs. C-159/91 (*Poucet*) und C-160/91 (*Pistre*), Slg. 1993, S. 637 ff.
877 Vgl. auch *Kingreen* (2007, S. 36 ff.).
878 Rs. C-303/98 (*Simap*), Slg. 2000, S. 7963 ff.
879 Rs. C-151/02 (*Jaeger*), Slg. 2003.

sprach.[880] Infolge dessen ergab und ergibt sich die Notwendigkeit, die krankenhausinternen Arbeitszeitregelungen an das übergeordnete europäische Recht anzupassen.[881] Die Umstellung der bisherigen Dienstpläne auf das europäische Recht erfordert zur Aufrechterhaltung des Betriebs der Krankenhäuser eine größere Anzahl beschäftigter Krankenhausärzte und weiteren Personals, was gegebenenfalls in Form zusätzlicher Personalkosten bei der Ausgestaltung der Finanzierung beachtet werden muss.[882] Eine Auftragsstudie des Gesundheitsministeriums beim *Deutschen Krankenhausinstitut* (DKI) bezifferte den Personalmehrbedarf im ärztlichen Dienst nach neuem Arbeitszeitrecht auf bis zu 18.700 Vollkräfte, den zusätzlichen Mehrbedarf in Bereichen wie dem Funktionsbereich auf 10.900 Vollkräfte. Geht man hingegen von einer Wochenarbeitszeit von 48 Stunden anstatt einer 38,5/40-Stunden-Woche aus, so würde der personelle Mehrbedarf deutlich verringert und im ärztlichen Bereich rund 6.700 Vollkräfte betragen. Unter Zugrundelegung des neuen Arbeitzeitrechts und einer neuen Arbeitszeitorganisation würden jährliche Zusatzkosten in Höhe von 536,4 Mio. EUR verursacht. Legt man den Betrag auf die gesamten Personalkosten der Krankenhäuser um, so würden sich die Personalkosten für das Untersuchungsjahr 2002 um rund 0,15 Prozent erhöhen. Nach einer Übergangsfrist bis zum 1. Januar 2007, während der die innerbetrieblichen Arbeitszeitregelungen flexibel gehandhabt wurden (vgl. insbesondere § 5 und § 7 ArbZG), sollen die Krankenhäuser die bereits am 1. Januar 2004 in Kraft getretene Novellierung des Arbeitszeitgesetzes (ArbZG) nun endgültig umsetzen. Die Europäische Kommission hat zudem einen Änderungsvorschlag für die Arbeitszeitrichtlinie 2003/88/EG[883] in das Gesetzgebungsverfahren eingebracht, bei dem zwischen aktiver und inaktiver Bereitschaftszeit unterschieden wird.[884]

Krankenhausvergütung

Seit 1998 können die Krankenhäuser entsprechend § 3 Abs. 4 BPflV wählen, ob sie die Leistungen für ausländische Patienten, die zum Zweck der Krankenhausbehandlung nach Deutschland einreisen, aus der Budgetfinanzierung nach § 12 BPflV herausnehmen. Die einheitliche Berechnung der allgemeinen Pflegesätze für alle Patienten wird hiervon nicht berührt (§ 14 Abs. 1 Satz 1 BPflV).[885] Die Regelung

---

880 Vgl. die Rl. 93/104/EG, ersetzt durch die Rl. 2003/88/EG, ABl. Nr. L 299 vom 18.11.2003, S. 9-19.
881 Vgl. *Hammerschlag* (2000).
882 In der Stichprobe von *Blum/Müller/Offermanns* (2004) wurden nur die Daten von 52 Allgemeinkrankenhäusern mit mehr als 100 Betten berücksichtigt. Vgl. auch *DKG* (2005).
883 Rl. 2003/88/EG, ABl. Nr. L 299 vom 18.11.2003, S. 9-19.
884 Vgl. *o. V.* (2006).
885 Vgl. *Tuschen/Quaas* (2001, S. 187 ff.), *J. Burger* in *Klusen* (2000, S. 53), § 3 Abs. 7, § 4 Abs. 10 KHEntGG. Mit Herausnahme der Leistungen werden diese nicht mehr in der Leistungs- und Kalkulationsaufstellung (LKA) erfasst, müssen aber zur Wahrung des Überblicks an Leistungen für ausländische Patienten und Sicherstellung des Versorgungsauftrags in Anhang 3 zur LKA ausgewiesen werden (vgl. § 17 Abs. 4 BPflV, *Tuschen/Quaas* (2001, S.

nach § 3 Abs. 4 BPflV ist demnach auf ausländische Patienten, die während ihres Aufenthalts erkranken, in der Bundesrepublik wohnen oder versichert sind, ebenso wie auf Notfälle nicht anwendbar.[886]

Grundsätzlich stellt sich in diesem Zusammenhang die Frage, in welchem Umfang ausländischen Patienten höhere Pflegesätze in Rechnung gestellt werden können oder gar müssen. Dieses Problem hängt unmittelbar mit der dualen Finanzierung der Krankenhäuser zusammen, indem den Krankenhäusern die laufenden ärztlichen Kosten über Fallpauschalen (*Diagnosis Related Groups*, DRGs) vergütet werden, während die Investitionskosten von den Ländern und somit den Steuerzahlern getragen werden.[887] Sofern ausländischen Patienten nur die übliche Fallpauschale in Rechnung gestellt wird, beteiligen sich diese ausschließlich an den Behandlungskosten, was einer Subventionierung durch die inländischen Bürger gleichkommt.[888] Da der Preis im freien Wettbewerb sämtliche Kosten des Anbieters decken sollte, müssten sich die ausländischen Patienten prinzipiell an der Finanzierung der Investitionskosten der Krankenhäuser in Form einer höheren Vergütung beteiligen. Solange die Inanspruchnahme der zugelassenen deutschen Krankenhausleistungen durch ausländische Patienten kein Massenphänomen darstellt, besteht jedoch keine Dringlichkeit, an der derzeitigen Praxis etwas zu ändern. Während eine erhöhte Vergütung gegenüber Drittstaatsangehörigen durchaus erhoben werden kann, ist dies innerhalb der Europäischen Union aufgrund der geltenden Rechtsvorschriften, insbesondere des Diskriminierungsverbots gegenüber Angehörigen aus anderen EU-Mitgliedstaaten, umstritten.[889] Die einfachste Lösung bestünde wohl darin, der langjährigen Forderung nach einem Übergang von der dualen zu einer monistischen Finanzierung nachzukommen.[890] Eine derartige Umstellung der Krankenhausfinanzierung ist auch angesichts des möglichen Konflikts mit Art. 87 ff. EGV, d. h. der Vereinbarkeit staatlicher Beihilfen mit dem europäischen Recht, zu überdenken.[891] Hierdurch würde sich zugleich die Transparenz inländischer sowie grenzüberschreitender Leistungsvergleiche erhöhen. Aufgrund der potenziellen rechtlichen Schwierigkeiten, wie Schadensersatzansprüchen von vor-, gleich- und nachgelagerten Konkurrenten, sollte die öffentliche Finanzierung von Krankenhäusern daher nur

---

375 f.)). Ausländischen Patienten ist der DRG-Systemzuschlag, der u. a. zur Entwicklung des DRG-Systems und der Kodierregeln erhoben wird, in Rechnung zu stellen (in 2007: 0,90 EUR).
886 Vgl. *Tuschen/Quaas* (2001, S. 187).
887 Vgl. auch *Lampe/Paland* (2001, S. 36). Entsprechend § 17b Abs. 1 KHEntgG soll die Vergütung allgemeiner Krankenhausleistungen (mit Ausnahme der Psychiatrie) zukünftig über ein durchgängiges, leistungsorientiertes und pauschalierendes Vergütungssystem erfolgen. Derzeit erfolgt die Vergütung über Fallpauschalen, Zu- und Abschläge sowie zum Teil über krankenhausindividuelle Entgelte. Im Nachfolgenden wird der Begriff der Fallpauschale synonym für all diese Vergütungsformen verwendet.
888 Vgl. *Schulte* in *Klusen* (2000). Vgl. die Rs. T-167/04 (*Asklepios Kliniken*) vom 11. Juli 2007.
889 Vgl. *DKG* (2003), *J. Burger* in *Klusen* (2000, S. 54).
890 Vgl. auch *GMK* (2007, Nr. 3.7), *SVRBEiG* (2007, S. 399).
891 Vgl. *Kuchinke/Schubert* (2002, S. 8).

in Ausnahmefällen erfolgen. Eine solche Ausnahme kann beispielsweise dann gegeben sein, wenn eine krankenhausinterne Kostendeckung aufgrund einer verringerten Nachfrage in einer dünn besiedelten Region nicht möglich ist. Neben der Subventionierungsfrage dürfte überdies mit zunehmender Inanspruchnahme deutscher Krankenhausleistungen durch ausländische Patienten die Frage nach einer fortwährenden Berücksichtigung von Vorhalteleistungen in den Krankenhausplänen aufkommen.

Grundsätzlich dürfen die Krankenhäuser ausländischen Patienten ausschließlich die mit den Krankenkassen verhandelten Pflegesätze in Rechnung stellen, da weder eine Differenzierung nach der Finanzierung (System der soziales Sicherung, Selbstzahler) noch nach der Nationalität oder dem Wohnsitz zulässig ist.[892] *Quaas/Dietz* weisen jedoch darauf hin, dass, sofern die Leistungen für ausländische Patienten aus dem Gesamt- bzw. Erlösbudget herausgenommen sind, das Entgelt für die stationäre Behandlung ausländischer Patienten entsprechend dem Grundrecht der Berufsfreiheit in den Grenzen des Bürgerlichen Rechts frei vereinbart werden kann.[893] Überdies gelte die freie Entgeltvereinbarung für Angehörige von Drittstaaten in jedem Fall, während etwaige Restriktionen durch den EGV noch zu überprüfen seien. Aber auch die Urteilsbegründung des Europäischen Gerichtshofs im Fall *Ferlini*[894] ist in diesem Punkt nicht eindeutig, weshalb – unabhängig von der Herausnahme aus dem Gesamt-/Erlösbudget – ausländischen Patienten möglicherweise erhöhte Pflegesätze in Rechnung gestellt werden könnten. So wird dort ausgeführt: *„Die fragliche Differenzierung (Anm. d. Verf.: der Gebührensätze) wäre nur gerechtfertigt, wenn sie auf objektiven Erwägungen beruhte, die von der Staatsangehörigkeit der Betroffenen unabhängig sind, und gemessen am rechtmäßig verfolgten Zweck verhältnismäßig wären"* (*Ferlini*[895], Rdnr. 59). Nach Auffassung des Verfassers könnte eine finanzielle Beteiligung an der Infrastruktur durchaus einen objektiven Grund darstellen und daher mit dem europäischen Recht vereinbar sein. Um etwaige Rechtsunsicherheiten zu umgehen, dürfte eine Herauslösung aus dem Budget jedoch die pragmatischere Methode sein.

Mit der Einführung der DRGs reduziert sich auch das bisherige Problem der Mehrbelastung der Krankenkassen durch eine Inanspruchnahme ausländischer Leistungen durch die GKV-Versicherten. So mussten zum einen entsprechend den Erlösausgleichsregelungen nach § 11 Abs. 8 BPflV Mindererlöse im Fall einer Abweichung von den vereinbarten Größen zu 40 Prozent von den Krankenkassen übernommen sowie zum anderen die zusätzlichen Kosten bis in Höhe der inländischen Höchstsätze getragen werden.[896] Da die DRGs eine leistungsbezogene Vergütung in Höhe der durchschnittlichen Fallkosten darstellen, werden zukünftig nur noch die tatsächlich erbrachten Leistungen in durchschnittlicher Kostenhöhe erstattet.

---

892 Vgl. auch Rs. C-411/98 (*Ferlini*), Slg. 2000, S. 8081.
893 Vgl. *Quaas/Dietz* (2003, S. 624).
894 Rs. C-411/98 (*Ferlini*), Slg. 2000, S. 8081.
895 Ebenda.
896 Vgl. *Jacobs/Wasem/Dudey et al.* (2003, S. 25).

Fehlende Wirtschaftlichkeitsprüfung

Schwierigkeiten ergeben sich auch bei der Leistungskontrolle. So sind etwa die innerhalb der Gesetzlichen Krankenversicherung vorgeschriebenen Wirtschaftlichkeitsprüfungen der Vertragsärzte durch die Krankenkassen auf den grenzüberschreitenden Leistungsbezug nicht übertragbar (Auffälligkeitsprüfung und stichprobenartige Zufälligkeitsprüfung; vgl. § 106 SGB V).[897] Eine Modifizierung der Rechtsgrundlagen ist bereits mit dem § 13 Abs. 4 SGB V erfolgt, da nach Satz 5 beim Bezug ausländischer Leistungen in der Kassensatzung entsprechende Abschläge auf die Erstattungsbeträge für Verwaltungskosten und fehlende Wirtschaftlichkeitsprüfungen vorzusehen sind (vgl. Kapitel 2.2.3.6). Dabei sollte nicht verkannt werden, dass die Qualität der ausländischen Leistungen auch jene der inländischen Leistungen übersteigen kann.

Vertragsärztlicher Bereich – Budgetierte Vergütung

Zuletzt ist auf ein Problem im vertragsärztlichen Bereich hinzuweisen, das mit der geplanten Vergütungsreform ab dem Jahr 2009 hinfällig werden könnte. Ob sich das Problem auflöst, hängt von der konkreten Ausgestaltung der Reform ab. Bislang zahlen die Krankenkassen den jeweiligen Kassenärztlichen Vereinigungen mit befreiender Wirkung eine budgetierte Gesamtvergütung, welche den Großteil der vertragsärztlichen Versorgung abdeckt.[898] Die Kassenärztlichen Vereinigungen teilen diese Vergütung mittels Honorarverteilungsmaßstab auf die Vertragsärzte im jeweiligen KV-Bezirk auf. Sofern sich die GKV-Versicherten rechtmäßig im Ausland behandeln lassen, werden die Leistungen folglich zweimal vergütet: einmal dem Leistungserbringer im Ausland und einmal prospektiv im Rahmen der Gesamtvergütung. Im außerbudgetären Bereich existiert dieses Problem nicht, da hier nur die tatsächlich erbrachten Leistungen vergütet werden.

Zukünftig sollen die Kassenärztlichen Vereinigungen eine jährlich angepasste morbiditätsorientierte Gesamtvergütung mithilfe von arzt- und praxisbezogenen Regelleistungsvolumina sowie einer Euro-Gebührenordnung auf die angeschlossenen KV-Ärzte verteilen. Die Ärzte erhalten hierdurch eine weitgehende Kalkulationssicherheit. Sofern die Vergütung in Form einer (pauschalierten) Einzelleistungsvergütung erfolgen würde, hätte sich einerseits das Problem der „Doppelvergütung" aufgelöst. Andererseits dürfte sich – legt man die Erfahrungen mit den Fallpauschalen im Krankenhausbereich zugrunde – mit einer zukünftigen Einzelleistungsvergütung das gesamte vertragsärztliche Ausgabenvolumen deutlich ausweiten. Genaueres lässt sich derzeit noch nicht sagen. Da die grenzüberschreitende Gesundheitsversorgung bislang nur ein geringes Ausmaß erreicht hat, sind die finanziellen

---

897 Vgl. ebenda, S. 34 f.
898 Der budgetierte Bereich umfasst rund 85 bis 90 Prozent des vertragsärztlichen Ausgabenvolumens.

Folgen der jetzigen Praxis zwar nicht unerheblich, aber vergleichsweise überschaubar. Allerdings wird eine Problemlösung mit einer wachsenden Inanspruchnahme ausländischer Leistungen vordringlicher.

5.3.4. Das Verhältnis zwischen Gesetzlicher und Privater Krankenversicherung

Die sozialen Sicherungssysteme der EU-Mitgliedstaaten im Bereich „Gesundheit" weisen aufgrund ihrer rechtlichen Ausgestaltung die typischen Charakteristika eines Klubgutes auf:[899] Sieht man von der Versorgung im Fall der akuten Behandlungsnotwendigkeit ab, so ist der Kreis der zur Inanspruchnahme berechtigten Personen im Wesentlichen auf die nationalen Versicherten sowie deren Familienangehörige beschränkt ((vollständiger) Ausschluss). Zum anderen ist innerhalb der nationalen Krankenversicherungen eine bedingte Konsumrivalität gegeben, da sich beispielsweise der Nutzen eines GKV-Versicherten durch den gleichzeitigen Konsum anderer Versicherter reduziert (begrenzte Rivalität). Ein Beispiel hierfür ist das Auftreten von Warteschlangen beim Arztbesuch. Das Problem der begrenzten bzw. vollständigen Rivalität kann nur umgangen werden, wenn für den Fall der gleichzeitigen maximal zu erwartenden Inanspruchnahme gewisse Überkapazitäten vorgehalten werden.

Für die freiwillig GKV-Versicherten überwiegen die Vorteile einer Mitgliedschaft innerhalb der Gesetzlichen Krankenversicherung jene in der Privaten Krankenversicherung. Sieht man von altruistischen Zielen ab, so entscheiden sich diese Versicherten aufgrund der Wahlfreiheit für jenen Klub, welcher die günstigste Kombination aus Leistung und Beitrag bietet. Für diesen Personenkreis stellt sich somit die Frage, welche der beiden Alternativen, GKV oder PKV, einen höheren Nettonutzen stiftet. Hierbei ist nicht nur der Eigennutzen zu berücksichtigen, sondern auch der Nutzen der mitversicherten Familienmitglieder. Grundsätzlich dürfte die Mehrzahl der Gesundheitsakteure einer Ausweitung der grenzüberschreitenden Gesundheitsversorgung positiv gegenüberstehen. Allerdings sind damit verbundene, potenzielle Verdrängungseffekte wie längere Wartezeiten beim Hausarzt, was nichts anderes als eine Nutzenreduzierung bedeutet, aus Sicht der Gesetzlichen Krankenversicherung unerwünscht. Denn schließlich erhöht dies die Wahrscheinlichkeit einer Abwanderung guter Risiken in die Private Krankenversicherung.

Mit der jüngsten Reform, dem GKV-Wettbewerbsstärkungsgesetz (GKV-WSG), wurden die Vertragsbeziehungen zwischen den Krankenkassen, Leistungserbringern und Versicherten in unzähligen Punkten verändert. Wie bereits der Name GKV-Wettbewerbsstärkungsgesetz aufzeigt, bestand ein zentrales Ziel des Gesetzgebers

---

899 Vgl. *Cornes/Sandler* (1996), *Sandler/Tschirhart* (1997), *Breuer* (1999), *Daumann* (2000, S. 531 ff.).

darin, mehr Wettbewerbselemente in das System einzuführen.[900] Grundsätzlich gilt jedoch, dass mit der Aufnahme jeder weiteren wettbewerbsfördernden Maßnahme, das Solidarprinzip schleichend weiter ausgedünnt wird und damit die Wahrscheinlichkeit steigt, dass die Gesetzliche Krankenversicherung dem Europäischen Kartellrecht unterliegt (vgl. Kapitel 2.2.3.1). Zu diesen Wettbewerbselementen sind etwa die Kassenwahlfreiheit, die integrierte Versorgung, die Wahltarife etc. zu rechnen. Eine wettbewerbliche Ausnahmestellung ist dann mitunter nicht mehr zu rechtfertigen. Insbesondere die privaten Versicherungsunternehmen fordern seit langem eine wettbewerbliche Gleichstellung der beiden Bereiche.[901] Folglich stellen sich zwei Kernfragen:

- Ist die generelle Ausnahme der Gesetzlichen Krankenversicherung vom Europäischen Kartellrecht angesichts der schleichenden Ausdünnung des Solidarprinzips noch zu rechtfertigen?
- Und für den Fall einer Vereinung der ersten Frage: Mit der Aufnahme von Wettbewerbselementen und eines differenzierten Leistungsangebots tritt die Gesetzliche Krankenversicherung zunehmend in einen Wettbewerb mit der Privaten Krankenversicherung. Daher stellt sich die Frage, ob die gesetzlichen Krankenkassen außerhalb ihres Regelleistungskatalogs als Unternehmen im Sinne des europäischen Rechts einzustufen sind?

Zur ersten Frage: Nach *Kingreen* dürften die statusbezogenen Regelungen des GKV-WSG, wie die Möglichkeit von kassenartenübergreifenden Fusionen und die Insolvenzfähigkeit landesunmittelbarer Krankenkassen, nicht mit dem Europäischen Kartellrecht konfligieren. Als kritisch erachtet er jedoch drei neue Regelungen, die sich auf das angebotene Versicherungsprodukt beziehen. Im Einzelnen sind dies der Selbstbehalt (§ 53 Abs. 1 SGB V), die Betragsrückerstattung (§ 53 Abs. 2 SGB V) sowie die sukzessiv steigende Steuerfinanzierung des Solidarausgleichs (§ 221 SGB V).[902] So würden die Möglichkeiten des Selbstbehaltes und der Beitragsrückerstattung insbesondere von gesunden jungen Menschen, die überdies Besserverdiener bzw. Alleinstehende sind, in Anspruch genommen, was eine Entsolidarisierung mit ihren Gegenpolen, nämlich kranken alten Menschen, Schlechterverdienenden und Familien, gleichkommt. Besonders problematisch ist nach *Kingreen* jedoch die sukzessive Steuerfinanzierung des Solidarausgleichs. Sofern die solidarische Finanzierungslast ausgelagert und von der Gesamtheit der Steuerzahler getragen werde, sei das System selbst nicht mehr solidarisch. Die Gesetzliche Krankenversicherung sei dann nur noch eine nach dem Versicherungsprinzip agierende Sozialversicherung, deren Tätigkeiten ebenso jede wettbewerblich handelnde Privatversicherung erfüllen könnte. Einzeln betrachtet, tragen die drei Regelungen nur zu

---

900 Die Kritik an wesentlichen Gesetzespassagen, wie die des *Sachverständigenrates zur Begutachtung der gesamtwirtschaftlichen Entwicklung* und des *Gesundheitsökonomischen Ausschuss* des *Vereins für Socialpolitik*, wird an dieser Stelle nicht weiter ausgeführt.
901 Vgl. *Blasius* (2001, S. 232 f.).
902 Vgl. *Kingreen* (2007).

einer marginalen Verdünnung des Solidarprinzips bei. In einer Gesamtschau der drei Regelungen und unter Berücksichtigung der bereits vor dem GKV-WSG eingeführten Wettbewerbselemente, wird es jedoch nach *Kingreen* zunehmend fraglicher, ob die Gesetzliche Krankenversicherung vom Europäischen Kartellrecht ausgenommen ist.

Nach *Kingreen* bedarf es dennoch keiner Zwangsversicherung, um auch die zweite Frage zu verneinen. Er begründet die nicht gegebene Unternehmenseigenschaft der gesetzlichen Krankenversicherung damit, dass die freiwillig Versicherten ebenso wie die Pflichtversicherten voll versichert seien und somit gleichermaßen von der solidarischen Umverteilung profitierten. Die weitere Annäherung der beiden Systeme ist zwar kartellrechtlich nicht relevant. Allerdings werden hierdurch Privilegien der Gesetzlichen Krankenversicherung wie die Befreiung von der Körperschafts- und Umsatzsteuer und der Anspruch auf den Apothekenabschlag zunehmend strittiger.

6. Zusammenfassung und Ausblick

Im Mittelpunkt der Arbeit stand die Analyse des Status quo, der Bestimmungsgründe und des Entwicklungspotenzials des innergemeinschaftlichen Handels mit Gesundheitsleistungen, speziell jenem von Gesundheitsdienstleistungen. Anlass sind mehrere fundamentale Vorabentscheidungen des Europäischen Gerichtshofs zum Bereich der grenzüberschreitenden Gesundheitsversorgung seit dem Jahr 1998. Diese auch als *Kohll/Decker*-Fälle bezeichneten EuGH-Urteile betreffen vornehmlich den Bereich der Gesundheitsdienstleistungen.

6.1. Patientenmobilität

Bei der Inanspruchnahme ausländischer Gesundheitsleistungen durch die GKV-Versicherten ist grundsätzlich zwischen den erweiterten Möglichkeiten innerhalb des EU/EWR-Raums und der restriktiveren Handhabung in Drittstaaten zu unterscheiden. Die Summe der in den Auslandskonten verbuchten Ausgaben betrug im Jahr 2006 480,3 Mio. EUR.[903] Dies entspricht einem Anteil von lediglich 0,35 Prozent an den gesamten GKV-Leistungsausgaben – wohlgemerkt ohne Unterscheidung zwischen der Inanspruchnahme in den EU/EWR-Staaten und in Drittstaaten. Pro Versicherten wurde somit ein Betrag von 6,82 EUR für Auslandsaufwendungen ausgegeben. Damit bewegen sich die Ausgaben der Auslandsversorgung in einer Größenordnung der Ausgaben für ambulante Operationen im Krankenhaus. Seit dem Jahr 2000 lässt sich dennoch ein Wachstum der Auslandsaufwendungen auf niedrigem Niveau festzustellen, was durch das GKV-Modernisierungsgesetz aus dem Jahr 2004 forciert wurde.

Rund 93 Prozent aller im Ausland behandelten Fälle sind der Notfallversorgung zuzurechnen.[904] Anders ausgedrückt, greifen rund 7 Prozent der Versicherten gezielt auf das Auslandsangebot zurück; in einem Drittel der Fälle wurden diese zuvor genehmigt. Dabei gilt ganz allgemein, dass mit der steigenden Mobilität der EU-Bürger aus privaten oder beruflichen Gründen auch die Zahl der Fälle steigt, in denen eine medizinische Notsituation eintritt. Hierunter fällt ebenso der Klassiker „Beinbruch im Skiurlaub" wie der Arbeitsunfall auf einer Baustelle im Ausland. Darüber hinausgehend bestehen für die GKV-Versicherten unter den Bedingungen einer Quasivollversicherung auf qualitativ hohem Leistungsniveau, wie in der Gesetzlichen Krankenversicherung, kaum Anreize, Leistungen aus dem Ausland zu

---

903 Vgl. die Statistik KJ 1 2006.
904 Vgl. *Techniker Krankenkasse* (2003, S. 9).

beziehen.[905] Dem entsprechend konzentriert sich die grenzüberschreitende Inanspruchnahme von Gesundheitsleistungen durch die GKV-Versicherten auf wenige Versorgungsbereiche. In erster Linie handelt es sich um Rehabilitations- und Vorsorgeleistungen sowie Zahnersatzleistungen.[906] Gemeinsames Kennzeichen dieser Leistungen sind die größeren (Zu-)Zahlungen der Versicherten bzw. die Ausklammerung aus dem Leistungskatalog einerseits sowie die zum Teil erheblichen Preisgefälle zwischen dem In- und Ausland andererseits. Ein stärkeres Nachfragebedürfnis besteht dagegen für Leistungen, die nur im Ausland verfügbar sind, wie beispielsweise neuartige Operationen oder Operationen durch Spezialistenteams. Hierbei dürfte es sich um eine überschaubare Menge handeln. Angesichts der vorgenannten Rahmenbedingungen kann das geringe Finanzvolumen der Auslandsversorgung nicht weiter verwundern.

Allerdings ist insbesondere in den letzten Jahren der Trend zu einer intensivierten Leistungsüberprüfung und einer damit einhergehenden Rationalisierung oder gar Rationierung von GKV-Leistungen zu beobachten. Das damit verbundene Konfliktpotenzial zeigt sich etwa in der Revidierung mehrerer Entscheidungen des *Gemeinsamen Bundesausschusses* hinsichtlich der Versorgungsnotwendigkeit einzelner Leistungen im Rahmen des GKV-Leistungskatalogs durch das *Bundesgesundheitsministerium*. Verglichen mit der Versorgung über die sozialen Sicherungssysteme in anderen EU-Mitgliedstaaten ist die Versorgungssituation innerhalb der Gesetzlichen Krankenversicherung dennoch überaus privilegiert (vgl. Kapitel 5.3.1). Dies gilt sowohl hinsichtlich des Leistungsspektrums und des Leistungszugangs als auch hinsichtlich des hohen Qualitätsniveaus. Wenngleich die deutsche Versorgungsrealität von einer deutlichen Leistungseinschränkung und der Bildung von Warteschlangen, wie in den meisten anderen Mitgliedstaaten, somit weit entfernt ist, dürfte die derzeitige Quasivollversicherung innerhalb der nächsten 40 Jahre eine sukzessive Einschränkung erfahren. Denn selbst wenn die vorhandenen Rationalisierungsreserven sowie zusätzliche Einnahmen wie etwa aus Steuermitteln erschlossen werden, ist angesichts der demografischen Entwicklung sowie des medizinischen und medizinisch-technischen Fortschritts eine eingeschränktere Versorgung als heute wahrscheinlich. Dabei liegt es im Wesentlichen in der Hand des Gesetzgebers sowie der Selbstverwaltung, wie der GKV-Leistungskatalog zukünftig ausgestaltet ist. Indirekt wird hierüber auch die grenzüberschreitende Gesundheitsversorgung beeinflusst, da mit steigender Versichertenbelastung die Auslandsversorgung eine gewichtigere Rolle in die Nachfrageüberlegungen der Patienten spielt. Mit steigenden Selbstbeteiligungsbeträgen dürfte vor allem für einkommensschwächere GKV-Versicherte die Inanspruchnahme von preiswerten ausländischen Leistungen interessanter werden. Bereits heute lässt sich in den Grenzregionen zu den mittel- und osteuropäischen Ländern eine steigende Inanspruchnahme ausländischer Zahnersatzleistungen durch GKV-Versicherte beobachten. Aber auch besser situierte GKV-

---

905 Vgl. auch *Mossialos/Thomson* (2002), *Breyer/Grabka/Jacobs et al.* (2002, S. 172 f.).
906 Vgl. auch *AG SpiK* (1999, S. 26 ff.).

Versicherte könnten im Fall, dass es zu stärkeren Versorgungsengpässen kommt, die inländischen Warteschlangen durch eine Inanspruchnahme ausländischer Leistungen zu umgehen versuchen.

6.1.1. Der Status quo und damit verbundene Probleme

Im Unterschied zur deutschen Versorgungssituation offenbaren sich in der Mehrzahl der Mitgliedstaaten größere bis große Versorgungslücken im Rahmen der Gesundheitsversorgung über die sozialen Sicherungssysteme. So sind in den ehemaligen EU-15-Staaten neben Deutschland nur noch Belgien, Frankreich, Luxemburg und Österreich frei von einer Warteschlangenbildung in der fachärztlichen Versorgung.[907] Als Folge der Mangelversorgung und der steigende Selbstbeteiligung in den Niederlanden, den skandinavischen Ländern, im britischen *National Health Service* und den südlichen EU-Mitgliedstaaten, erwachsen den deutschen Leistungserbringern zusätzliche Absatzpotenziale.[908] Als Patienten kommen in erster Linie solvente und räumlich hinreichend flexible Kranke in Frage, welche eine Auslandsbehandlung im Fall einer minderschweren Erkrankung aus Gründen der Qualität oder der Kosten in Erwägung ziehen. Aber auch im Fall einer lebensbedrohenden Krankheit kann eine zeitnahe ausländische Behandlung die letzte Chance zur Wiedergenesung bieten. Gegenüber der Versorgungssituation in den ehemaligen EU-15-Staaten offenbaren sich in den zwölf neuen EU-Mitgliedstaaten weitere Versorgungslücken. So lässt sich in keinem dieser Staaten ein Gesundheitssystem in unserem westlichen Verständnis feststellen.[909] Zudem sind erhebliche Zuzahlungen für (nahezu) alle Leistungsbereiche sowie die Entrichtung zusätzlicher Schwarzgelder an die Leistungserbringer an der Tagesordnung.

Vor den *Kohll/Decker*-Urteilen stellten die europäische Verordnung VO (EWG) Nr. 1408/71 und die zugehörige Durchführungsverordnung VO (EWG) Nr. 574/72 die zentralen Rechtsgrundlagen dar, welche die zwischenstaatliche Leistungsaushilfe im Rahmen einer Notfallversorgung der Versicherten im Ausland regeln und auf dem Sachleistungsprinzip basieren. Gegen Vorlage der Anspruchsbescheinigung werden die Versicherten dabei so gestellt, als ob sie im Aufenthaltsstaat versichert wären und können im Erkrankungsfall medizinisch notwendige Gesundheitsleistungen beanspruchen (Art. 22a VO (EWG) Nr. 1408/71). Typischerweise tritt dabei zunächst ein aushelfender ausländischer Kostenträger in Vorlage, der die Kosten der Behandlung für den zuständigen Kostenträger vorstreckt.[910] Anschließend werden dem aushelfenden Träger die Behandlungskosten über die jeweiligen Verbindungsstellen von dem zuständigen Kostenträger zurückerstattet, was sich in der Praxis

---

907 Vgl. *Danner* (2004a, S. 49 f.), *Henkel-Hoving* (2005).
908 Derzeit warten rund 850 000 NHS-Versicherte auf eine Operation. Vgl. *ast* (2005).
909 Vgl. *Danner* (2004a, S. 52).
910 Vgl. Fußnote 916.

oftmals schleppend gestaltet. Mit der schrittweisen Einführung der Europäischen Krankenversicherungskarte (EHIC) seit dem 1. Juni 2004 wurden die bisherigen Anspruchsbescheinigungen, die E-Formulare, zum Teil durch diese ersetzt. Eine vorherige Anforderung der entsprechenden Papiervordrucke bei dem zuständigen Kostenträger entfällt somit. Darüber hinaus können sich die Versicherten seit dem 1. Juli 2004 im Erkrankungsfall auf Basis der VO (EWG) Nr. 1408/71 direkt von einem ausländischen Leistungserbringer behandeln lassen, ohne zuvor mit dem ausländischen aushelfenden Kostenträger Kontakt aufgenommen zu haben. Dagegen bedarf eine gezielte Inanspruchnahme ausländischer Gesundheitsleistungen nach wie vor der vorherigen Genehmigung durch den zuständigen Träger (Art. 22c VO (EWG) Nr. 1408/71). Dies gilt sowohl für stationäre als auch für ambulante Leistungen. In der Vergangenheit hat die grenzüberschreitende Leistungsaushilfe eher schlecht funktioniert, da die Auslandskrankenscheine von den ausländischen Leistungserbringern oftmals nicht akzeptiert wurden. Die Versicherten mussten dann zunächst in Vorlage treten und haben die Kosten später von dem zuständigen Träger zurückerstattet bekommen. Sofern die Behandlungskosten unterhalb der 1.000-EUR-Grenze liegen, ist in diesen Fällen eine Erstattung in Höhe der jeweiligen Kosten vorgesehen. Wenngleich sich mit der 1.000-EUR-Regelung die mit einer Prüfung verbundenen Verwaltungskosten sowie mögliche Gerichtskosten einsparen lassen, begünstigt diese zugleich die missbräuchliche Inanspruchnahme.

Mit den Urteilen in den Fällen *Kohll*[911], *Decker*[912], *Geraets-Smits/Peerbooms*[913] und *Müller-Fauré/van Riet*[914] hat der Europäische Gerichtshof eine neue Rechtsgrundlage geschaffen, die auf dem Kostenerstattungsprinzip basiert und neben die VO (EWG) Nr. 1408/71 getreten ist. Als Folge der *Kohll/Decker*-Urteile haben sich die grenzüberschreitenden Bezugsmöglichkeiten zulasten der sozialen Sicherungssysteme vereinfacht. Nach den EuGH-Urteilen stellen Gesundheitsgüter und -dienstleistungen Waren und Dienstleistungen im Sinne der Artikel 28 und 50 EGV dar. Demnach verstößt es gegen das übergeordnete europäische Recht, eine im nationalen Territorium genehmigungsfreie Inanspruchnahme ambulanter Leistungen bei Inanspruchnahme in einem anderen Mitgliedstaat von einer vorherigen Genehmigung abhängig zu machen. Im Unterschied dazu bedarf die Inanspruchnahme ausländischer Krankenhausleistungen nach wie vor der Genehmigung des zuständigen Trägers. Der Europäische Gerichtshof begründete die unterschiedliche Handhabung damit, dass andernfalls die nationalen Bemühungen um eine Kosten- und Qualitätskontrolle des kostenintensiven Krankenhausbereichs unterlaufen werden könnten.

Die formalrechtliche Umsetzung der *Kohll/Decker*-Fälle ist mit dem § 13 Abs. 4 ff. SGB V zuerst in der Bundesrepublik Deutschland erfolgt, sodass die Gesetzliche Krankenversicherung eine innergemeinschaftliche Vorreiterrolle übernimmt (vgl. Kapitel 2.2.3.6). Lediglich vier weitere Staaten haben die EuGH-Urteile

---

911 Rs. C-158/96 (*Kohll*), Slg. 1998, S. 1931 ff.
912 Rs. C-120/95 (*Decker*), Slg. 1998, S. 1831 ff.
913 Rs. C-157/99 (*Geraets-Smits/Peerbooms*), Slg. 2001, S. 5473 ff.
914 Rs. C-385/99 (*Müller-Fauré/van Riet*), Slg. 2003, S. 4509 ff.

ebenfalls in nationales Recht umgesetzt. Mit dem § 13 Abs. 4 SGB V wird den GKV-Versicherten das Recht eingeräumt, ambulante Gesundheitsleistungen innerhalb der Europäischen Gemeinschaft, des Europäischen Wirtschaftsraums und der Schweiz auch ohne vorherige Genehmigung gezielt in Anspruch zu nehmen. Dagegen unterliegt die gezielte Inanspruchnahme ausländischer Krankenhausleistungen nach wie vor dem Genehmigungsvorbehalt der Krankenkasse (vgl. § 13 Abs. 5 SGB V).[915] Die Versicherten haben in beiden Fällen den Status von Privatpatienten inne und müssen entsprechend dem Kostenerstattungsprinzip für die Kosten der Behandlung zunächst in Vorlage treten.[916] Erstattungsfähig sind dabei nur Leistungen, die auch in Deutschland zulasten der Gesetzlichen Krankenversicherung erbracht werden können. Die zuständige (deutsche) Krankenkasse erstattet dem GKV-Versicherten die tatsächlichen Behandlungskosten zurück, jedoch maximal in Höhe der deutschen Vertragssätze unter Berücksichtigung verschiedener Abschläge (Rabatte, Zuzahlungen, fehlende Wirtschaftlichkeitsprüfungen, Verwaltungskosten). Im Fall einer gezielten ambulanten Inanspruchnahme ausländischer Gesundheitsleistungen ohne vorherige Konsultation seiner Krankenkasse trägt der Patient daher das Risiko, möglicherweise für einen größeren Betrag selbst aufkommen zu müssen. Zudem sind die Versicherten typischerweise weder mit den ausländischen Angebotsstrukturen und Leistungsqualitäten noch mit den Gewährleistungspflichten vertraut.

Dagegen können sich die Versicherten der meisten anderen Mitgliedstaaten – trotz der EuGH-Urteile in den *Kohll/Decker*-Fällen – bei vorübergehendem Aufenthalt in den EU-Mitgliedstaaten, den Staaten des Europäischen Wirtschaftsraums sowie der Schweiz wie bisher formalrechtlich ausschließlich auf den Krankenversicherungsschutz der europäischen Verordnung VO (EWG) Nr. 1408/71 und der zugehörigen Durchführungsverordnung VO (EWG) Nr. 574/72 berufen. Hinter der nicht erfolgten Umsetzung in nationales Recht steht die Absicht, die Informationen über die Rechte der Versicherten auf europäischer Ebene möglichst gering zu halten und damit eine Ausweitung der grenzüberschreitenden Inanspruchnahme abzudämpfen. Aber auch für besser informierte Versicherte ergeben sich durch die bislang ausgebliebene nationale Umsetzung gewisse Rechtsunsicherheiten, da mögliche Auseinandersetzungen vor Gericht nicht auszuschließen sind – auch wenn diese für die Kostenträger (höchstwahrscheinlich) erfolglos verlaufen würden.

Außerhalb der Europäischen Gemeinschaft, des Europäischen Wirtschaftsraums und der Schweiz sind die GKV-Versicherten auf den Abschluss von so genannten Sozialversicherungsabkommen zwischen den Staaten angewiesen, die nur zum Bezug medizinisch sofort notwendiger Leistungen berechtigen. In Staaten, mit denen ebenfalls keine Sozialversicherungsabkommen bestehen, haben GKV-Versicherte den Status von Privatpatienten inne. Sofern der vorherige Abschluss einer privaten

---

915 Dies gilt auch für teil-, vor- und nachstationäre Behandlungen sowie ambulante Operationen.
916 Von der Kostenerstattung ausgenommen sind die Sonderfälle „Erstattung von Pauschalbeträgen" und „Erstattungsverzicht" (vgl. Kapitel 2.2.4). In diesen Fällen ist nur die Inanspruchnahme von Sachleistungen möglich.

Auslandsreise-Krankenversicherung nicht erfolgt ist, muss der Patient die Kosten der Auslandsbehandlung selbst tragen. Mit dem GKV-Modernisierungsgesetz hat sich auch hier die Versorgungssituation verbessert: Ist der Abschluss einer Privatversicherung aufgrund einer Vorerkrankung oder des Lebensalters nicht möglich und die Krankenkasse stellt dies vor Beginn des Aufenthalts fest, werden die Kosten einer unverzüglich erforderlichen, zum GKV-Leistungskatalog gehörenden Behandlung übernommen (vgl. § 18 SGB V). Dennoch bleibt die grenzüberschreitende Gesundheitsversorgung zulasten der Gesetzlichen Krankenversicherung suboptimal. Denn angesichts der geringfügigen, jährlichen Beiträge zur privaten Auslandsreise-Krankenversicherung ist die generelle Abdeckung einer weltweiten Notfallversorgung über die Gesetzliche Krankenversicherung eher eine Frage des politischen Wollens als eine Frage der Finanzierbarkeit. Dies gilt um so mehr, als die GKV-Versicherten ihren Urlaub mehrheitlich innerhalb eines Mitgliedstaates der Europäischen Gemeinschaft bzw. des Europäischen Wirtschaftsraums verbringen und somit die Aufwendungen für Behandlungen in Drittstaaten, mit denen keine rechtsverbindlichen Abkommen bestehen, eher geringfügig ausfallen.

Ein wesentliches Hemmnis für eine Ausweitung der grenzüberschreitenden Gesundheitsversorgung liegt in der mangelnden Leistungstransparenz begründet. Solange die bestehenden Qualitätsunterschiede zwischen den Gesundheitssystemen und den einzelnen Leistungserbringern nicht weitergehend evaluiert, verbrauchergerecht aufbereitet und veröffentlicht werden, scheuen sich selbst Patienten, die über ihre Rechte auf der europäischen Ebene aufgeklärt sind, das ausländische Versorgungsangebot wahrzunehmen. Allerdings scheint sowohl die Aufrechterhaltung der zwischenstaatlichen Qualitätsintransparenzen als auch die Unkenntnis der Versicherten über ihre Rechte auf der europäischen Ebene durchaus im Interesse der verantwortlichen Entscheidungsträger zu sein. Denn schließlich kann man so nicht in die Bedrängnis geraten, sich gegebenenfalls für ein schlechtes Ranking in einem Ländervergleich rechtfertigen zu müssen. Die zögerliche Weitergabe von Informationen an die Versicherten über die erweiterten grenzüberschreitenden Versorgungsrechte entsprechend den *Kohll/Decker*-Urteilen, legt eine derartige Interessenslage ebenfalls nahe. Aus der Perspektive von Staaten mit einer eingeschränkten Gesundheitsversorgung und einem niedrigeren Qualitätsniveau medizinischer Leistungen ist diese Informationspraxis dennoch nachvollziehbar. Wie die EuGH-Urteile in den Fällen *Vanbraekel*[917], *Geraets-Smits*[918] und *Watts*[919] zeigen, besteht andernfalls die Gefahr, dass die Versicherten die nationalen Kontrollmechanismen der Leistungszuweisung unterlaufen und diese Leistungen in anderen Mitgliedstaaten zulasten der sozialen Sicherungssysteme in Anspruch nehmen. Ob sich die Versicherten dabei auf die Rechtsgrundlage der *Kohll/Decker*-Fälle berufen oder das Sachleistungsprinzip entsprechend der VO (EWG) Nr. 1408/71 „bevorzugen", ist pauschal nicht zu

---

917 Rs. C-368/98 (*Vanbraekel*), Slg. 2001, S. 5363 ff.
918 Rs. C-157/99 (*Geraets-Smits/Peerbooms*), Slg. 2001, S. 5473 ff.
919 Rs. C-372/04 (*Watts*), Slg. 2006.

beantworten. Jedenfalls dürfte eine missbräuchliche Inanspruchnahme der VO (EWG) Nr. 1408/71, nämlich eine vorgetäuschte Notfallversorgung, im konkreten Einzelfall nur schwer nachzuweisen sein. Sofern die ausländischen Leistungen in größerer Zahl nachgefragt werden, könnten insbesondere die finanzschwächeren Gesundheitssysteme der neuen Mitgliedstaaten auf die Dauer an die Grenzen ihrer Finanzierungsmöglichkeiten stoßen.

Zugleich ist eine derartige Informationspraxis von Staaten mit einer Mangelversorgung auch im Interesse der Kostenträger aus anderen Mitgliedstaaten, insbesondere aus Staaten mit einer flächendeckenden Gesundheitsversorgung auf einem hohen Qualitätsniveau. Eine Inanspruchnahme auf der Grundlage des Kostenerstattungsprinzips ist dabei unproblematisch, da sie nur die Versicherten, den ausländischen Leistungserbringer und den zuständigen Träger betrifft. Jedoch wächst mit einer steigenden Inanspruchnahme ausländischer Leistungen auf der Grundlage der VO (EWG) Nr. 1408/71 die Gefahr, dass die aushelfenden Träger auf den verauslagten Kosten „sitzen bleiben", da die zuständigen Träger nicht im Stande sind, diese zurückzuerstatten. Für diesen Fall sind Konflikte zwischen den Staaten vorprogrammiert. Die Praxis, ausländische Versicherte eine Patientenerklärung unterzeichnen zu lassen, mit der sie bestätigen, dass der Zweck ihrer Einreise nicht in der Inanspruchnahme ausländischer Gesundheitsleistungen bestand, ist angesichts der gleichgerichteten Interessen der ausländischen Versicherten und der inländischen Leistungserbringer kaum zur Ausgabenkontrolle geeignet. Eindämmen ließe sich dies allenfalls, wenn der zuständige Träger das Recht hat, Versicherte, welche innergemeinschaftlich Gesundheitsleistungen unter Angabe falscher Voraussetzungen in Anspruch genommen haben, in Regress zu nehmen.[920] Gleichwohl bleibt das Problem des Nachweises einer missbräuchlichen Inanspruchnahme bestehen und wird durch das Problem der Regressnahme minderbemittelter ausländischer Versicherter ergänzt. Indes hat der Europäische Gerichtshof in den einschlägigen Urteilen zum Leistungsbezug auf den fehlenden Nachweis einer erheblichen Gefährdung der Gesundheitssysteme infolge einer genehmigungsfreien Inanspruchnahme hingewiesen und damit zugleich zu verstehen gegeben, dass dies eine andere Rechtsprechung nach sich ziehe. Inwiefern die Urteile tatsächlich zu einer erheblichen finanziellen Belastung der Gesundheitssysteme – insbesondere in den neuen Mitgliedstaaten – führen, bleibt abzuwarten. Als Folge dieser Erstattungsunsicherheit ist jedenfalls nicht auszuschließen, dass zukünftig deutsche Vertragsärzte die Behandlung vorzugsweise auf einer privatrechtlichen Grundlage vornehmen.

Interessanterweise steht der Prozess der Informationszurückhaltung auf der europäischen Ebene im Widerspruch zu dem Bestreben auf der nationalen Ebene, eine größere Leistungstransparenz zu schaffen. Der Grund für die auf der nationalen Ebene stattfindenden Bemühungen um eine größere Leistungstransparenz liegt angesichts des sich verengenden Finanzierungsspielraums in einer effizienteren Kosten- und Qualitätskontrolle der Gesundheitssysteme. Ziel ist dabei, auf der Grund-

---

920 Vgl. *AG SpiK* (2004, S. 15 f.).

lage eines transparenteren Leistungsangebots zukünftig gleiche Leistungen mit einem gleich hohen Entgelt zu vergüten. Auch wenn sich bereits innerhalb der Gesetzlichen Krankenversicherung eine größere Angebotstransparenz abzeichnet, bleibt ungewiss, inwiefern die vorhandenen Leistungsunterschiede gegenüber den Versicherten offen gelegt und insbesondere auch verbrauchergerecht aufbereitet werden. Derzeit hat in erster Linie das Fachpublikum ein Interesse an den publizierten Vergleichen.[921] Allerdings könnten von den auf nationaler Ebene ablaufenden Prozessen – ungeachtet der bestehenden Sprachunterschiede sowie der Unkenntnis anderer Gesundheitssysteme – grundsätzlich auch die ausländischen Versicherten profitieren. Denn damit würde die Absicht der Informationszurückhaltung durch die weniger wohlhabenden Staaten zumindest in der Hinsicht unterlaufen, dass sich die Versicherten zukünftig vorab besser über das ausländische Angebot informieren können. De facto wird jedoch die Nutzung dieser Informationen durch Sprachunterschiede weitgehend verhindert und damit das Nachfragepotenzial eingedämmt.

6.1.2. Eine modelltheoretische Betrachtung

Allgemein betrachtet stellt der grenzüberschreitende Handel mit Gesundheitsleistungen eine Erweiterung des Handels auf nationaler Ebene dar. Aufgrund dessen sind die im nationalen Kontext diskutierten Themenfelder, welche sich allgemein unter die Begriffe der Ausgaben- und Qualitätskontrolle fassen lassen, auch auf der übergeordneten Ebene der grenzüberschreitenden Gesundheitsversorgung von Relevanz. Hierzu wurden in Kapitel 3 zunächst die Steuerungswirkungen auf der nationalen Ebene am Beispiel der Gesetzlichen Krankenversicherung untersucht. Im Gesundheitsbereich treten bereits auf nationaler Ebene erhebliche Marktversagenstatbestände zutage. Hierunter fallen insbesondere die Marktmängel des *Moral Hazard* und der adversen Selektion, die auf eine asymmetrische Informationsverteilung zwischen der Angebots- und der Nachfrageseite zurückzuführen sind. Darüber hinaus werden Gesundheitsleistungen typischerweise den meritorischen Leistungen zugerechnet. Angesichts dieser Marktunvollkommenheiten und den – insbesondere in der Bundesrepublik Deutschland – stark eingeschränkten Werbe- und Informationsmöglichkeiten durch die Anbieter ist bereits auf der nationalen Ebene bestenfalls eine geringe Leistungstransparenz gegeben.

Zu diesen bereits auf nationaler Ebene bestehenden Marktmängeln gesellen sich im grenzüberschreitenden Kontext das Unwissen über die ausländischen Gesundheitssysteme sowie kulturelle und sprachliche Unterschiede hinzu, welche die Intransparenz begünstigen. Auch dürfte das ausländische Angebot insbesondere im Bereich weitgehend standardisierter und weit verbreiteter Leistungen keine Alternative darstellen. Überdies spielt das Vertrauensverhältnis zwischen dem Patienten und dem Leistungserbringer eine gewichtige Rolle, was bei noch nicht erfolgtem Erst-

---

921 Vgl. *BQS* (2004).

kontakt mit einem ausländischen Leistungserbringer ein wesentliches Hindernis darstellt. Somit kann der Vertrauenskomponente und dem sozialen Umfeld ebenso wie weiteren „weichen" Faktoren eine wesentliche Rolle bei der Entscheidung für oder gegen die in- und ausländischen Dienstleistungsangebote zukommen. Indes wird angesichts der bestehenden Intransparenzen zum Teil auch auf ein gleich hohes oder zumindest „ausreichend" hohes Qualitätsniveau ausländischer Leistungen wie im Inland vertraut, was somit einer „Qualitätslotterie" gleichkommt. Jedoch gestaltet sich eine Qualitätseinschätzung des in- und ausländischen Leistungsangebots nicht nur für die Versicherten als schwierig. Auch die Kostenträger befinden sich noch im Anfangsstadium der Entwicklung valider Qualitätsindikatoren. Von derartigen Qualitätsunsicherheiten ausgenommen sind jene in- und ausländischen Leistungserbringer, welche aufgrund einer überdurchschnittlich hohen Leistungsqualität oder neuartiger Untersuchungs- und Behandlungsmethoden auf sich aufmerksam machen (*Centers of Excellence* oder *Centers of Reference*).

Allgemein betrachtet umfasst die Gruppe potenzieller Nachfrager insbesondere Versicherte, die in Grenznähe wohnen, Versicherte aus Staaten mit erheblichen Eigenbeteiligungen, Versicherte aus Staaten, in denen die Zuteilung einzelner Leistungen nach dem Warteschlangenprinzip erfolgt, sowie Versicherte aus Staaten, zu denen erhebliche Preisunterschiede bestehen. Dies schließt auch Versicherte, die aufgrund spezifischer Präferenzen und ihrer Vermögenssituation ausländische Leistungen in Anspruch nehmen, mit ein. Ob die Inanspruchnahme ausländischer Gesundheitsleistungen eine Alternative zum inländischen Angebot bildet, hängt von der individuellen Kosten-Nutzen-Bewertung des Leistungsbezugs durch den einzelnen Versicherten ab (vgl. Kapitel 5.2.3 f.). Unter der Annahme eines rationalen Konsumentenverhaltens sind dabei die gesamten Kosten des Leistungsbezugs zu berücksichtigen, sodass neben den direkten, pekuniären Kosten des Leistungsbezugs auch die nichtmonetären Kosten der Leistungsinanspruchnahme, wie Warte-, Fahrt- und Behandlungszeit, in die Kosten-Nutzen-Bewertung mit einfließen. Da sich die nichtmonetären Kosten gemäß dem Opportunitätskostenprinzip in Form entgangenen Einkommens monetär bewerten lassen, gewinnen diese mit steigender Lohnhöhe an Bedeutung. Darüber hinaus sind auch die pekuniären Fahrtkosten zu berücksichtigen, welche die Versicherten in der Regel selbst zu tragen haben. Unter den Bedingungen einer weitgehenden Nulltarifregelung verlieren die pekuniären Kosten an relativem Bedeutungsgewicht, wohingegen indirekte, nichtmonetäre Kosten, wie beispielsweise die Zeitkosten der Raumüberbrückung zwischen dem Wohnort und dem Sitz des Leistungserbringers, an Relevanz gewinnen. Mit zunehmender Selbstbeteiligung verschiebt sich dieses Bedeutungsgewicht zugunsten der direkten Kosten des Leistungsbezugs, und die Versicherten reagieren sensibler auf Preisunterschiede. Darüber hinaus haben sich mit der Einführung des Euros die Möglichkeiten direkter Preisvergleiche innerhalb der Mitgliedstaaten der Europäischen Währungsunion vereinfacht.

Seit geraumer Zeit wird der Transaktionskostenbegriff auch für grenzüberschreitende Transaktionen im Rahmen der so genannten *Neuen Institutionenökonomik Internationaler Transaktionen* angewendet. Darauf aufbauend wurde durch die

Kombination des klassischen Preis-Mengen-Diagramms mit dem Transportkostenansatz der geografischen Ökonomie ein Modell entwickelt, in dem sich die wesentlichen Kostendeterminanten der grenzüberschreitenden Nachfrage im Zusammenspiel darstellen lassen. Hierin lassen sich auch die gegenüber dem Inland höheren Transaktionskosten des Leistungsbezugs erfassen, die aufgrund der Unkenntnis des ausländischen Gesundheitssystems und eventuell befremdlich wirkender, ausländischer Gepflogenheiten entstehen. Überdies wirken sich die zwischenstaatlichen Sprachunterschiede sowie die kulturellen Unterschiede Transaktionskosten erhöhend aus.

6.2. *Entwicklungspotenziale des Handels*

Zukünftig wird die grenzüberschreitende Gesundheitsversorgung für die Gesetzliche Krankenversicherung zwar eine wachsende, aber von ihrem Finanzvolumen dennoch eher untergeordnete Rolle spielen. Vor allem gemäß den neueren Außenhandelstheorien gründen wesentliche Vorteile einer Handelsliberalisierung auf dem erweiterten Leistungsangebot und dem Aufbrechen verkrusteter Inlandsmärkte. Während innerhalb der Europäischen Union als Folge der Zollunion die tarifären Handelshemmnisse weitgehend entfallen sind, sind es vor allem die nichttarifären Handelshemmnisse, die speziell den Handel mit Dienstleistungen beschränken. Dies trifft auch auf den stark reglementierten, dienstleistungsgeprägten Gesundheitsbereich der Bundesrepublik Deutschland zu. Die vielzähligen Regulierungen innerhalb der Gesetzlichen Krankenversicherung halten sich hartnäckig und blockieren zum einen damit den inländischen Wettbewerb, zum anderen blockieren einige Regulierungen aber auch die grenzüberschreitende Gesundheitsversorgung. Mit der Notwendigkeit, das nationale Recht in Teilen an das übergeordnete EU-Recht anzupassen, werden auch die inländischen Strukturen aufgebrochen. Insbesondere im Bereich der Gesundheitsdienstleistungen sind Befürchtungen, dass es infolge der Handelsliberalisierung zu einer Angebots-/Anbieterschwemme oder zu größeren Volkswanderungen kommt, unbegründet. Hierfür sorgen die vorzugsweise wohnortnahe Behandlung der Patienten, die mangelnde Vertrautheit mit den ausländischen Versorgungsstrukturen und der hohe Vertrauenscharakter personengebundener Gesundheitsdienstleistungen. Zudem verringert sich mit zunehmender Distanz zwischen dem Wohnort und dem Ort der Dienstleistungserbringung die Rentabilität des Auslandsbezugs. Auch wenn sich der Wettbewerb zwischen den in- und ausländischen Leistungsanbietern als Folge einer Handelsliberalisierung intensiviert, ist ein ruinöser Wettbewerb nicht zu befürchten, schon gar nicht flächendeckend. Aufgrund dessen liegt für den Bereich der Gesundheitsdienstleistungen der größere Nutzen einer Handelsliberalisierung möglicherweise sogar in dem Aufbrechen verkrusteter inländischer Versorgungsstrukturen und dem daraus resultierenden verstärkten Wettbewerb inländischer Anbieter.

6.2.1. Weitere Arten von Gesundheitsdienstleistungen

Da die EuGH-Urteile in den *Kohll/Decker*-Fällen verstärkt den Dienstleistungsbereich betreffen, ist vor allem hier eine Ausweitung der grenzüberschreitenden Gesundheitsversorgung zu erwarten. Neben der Patientenmobilität, die entsprechend der GATS-Klassifikation unter Mode 2 fällt, sind als weitere Dienstleistungsarten
- die grenzüberschreitende Dienstleistungserbringung ohne physische Bewegung beider Marktseiten (Mode 1),
- die ständige Präsenz ausländischer Niederlassungen und Tochtergesellschaften multinationaler Konzerne bzw. Träger vor Ort (Mode 3) und
- der vorübergehende Aufenthalt ausländischer Gesundheitsdienstleister, welche entweder bei einem inländischen Anbieter beschäftigt sind oder die Leistungen selbstständig erbringen (Mode 4)

zu nennen.[922] Obwohl die Gesundheitssysteme der Mitgliedstaaten formell entsprechend Art. 152 Abs. 5 EGV ausschließlich den nationalen Gestaltungsbefugnissen unterliegen, übt die Europäische Union sowohl über den Europäischen Gerichtshof als auch über einzelne Politikfelder erheblichen Einfluss aus. Dabei ist es weniger das Gesundheitsressort als die Ressorts „Wettbewerb", „Binnenmarkt" und „Unternehmen", die ihren Einfluss über eine allgemeine Umsetzung ihrer Wettbewerbsvorstellungen auf die Gesundheitssysteme ausüben. Ein Beispiel hierfür ist die Dienstleistungsrichtlinie. Zwar ist der Gesundheitsbereich ebenso wie zahlreiche andere Bereiche letztlich von der Anwendung der Dienstleistungsrichtlinie ausgenommen worden, d. h., dass für die Arbeitskräfte im Gesundheitsbereich auch zukünftig die Zulassungsbedingungen des Aufenthaltsstaates zugrunde gelegt werden. Allerdings geschah die Herausnahme des Gesundheitsbereichs erst auf fortwährende Intervention zahlreicher politischer und ideologischer Lager.[923] Kritisiert wurde vor allem die im ursprünglichen Entwurf vorgesehene Anwendung des Herkunftslandprinzips, d. h., dass Dienstleistungsanbieter, welche sich vorübergehend in einem anderen Staat aufhalten, den Rechtsvorschriften des Staates unterliegen, in dem sie ihre Niederlassung haben, anstatt wie bisher den Rechtsvorschriften des Aufenthaltsstaates.[924] Dabei wurde argumentiert, dass die nationalen Instrumente zur Kosten- und Qualitätskontrolle hierdurch ihre Wirksamkeit verlieren würden, da hinsichtlich der Qualität, des Leistungsinhalts, der Haftungsfragen etc. die ausländischen Vorschriften anzuwenden wären. Da die deutschen Leistungsanbieter in der Regel restriktiveren Kontrollen unterliegen, wäre darüber hinaus auch der Tatbestand der Inländerdiskriminierung erfüllt.[925] Bedenklich ist dabei in erster Linie, dass mit der neuen Richtlinie für zahlreiche Bereiche auf unbegrenzte Zeit ein langer Katalog von Aus-

---

922 Vgl. auch *Wiemann* (2003, S. 60).
923 Vgl. *Klusen* (2006, S. 18 f.), *Kücking* (2005), *AG SpiK* (2004). Zum Stand der so genannten „Dienstleistungsrichtlinie", Richtlinie COM (2004) 2, vgl. die Webseite der Europäischen Union.
924 Vgl. *KBV/AG SpiK/DSV* (2005a), *KBV/AG SpiK/DSV* (2005b).
925 Vgl. *Reker* (2005, S. 25).

nahmebereichen festgeschrieben wird.[926] Für den Gesundheitsbereich ist bereits für Ende 2007 ein neuer Richtlinienentwurf angekündigt worden. Eine aufmerksame Beobachtung des politischen Geschehens auf europäischer Ebene ist daher angeraten, um unerwünschten Auswirkungen rechtzeitig entgegensteuern zu können.[927]

Letztlich liegt es im Ermessen der Mitgliedstaaten, bei der Zulassung von Leistungserbringern zur nationalen Gesundheitsversorgung restriktivere Maßstäbe als die allgemeinen europäischen Vorschriften an die berufliche Qualifikation anzulegen. Um nicht gegen das europarechtliche Prinzip des Diskriminierungsverbots zu verstoßen, müssen die beruflichen Qualifikationsanforderungen gleichermaßen gegenüber den in- und ausländischen Anbietern erhoben werden und dürfen zudem nicht unverhältnismäßig sein (vgl. Kapitel 2.2.3.1). Aufgrund der national geregelten Befähigungsnachweise stellt sich insbesondere die Frage hinsichtlich der Kompatibilität der Abschlüsse aus verschiedenen Staaten (vgl. Kapitel 5.2.2). Eine Grundlage zur Beantwortung dieser Frage bieten die gemeinschaftlichen Richtlinien hinsichtlich der gegenseitigen Anerkennung von Berufsabschlüssen, welche sich auch auf den Gesundheitsbereich erstrecken und in den einschlägigen Urteilen zur Dienstleistungsfreiheit von dem Europäischen Gerichtshof und den streitenden Parteien als Argumentationsgrundlage herangezogen wurden.[928] Indes können diese Richtlinien allenfalls eine gewisse Mindestqualität garantieren, da die Leistungserbringer in den einzelnen Mitgliedstaaten unterschiedliche Aus- und Weiterbildungsmaßnahmen durchlaufen und zudem die individuellen Fähigkeiten der Leistungserbringer variieren. Des Weiteren scheint ein weitgehender Konsens darüber zu bestehen, dass die Mehrzahl der zwölf neuen Mitgliedstaaten – ebenso wie einige Mitgliedstaaten der ehemaligen EU-15 – aufgrund eines allgemein niedrigeren Wohlstandsniveaus auch ein geringeres Qualitätsniveau in der Gesundheitsversorgung aufweisen. Auch wenn hiervon keine erhebliche Gesundheitsgefährdung bei der Versorgung in einem anderen Mitgliedstaat ausgeht, kommt es immer wieder zu Streitigkeiten zwischen den Staaten bzw. zwischen den in- und ausländischen Berufsgruppen hinsichtlich der Vergleichbarkeit beruflicher Qualifikationsnachweise. Daher ist nicht auszuschließen, dass im Nachgang an eine Aktualisierung der europäischen Reglementierungen in einem Mitgliedstaat veränderte, (vermeintlich) restriktivere Maßstäbe an die Berufsqualifikation angelegt werden, welche dem Schutz der inländischen Berufsgruppen vor der ausländischen Konkurrenz dienen. Auch zukünftig sind somit weitere Konflikte zwischen den in- und ausländischen Berufsgruppen vorprogrammiert.[929] Dennoch sind verbindliche einheitliche, innergemeinschaftliche Regelungen zur Berufsqualifikation angesichts der derzeitigen nationalen

---

926 Vgl. *Donges/Eekhoff/Franz et al.* (2007), *Arnold* (2007).
927 Vgl. auch *Danner* (2004a).
928 Bis zum 20. Oktober 2007 müssen die Mitgliedstaaten die konsolidierende Richtlinie 2005/36/EG, welche die einzelnen Richtlinien zur Anerkennung ausländischer Berufsabschlüsse ersetzt, in nationales Recht umsetzen.
929 Vgl. auch *Spielberg* (2004).

Zuständigkeiten derzeit weder wahrscheinlich, noch angesichts der vergleichsweise hohen Qualifikationsanforderungen an die deutschen Berufsstände wünschenswert.

6.2.2. Gesundheitsgüter

Der bereits weiter fortgeschrittene Handel mit Gesundheitsgütern ist wesentlich auf die frühzeitigere und stringentere Umsetzung der Binnenmarktregeln zurückzuführen. Dennoch bestehen auch im Güterbereich nach wie vor verschiedenste Restriktionen. Dies zeigt sich etwa in den höchst unterschiedlichen nationalen Regulierungen der Arzneimittelmärkte in den Mitgliedstaaten. Zum einen äußern sich diese Handelsrestriktionen in Form unternehmensseitiger Beschränkungen, indem etwa die Hersteller des Originalpräparates den innergemeinschaftlichen Handel mit Re- und Parallelimporten zu unterbinden versuchen. Unmittelbar hiermit verbunden ist die Frage nach der Erschöpfung geistiger Eigentumsrechte bzw. einer zeitlich befristeten Monopolstellung des Innovators. Nach dem erstmaligen Inverkehrbringen von Waren innerhalb der Europäischen Union stehen den Produzenten keine Rechte mehr am gewerblichen Eigentum zu. Daher bleiben die Versuche der Originalhersteller, den innergemeinschaftlichen Re-/Parallelimport zu unterbinden, weitgehend erfolglos. Im Unterschied dazu kann der Re-/Parallelimport von Waren, welche erstmalig in Drittländern in Verkehr gebracht wurden, aus marken- sowie urheberrechtlichen Gründen untersagt werden. Da die Hersteller ihre Forschungs- und Entwicklungsbemühungen mit zunehmender Aussicht auf zeitlich realisierbare Monopolgewinne intensivieren, ergibt sich für die Europäische Union und die Mitgliedstaaten die Notwendigkeit, einerseits den Originalherstellern eine Amortisation der betriebswirtschaftlichen Investitionen zu ermöglichen. Andererseits soll den Versicherten der Zugang zu effizienteren, wohlfahrtssteigernden Leistungen möglichst zeitnah gewährt werden. Zugleich birgt die Aussicht auf eine verlängerte Monopolstellung auch Anreize zur Entwicklung von Produkten, welche keine signifikanten Unterschiede gegenüber den bereits vermarkteten Produkten aufweisen („Scheininnovationen").[930]

Trotz der vorhandenen, bisweilen deutlichen (prozentualen) Preisunterschiede im Bereich der Arznei-, Heil- und Hilfsmittel bieten diese angesichts der in der Regel geringeren Absolutbeträge bzw. geringen Zuzahlungen nur wenig Importanreize für GKV-Versicherte. Das Versicherteninteresse konzentriert sich im Arzneimittelbereich folglich auf die teureren Arzneimitteln, welche zum Teil der Festbetragsregelung unterliegen, sowie bei den nicht erstattungsfähigen Arzneimitteln auf jene mit größeren zwischenstaatlichen Preisdifferenzen. Im Unterschied dazu bestehen bei allen anderen rezeptpflichtigen erstattungsfähigen Arzneimitteln nahezu keine Importanreize, da die Versichertenzuzahlung mit einem Betrag zwischen 5 EUR und 10 EUR eher gering ausfällt. Unter den derzeitigen Rahmenbedingungen profitieren

---

930 Vgl. *SVRBEiG* (2005, Rdnr. 770 ff.).

somit in erster Linie die (Re-)Importeure von den administrativ festgesetzten, zwischenstaatlichen Preisunterschieden, wogegen die Nutzengewinne aus den Preisunterschieden für die Versichertengemeinschaft der Gesetzlichen Krankenversicherung eher dürftig ausfallen.

Zukünftig wird der Arzneimittelbereich, aber auch der Bereich der Heil- und Hilfsmittel durch den europäischen Einfluss weiter geöffnet werden. So dürfte es nur eine Frage der Zeit sein, bis etwa der Mehrbesitz von Apotheken weiter gelockert wird. Die Aufhebung des Versandhandelsverbots für rezeptpflichtige Arzneimittel ist ein gutes Beispiel dafür, wie sich die Leistungsbereiche über die europäische Schiene für mehr Wettbewerb öffnen müssen. Gleichwohl stellt der Versandhandel vornehmlich für chronisch Kranke eine alternative Bezugsquelle dar, während die Nachfrage im akuten Erkrankungsfall in der Regel auch zukünftig in der inländischen Offizin stattfinden wird. Ein Beispiel wie die in- und ausländischen Anbieter als Versorgungskette ineinander greifen können, ist etwa der Import von Zahnersatz wie Brücken und Prothesen aus dem Ausland, während die zahnärztliche Behandlung im Inland erfolgt. Zugleich bieten grenzüberschreitende Transaktionen aufgrund der erhöhten Intransparenz und des grenzüberschreitenden Abstimmungsbedarfs einen fruchtbaren Boden für Betrügereien wie Abrechnungsmanipulationen. Obwohl durch derartige Betrugsfälle nicht unerhebliche finanzielle Schäden sowie Imageschäden einzelner Berufsgruppen entstehen können, stellen diese die Ausnahme dar, weshalb die finanziellen Schäden – verglichen mit den vorhandenen Rationalisierungs- und Kooperationspotenzialen – eher geringfügig ausfallen dürften.[931]

6.2.3. Neuere Versorgungsformen

Abseits des GKV-Regelleistungskatalogs können die Krankenkassen für ihre Versicherten kassenspezifische Leistungsangebote erstellen. Unter den Bedingungen eines nahezu alles umfassenden Leistungskatalogs, der rund 95 Prozent der Leistungsausgaben ausmacht, sind die kassenspezifischen Gestaltungsmöglichkeiten entsprechend gering. Derartige kassenspezifische Gestaltungsmöglichkeiten bietet der im Jahr 2004 eingeführte § 140e SGB V, der es den Krankenkassen erlaubt, Verträge mit ausländischen Leistungserbringern im EG/EWR-Raum zuzüglich der Schweiz abzuschließen. Hierbei handelt es sich um bilaterale Vertragsvereinbarungen zwischen der deutschen Krankenkasse und dem ausländischen Leistungserbringer. Welche Sachleistungen dabei einer vorherigen Genehmigung durch die Krankenkasse bedürfen bzw. genehmigungsfrei in Anspruch genommen werden können, ist in dem Vertrag zu regeln. Ebenso ist die Art der Anspruchsbescheinigung vertraglich festzulegen.

---

931 Vgl. *Europavertretung der Deutschen Sozialversicherung* (2004), *Striegler* (2004).

Darüber hinausgehend ist mit dem § 140e SGB V auch eine weitgehende Anbindung oder gar eine Einbindung ausländischer Leistungserbringer in die Versorgungskette über die selektiven Verträge möglich. In diesem Zusammenhang sind insbesondere die integrierten Versorgungsverträge (§ 140a f. SGB V), die Struktur- und Leistungsmodelle (§ 63 SGB V) sowie die Strukturverträge (§ 73a SGB V) zu nennen. Eine Anbindung ist jedoch aus zweierlei Gründen sehr brisant. Zum einen scheint nach dem juristischen Verständnis des Autors die rechtliche Grundlage nicht immer eindeutig zu sein. Zum anderen dürfte eine weitergehende An-/Einbindung in die nationale Versorgungskette auch für Unstimmigkeiten mit den deutschen Leistungserbringern sorgen. Dabei sind vor allem bei einer Kombination des § 140e SGB V mit den integrierten Versorgungsverträgen Rechtsstreitigkeiten vorprogrammiert, da zur Förderung der Integrierten Versorgung bekanntlich Finanzmittel aus dem ambulanten und stationären Bereich abgezogen werden. Auch wenn die Krankenkassen die An-/Einbindung ausländischer Leistungserbringer ordnungsgemäß über sonstige Mittel finanzieren, dürften die deutschen Leistungserbringer auf juristischem Weg die Offenlegung der spezifischen integrierten Versorgungsverträge einfordern.

Darüber hinaus sollten die Krankenkassen zukünftig den Servicecharakter ihrer Leistungen noch stärker betonen, indem sie ihre Erfahrungen mit unterschiedlichen Leistungserbringern in die Beratung der Versicherten einbringen und auf besonders effiziente Leistungserbringer verweisen. Sofern die Kassen von den Versicherten als kompetenter Ansprechpartner wahrgenommen werden, bestünde ohnehin keine Notwendigkeit einer gesetzlichen Beschränkung des Bezugs ausländischer Leistungen in Form eines Genehmigungsvorbehalts, da die Versicherten den Beratungsservice der zuständigen Krankenkasse freiwillig in Anspruch nähmen.[932] In diesem Fall kann der zuständige Träger Einfluss auf seine Versicherten nehmen und ihnen gegebenenfalls in- und ausländische Leistungserbringern empfehlen, mit denen spezielle selektive Verträge abgeschlossen wurden.

6.3. *Ausblick*

Die Gesundheitssysteme der EU-Mitgliedstaaten werden sich zukünftig stärker miteinander verflechten. Mit der absehbaren Ablösung der VO (EWG) Nr. 1408/71 durch die VO (EG) 883/2004, dem unter der deutschen Ratspräsidentschaft angestoßenen Prozess zur Ratifizierung eines Reformvertrag sowie den Aktivitäten der Europäischen Kommission in Form der Entwicklung einer gesundheitspolitischen Strategie, der Aufklärung der Versicherten über die übergeordneten europäischen Rechte im Sinne der *Kohll/Decker*-Urteile und der noch für dieses Jahr anvisierten Richtlinie für Gesundheitsleistungen sind wesentliche Aktivitäten bereits eingeleitet

---

932 Vgl. *Techniker Krankenkasse* (2003, S. 12 ff.).

worden.[933] Konkret bedeutet dies eine offensivere Auslegung der vertraglich zugestanden Kompetenzen durch die Europäische Union, die zwar über die bisherige Interpretation des Art. 152 EGV hinausgeht, aber dennoch vertraglich legitimiert ist. Einige dieser Aktivitäten dürften zum Schutz und zum Wohle der Versicherten notwendig sein. Andere Aktivitäten, wie die gesundheitspolitische Strategie, die Gesundheitsrichtlinie und auch der anvisierte Reformvertrag, bergen hingegen die Gefahr, die nationalen Gestaltungskompetenzen auszuhöhlen und unnötigerweise Entscheidungsprozesse von den Mitgliedstaaten nach Brüssel zu verlagern.

Eine darüber hinausgehende Harmonisierung der Gesundheitssysteme ist unwahrscheinlich, was auch in der Diskussion um eine Sozialunion im Vorfeld der Wirtschafts- und Währungsunion deutlich wurde.[934] Des Weiteren ist es fraglich, inwiefern die Staaten von dem gegenseitigen Erfahrungsaustausch im Rahmen der „Offenen Methode der Koordinierung" (OMK) profitieren können, bislang ist jedenfalls nur wenig Konkretes hierüber bekannt.[935] Allgemeiner gefasst könnten zukünftig Systemvergleiche zwischen den Gesundheitssystemen für eine größere Leistungstransparenz sorgen. Allerdings weisen derartige Vergleiche noch erhebliche methodische Probleme auf, was wesentlich auf die unterschiedliche Indikatorenerfassung und die zahlreichen Systemunterschiede zurückzuführen ist. Neben der Zusammenarbeit auf einer übergeordneten Makroebene ergeben sich auch Kooperationsmöglichkeiten zwischen einzelnen Einrichtungen. So kooperieren etwa das *Institut für Qualität und Wirtschaftlichkeit im Gesundheitswesen* (IQWiG) und das britische *National Institute for Clinical Excellence* (NICE) seit geraumer Zeit, um gegenseitig von den Erfahrungen des jeweils anderen zu profitieren.

Die zunehmende aber notwendige Implementierung von Wettbewerbselementen in der Gesetzlichen Krankenversicherung gleicht einer Gratwanderung, da stets die Gefahr besteht, dass die wettbewerbliche Sonderstellung im Rahmen des Europäischen Kartellrechts verloren gehen könnte. Zudem zeigt sich, dass die mit einer Handelsliberalisierung verbundenen Probleme der Gesetzlichen Krankenversicherung sich im Wesentlichen auf die beschränkte Funktionalität der derzeitigen Regulierungen zurückführen lassen. Ein Anpassungsbedarf der nationalen Regulierungen besteht somit aus zwei Gründen: Erstens ist die Konformität mit dem übergeordneten EU-Recht sicherzustellen, und zweitens sind einige Regulierungen nicht mit einer sich ausweitenden grenzüberschreitenden Gesundheitsversorgung kompatibel. Zugleich eröffnet sich durch den Reformbedarf die Möglichkeit, die bestehenden Über-, Unter- und Fehlversorgungen zumindest partiell zu beseitigen. Dabei sollte der Schwerpunkt zukünftiger Anstrengungen auf einer Ausschöpfung der Rationalisierungs- und Kooperationspotenziale zugunsten der Versichertengemeinschaft und nicht nur einzelner Personengruppen wie etwa der (Re-)Importeure liegen. Zusammenfassend bietet die grenzüberschreitende Gesundheitsversorgung neben einem

---
933 Vgl. *Schulte* (2004), *Byrne* (2003).
934 Vgl. auch *Danner* (2003b).
935 Vgl. *Europäische Kommission* (2004d), *Europäische Kommission* (2004e), *SDSV* (2004).

erweiterten Versorgungsangebot für die Versicherten, zusätzlichen Vertragsgestaltungsoptionen der Kostenträger und privatwirtschaftlichen Exportmöglichkeiten der Leistungserbringer somit die Chance, den Reformdruck zu erhöhen und bestehende Ineffizienzen der Gesetzlichen Krankenversicherung zu korrigieren.

Literaturverzeichnis

ABDA (2003): Klarstellung zum EuGH-Urteil. Europäischer Gerichtshof bestätigt Positionen der Apotheker, Berlin, Bundesvereinigung Deutscher Apothekerverbände

Acton, J. P. (1973a): Demand For Health Care Among The Urban Poor, With Special Emphasis On The Role Of Time, New York, The Rand Corporation

Acton, J. P. (1973b): Demand For Health Care When Time Prices Vary More Than Money Prices, New York, The Rand Corporation

Acton, J. P. (1975): Nonmonetary Factors in the Demand for Medical Services: Some Empirical Evidence, JPE: Journal of Political Economy, 83 (3), S. 595-614

AE (1999): EU: Ärzte beschweren sich über Nichtanerkennung von Titeln, DÄ: Deutsches Ärzteblatt, 96 (50), S. A-3223

af (2007): Gesundheitsgefahren kennen keine Grenzen. Bundesregierung hofft, über Gesundheitsthemen den EU-Bürgern die Vorteile der Union näher bringen zu können, Ärzte Zeitung, 9.1.

Affichard, J./Hantrais, L./Letablier, M.-T./Schultheis, F. (1998): The social situation in Member States of the European Union: The relevance of quantitative indicators in social policy analysis, Luxemburg, Office for Official Publications of the European Communities

AG SpiK (1999): Strategischer Umgang mit den EuGH-Urteilen Kohll/Decker vom 28. April 1998, Positionspapier, 29. März

AG SpiK (2000): Strategischer Umgang der GKV mit den aktuellen europarechtlichen Entwicklungen - Herausforderung Europa annehmen und gestalten, August

AG SpiK (2002): Die offene Methode der Koordinierung im Bereich des Gesundheitswesens, Positionspapier, Februar

AG SpiK (2004): Europa für die Versicherten gestalten - aktuelle europäische Entwicklungen im Bereich der Gesundheitspolitik, September

AIM (2001): Globalisierung und Gesundheitsversorgung, Brüssel, Association Internationale de la Mutualité

Akerlof, G. A. (1970): The Market For "Lemons": Quality Uncertainty And The Market Mechanism, QJE: The Quarterly Journal of Economics, 84 (3), S. 488-500

ami (2004): Schmidt läßt Pharmaindustrie auflaufen. Festbeträge auf patentgeschützte Arzneien bestätigt / Einsparziel eine Milliarde Euro bekräftigt, FAZ: Frankfurter Allgemeine Zeitung, 14. August, S. 11

Andersen, H. H. (1992): Themenschwerpunkte und Forschungsfelder der Gesundheitsökonomie. Einführung und Überblick, in: *Andersen, H. H./Henke, K.-D./Schulenburg, J.-M. G. v. d.* (Hrsg.): Basiswissen Gesundheitsökonomie - Band 1: Einführende Texte, Berlin, Edition Sigma, S. 13-37

André, A. (1973): Was heißt "Europäische Sozialunion"?, Bundesarbeitsblatt (10), S. 481-484

Andreß, H.-J./Hagenaars, J. A./Kühnel, S. (1997): Analyse von Tabellen und kategorialen Daten. Log-lineare Modelle, latente Klassenanalyse, logistische Regression und GSK-Ansatz; mit 67 Tabellen, Berlin/Heidelberg, Springer

AOK (2002): Europa: In nationaler Verantwortung Grenzen überwinden, Blickpunkt: Der gesundheitspolitische Newsletter der AOK (Mai)

Arnold, G. (k. A.): Sollen Parallelimporte von Arzneimittel zugelassen werden? Eine Analyse der Situation in der Europäischen Union mit Folgerungen für die Schweiz, Baseler Schriften zur europäischen Integration, Nr. 44/45, Universität Basel, Europainstitut

Arnold, R. (2007): Plädoyer für mehr Wettbewerb bei medizinischen Leistungen in Europa. Forderung nach einer "Dienstleistungsrichtlinie" für den Gesundheitsbereich, GGW: G+G Wissenschaft, 7 (April), S. 7-18

Arrow, K. J. (1963): Uncertainty And The Welfare Economics Of Medical Care, AER: The American Economic Review, 53 (December), S. 941-973

ast (2005): Op-Wartelisten in Großbritannien werden kleiner, Ärzte Zeitung, 30.6.

AvG (2004): Kieferorthopäden: Die Polen kommen, Die Welt, S. 11

ÄZQ (2001): Beurteilung klinischer Meßgrößen des Qualitätsmanagements - Qualitätskriterien und -Indikatoren in der Gesundheitsversorgung

BAH, (Hrsg., 1999): Pharmakovigilanz in der Europäischen Union: Leitfaden europäischer Bestimmungen zur Arzneimittelsicherheit, Bonn/Unkel, Bundesfachverband der Arzneimittel-Hersteller e.V.

BAI (1999): Preisgünstige Importarzneimittel: Daten & Fakten. Dokumentation zum Jahr 2000, Piding, Bundesverband der Arzneimittel-Importeure e.V.

Bantle, R. (1996): Determinanten der Innovation und Diffusion des medizinisch-technischen Fortschritts (Zugl.: München, Univ. der Bundeswehr, Diss. 1995), Bayreuth, Verlag P.C.O.

Barth, D. (1999): Mediziner-Marketing: vom Werbeverbot zur Patienteninformation; eine rechtsvergleichende und interdisziplinäre Studie zur Kommunikation zwischen Patienten und Ärzten, Berlin u. a., Springer-Verlag

Bartling, H. (1980): Leitbilder der Wettbewerbspolitik, München, Verlag Franz Vahlen

Baßeler, U./Heinrich, J. (2001): Grundlagen und Probleme der Volkswirtschaft, 16., durchgesehene Auflage, Stuttgart, Schäffer-Poeschel

Bauer, E./Denda, R./Kern, S. (2003): BSSichG. Falsche Behauptungen und ehrliche Antworten, PZ: Pharmazeutische Zeitung, 148 (7), S. 14-21

Bauer, M. W./Knöll, R. (2003): Die Methode der offenen Koordinierung: Zukunft europäischer Politikgestaltung oder schleichende Zentralisierung?, Aus Politik und Zeitgeschichte, 53 (1-2), S. 33-38

Bauer, R. (2001a): Gegenstandsdefinition, Dezember, Frankfurt am Main

Bauer, R. (2001b): Qualitätsdiskussion, Dezember, Frankfurt am Main

Bauer, R. (2002): Einführung in das Thema, Vortrag auf der Konferenz: Grenzüberschreitende soziale Dienste/Sozialarbeit, Aachen, Institut für Sozialarbeit und Sozialpädagogik e.V.

Becker, G. S. (1965): A Theory Of The Allocation Of Time, The Economic Journal, 75 (September), S. 493-517

Beckmann, M./Puu, T. (1985): Spatial Economics: Density, Potential, and Flow, Amsterdam, North-Holland

Behrends, S. (2001): Neue politische Ökonomie: systematische Darstellung und kritische Beurteilung ihrer Entwicklungslinien, München, Verlag Franz Vahlen

Ben-Porath, Y. (1967): The Production Of Human Capital And The Life Cycle Of Earnings, JPE: Journal of Political Economy, 75 (4), S. 352-365

Berg, W. (1997): Gesundheitsschutz als Aufgabe der EU: Entwicklung, Kompetenzen und Perspektiven (Zugl.: Trier, Univ., Diss., 1996), 1. Auflage, Baden-Baden, Nomos Verlagsgesellschaft

Berié, H. (1991): Institutionelle und rechtliche Rahmenbedingungen für die Soziale Dimension in Europa 1993, Arbeit und Sozialpolitik, 45 (3-4), S. 23-27

Berié, H. (1993): Europäische Sozialpolitik. Von Messina bis Maastricht, in: *Kleinhenz, G.* (Hrsg.): Soziale Integration in Europa I, Berlin, Duncker & Humblot, S. 31-107

Berndt, C. (2004): Die große Pharma-Liebe. Fast selbstlos entwickeln einige Konzerne Medikamente gegen lange vernachlässigte Krankheiten, Süddeutsche Zeitung, S. 10

Berthold, N. (1991): Ansätze einer ökonomischen Theorie der Sozialpolitik: Normative und positive Aspekte, Jahrbuch für Sozialwissenschaft, 42, S. 145-178

Berthold, N. (1993): Sozialunion in Europa: Integrationsfaktor oder Sprengsatz einer europäischen Wirtschafts- und Währungsunion? (Erweiterte Fassung eines Vortrages, gehalten in der Albert-Ludwigs-Universität Freiburg im Breisgau auf Einladung des Walter Eucken Instituts am 25. Januar 1993), Tübingen, J.C.B. Mohr (Paul Siebeck)

Berthold, N. (1999a): Ende des Korporatismus oder europäischer Neubeginn?, Wirtschaftsdienst, 79 (10), S. 579-582

Berthold, N. (1999b): Sozialstaat und struktureller Wandel: Eine verhängnisvolle Beziehung?, Schweizerische Zeitschrift für Volkswirtschaft und Statistik, 135 (3), S. 407-437

Berthold, N./Neumann, M. (2002): Die Zukunft der europäischen Sozialpolitik: Wettbewerb oder Koordination?, List Forum für Wirtschafts- und Finanzpolitik, 28 (1), S. 36-58

Berthold, N./Thode, E. (1996): Auslagerung versicherungsfremder Leistungen - Ausweg oder Kreisverkehr?, Wirtschaftsdienst, 76 (7), S. 350-358

Beske, F. (2001): Neubestimmung und Finanzierung des Leistungskatalogs der gesetzlichen Krankenversicherung: Kieler Konzept, Berlin u. a., Quintessenz Verlags-GmbH

Bettcher, D. W./Yach, D./Guindon, G. E. (2000): Global trade and health: key linkages and future challanges, Bulletin of the World Health Organization, 78 (4), S. 521-534

BfArM (2003): Das BfArM in der europäischen Arzneimittelzulassung: Eine Bilanz für 2002, Bonn, Bundesinstitut für Arzneimittel und Medizinprodukte

Bieger, T. (2000): Dienstleistungsmanagement: Einführung in Strategien und Prozesse bei persönlichen Dienstleistungen; mit Fallstudien verschiedener Praktiker, 2. überarbeitete und ergänzte Auflage, Bern/Stuttgart/Wien, Paul Haupt

Bischoff, I./Bohnet, A. (2000): Gesamtwirtschaftliche Transaktionskosten und wirtschaftliches Wachstum, Jahrbücher für Nationalökonomie und Statistik (4), S. 419-437

Blank, J. E./Clausen, H./Wacker, H. (1998): Internationale ökonomische Integration: von der Freihandelszone zur Wirtschafts- und Währungsunion, München, Vahlen

Blasius, H. (2001): Zu den Auswirkungen des europäischen Binnenmarktes auf das Sachleistungsprinzip im System der gesetzlichen Krankenversicherung, in: *Beske, F.* (Hrsg.): Neubestimmung und Finanzierung des Leistungskatalogs der gesetzlichen Krankenversicherung: Kieler Konzept, Berlin u. a., Quintessenz Verlags-GmbH, S. 201-222

Blasius, H./Cranz, H. (1998): Arzneimittel und Recht in Europa, Stuttgart, Wissenschaftliche Verlagsgesellschaft mbH

Bloch, R. E./Lauterbach, K. W./Oesingmann, U./Rienhoff, O./Schirmer, H. D./Schwartz, F. W. (1997): Beurteilungskriterien für Leitlinien in der medizinischen Versorgung. Beschlüsse der Vorstände von Bundesärztekammer und Kassenärztlicher Bundesvereinigung, Juni 1997, DÄ: Deutsches Ärzteblatt, 94 (33), S. A-2154 f.

Blum, K./Müller, U./Offermanns, M. (2004): Auswirkungen alternativer Arbeitszeitmodelle, Forschungsprojekt - Abschlussbericht, Deutsche Krankenhausgesellschaft mit finanzieller Unterstützung des Bundesministeriums für Gesundheit und Soziale Sicherung, Februar, Düsseldorf

BMG (1998): Anwendung des Rechts der Europäischen Gemeinschaft im Hinblick auf die Urteile des Europäischen Gerichtshofs vom 28.4.1998., Pressemitteilung, Bundesministerium für Gesundheit, 5.6., Bonn

BMG (2002a): Empfehlungen des "Runden Tisches" auf seiner 4. Sitzung am 22. April 2002 zu den "Grundprinzipien der Leistungserbringung", 22.4., Bonn/Berlin

BMG (2002b): Empfehlungen des "Runden Tisches" auf seiner 4. Sitzung am 22. April 2002 zum elektronischen Versandhandel mit Arzneimitteln, 22.4., Bonn/Berlin

BMG, (Hrsg., 2005): Statistisches Jahrbuch 2005, Berlin, Clausen & Bosse, Leck

BMGS (2003): Ulla Schmidt: Gesundheitsreform sorgt für umfassende Modernisierung, Pressemitteilung, IV/2003, Berlin

BMWA (2005): Stand der Verhandlungen zur Welthandelsrunde (Doha Development Agenda - DDA): Juni 2005

Bochmann, F./Petermann, F. (1989): Compliance bei medikamentösen Therapieformen unter besonderer Berücksichtigung von Vertrauensaspekten, Zeitschrift für Klinische Psychologie, Psychopathologie und Psychotherapie, 38 (2), S. 162-175

Bosch, M./Wendl, F. G. (2000): Ärzte in Europa: Ausbalancieren der Interessen ist Schweiß der Edlen wert, Hartmannbund-Magazin (7-8)

Böventer, E. v. (1979): Standortentscheidung und Raumstruktur, Hannover, Hermann Schroedel Verlag KG

BQS (2004): Qualität sichtbar machen. BQS-Qualitätsreport 2003, Gemeinsamer Bundesausschuss, 26.7., Düsseldorf

Brady, M. K./Cronin, J. J. (2001): Some new thoughts on conceptualizing perceived service quality: A hierarchical approach, Journal of Marketing, 65 (July), S. 34-49

Braun, H. (1999a): "Qualität" bei sozialen Dienstleistungen, Die Neue Ordnung, 53 (5), S. 344-354

Braun, H. (1999b): Wirtschaftlichkeit und Qualitätssicherung in sozialen Diensten, in: *Peterander, F./Speck, O.* (Hrsg.): Qualitätsmanagement in sozialen Einrichtungen, München/Basel, Ernst Reinhardt Verlag, S. 134-145

Braun, H. (2003): "Und wer ist mein Nächster?": Solidarität als Praxis und Programm, Tübingen, dgvt-Verlag

Braun, H./Caster, A. (2001): Giving Who a Voice? Programme Design and Quality Assurance in Social Services, in: *Braun, H./Klooß, W.* (Hrsg.): Canadian and German perspectives, Idstein, Schulz-Kirchner, S. 121-133

Breton, A./Scott, A. (1978): The economic constitution of federal states, Toronto/Buffalo/London, University of Toronto Press

Breuer, M. (1999): Ökonomische Grundlagen der Sozialversicherungsorganisation: Die Konsequenzen des Groucho-Marx-Effektes (Zugl.: Bremen, Univ., Diss., 1997), 1. Auflage, Baden-Baden, Nomos Verlagsgesellschaft

Breyer, F./Grabka, M. M./Jacobs, K./Meinhardt, V./Ryll, A./Schulz, E./Spieß, K. C./Wagner, G. G./Dreiberg, G./Müller-Unger, B./DIW Berlin unter Mitarbeit von IGES Berlin (2002): Wirtschaftliche Aspekte der Märkte für Gesundheitsleistungen. Ökonomische Chancen unter sich verändernden demographischen und wettbewerblichen Bedingungen in der Europäischen Union. Gutachten im Auftrag des Bundesministeriums für Wirtschaft und Technologie, in: *Bundesministerium für Wirtschaft und Technologie/Bundesministerium für Gesundheit/Deutsches Institut für Wirtschaftsforschung* (Hrsg.): Zukunftsmarkt Gesundheit. Tagungsband der Veranstaltung des Bundesministeriums für Gesundheit und des Bundesministeriums für Wirtschaft und Technologie am 6.12.2001 in Berlin, Baden-Baden, Nomos Verlagsgesellschaft, S. 67-234

Breyer, F./Zweifel, P./Kifmann, M. (2004): Gesundheitsökonomie, 5., überarbeitete Auflage, Berlin/Heidelberg/New York, Springer

Brinkmann, J. H. (1997): Betrieblicher Innovationsprozeß und Innovationserfolg am Beispiel medizinisch-technischer Hilfsmittel (Zugl.: Kiel, Univ., Diss., 1995 unter dem Titel: Diffusion und Erfolg innovativer medizinisch-technischer Hilfsmittel), Sternenfels, Verlag Wissenschaft und Praxis

Broll, U./Wojtyniak, B. (2003): Internationalisierung und Integration der Märkte, wisu: Das Wirtschaftsstudium, 32 (10), S. 1274-1281

Brown, S. H. (2001): Income, Location, and the Demand for Health Care from Public, Non-Profit, and For-Profit Hospitals, Journal of Health Care Finance, 27 (3), S. 24-38

Buchanan, J./Faith, R. L. (1987): Secession and the Limits of Taxation: Toward a Theory of internal Exit, AER: The American Economic Review, 77 (5), S. 1023-1031

Buchborn, E. (1984): Vertrauen und Mißtrauen im Spiegel des ärztlichen Heilauftrages und des rechtlichen Behandlungsauftrages, in: *Kaufmann, F.-X.* (Hrsg.): Ärztliches Handeln zwischen Paragraphen und Vertrauen, Düsseldorf, Patmos Verlag, 1. Auflage, S. 152-163

Bundesärztekammer (2002): Nationale Versorgungs-Leitlinien. Methoden-Report (Nationales Programm für Versorgungs-Leitlinien bei der Bundesärztekammer), 1. Auflage, Mai, Köln

Bundesministerium für Gesundheit, (Hrsg., 2005): Statistisches Taschenbuch 2005, Berlin

Burger, S./Demmer, H./Männel, B. (2003): Company Health Insurance Funds: Pioneers of Health Insurance, Die BKK, 91 (8), S. 388-393

Burger, S./Kraftberger, P. (2004): Europäischer Gerichtshof bestätigt nach jahrelangem Rechtsstreit um Arzneimittel-Festbeträge Auffassung der GKV, Die BKK, 92 (4), S. 157 f.

Busch, K. (2001): Leitbilder des europäischen Integrationsprozesses und mögliche Schritte zur Vertiefung der Integration, in: *Krause, B./Krockauer, R./Reiners, A.* (Hrsg.): Soziales und gerechtes Europa: Von der Wirtschafts- zur Sozialunion?, Freiburg i. Br., Lambertus-Verlag, S. 186-200

Busche, A. (2002): Binnenmarkt, in: *Weidenfeld, W./Wessels, W.* (Hrsg.): Europa von A - Z. Taschenbuch der europäischen Integration, Bonn, Europa Union Verlag, 8. Auflage, S. 95-99

Büschemann, K.-H. (2004): Ex-Konzern Hoechst. Opfer der eigenen Strategie, Süddeutsche Zeitung

Büscher, M. (2004): Europäische Krankenversicherungskarte. Viele Wege und ein Ziel, Die Ersatzkasse (7), S. 270 f.

Busse, M./Drews, M./Wismar, M. (2002): Consumer choice of healthservices across borders, in: *Busse, M./Wismar, M./Berman, P. C.* (Hrsg.): The European Union and Health Services. The Impact of the Single European Market on Member States, Amsterdam u. a., IOS Press, S. 231-248

Busse, M./Grossmann, H. (2003): Handelsbezogene Aspekte sozialer Mindeststandards, Wirtschaftsdienst, 83 (2), S. 125-129

Busse, R. (2004): Europäische Union. Neue Verfassung, neue Sozialpolitik?, G+G: Gesundheit und Gesellschaft, 7 (2), S. 34-40

BVA (2001): Tätigkeitsbericht 2000, Tätigkeitsbericht 2000, Bonn

Byrne, D. (2001): Herausforderungen an das Gesundheitswesen durch die Erweiterung der Europäischen Union, KrV: Die Krankenversicherung, 51 (7), S. 200-202

Byrne, D. (2003): "Vor mehr Patientenmobilität muß sich Deutschland nicht fürchten", Ärzte Zeitung, 28.10.

Byrne, D. (2004): Enabling Good Health For All. A reflection process for a new EU health strategy, 15. Juli

Calonego, B. (2001): Kanadische Krankheit - Gesundheitssystem in der Krise, Süddeutsche Zeitung, 28.8., S. 19

Cassel, D./Wilke, T. (2000): Das Saysche Gesetz im Gesundheitswesen: Schafft sich das ärztliche Leistungsangebot seine eigene Nachfrage? Eine Analyse zur angebotsinduzierten Nachfrage in der ambulanten ärztlichen Versorgung anhand deutscher Paneldaten, Diskussionsbeitrag, Nr. 277, Universität Duisburg, Allgemeine Wirtschaftspolitik, Duisburg

Cecchini, P./Catinat, M./Jacquemin, A. (1988): Europa '92: Der Vorteil des Binnenmarktes, 1. Auflage, Baden-Baden, Nomos Verlagsgesellschaft

Cezanne, W./Mayer, A. (1998): Neue Institutionenökonomik - Ein Überblick, wisu: Das Wirtschaftsstudium, 27 (11), S. 1345-1353

Charlie McCreevy (2006): Statement on the Revised Prsposal for the Services Directive, European Parliament Plenary Session, Strasbourg

Christaller, W. (1980): Die zentralen Orte in Süddeutschland: Eine ökonomisch-geographische Untersuchung über die Gesetzmäßigkeit der Verbreitung und Entwicklung der Siedlungen mit städtischen Funktionen, 3. unveränderte Auflage, reprografischer Nachdruck der 1. Auflage Jena 1933, Darmstadt, Wissenschaftliche Buchgesellschaft

Clade, H. (2000): Krankenhäuser. Ausländische Patienten gefragt. Krankenhäuser ebenso wie Rehabilitationskliniken buhlen immer mehr um die Gunst ausländischer Patienten, DÄ: Deutsches Ärzteblatt, 97 (33), S. A-2147 f.

Coase, R. H. (1937): The Nature of the Firm, Economica, 4 (11), S. 386-405

Coffey, R. M. (1983): The Effect of Time Price on the Demand for Medical-Care Services, Journal of Health Economics, 2, S. 407-424

con (2004): Europäisches Zentrum für Prävention soll 2005 starten. Europa-Parlament stimmt Vorschlag der Kommission zu. Behörde soll die Bekämpfung von übertragbaren Krankheiten in der Union koordinieren, Ärzte Zeitung, 12.2.

Cornes, R./Sandler, T. (1996): The theory of externalities, public goods, and club goods, Second edition, Cambridge, Cambridge University Press

Crivelli, L./Zweifel, P. (1996): Patientenwanderungen in der EU: Modellierung und Implikationen für die Schweiz, Schweizerische Zeitschrift für Volkswirtschaft und Statistik, 132 (3), S. 375-394

Crivelli, L. A. (1998): Cross-Border Care between Swiss Cantons: A testing Lab for the Single European Market, in: *Leidl, R.* (Hrsg.): Health Care and its Financing in the Single European Market, Amsterdam, IOS Press, S. 285-305

Cropper, M. L. (1977): Health, Investment in Health, and Occupational Choice, JPE: Journal of Political Economy, 85 (6), S. 1273-1994

Cullis, J. G./Jones, P. R./Propper, C. (2000): Waiting lists and medical treatment: Analysis and policies, in: *Culyer, A. J./Newhouse, J. P.* (Hrsg.): Handbook Of Health Economics - Volume 1B, Amsterdam, Elsevier Science B.V., S. 1201-1249

Danner, G. (1997): Sozialpolitisch relevante Auswirkungen der vier Grundfreiheiten des europäischen Binnenmarktes auf das Gesundheitswesen, in: *Schmähl, W./Rische, H.* (Hrsg.): Europäische Sozialpolitik, Baden-Baden, Nomos Verlagsgesellschaft, 1. Auflage, S. 161-174

Danner, G. (2001): Herausforderungen für Deutschlands Mittelstand und Sozialschutz, KrV: Die Krankenversicherung, 51 (7), S. 203-206

Danner, G. (2003a): Progress and Change as a Result of Recent Rulings by the ECJ as a Prelude to More Structural EU-Activities for Health Care?, in: *Jorens, Y.* (Hrsg.): Open Method of Coordination, Baden-Baden, Nomos Verlagsgesellschaft, S. 79-82

Danner, G. (2003b): Zuwahlleistungen in der Gesetzlichen Krankenversicherung - Europapolitische Betrachtung, Interdisziplinäres Gutachten "Zuwahlleistungen in der gesetzlichen Krankenversicherung", Techniker Krankenkasse, Januar, Bruxelles

Danner, G. (2004a): Die Europäische Union am Scheideweg. Wohlstandsprojekt, Wettlaufgesellschaft und Wolkenkuckucksheim, Hamburg, Meusch-Verlag

Danner, G. (2004b): Gesundheitssysteme näher betrachtet: Sind wir wirklich so krank, wie mancher meint?, KrV: Die Krankenversicherung, 54 (7), S. 177-180

Danner, G. (2006): Europa in der Krise. Schwerpunkte, Ursachen und Überlegungen für eine bessere Europapolitik, in: *Klusen, N./Meusch, A.* (Hrsg.): Wettbewerb und Solidarität im europäischen Gesundheitsmarkt, Baden-Baden, Nomos Verlagsgesellschaft, S. 40-55

Danner, G./Dawson, C./Terwey, F. (2003): Towards an EU Market for Health: Targets, Competition and Regulation. Changes and Challenges for the German System of Health Care, Die BKK, 91 (8), S. 420-425

Danwitz, F. v./Baehring, T./Scherbaum, W. A. (2001): Medizinische Informationen im Internet. Initiativen zur Qualitätssicherung, DÄ: Deutsches Ärzteblatt, Supplement: Praxis Computer, 98 (41), S. 13

Darby, M. R./Karni, E. (1973): Free Competition And The Optimal Amount Of Fraud, The Journal Of Law And Economics, 16 (April), S. 67-88

Dardanoni, V. (1986): A Note On A Simple Model Of Health Investment, Bulletin of Economic Research, 38 (1), S. 97-100

Dardanoni, V./Wagstaff, A. (1987): Uncertainty, Inequalities In Health and The Demand For Health, Journal of Health Economics, 6, S. 283-290

Dardanoni, V./Wagstaff, A. (1990): Uncertainty And The Demand For Medical Care, Journal of Health Economics, 9, S. 23-38

Daumann, F. (2000): Nationale Krankenversicherungssysteme Europas im Systemwettbewerb, Jahrbücher für Nationalökonomie und Statistik (5), S. 527-540

Deaton, A./Muellbaer, J. (1980): Economics and consumer behavior, Cambridge, Cambridge University Press

Demmler, H. (2000): Grundlagen der Mikroökonomie, 4., unwesentlich veränderte Auflage, München/Wien, R. Oldenbourg Verlag

Deutsche Bundesbank (2005): Erläuterungen zum Leistungsverzeichnis für die Zahlungsbilanz, Frankfurt am Main

Deutsche Sozialversicherung Europavertretung (2006): Weiter Uneinigkeit üer EU-Arbeitszeitrichtlinie, EUREPORTsocial, 14 (6), S. 4

Deutscher Bundestag, (Hrsg., 2002a): Enquête-Kommission Demographischer Wandel, erschienen in der Reihe: Zur Sache, 3, Berlin

Deutscher Bundestag, (Hrsg., 2002b): Schlussbericht der Enquête-Kommission. Globalisierung der Weltwirtschaft, Opladen, Leske + Budrich

dgy (2002): Gegen Mißbrauch beim Patentrecht. Kleiner volkswirtschaftlicher Nutzen von Parallelimporten, NZZ: Neue Züricher Zeitung (279), S. 14

Dichtl, E./Issing, O., (Hrsg., 1994): Vahlens Großes Wirtschaftslexikon in vier Bänden, München, Verlag C.H.Beck/Deutscher Taschenbuchverlag/Verlag Franz Vahlen

Dicken, P./Lloyd, R. (1999): Standort und Raum: theoretische Perspektiven der Wirtschaftsgeographie (Aus dem Englischen von Stephanie Höpfner), 3. Auflage der englischen Ausgabe, Stuttgart, Verlag Eugen Ulmer

Die Bundesregierung (2006): Präsidentschaftsprogramm 1. Januar bis 30. Juni 2007 - Europa gelingt gemeinsam, Unterrichtung durch die Bundesregierung, Drucksache 16/3680, Die Bundesregierung,

Diedrichs, U. (2002): Verwaltungsstruktur der Europäischen Kommission, in: *Weidenfeld, W./Wessels, W.* (Hrsg.)*:* Europa von A - Z. Taschenbuch der europäischen Integration, Bonn, Europa Union Verlag, 8. Auflage, S. 145-151

Dietrich, V. (1999): Reformbedarf für eine grenzüberschreitende Gesundheitsversorgung in Europa, Wirtschaft im Wandel, 5 (16), S. 9-16

Dietrich, V. (2003): Auswirkungen einer europaweiten Wahlfreiheit bei Gesundheitsleistungen: Implikationen für das deutsche Gesundheitswesen vor dem Hintergrund einer Ost-Erweiterung der EU (Zugl.: Halle, Univ., Diss., 2002), Aachen, Shaker Verlag

Dixit, A. K./Nalebuff, B. J. (1995): Spieltheorie für Einsteiger. Strategisches Know-how für Gewinner. Aus dem amerikanischen Englisch übertragen von Christian Schütte, Stuttgart, Schäffer-Poeschel Verlag

Dixit, A. K./Norman, V. (1993): Außenhandelstheorie, 2., deutschsprachige Auflage, München/Wien, R. Oldenbourg Verlag

Dixit, A. K./Stiglitz, J. E. (1977): Monopolistic Competition and Optimum Product Diversity, AER: The American Economic Review, 67 (June), S. 297-308

DKG (2003): Positionen zur Weiterentwicklung des Gesundheitswesens, Deutsche Krankenhausgesellschaft, Januar, Düsseldorf

DKG (2005): Arbeitszeit im Krankenhaus, Positionspapier, Deutsche Krankenhausgesellschaft, 29.11., Berlin

Dluhosch, B. (1998): Der Leverage-Effekt einer Liberalisierung des Dienstleistungssektors auf die internationale Arbeitsteilung, in: *Donges, J. B./Freytag, A.* (Hrsg.)*:* Die Rolle des Staates in einer globalisierten Wirtschaft, Stuttgart, Lucius & Lucius, S. 37-51

Donabedian, A. (1982): An exploration of Structure, Process and Outcome as Approaches to Quality Assessment, in: *Selbmann, H.-K./Überla, K. K.* (Hrsg.)*:* Quality Assessment of Medical Care, Stuttgart, Bleicher Verlag, S. 69-92

Donabedian, A. (1992): Defining and Measuring the Quality of Health Care, in: *Wenzel, R. P.* (Hrsg.)*:* Assessing quality health care: perspectives for clinicians, Baltimore, Williams & Wilkins, S. 41-64

Donges, J. B./Eekhoff, J./Franz, W./Fuest, C./Möschel, W./Neumann, M. J. M. (2006): Wider die Aushölung der Welthandelsordnung. Für mehr Regeldisziplin, Nr. 96, Stiftung Marktwirtschaft - Frankfurter Institut,, Berlin

Donges, J. B./Eekhoff, J./Franz, W./Fuest, C./Möschel, W./Neumann, M. J. M. (2007): Dienstleistungsmärkte in Europa weiter öffnen, Schriftenreihe: Band 45, Stiftung Marktwirtschaft - Frankfurter Institut,, Berlin

Doppmann, R. (1985): Determinanten der Nachfrage nach Gesundheit und der Inanspruchnahme medizinischer Leistungen: Eine ökonomische und ökonometrische Analyse für die Schweiz (Zugl.: Basel, Univ., Diss., 1985), Basel, Basler-Schnelldruck Bernhard Schlattmann

Drenthen, G. (2000): Migration und Gesundheit - Lösungsansätze in den Niederlanden, in: *Gardemann, J./Müller, W./Remmers, A.* (Hrsg.)*:* Migration und Gesundheit: Perspektiven für Gesundheitssysteme und öffentliches Gesundheitswesen. Tagungsdokumentation und Handbuch, Düsseldorf, Akademie für öffentliches Gesundheitswesen, 1. Auflage, S. 250-259

Drezner, Z./Wesolowsky, G. O. (2000): Location models with groups of demand points, INFOR, 38 (4), S. 359-372

Durth, R. (2000): Transaktionskosten und "Neue Ökonomie", WiSt: Wirtschaftswissenschaftliches Studium, 29 (11), S. 637-639

DVKA (2006): Leitfaden. Leistungsaushilfe nach EG- und Abkommensrecht. Eine Arbeitshilfe für die Mitarbeiter/-innen der Krankenkassen, Deutsche Verbindungsstelle Krankenversicherung-Ausland, 28. Februar, Bonn

EB (2000a): Auslandsreise-Krankenversicherung. Weltweiter Schutz, DÄ: Deutsches Ärzteblatt, 97 (44), S. A-78

EB (2000b): EU fördert Gütesiegel MedCERTAIN, DÄ: Deutsches Ärzteblatt, Supplement: Praxis Computer, 97 (40), S. 4

eb (2004): Telemedizin im Drei-Länder-Eck, Ärzte Zeitung, 13.2.

Ebsen, I./Greß, S./Jacobs, K./Szecsenyi, J./Wasem, J. (2003): Vertragswettbewerb in der gesetzlichen Krankenversicherung zur Verbesserung von Qualität und Wirtschaftlichkeit der Gesundheitsversorgung, AOK-Bundesverband, 6. März

Ecker, T. E./Häussler, B. H./Schneider, M. (2004): Belastung der Arbeitgeber in Deutschland durch gesundheitssystembedingte Kosten im internationalen Vergleich, IGES/BASYS, Auftraggeber des Gutachtens: *Techniker Krankenkasse*, 26.10., Berlin/Augsburg

Economist Advisory Group Ltd./Burstall, M. L./Reuben, B. G. (1988): The "Cost Of Non-Europe" In The Pharmaceutical Industry, Luxembourg, Office for Official Publications of the European Communities

Editorial (2001): Why rank countries by health performance?, The Lancet (357), S. 1633

Eekhoff, J. (1998): Bedroht die Globalisierung eine nationale Sozialpolitik?, in: *Donges, J. B./Freytag, A.* (Hrsg.): Die Rolle des Staates in einer globalisierten Wirtschaft, Stuttgart, Lucius & Lucius, S. 199-215

EFPIA (2003): Medicines for Mankind. Today´s Research, Tomorrow´s Cures, European Federation of Pharmaceutical Industries and Associations, May, Bad Soden

EFPIA (2006): The Pharmaceutical Industry in Figures, European Federation of Pharmaceutical Industries and Associations, Brüssel

Eichenhofer, E. (2002): Der aktuelle Stand europäischer Sozialpolitik, Deutsche Rentenversicherung, 57 (6), S. 322-331

Elzinga, K. G./Hogarty, T. F. (1973): The problems of geographic market delineation in antimerger suits, The antitrust bulletin, 18 (1), S. 45-81

EMEA (2003): Statusbericht, Statusbericht, London

ESIP (2002): The structure of the social insurance in Europe, The structure of the social insurance in Europe, Brüssel

EU (2003): Bahnbrechende Einigung über Reform des gemeinschaftlichen Rechtsrahmens für Arzneimittel, Brüssel, European Union

EU (2004): Europäisches Parlament unterstützt neue Gesundheitsagentur: „Die EU wird in Zukunft besser auf Seuchen vorbereitet sein", sagt Kommissar Byrne, Brüssel, European Union

EuGH (2003): Urteil des Gerichtshofs im Vorabentscheidungsverfahren C-322/01, Luxemburg, Europäischer Gerichtshof - Abteilung Presse und Information

Europäische Gemeinschaften (2001a): Die Wettbewerbspolitik der Europäischen Union: XXXI. Bericht über die Wettbewerbspolitik, SEK(2002) 462 endg., Luxemburg

Europäische Gemeinschaften (2001b): Gemeinsamer Standpunkt (EG) Nr. 34/2001 vom Rat angenommen am 31. Juli 2001 im Hinblick auf den Erlass des Beschlusses 2001/.../EG des Europäischen Parlaments und des Rates vom ... über ein Aktionsprogramm der Gemeinschaft im Bereich der öffentlichen Gesundheit (2001-2006) (2001/C307/04), Amtsblatt der Europäischen Gemeinschaften (C-307), S. 27-40

Europäische Kommission (1985): Vollendung des Binnenmarktes, Weißbuch, KOM (1985) 310 endg., Brüssel

Europäische Kommission (1996): Allgemeine und berufliche Bildung - Forschung: Hindernisse für die grenzüberschreitende Mobilität, Grünbuch, KOM (1996) 462 endg., Brüssel

Europäische Kommission (1997a): Ihre soziale Sicherheit bei Aufenthalt in anderen Mitgliedstaaten der Europäischen Union - Ein Leitfaden, September (Nachdruck in 1997), Luxemburg

Europäische Kommission (1997b): Öffentliche Gesundheit in Europa, Luxemburg

Europäische Kommission (1998a): Band 1: Arzneimittelrecht - Humanarzneimittel, Luxemburg

Europäische Kommission (1998b): Binnenmarkt für Arzneimittel, Mitteilung, KOM (1998) 588 endg., Brüssel

Europäische Kommission (1998c): Effizienz und Verantwortlichkeit in der europäischen Normung im Rahmen des neuen Konzepts, Bericht, KOM (1998) 291 endg., Brüssel

Europäische Kommission (1998d): Entwicklung der Gemeinschaftspolitik im Bereich der öffentlichen Gesundheit, Mitteilung, Brüssel

Europäische Kommission (1999a): Erster Bericht über die Anwendung des Prinzips der gegenseitigen Anerkennung in den Waren- und Dienstleistungsmärkten, SEK (1999) 1106, Brüssel

Europäische Kommission (1999b): Vierter Bericht über die Integration der Gesundheitsschutzerfordernisse in die Gemeinschaftspolitik, Mitteilung, KOM (1999) 587 endg., Brüssel

Europäische Kommission (2000a): Anwendbarkeit des Vorsorgeprinzips, Mitteilung, KOM (2000) 1 endg., Brüssel

Europäische Kommission (2000b): Bericht über die Funktionsweise der Verordnung (EG) Nr. 1475/95 über die Anwendung von Artikel 85 Absatz 3 des Vertrages auf Gruppen von Vertriebs- und Kundendienstvereinbarungen über Kraftfahrzeuge, KOM (2000) 743 endg., Brüssel

Europäische Kommission (2000c): Eine Binnenmarktstrategie für den Dienstleistungssektor, Mitteilung, KOM (2000) 888 endg., Brüssel

Europäische Kommission (2000d): Leistungen der Daseinsvorsorge in Europa, Mitteilung, KOM (2000) 580 endg., Brüssel

Europäische Kommission (2000e): Leitfaden zum Konzept und zur praktischen Anwendung der Artikel 28-30 EG-Vertrag, Januar, Brüssel

Europäische Kommission (2000f): Mitteilung über die gesundheitspolitische Strategie der Europäischen Gemeinschaft / Vorschlag für einen Beschluss über ein Aktionsprogramm der Gemeinschaft im Bereich der öffentlichen Gesundheit, Mitteilung, KOM (2000) 285 endg., Brüssel

Europäische Kommission (2000g): Vorschlag für einen Beschluss des Europäischen Parlaments und des Rates über ein Aktionsprogramm der Gemeinschaft im Bereich der Öffentlichen Gesundheit (2001-2006), KOM (2000) 285 endg., 2000/0119 (COD), Brüssel

Europäische Kommission (2001a): Bericht der hochrangigen Task Force für Qualifikation und Mobilität, 14.12.

Europäische Kommission (2001b): Bericht der Kommission über die Erfahrungen mit den Verfahren zur Erteilung von Genehmigungen für das Inverkehrbringen von Arzneimitteln gemäß Verordnung (EWG) Nr. 2309/93, Kapitel III der Richtlinie 75/319/EWG und Kapitel IV der Richtlinie 81/851/EWG Bericht gemäß Artikel 71 der Verordnung (EWG) Nr. 2309/93, KOM (2001) 606 endg., Brüssel

Europäische Kommission (2001c): Beschäftigung in Europa 2001 - Jüngste Tendenzen und Ausblick in die Zukunft, Juli, Luxemburg

Europäische Kommission (2001d): Die Zukunft des Gesundheitswesens und der Altenpflege: Zugänglichkeit, Qualität und langfristige Finanzierbarkeit sichern, Mitteilung, KOM (2001) 723 endg., Brüssel

Europäische Kommission (2001e): Entscheidung der Kommission vom 8. Mai 2001 in einem Verfahren gemäß Artikel 81 EG-Vertrag Sachen: IV/36.957/F3 Glaxo Wellcome (Anmeldung), IV/36.997/F3 Aseprofar and Fedifar (Beschwerde), IV/37.121/F3 Spain Pharma (Beschwerde), IV/37.138/F3 BAI (Beschwerde) und IV/37.380/F3 EAEPC (Beschwerde). (Bekannt gegeben unter Aktenzeichen K(2001) 1202), Amtsblatt der Europäischen Gemeinschaften (L 302), S. 1-43

Europäische Kommission (2001f): Verkaufsförderung im Binnenmarkt. Vorschlag für eine Verordnung des Europäischen Parlaments und des Rates über Verkaufsförderung im Binnenmarkt, Mitteilung, KOM (2001) 546 endg./2, 2001/0227 (COD), Brüssel

Europäische Kommission (2002a): Aktionsplan der Kommission für Qualifikation und Mobilität, KOM (2002) 72 endg., Brüssel

Europäische Kommission (2002b): Der Stand des Binnenmarktes für Dienstleistungen. Bericht im Rahmen der ersten Stufe der Binnenmarktstrategie für den Dienstleistungssektor, Bericht, KOM (2002) 441 endg., Brüssel

Europäische Kommission (2002c): eEurope 2002: Qualitätskriterien für Websites zum Gesundheitswesen, Mitteilung, KOM (2002) 667 endg., Brüssel

Europäische Kommission (2002d): Vorschlag für eine Richtlinie des Europäischen Parlaments und des Rates über die Anerkennung von Berufsqualifikationen, KOM (2002) 119 endg., 2002/0061 (COD), Brüssel

Europäische Kommission (2002e): Wettbewerbspolitik in Europa. Wettbewerbsregeln für Liefer- und Vertriebsvereinbarungen, Luxemburg

Europäische Kommission (2003a): Binnenmarktstrategie. Vorrangige Aufgaben 2003-2006, Mitteilung, KOM (2003) 238 endg., Brüssel

Europäische Kommission (2003b): Der Binnenmarkt - Zehn Jahre ohne Grenzen, SEK (2002) 1417, Brüssel

Europäische Kommission (2003c): Eine europäische Strategie für Umwelt und Gesundheit, Mitteilung, 11. Juni, Brüssel

Europäische Kommission (2003d): Einführung der europäischen Krankenversicherungskarte, Mitteilung, KOM (2003) 73 endg., Brüssel

Europäische Kommission (2003e): Globalisierung als Chance für alle. Die Europäische Union und der Welthandel, Brüssel, Europäische Union

Europäische Kommission (2003f): Grünbuch zu Dienstleistungen von allgemeinem Interesse, Grünbuch, KOM (2003) 270 endg., Brüssel

Europäische Kommission (2003g): Paralleleinfuhren von Arzneispezialitäten, deren Inverkehrbringen bereits genehmigt ist, Mitteilung, KOM (2003) 839 endg., Brüssel

Europäische Kommission (2003h): Reflexionsprozess auf hoher Ebene über die Patientenmobilität und die Entwicklungen der gesundheitlichen Versorgung in der Europäischen Union, Ergebnis des Reflexionsprozesses, 9.12.2003, Brüssel

Europäische Kommission (2003i): Stärkung der sozialen Dimension der Lissabonner Strategie: Straffung der offenen Koordinierung im Bereich Sozialschutz, Mai, Brüssel

Europäische Kommission (2004a): Der Europäische Aktionsplan Umwelt und Gesundheit 2004-2010, Mitteilung, KOM (2004) 416 endg., Brüssel

Europäische Kommission (2004b): Die Lissabon Strategie realisieren - Reformen für die erweiterte Union, Bericht der Kommission für die Frühjahrstagung des Europäischen Rates, KOM (2004) 29 endg./2, Brüssel

Europäische Kommission (2004c): Elektronische Gesundheitsdienste – eine bessere Gesundheitsfürsorge für Europas Bürger: Aktionsplan für einen europäischen Raum der elektronischen Gesundheitsdienste, Mitteilung, KOM (2004) 356 endg., Brüssel

Europäische Kommission (2004d): Modernisierung des Sozialschutzes für die Entwicklung einer hochwertigen, zugänglichen und zukunftsfähigen Gesundheitsversorgung und Langzeitpflege: Unterstützung der einzelstaatlichen Strategien durch die „offene Koordinierungsmethode", Mitteilung, KOM (2004) 304 endg., Brüssel

Europäische Kommission (2004e): Reaktion auf den Reflexionsprozess auf hoher Ebene über die Patientenmobilität und die Entwicklungen der gesundheitlichen Versorgung in der Europäischen Union, Mitteilung, KOM (2004) 301 endg., Brüssel

Europäische Kommission (2004f): Verordnung zur Errichtung eines Europäischen Zentrums für die Prävention und Kontrolle von Krankheiten, Amtsblatt der Europäischen Gemeinschaften (L 142), S. 1-11

Europäische Kommission (2004g): Vorschlag für eine Richtlinie des Europäischen Parlaments und des Rates über Dienstleistungen im Binnenmarkt, KOM (2004) 2 endg., Brüssel

Europäische Kommission (2004h): Weißbuch zu Dienstleistungen von allgemeinem Interesse, Weißbuch, KOM (2004) 374 endg., Brüssel

Europäische Kommission (2005a): Mehr Gesundheit, Sicherheit und Zuversicht für die Bürger - Eine Gesundheits- und Verbraucherschutzstrategie / Vorschlag für einen Beschluss des Europäischen Parlaments und des Rates über ein Aktionsprogramm der Gemeinschaft in den Bereichen Gesundheit und Verbraucherschutz (2007-2013), KOM (2005) 115 endg., Brüssel

Europäische Kommission (2005b): MISSOC. Gegenseitiges Informationssystem zur sozialen Sicherheit. Soziale Sicherheit in den Mitgliedstaaten der Europäischen Union, im Europäischen Wirtschaftsraum und in der Schweiz. Stand am 1. Mai 2004, Luxemburg, Europäische Gemeinschaften

Europäische Kommission (2005c): Zusammenarbeiten, zusammen mehr erreichen: ein neuer Rahmen für die offene Koordinierung der Sozialschutzpolitik und der Eingliederungspolitik in der Europäischen Union, KOM (2005) 706 endg., Brüssel

Europäische Kommission (2006a): Fragen und Antworten zu den Gesundheitsdienstleistungen in der EU, MEMO/06/348, Brüssel

Europäische Kommission (2006b): Geänderter Vorschlag für eine Richtlinie des Europäischen Parlaments und des Rates über Dienstleistungen im Binnenmarkt, KOM (2006) 160 endg., Brüssel

Europäische Kommission (2006c): Geänderter Vorschlag für einen Beschluss des Europäischen Parlaments und des Rates über ein zweites Aktionsprogramm der Gemeinschaft im Bereich Gesundheit (2007-2013), KOM (2005) 234 endg., Brüssel

Europäische Kommission (2006d): Gesundheit in Europa: Ein strategischer Ansatz. Diskussionspapier für eine gesundheitspolitische Strategie, Diskussionspapier, Health & Consumer Protection, Brüssel

Europäische Kommission (2006e): Konsultation zu Gemeinschaftsmaßnahmen im Bereich Gesundheitsdienstleistungen, 26.9., Brüssel

Europäische Kommission (2006f): Patientenmobilität: Kommission leitet öffentliche Konsultation zu Gesundheitsmaßnahmen im Bereich der Gesundheitsdienstleistungen ein, IP/06/1267, Brüssel

Europäische Kommission (2007a): Die Mehrwertsteuersätze in den Mitgliedstaaten der Europäischen Gemeinschaft, DOK/2108/2007 - DE, Europäische Kommission - Steuern und Zollunion, Brüssel

Europäische Kommission (2007b): Konsultation ergibt Unterstützung für EU-Maßnahmen im Bereich der Gesundheitsdienstleistungen, IP/07/524, Brüssel

Europäische Kommission/Rat der Europäischen Union (2003): Unterstützung nationaler Strategien für die Zukunft der Gesundheitsversorgung und der Altenpflege, Europäische Kommission, Beschäftigung und Soziales - Referat E.2, 10. März, Brüssel

Europäisches Parlament (1999a): Entschließung zu der Mitteilung der Kommission über den Binnenmarkt für Arzneimittel, Amtsblatt der Europäischen Gemeinschaften (C 279), S. 79-82

Europäisches Parlament (1999b): Orphan Drugs, Final Study, PE 167.780/Fin.St., Luxemburg

Europäisches Parlament (1999c): Soziale Grundrechte in Europa, Arbeitsdokument, SOCI 104 DE, Luxemburg

Europäisches Parlament/Jakubowski, E./Busse, R. (1999): Das Gesundheitswesen in der EU - Vergleichende Untersuchung, Arbeitsdokument, Reihe Volksgesundheit und Verbraucherschutz - SACO 101 DE, Luxemburg

Europarat (2001): Entwicklung einer Methodik für die Ausarbeitung von Leitlinien für optimale medizinische Praxis, Empfehlung Rec (2001) 13 des Europarates und erläuterndes Memorandum

Europavertretung der Deutschen Sozialversicherung (2004): European Health Care Fraud and Corruption Office, EUREPORTsocial, 12 (11), S. 12-13

European Commission (1998): Economic and social cohesion in the European Union: the impact of Member States' own policies, Regional development studies - No.29, Luxembourg

European Commission (2000): Pharmaceuticals in the European Union, Pharmaceuticals in the European Union, Brüssel

European Commission (2001): The Internal Market and Health Services, Report of the High Level Commitee on Health

European Commission (2004): Invitation to the first meeting of the High Level Group, Brussels

European Commission (2007): Summary Report of the responses to Health in Europe: A Strategic Approach. Discussion Document for a Health Strategy, Health and Consumer Protection Directorate-General

European Commission/WHO-Europe/OECD (2001): Design for a set of European Community health indicators, Final Report by the ECHI Project

Evans, D. B./Tan-Torres Edejer, T./Lauer, J./Frenk, J./Murray, C. J. L. (2001): Measuring quality: from the system to the provider, International Journal for Quality in Health Care, 13 (6), S. 439-446

Evans, D. B./Tandon, A./Murray, C. J. L./Lauer, J. A. (2000): The Comparative Efficiency Of National Health Systems in Producing Health: An Analysis Of 191 Countries, GPE Discussion Papers Series: No. 29, The Comparative Efficiency Of National Health Systems in Producing Health: An Analysis Of 191 Countries

EWSA (2001): Stellungnahme des Wirtschafts- und Sozialausschusses zum Thema "Die Erschöpfung der Rechte aus der Gemeinschaftsmarke" (Initiativstellungnahme), Amtsblatt der Europäischen Gemeinschaften (C 123), S. 28-33

EWSA (2003): Stellungnahme des Wirtschafts- und Sozialausschusses zu dem "Vorschlag für eine Richtlinie des Europäischen Parlaments und des Rates über die Anerkennung von Berufsqualifikationen", KOM (2002) 119 endg. - 2002/0061 (COD), Amtsblatt der Europäischen Union, S. 67-76

Eysenbach, G. (2002): Infodemiology: The Epidemiology of (Mis)information, The American Journal of Medicine, 113, S. 763-765

Eysenbach, G./Powell, J./Kuss, O./Sa, E.-R. (2002): Empirical Studies Assessing the Quality of Health Information for Consumers on the World Wide Web. A Systematic Review, The Journal of the American Medical Association, 287 (20), S. 2691-2700

F.U.R. (2007): Reiseanalyse RA 2007, Forschungsgemeinschaft Urlaub und Reisen e.V., Kiel

Farmer, K./Wendner, R. (1999): Wachstum und Außenhandel: eine Einführung in die Gleichgewichtstheorie der Wachstums- und Außenhandelsdynamik, 2. überarbeitete und erweiterte Auflage, Heidelberg, Physica-Verlag

Feinstein, J. S. (1993): The relationship between Socioeconomic Status and Health: A review of the Literature, The Milbank Quarterly, 71 (2), S. 279-322

Feld, L. P./Kirchgässner, G./Savioz, M. R. (1997): Institutioneller Wettbewerb in der Europäischen Union. Das Ende des Sozialstaates?, in: *Knappe, E./Winkler, A.* (Hrsg.): Herausforderungen an die deutsche Sozialpolitik, Frankfurt am Main/New York, Campus Verlag, S. 17-45

Fertö, I./Hubbard, L. J. (2002): Revealed Comparative Advantage and Competiveness in Hungarian Agri-Food Sectors, Discussion Papers, New Series 2002/8, Hungarian Academy of Sciences, Institute of Economics, October, Budapest

FES, (Hrsg., 2000): Theoretische Grundlagen der Städtebau- und Stadtentwicklungspolitik, Veranstaltung der FES am 23. November in Bonn, erschienen in der Reihe: Wirtschaftspolitische Diskurse Nr.141, Bonn, Wirtschafts- und sozialpolitisches Forschungs- und Beratungszentrum der Friedrich-Ebert-Stiftung

Figueras, J. (1998): Reform zu Kostendämpfung im Gesundheitswesen in Europa, in: *Internationale Vereinigung für Soziale Sicherheit* (Hrsg.): Soziale Sicherheit - Reformen und deren Bewertung, Genf, S. 125-144

Fischer, D. (1978): Zur Dimensionierung eines mehrstufigen Krankenhaus-Systems (Zugl.: Erlangen-Nürnberg, Univ., Diss, Mai 1978), Bamberg, M. Schadel, Dissertationsdruck GmbH & Co KG

Fischer, D. (1988): Marktstruktur und Marktverhalten in der Krankenhauswirtschaft, Spardorf, Verlag René F. Wilfer

Fischer, T./Schley, N. (1998): Europa föderal organisieren: Essentialia einer Strukturreform der Europäischen Union zur Jahrtausendwende, Gütersloh, Verlag Bertelsmann Stiftung

Flintrop, J. (2004): Pharmafusion. Paris zieht die Fäden, DÄ: Deutsches Ärzteblatt, 101 (19), S. A-1305

Frederick, J. (2000): Medicap launches new franchise targeting healthcare screenings, Drug Store News, S. 3

Frein, M. (2001): Vom Saulus zum Paulus? Welthandelsorganisation (WTO) und Pharmapatente, epd-Entwicklungspolitik (23/24), S. 41-43

Frein, M./Reichel, J. (2000): Welthandel, Patente und Menschenrechte. Menschenrechtliche Implikationen des TRIPS-Abkommens in der WTO, epd-Entwicklungspolitik (20), S. 25-29

Friedrich, H. B. (2002): Wettbewerbspolitik, in: *Weidenfeld, W./Wessels, W.* (Hrsg.): Europa von A - Z. Taschenbuch der europäischen Integration, Bonn, Bundeszentrale für politische Bildung (Lizenzausgabe), S. 357-360

Friedrich, T. A. (2003): Ab Juni 2004 gilt EU-weite Versicherungskarte, Ärzte Zeitung, 24.3.

Friedrich, T. A. (2004): Krankenversicherung ohne Grenzen - immer mehr Bürger lassen sich in anderen Ländern behandeln, Ärzte Zeitung, 29.4.

Friese, H.-G. (2000): Effiziente Distributionswege, in: *Wille, E./Albring, M.* (Hrsg.): Rationalisierungsreserven im deutschen Gesundheitswesen (Bad Orber Gespräche über kontroverse Themen im Gesundheitswesen, 4.-6.11.1999), Frankfurt am Main u. a., Peter Lang GmbH, S. 283-298

Fritsch, M./Wein, T./Ewers, H.-J. (2003): Marktversagen und Wirtschaftspolitik: mikroökonomische Grundlagen staatlichen Handelns, 5., überarbeitete und erweiterte Auflage, München, Franz Vahlen Verlag

Fröhlingsdorf, M./Kraske, M. (2004): Schneller Schnitt. Deutsche Versicherungen werden mit fingierten Arztrechnungen aus dem Ausland abgezockt. Mit echten Narben täuschen Scheinpatienten teure Operationen vor, Spiegel, S. 62

Frühauf, J./Wladarsch, E./Serdaroglu, S./Volz, J. (2000): Gesundheitsversorgung von Migrantinnen in der Gynäkologie: Stellenwert sprachlicher Schwierigkeiten, in: *David, M./Borde, T./Kentenich, H.* (Hrsg.): Migration-Frauen-Gesundheit: Perspektiven im europäischen Kontext, Frankfurt am Main, Mabuse-Verlag, S. 217-225

Fuchs, V. R. (1982): Time Preference and Health: An Exploratory Study, in: *Fuchs, V. R.* (Hrsg.): Economic Aspects of Health, Chicago, University of Chicago Press, S. 93-120

Fuchs, V. R./Zeckhauser, R. (1987): Valuing Health - A "Priceless" Commodity, AER: The American Economic Review, 77 (May), S. 263-268

Fujita, M./Krugman, P. (1995): When is the economoy monocentric?: von Thünen and Chamberlin unified, Regional Science and Urban Economics, 25, S. 505-528

Funk, L. (1990): Inter- and Intra-Industry Trade, Commercial Policy, and the Political Economy of Protection, Diplomarbeit, Universität Trier, Fachbereich IV - Abteilung Volkswirtschaftslehre, 7. Februar, Trier

Funk, L./Knappe, E. (1993): Die wirtschaftspolitische Relevanz von Faktorimmobilitäten in der Außenhandelstheorie, Zeitschrift für Wirtschaftspolitik, 42 (3), S. 219-241

Gabriel, S. C. (2000): Novartis - Gemeinsam erfolgreicher! Zwei starke Organisationen haben sich zusammengeschlossen, in: *Oberender, P.* (Hrsg.): Die Europäische Fusionenkontrolle, Berlin, Duncker & Humblot, S. 27-32

Gäfgen, G. (1984): Zur Beurteilung medizinischer Fortschritte und Forschungen: Notwendigkeit, Ansatzpunkte und Probleme normativer Aussagen, in: *Münnich, F. E./Oettle, K.* (Hrsg.): Ökonomie des technischen Fortschritts in der Medizin, Gerlingen, Bleicher Verlag, S. 145-191

Gallouj, F./Weinstein, O. (1997): Innovation in services, Research Policy, 26, S. 537-556

Gesundheitsökonomischer Ausschuss (2006): Gesundheitspolitik in der Kompromissfalle: kein Problem gelöst, aber neue geschaffen. Gesundheitsökonomen nehmen Stellung zu den "Eckpunkten zu einer Gesundheitsreform" der Koalitionsparteien vom 4. Juli 2006, Stellungnahme, Verein für Socialpolitik, 12.06.

Glaeske, G. (2000): Entscheidungskriterien für erstattungsfähige Arzneimittel, in: *Wille, E./Albring, M.* (Hrsg.): Rationalisierungsreserven im deutschen Gesundheitswesen (Bad Orber Gespräche über kontroverse Themen im Gesundheitswesen, 4.-6.11.1999), Frankfurt am Main u. a., Peter Lang GmbH, S. 253-263

Glaeske, G./Klauber, J./Lankers, C. H. R./Selke, G. W. (2003): Stärkung des Wettbewerbs in der Arzneimittelversorgung zur Steigerung von Konsumentennutzen, Effizienz und Qualität, Endbericht, Bundesministerium für Gesundheit und Soziale Sicherung

GMK (2007): Top1: Zukunft der Krankenhausversorgung, Vortrag auf der Konferenz: 80. Gesundheitsministerkonferenz 2007. Sonderkonferenz, Stuttgart

Göbel, M. (2003): The Open Method of Coordination - The Lawyer's Point of View, in: *Jorens, Y.* (Hrsg.): Open Method of Coordination, Baden-Baden, Nomos Verlagsgesellschaft, S. 11-19

Goodman, A. C./Stano, M./Tilford, J. M. (1999): Household Production of Health Investment: Analysis and Applications, Southern Economic Journal, 65 (4), S. 791-806

Graetz, P. G. v. (2003): Beim Versandhandel mit Arzneimitteln mischen auch Ausländer mit, Ärzte Zeitung, Hintergrund

Grauer, D. (2002): Parallelimporte patentgeschützter Güter schaden dem Forschungsplatz Schweiz, Schweizerische Ärztezeitung, 83 (47), S. 2559-2561

Grönroos, C. (1990): Service Management and Marketing: Managing the Moment of Truth in Service Competition, Lexington, Lexington Books, D.C Heath and Company/Lexington, Massachusettes/Toronto

Groß, B./Schmitt-Egner, P. (1994): Europas kooperierende Regionen: Rahmenbedingungen und Praxis transnationaler Zusammenarbeit deutscher Grenzregionen in Europa, Baden-Baden, Nomos Verlagsgesellschaft

Grossman, M. (1972a): The Demand For Health: A Theoretical And Empirical Investigation, New York, Columbia University Press

Grossman, M. (1972b): On the Concept of Health Capital and the Demand for Health, JPE: Journal of Political Economy, 80 (2), S. 223-255

Grossman, M. (1982): The Demand For Health After A Decade, Journal of Health Economics, 1, S. 1-3

Grubel, H. G./Lloyd, P. J. (1975): Intra-Industry Trade - The Theory and Measurement of International Trade in Differentiated Products, London and Basingstoke, The Macmillan Press LTD

Güllner, M. (2006): Europäischer Gesundheitsmarkt: Hoffnungen und Ängste der Bürger, in: *Klusen, N./Meusch, A.* (Hrsg.): Wettbewerb und Solidarität im europäischen Gesundheitsmarkt, Baden-Baden, Nomos Verlagsgesellschaft, S. 59-68

Hall, M. A. (2001): Arrow on Trust, Journal of Health Politics, Policy and Law, 26 (10), S. 1130-1144

Haller, S. (1998): Beurteilung von Dienstleistungsqualität: dynamische Betrachtung des Qualitätsurteils im Weiterbildungsbereich (Zugl.: Berlin, Freie Univ., Diss, 1994), 2., aktualisierte Auflage, Wiesbaden, Gabler Verlag/Deutscher Universitäts-Verlag

Hallet, M. (1997): Wirkungen wirtschaftlicher Integration auf periphere Regionen: eine Untersuchung anhand der Integration Griechenlands und Portugals in die Europäischen Gemeinschaften (Zugl.: Trier, Univ., Diss, 1995), Pfaffenweiler, Centaurus-Verlagsgesellschaft

Hammerschlag, L. (2000): Schluss mit dem Dauerstress, DÄ: Deutsches Ärzteblatt, 97 (50), S. A-3405 f.

Hartmannbund (2001): Jahresbericht 2000

Hartmannbund (2002): Jahresbericht 2001

Helmig, B./Dietrich, M. (2001): Qualität von Krankenhausleistungen und Kundenbeziehungen, DBW: Die Betriebswirtschaft, 61 (3), S. 319-334

Helpman, E./Krugman, P. (1985): Market structure and foreign trade: increasing returns, imperfect competition, and the international economy, Brighton, The Harvester Press Publishing Group

Henkel-Hoving, H.-B. (2005): Ein Europa, zwei Gesichter, G+G: Gesundheit und Gesellschaft, 8 (5), S. 20-21

Henkel-Hoving, H. B. (2003): Europa-Richter als Vorreiter, G+G: Gesundheit und Gesellschaft, 6 (11), S. 18

Henschel, H./Knappe, E. (1975): Volkswirtschaftslehre kurz und bündig - Band 2: Problembereiche der makroökonomischen Analyse und Entscheidung, Würzburg, Vogel-Verlag

Herder-Dorneich, P. (2001): Die europäische Integration und der Sozialstaat *oder*: Von Idealtypen zu Modellen - das Konzept der Systemmechanik, in: *Schmähl, W.* (Hrsg.)*:* Möglichkeiten und Grenzen einer nationalen Sozialpolitik in der Europäischen Union, Berlin, Dunker & Humblot, S. 101-131

Hermanns, P. M./Ascher, W. (1998): IGeL-Liste: kommentierte Ausgabe mit Abrechnungstipps, Landsberg, ecomed

Hermans, B./Brouwer, W. (2003): Quality Issues on Cross-border Care: A Literature Search, Quality Issues on Cross-border Care: A Literature Search, European Health Management Association, Rotterdam/Utrecht

Hildebrand, J. R. (2002): Arzneimittelfälschungen in den USA, pharmind: die pharmazeutische industrie, 62 (2), S. 147-150

Hildebrandt, H. (2004): Zwischen Light und Full Size. Integrierte Versorgung - Übersicht der Vertragsformen, ku: krankenhaus umschau (7), S. 615-617

Hirschman, A. O. (1970): Exit, Voice, and Loyalty: Responses to Decline in Firms, Cambridge, MA, Harvard University Press

HK (2003): Vertragsverletzung. Einigung mit EU-Kommission, DÄ: Deutsches Ärzteblatt, 100 (47), S. A-3057

Hoffritz, J. (2002a): Aspirin aus Deutschland. Arzneimittelhändler importieren billige Medikamente - zum Ärger der Pharmakonzerne, Die Zeit (46)

Hoffritz, J. (2002b): Pillenknick der deutschen Art. Die hiesige Pharmaindustrie wurde reguliert, demoliert, ignoriert. Jetzt löst sie sich auf, Die Zeit (48)

Hofmarcher, M. M./Riedel, M. (2000): Gesundheitsausgaben in der EU: Höhe oder Definition, das ist hier die Frage. Schwerpunktthema: Internationale Datenbanken und Vergleichbarkeit von Ausgaben, Health System Watch - Beilage zur Fachzeitschrift "Soziale Sicherheit" (I)

Hofmarcher, M. M./Riedel, M./Strobl, J. (2000): Gesundheitszustand in der EU - Wenn 65, dann (k)ein bisschen kränker? Schwerpunktthema: Qualität im Medizinbetrieb und im Gesundheitswesen, Health System Watch - Beilage zur Fachzeitschrift "Soziale Sicherheit" erstellt vom Institut für Höhere Studien (IHS) (IV)

Hogerzeil, H. V./Battersby, A./Srdanovic, V./Hansen, L. V./Boye, O./Lindgren, B./Everitt, G./Stjernstorm, N. E. (1991): WHO/UNICEF study on the stability of drugs during international transport, WHO/UNICEF study on the stability of drugs during international transport

Holtmann, A. G. (1972): Prices, Time, And Technology In The Medical Care Market, JHR: The Journal of Human Resources, 7 (3), S. 179-190

Holzheimer, G./Schiffman, I./Geppert, J. (2001): Grenzüberschreitende Beschäftigung im Gesundheitswesen Saar-Lor-Lux-Rheinland-Pfalz. Bestandsaufnahme des grenzüberschreitenden Gesundheitssektors, Kurzstudie, EURES Transfrontalier Saar-Lor-Lux-Rheinland-Pfalz / EURES-Institut SLLR, März

Homburg, C./Kebbel, P. (2001): Komplexität als Determinante der Qualitätswahrnehmung von Dienstleistungen, Zfbf: Schmalenbachs Zeitschrift für betriebswirtschaftliche Forschung, 53 (August), S. 478-499

HOPE (2003): Hospital co-operation in border regions in Europe, Standing Committee of the Hospitals of the European Union, June

Hopp, F.-P. (2000): Qualitätscontrolling im Krankenhaus: die Gewinnung von Qualitätsindikatoren durch Befragungen zur Patientenzufriedenheit (Zugl.: Trier, Univ. Diss., 2000), Bayreuth, Verlag P.C.O.

Huber, A./Steinhausen, K. (2004): Gemeinsam stark - Kooperationen im Gesundheits- und Sozialsektor?, Gesundheits- und Sozialpolitik (7-8), S. 55-61

IMF (1993): Balance of payments manual, fifth edition, International Monetary Fund

INFRAS/BASYS (2002): Auswirkungen staatlicher Eingriffe auf das Preisniveau im Bereich Humanarzneimittel, Auftraggeber des Gutachtens: *Schweizer Bundesrat*, 10. September

Jacobs, K./Wasem, J./Dudey, S./Hesse, S. (2003): Weiterentwicklung einer leistungsfähigen und solidarischen Krankenversicherung unter den Rahmenbedingungen der europäischen Integration, Düsseldorf, Der Setzkasten

Jacobs, P. (1997): The Economics of Health Medicine and Medical Care, Fourth Edition, Gaithersburg, Aspen Publishers

Javillier, J.-C. (2002): Auswirkungen der internationalen Normen im Bereich der sozialen Sicherheit, Vortrag auf der Konferenz: Mehr Sicherheit in der sozialen Sicherheit. Konferenz über die IVSS-Initiative, Vancouver, Kanada, 10.-12. September 2002

Jeffers, J. R./Bognanno, M. F./Bartlett, J. C. (1978): Über Bedarf und Nachfrage nach medizinischen Leistungen und über den Begriff der "Knappheit", in: *Brüggemann, I./Schwefel, D./Zöllner, H.* (Hrsg.): Bedarf und Planung im Gesundheitswesen: Eine internationale Aufsatzsammlung, Köln-Lövenich, Deutscher Ärzte-Verlag, S. 47-63

Jetter, F. (2002): Mündigkeit auf Rezept: Eine rot-grüne Gesundheitsreform - Solidarische Innovationsdiskussion im Gesundheitswesen, Sozialer Fortschritt, 51 (7-8), S. 188-196

Jinks, C./Ong, B. N./Paton, C. (2002): The mobility of doctors and nurses - a United Kingdom case study, in: *Busse, M./Wismar, M./Berman, P. C.* (Hrsg.): The European Union and Health Services. The Impact of the Single European Market on Member States, Amsterdam u. a., IOS Press, S. 63-89

Jörg, H. (1989): Intra-industrieller Handel und Handelspolitik (Zugl.: Kiel, Univ., Diss., 1988), Frankfurt am Main, Peter Lang GmbH

Juster, F. T. (1976): Comments on "The Concept and Measurement of Product Quality", in: *Terleckyj, N. E.* (Hrsg.): Household production and consumption, New York, National Bureau of Economic Research, S. 561-567

Kaempfe, J. (2007): Krankenhausbehandlung im EU-Ausland. Gemeinschaftsrecht verletzt, G+G, 10 (7-8), S. 42-43

Kaltenborn, B. (2001): Mindestsicherungssysteme in der Europäischen Union, in: *Krause, B./Krockauer, R./Reiners, A.* (Hrsg.): Soziales und gerechtes Europa: Von der Wirtschafts- zur Sozialunion?, Freiburg i. Br., Lambertus-Verlag, S. 155-169

Kanavos, P./Costa-i-Font, J./Merkur, S./Gemmill, M. (2004): The Economic Impact of Pharmaceutical Parallel Trade in European Union Member States: A Stakeholder Analysis, Special Research Paper, LSE Health and Social Care; London School of Economics and Political Science, January, London

KBV (2003): Position der Kassenärztlichen Bundesvereinigung zu Entwicklungen im Europäischen Gemeinschaftsrecht und in der Europäischen Gesundheits- und Sozialpolitik mit Bedeutung für die nationalen Gesundheitswesen und Krankenversicherungen, Positionspapier, Kassenärztliche Bundesvereinigung, Februar

KBV (2005): Deutsche Ärzte im Ausland - Ausländische Ärzte in Deutschland, Berlin, Kassenärztliche Bundesvereinigung

KBV/AG SpiK/DSV (2005a): Gemeinsamer Änderungsvorschlag der Kassenärztlichen Bundesvereinigung und der Arbeitsgemeinschaft der Spitzenverbände der Krankenkassen zum Vorschlag der EU-Kommission "Dienstleistungen im Binnenmarkt" (KOM/2004/0002), 21. März

KBV/AG SpiK/DSV (2005b): Gemeinsamer Änderungsvorschlag der Kassenärztlichen Bundesvereinigung und der Arbeitsgemeinschaft der Spitzenverbände der Krankenkassen zum Vorschlag über eine Richtlinie zur Anerkennung von Berufsqualifikationen, 14. März

KBV/SpiK (2004): Vereinbarung zur Anwendung der Europäischen Krankenversicherungskarte, DÄ: Deutsches Ärzteblatt - PP (2. Juli), S. A-2001-2003

Keeler, E. B. (1995): A model of demand for effective care, Journal of Health Economics, 14, S. 231-238

Kessler, R. (2000): Künftige Gesundheitspolitik der Gemeinschaft, aims: News der AIM (10), S. 3 f.

Kessler, R. (2002a): Reform der Arzneimittelgesetzgebung: Ergebnisse der ersten Lesung im Europäischen Parlament und Diskussion im Rat, aims: News der AIM (16), S. 13 f.

Kessler, R. (2002b): Revision der europäischen Arzneimittelgesetzgebung: Vorgehen der AIM, aims: News der AIM (15), S. 4 f.

Kessler, R. (2003): Verabschiedung der Arzneimittelgesetzgebung: Triumph der pharmazeutischen Industrie zum Nachteil der Krankenversicherungssysteme und der Patienten, aims: News der AIM (20), S. 6 f.

Kingreen, T. (2007): Europarechtliche Implikationen des Entwurfes eines Gesetzes zur Stärkung des Wettbewerbs in der Gesetzlichen Krankenversicherung (GKV-Wettbewerbsstärkungsgesetz - GKV-WSG), Rechtsgutachten für den Deutschen Gewerkschaftsbund und die Hans-Böckler-Stiftung, Universität Regensburg, Lehrstuhl für Öffentliches Recht, Sozialrecht und Gesundheitsrecht, Januar, Regensburg

Klusen, N., (Hrsg., 2000): Chancen und Risiken auf dem europäischen Gesundheitsmarkt - Rechte der gesetzlichen Krankenversicherten in der Europäischen Union, erschienen in der Reihe: Beiträge zum Gesundheitsmanagement, Band 1, Baden-Baden, Nomos Verlagsgesellschaft

Klusen, N. (2006): Europa braucht Mut - Agenda für Wettbewerb und Solidarität im europäischen Gesundheitsmarkt, in: *Klusen, N./Meusch, A.* (Hrsg.): Wettbewerb und Solidarität im europäischen Gesundheitsmarkt, Baden-Baden, Nomos Verlagsgesellschaft, S. 11-23

Knappe, E. (1987): Selbstbeteiligung im Gesundheitswesen - Eine Bestandsaufnahme empirischer Untersuchungen, in: *Oberender, P.* (Hrsg.): Gesundheitswesen im Umbruch?, Bayreuth, Verlag P.C.O., S. 49-75

Knappe, E. (1989): Ordnungspolitische Probleme im Gesundheitssektor der Bundesrepublik Deutschland und Direktbeteiligung der Patienten, in: *Duru, G./Launois, R./Schneider, F./Schulenburg, J.-M. G. v. d.* (Hrsg.): Ökonomische Probleme der Gesundheitsversorgung in Deutschland und Frankreich, Frankfurt/New York, Campus Verlag, S. 39-58

Knappe, E. (1991): Das Verhältnis von Staat, Selbstverwaltung und Wettbewerb in der gesetzlichen Krankenversicherung, in: *Theurl, E./Arnold, M.* (Hrsg.): Überleben die Krankenhäuser?: Auswege aus den Finanzierungsproblemen im Gesundheitswesen, Thaur/Tirol, Kulturverlag, S. 87-116

Knappe, E. (1995): Umbau des Sozialstaates - Kranken-, Renten- und Arbeitslosenversicherung, List Forum für Wirtschafts- und Finanzpolitik, 21 (4), S. 342-371

Knappe, E. (1998): Der europäische Einigungsprozeß und die Auswirkungen auf das deutsche Gesundheitssystem, Auftraggeber des Gutachtens: *Verband Forschender Arzneimittelhersteller e.V.*, 7. Mai, Trier

Knappe, E. (2000): Towards a common European Health Care Market, in: *Brown, H.* (Hrsg.): Reinventing Health Care, London, First published by the Social Market Foundation (2000), S. 8-13

Knappe, E. (2001): Öffnung des deutschen Gesundheitswesens zum gemeinsamen Markt, in: *Schmähl, W.* (Hrsg.): Möglichkeiten und Grenzen einer nationalen Sozialpolitik in der Europäischen Union, Berlin, Dunker & Humblot, S. 137-176

Knappe, E./Arnold, R. (2002): Pauschalprämie in der Krankenversicherung: Ein Weg zu mehr Effizienz und mehr Gerechtigkeit, Auftraggeber des Gutachtens: *Vereinigung der Bayrischen Wirtschaft e.V. (vbw)*, Dezember, München

Knappe, E./Becker, M. (2003): Zuwahlleistungen in der Gesetzlichen Krankenversicherung - ökonomische Begutachtung, Interdisziplinäres Gutachten "Zuwahlleistungen in der gesetzlichen Krankenversicherung", Zentrum für Gesundheitsökonomie, Auftraggeber des Gutachtens: *Techniker Krankenkasse*, Januar, Trier

Knappe, E./Hörter, S. (2002): Effiziente Versorgung, präferenzgerechte Versicherung und gerechte Lastenverteilung in der Krankenversicherung, Zeitschrift für Wirtschaftspolitik, 51 (1), S. 3-27

Knappe, E./Jobelius, H.-J. (2000): Ordnungspolitische Reform des deutschen Gesundheitswesens: Integration in den europäischen Markt, in: *Külp, B./Vanberg, V.* (Hrsg.): Freiheit und wettbewerbliche Ordnung: Gedenkband zur Erinnerung an Walter Eucken, Freiburg/Berlin/München, Haufe Verlagsgruppe, 1. Auflage, S. 249-274

Knappe, E./Leu, R. E./Schulenburg, J.-M. G. v. d. (1988): Der Indemnitätstarif - Wege zur Sozialverträglichkeit und Wirtschaftlichkeit beim Zahnersatz, Berlin, Heidelberg, New York, Springer Verlag

Knappe, E./Neubauer, G./Seeger, T./Sullivan, K. (2000): Die Bedeutung von Medizinprodukten im deutschen Gesundheitswesen, Auftraggeber des Gutachtens: *Bundesverband Medizintechnologie e.V.*, Mai, Wiesbaden

Knappe, E./Optendrenk, S. (1999): Gesundheitsökonomie - eine einführende Analyse, SAM-Diskusionsbeitrag, Nr.75, Universität Trier, Studien- und Forschungsschwerpunkt Services Administration & Management (SAM) und Zentrum für Arbeit und Soziales, Trier

Knappe, E./Roppel, U. (1982): Zur Stärkung marktwirtschaftlicher Steuerungselemente im Gesundheitswesen: Probleme und Ansatzpunkte, Köln, Deutscher Instituts-Verlag

Knieps, G. (2001): Wettbewerbsökonomie: Regulierungstheorie, Industrieökonomie, Wettbewerbspolitik, Berlin/Heidelberg/New York u. a., Springer

Koeck, C. M./Neugaard, B. (1995): Competitive hospital markets based on quality: The case of Vienna, in: *Saltman, R. B./Otter, C. v.* (Hrsg.): Implementing planned markets in health care: balancing social and economic responsibility, Buckingham et. al., Open University Press, S. 227-236

Koller, M./Lorenz, W. (1997): Vertrauen zwischen Arzt und Patient: Analyse und Überwindung von Kommunikationsdefiziten, in: *Schweer, M. K. W.* (Hrsg.): Vertrauen und soziales Handeln: Facetten eines alltäglichen Phänomens, Neuwied/Kriftel/Berlin, Luchterhand, S. 164-176

Kommission "Soziale Sicherheit"/Herzog, R. (2003): Bericht der Kommission „Soziale Sicherheit" zur Reform der sozialen Sicherungssysteme, Bericht der Kommission „Soziale Sicherheit" zur Reform der sozialen Sicherungssysteme, CDU, Berlin

Kopetsch, T. (2004): Einführung der Europäischen Krankenversicherungskarte. Mitteilungen, DÄ: Deutsches Ärzteblatt - PP (August), S. 382 f.

Kopetsch, T. (2007): Ärztestatistik. Berufsanfänger: Mehr als die Hälfte sind Studentinnen, DÄ: Deutsches Ärzteblatt, 104 (11), S. 698-704

Kortendieck, G. (1993): Gesundheitsökonomie und Wirtschaftspolitik: Neoklassische versus österreichische Markttheorie dargestellt am Beispiel des Gesundheits- und Krankenversicherungswesens, Freiburg i. Br., Rudolf Haufe Verlag

Korzilius, H. (2000a): Arzneimittelhandel im Internet. Die nächste Runde ist eingeläutet, DÄ: Deutsches Ärzteblatt, 97 (25), S. A-1726 f.

Korzilius, H. (2000b): Europäische Gesundheitspolitik: Vogel-Strauß-Taktik, DÄ: Deutsches Ärzteblatt, 97 (14), S. A-885

Korzilius, H. (2001): Europäischer Gerichtshof - Mit Beifall bedacht, DÄ: Deutsches Ärzteblatt, 98 (30), S. A-1913

Korzilius, H. (2002): Illegale Importe. Gier ohne Grenzen, DÄ: Deutsches Ärzteblatt, 99 (41), S. A-2661

Korzilius, H. (2004): Europäische Dienstleistungsfreiheit. Herausforderung für die Freien Berufe, DÄ: Deutsches Ärzteblatt, 101 (11), S. A-683

Koutsoyiannis, A. (1987): Non-Price Decisions: The Firm in a modern context, 2. Auflage, Hong Kong, MacMillan Education Ltd.

Koutsoyiannis, A. (1991): Modern microeconomics, 2nd Edition, Hampshire, MacMillan Publishers Ltd

Krämer, W. (1992): Bedarf, Nachfrage und Inanspruchnahme von Gesundheitsleistungen, in: *Andersen, H. H./Henke, K.-D./Schulenburg, J.-M. G. v. d.* (Hrsg.)*:* Basiswissen Gesundheitsökonomie - Band 1: Einführende Texte, Berlin, Edition Sigma, S. 63-82

Kravis, I. B. (1956): "Availability" And Other Influences On The Commodity Composition Of Trade, JPE: Journal of Political Economy, 64 (4), S. 143-155

Krimmel, L. (1998): Kostenerstattung und Individuelle Gesundheitsleistungen: neue Chancen für Patienten und Ärzte, Köln, Deutscher Ärzte-Verlag

Krüger-Brand, H. E. (2000): Gesundheitsversorgung im Informationszeitalter. "Reengineering" des Gesundheitssystems, DÄ: Deutsches Ärzteblatt, 97 (22), S. A-1518 f.

Krugman, P. R. (1998): Schmalspur-Ökonomie. Die 27 populärsten Irrtümer über Wirtschaft, Frankfurt am Main/New York, Campus Verlag

Krugman, P. R./Obstfeld, M. (2003): International Economics: Theory And Policy, Sixth Edition, Reading/Menlo Park/New York/Harlow/Don Mills/Sydney/Mexico City/Madrid/Amsterdam, Addison-Wesley Publishing Company

KT (2003a): Europäische Union: 50 Millionen Euro zur Bekämpfung von Infektionskrankheiten, DÄ: Deutsches Ärzteblatt (Nachrichten)

KT (2003b): Weltärztebund verabschiedet wichtige Resolution in Helsinki, DÄ: Deutsches Ärzteblatt (Nachrichten)

Kuchinke, B./Schubert, J. M. (2002): Europarechtswidrige Beihilfen für öffentliche Krankenhäuser in Deutschland, Diskussionspapier, Nr. 28, Technische Universität Illmenau, Institut für Volkswirtschaftslehre, April, Illmenau

Kücking, M. (2005): EU-Dienstleistungsrichtlinie Binnenmarkt - Ausnahmeregelung für Gesundheitswesen in Sicht!, Die Ersatzkasse (4), S. 135

Kuhlmann, J. M. (2003): EuGH war gestern, morgen gilt das ArbZG. Die Änderungen des Arbeitszeitgesetzes (ArbZG) werden höchstwahrscheinlich Anfang 2004 in Kraft treten, f&w: führen und wirtschaften im Krankenhaus, 20 (6), S. 552-554

Kuhn, B. (1993a): Europäische Sozialpolitik: Wie "sozial" sind sozialpolitische Mindeststandards?, in: *Prosi, G./Watrin, C.* (Hrsg.)*:* Dynamik des Weltmarktes - Schlankheitskur für den Staat? (VI. Internationaler Kongress Junge Wissenschaft und Wirtschaft, 10.-12. Juni 1992 in Innsbruck), Köln, J.P.Bachem Verlag, S. 90-93

Kuhn, B. (1993b): Sozialraum Europa: Zentralisierung oder Dezentralisierung der Sozialpolitik? (Zugl.: Mannheim, Univ., Diss., 1993), Idstein, Schulz-Kirchner

Kyriopoulus, J./Gitona, M. (1998): Cross-Border Health Care in Greece: A Macro- and Micro-Analysis of Pre-Authorized Care, in: *Leidl, R.* (Hrsg.)*:* Health Care and its Financing in the Single European Market, Amsterdam, IOS Press, S. 312-323

Lack, M. (2002): Neuer Rahmenvertrag zur Abgabe von Reimporten durch Apotheker, Berliner Budget-Bulletin (1)

Lampe, J./Paland, R. (2001): Der Markt für Krankenhausfinanzierung im Umbruch - Gesundheitsmanagement im Zeichen Europas: Das Gesundheitswesen im Zuge der Globalisierung, Kommunalwirtschaft, Sonderausgabe (4), S. 34-40

Lampert, H./Althammer, J. (2001): Lehrbuch der Sozialpolitik, Sechste, überarbeitete Auflage, Berlin/Heidelberg/New York, Springer-Verlag

Lancaster, K. J. (1966): A New Approach To Consumer Theory, JPE: Journal of Political Economy, 74 (2), S. 132-157

Lancaster, K. J. (1971): Consumer Demand - A New Approach, New York/London, Columbia University Press

Lancaster, K. J. (1980): Intra-Industry Trade Under Perfect Monopolistic Competition, Journal of International Economics (10), S. 151-175

Lancaster, K. J. (1996): Trade, markets and welfare, Cheltenham/Brookfield, Edward Elgar Publishing Company

Lauterbach, K./Stock, S./Redaèlli, M./Kühn, M./Lüngen, M. (2001): Disease Management in Deutschland. Voraussetzungen, Rahmenbedingungen, Faktoren zur Entwicklung, Implementierung und Evaluation, Auftraggeber des Gutachtens: *Verband der Angestellten-Krankenkassen e.V. (VdAK) und Arbeiter-Ersatzkassen-Verband e.V. (AEV),* 17. Oktober, Köln

Laux, H. (2002): Entscheidungstheorie, 5. verb. Aufl., Berlin, Springer-Verlag

Le Monde diplomatique, (Hrsg., 2003): Atlas der Globalisierung, Berlin, taz Verlags- und Vertriebs GmbH

Le Monde diplomatique, (Hrsg., 2006): Atlas der Globalisierung. Die neuen Daten und Fakten zur Lage der Welt, Berlin, taz Verlags- und Vertriebs GmbH

Leidl, R. (1999): Europäische Integration und Entwicklung der Gesundheitsausgaben, in: *Wille, E.* (Hrsg.): Entwicklung und Perspektiven der Sozialversicherung: Beiträge zum ZEW-Symposium: Ansätze zur Reform des Steuer- und Sozialversicherungssystems am 10. und 11. März 1997 in Mannheim, Baden-Baden, Nomos Verlagsgesellschaft, S. 147-171

Leker, J. (2003): Importe von Arzneimitteln. Von Gewinnern und Verlierern auf regulierten Märkten (Meinung), Deutsche Apotheker Zeitung, 142 (39), S. 4684-4688

Lerch, W. (1994): Europa-Region Saar-Lor-Lux, Wirtschafts- und sozialpolitische Zeitschrift des Instituts für Sozial- und Wirtschaftswissenschaften der AK und des BFI für Oberösterreich (1), S. 15-34

Leu, R. E./Doppmann, R. J. (1986): Die Nachfrage nach Gesundheit und Gesundheitsleistungen, in: *Gäfgen, G.* (Hrsg.): Ökonomie des Gesundheitswesens: in Saarbrücken 1985 (16. - 18. September), Berlin, Duncker & Humblot, S. 161-17

Lewalle, H. (2002): Verbesserung des Zugangs zu den grenzüberschreitenden Gesundheitsleistungen in den Grenzregionen. Das belgisch-französische Projekt im Rahmen von Interreg II in Wallonien und der Region Champagne-Ardennen, aims: News der AIM (14), S. 5 f.

Lewalle, H. (2003): Unterzeichnung eines Rahmenabkommens zwischen Belgien und Großbritannien zur Regelung des Zugangs zu stationären Leistungen in Belgien für Versicherte des britischen Gesundheitssystems, aims: News der AIM (17), S. 4-6

Liebig, K. (2005): Die internationale Regulierung geistiger Eigentumsrechte und ihr Einfluss auf den Wissenserwerb in Entwicklungsländern (Zugl.: Göttingen, Univ., Diss., 2005), Universität Göttingen, Göttingen

Linder, S. B. (1961): An essay on trade and transformation, Stockholm u. a., Almqvist & Wicksell

Litschen, K. (2003): Quo vadis Bereitschaftsdienst?, das Krankenhaus (10), S. 759-765

lni (2004): Jetzt kommen polnische Kieferorthopäden. Fachärzte sollen in Krankenhäusern arbeiten / Ministerin warnt Kassenzahnärztliche Vereinigung, Hannoversche Allgemeine, S. 7

Louven, S./Thienel, S. (2000): Cyber-Medizin: Klick dich gesund, Focus Money

Luckenbach, H. (2002): Volkswirtschaftslehre im Überblick. Band IV: Internationale Wirtschaftsbeziehungen, München, Verlag Franz Vahlen

Luhmann, N. (2000): Vertrauen: ein Mechanismus der Reduktion sozialer Komplexität, 4. Auflage, Stuttgart, Lucius & Lucius

Maier, G./Tödtling, F. (2001): Regional- und Stadtökonomik: Standorttheorie und Raumstruktur, 3., aktualisierte Auflage, Wien/New York, Springer-Verlag

Maleri, R. (1991): Grundlagen der Dienstleistungsproduktion, 2., völlig neu bearbeitete und erweiterte Auflage, Berlin u. a., Springer-Verlag

Mankiw, N. G. (1998): Makroökonomik: mit vielen Fallstudien, 3. überarbeitete und erweiterte Auflage, Stuttgart, Schäffer-Poeschel Verlag

Marshall, A. (1919): Industry And Trade: A study of industrial techniques and business organization; and of their influences on the conditions of various classes and nations, London, Macmillian And Co. Limited

Marshall, A. (1961): Principles Of Economics. An introductory volume. Volume I: Text, in: *Guillebaud, C. W.* (Hrsg.), London, MacMillan And Co Limited, Ninth (variorum) Edition

Mas-Colell, A./Whinston, M. D./Green, J. R. (1995): Microeconomic Theory, New York/Oxford, Oxford University Press

Maucher, M. (2002): Einleitung. Fachtagung "Grenzüberschreitende soziale Dienste/Sozialarbeit", Vortrag auf der Konferenz: Grenzüberschreitende soziale Dienste/Sozialarbeit, Aachen, Institut für Sozialarbeit und Sozialpädagogik e.V.

May, O. (1984): Parallelimporte: Eine Möglichkeit zur Sicherstellung der Arzneimittelversorgung? Eine Möglichkeit zur Wettbewerbsbelebung auf dem Arzneimittelmarkt?, in: *Medizinisch Pharmazeutische Studiengesellschaft e.V./Hamm, W./Hannse, H./May, O./Münnich, F. E./Nord, D.* (Hrsg.): Aspekte zur Pharmaökonomie, Mainz, Eggebrecht-Presse KG, S. 41-56

Maynes, E. S. (1976): The Concept and Measurement of Product Quality, in: *Terleckyj, N. E.* (Hrsg.): Household production and consumption, New York, National Bureau of Economic Research, S. 529-560

McKee, M. (2001): Measuring the efficiency of health systems, BMJ: British Medical Journal (323), S. 295-296

McKinnon (1963): Optimum Currency Areas (Communications), AER: The American Economic Review, 53 (September), S. 717-725

Meffert, H./Bruhn, M. (2003): Dienstleistungsmarketing. Grundlagen - Konzepte - Methoden. Mit Fallstudien, 4., vollständig überarbeitete und erweiterte Auflage, Wiesbaden, Gabler

Mehnert, A. (1997): Regulierung auf europäischen Arzneimittelmärkten (Zugl.: Mannheim, Univ., Diss., 1997), Bern/Frankfurt am Main u. a., Verlag Peter Lang AG

Merten, M. (2003a): Grenzüberschreitende Gesundheitsversorgung. Harmonisierung in kleinen Schritten, DÄ: Deutsches Ärzteblatt (PP2), S. 25-27

Merten, M. (2003b): Verbraucherschutz. Mehr Transparenz gefordert, DÄ: Deutsches Ärzteblatt, 100 (27), S. A-1855

Merten, M. (2004a): Patientenmobilität in Europa. Von Tourismus keine Spur, DÄ: Deutsches Ärzteblatt, 101 (27), S. A-1942-1944

Merten, M. (2004b): Weltgesundheit und Außenpolitik. Fehlende Verzahnung, DÄ: Deutsches Ärzteblatt, 101 (3), S. A-86-88

Meusch, A. (2006): Vielfalt als Chance? - Die Offene Methode der Koordinierung (OMK), in: *Klusen, N./Meusch, A.* (Hrsg.): Wettbewerb und Solidarität im europäischen Gesundheitsmarkt, Baden-Baden, Nomos Verlagsgesellschaft, S. 69-86

Meusch, A. (2007): Die im Dunkeln sieht man nicht. Bilanz der deutschen EU-Ratspräsidentschaft 2007 in der Gesundheitspolitik, Recht und Politik im Gesundheitswesen, 13 (3), S. 71-73

Meyer, A./Mattmüller, R. (1987): Qualität von Dienstleistungen - Entwurf eines praxisorientierten Dienstleistungsmodells, Marketing ZFP (3), S. 187-195

Meyer, D. (1993): Technischer Fortschritt im Gesundheitswesen: eine Analyse der Anreizstrukturen aus ordnungspolitischer Sicht, Tübingen, J.C.B. Mohr (Paul Siebeck)

Meyer, D. (2002): Die soziale Sicherung im Gemeinschaftsrecht als nationaler Sprengsatz, List Forum für Wirtschafts- und Finanzpolitik, 28 (2), S. 97-115

Mohr, U. (2005): Integration von unten. Gesundheitsversorgung in den Grenzregionen, Die Ersatzkasse (2), S. 58 f.

Molitor, B. (2001): Wirtschaftspolitik, München, Oldenbourg Verlag

Morck, H./Rücker, D. (2002): Politik. Importquote für Apotheker kaum zu beherrschen (Interview), PZ: Pharmazeutische Zeitung (36)

Mossialos, E./Thomson, S. (2002): Voluntary health insurance in the European Union, Report, Voluntary health insurance in the European Union, Directorate General for Employment and Social Affairs of the European Commission

Münnich, F. E. (2000a): Entscheidungskriterien für erstattungsfähige Arzneimittel, in: *Wille, E./Albring, M.* (Hrsg.): Rationalisierungsreserven im deutschen Gesundheitswesen (Bad Orber Gespräche über kontroverse Themen im Gesundheitswesen, 4.-6.11.1999), Frankfurt am Main u. a., Peter Lang GmbH, S. 265-272

Münnich, F. E. (2000b): Europäischer Gerichtshof. Grundsatzentscheidungen für die Gesundheitspolitik. Komplizierte Verhältnisse beim freien Dienstleistungsverkehr, DÄ: Deutsches Ärzteblatt, 97 (37), S. A-2370 f.

Musgrave, R. A. (1986a): Merit Goods (1987), in: *Musgrave, R. A.* (Hrsg.): Public Finance in a Democratic Society: collected papers of Richard A. Musgrave - Vol. 3: The foundations of taxation and expenditure, Brighton, John Spiers/Edward Elgar, S. 126-131

Musgrave, R. A. (1986b): On Merit Goods (1959), in: *Musgrave, R. A.* (Hrsg.): Public Finance in a Democratic Society: collected papers of Richard A. Musgrave - Vol. 1: Social goods, taxation and fiscal policy, Brighton, John Spiers/Edward Elgar, S. 34-40

Musgrave, R. A. (1986c): Provision for Social Goods (1969), in: *Musgrave, R. A.* (Hrsg.): Public Finance in a Democratic Society: collected papers of Richard A. Musgrave - Vol. 1: Social goods, taxation and fiscal policy, Brighton, John Spiers/Edward Elgar, S. 41-58

Mushkin, S. J. (1962): Health As An Investment, JPE: Journal of Political Economy (Supplement), 70 (2), S. 129-157

mwo/HL (2004): EuGH-Urteil beschränkt Parallelimporte. Hersteller darf Lieferungen in Billigländer begrenzen, Ärzte Zeitung, 9.1.

Mytzek, R./Schömann, K. (2004): Handlungsoptionen zur Verbesserung der internationalen Arbeitskräftemobilität, in: *Mytzek, R./Schömann, K.* (Hrsg.): Transparenz von Bildungsabschlüssen in Europa. Sektorale Studien zur Mobilität von Arbeitskräften, Berlin, edition sigma, S. 171-181

Nahnhauer, A. (2003): Orphan drug - Arzneimittel gegen seltene Krankheiten, Die BKK, 91 (11), S. 545-551

National Economic Research Associates/SJ Berwin & Co/IFF Research (1999): The economic consequences of the choice of regime of exhaustion in the area of trademarks (executive summary), Final Report, DG XV of the European Commission, 8. February, London

Nefiodow, L. A. (1999): Der sechste Kondratieff: Wege zur Produktivität und Vollbeschäftigung im Zeitalter der Information, 3. Auflage, Sankt Augustin, Rhein-Sieg-Verlag

Nelson, P. (1970): Information and Consumer Behavior, JPE: Journal of Political Economy, 78 (2), S. 311-329

Nelson, P. (1974): Advertising as information, JPE: Journal of Political Economy, 82 (4), S. 729-754

Neubauer, G. (2003): Wettbewerb der europäischen Gesundheitssysteme aus ökonomischer Sicht, in: *Klusen, N.* (Hrsg.): Europäischer Binnenmarkt und Wettbewerb - Zukunftsszenarien für die GKV, Baden-Baden, Nomos Verlagsgesellschaft, S. 73-92

Neubauer, G./Schallermair, C. (2000): Europäische Integration als Herausforderung an die Sozialwirtschaft, Sozialer Fortschritt, 49 (11-12), S. 278-283

Neumann, M. (1995): Theoretische Volkswirtschaftslehre II: Produktion, Nachfrage und Allokation, 4. überarbeitete Auflage, München, Verlag Franz Vahlen

Newhouse, J. P. (1977): Medical-Care Expenditure: A Cross-National Survey, JHR: The Journal of Human Resources, 12 (1), S. 115-125

Newhouse, J. P. (1978): The Economics of Medical Care: A Policy Perspective, Reading/Menlo Park/London/Amsterdam/Don Mills Sydney, Addison-Wesley Publishing Company

Niedrig, M./Reinhardt, B./Burchard, G.-D./Schmitz, H./Tannich, E./Tintelnot, K./Iaude, G./Alpers, K./Stark, K./Mehlhose, J. (2006): Steckbriefe seltener und importierter Infektionskrankheiten, Berlin, Robert Koch-Institut

Nö (2002): Aventis auf Wachstumskurs. Erste Früchte der Konzentrationsstrategie, NZZ: Neue Züricher Zeitung (37), S. 25

o. V. (1998a): Unzulässiger Druck. Weil sie die Reimporte ihrer Autos nach Deutschland verhinderten, verhängt die EU schwere Strafen gegen VW und Audi, Der Spiegel (5), S. 86

o. V. (1998b): Was bringen Import-Arzneimittel?, arznei-telegramm (10), S. 91

o. V. (2000): Internet-Apotheken. Qualitätssiegel entwickelt. Neu gegründeter Europa-Verband will Sicherheitsstandards durchsetzen., DÄ: Deutsches Ärzteblatt, 97 (49), S. A-3298

o. V. (2001): Krankenhäuser. Patienten aus dem Ausland. Deutsches Kuratorium wirbt auch in den USA, DÄ: Deutsches Ärzteblatt, 98 (13), S. A-802

o. V. (2002a): Elektronischer Versandhandel wird kommen - Arzneimittelsicherheit und faire Wettbewerbsbedingungen müssen gewährleistet sein, Sozialpolitische Umschau, Presse- und Informationsamt der Bundesregierung (226), S. 20-22

o. V. (2002b): Stellungnahme der AIM zu den Dienstleistungen des Allgemeininteresses, aims: News der AIM (14), S. 4

o. V. (2003a): Arzneimittel. Versand aus dem Ausland rechtens, Medikamente im Test

o. V. (2003b): Krankenhäuser. Zusatzgeschäft mit Ausländern. "Patientenbrücken" mit Skandinavien, Großbritannien und den USA, DÄ: Deutsches Ärzteblatt, 100 (9), S. A-513

o. V. (2004): EU-Kommission verliert EuGH-Kartellverfahren gegen Bayer, Süddeutsche Zeitung

o. V. (2006): Neuer Anlauf des europäischen Rates zur Novellierung der EU-Arbeitszeitrichtlinie, das Krankenhaus, 98 (11), S. 1056

Oberender, P. (1988): Marktdynamik und internationaler Handel: eine theoretische und empirische Analyse anhand der amerikanischen Uhrenindustrie von 1965-1978, Tübingen, J.C.B. Mohr (Paul Siebeck)

Oberender, P. (1992): Zur Notwendigkeit einer Harmonisierung der sozialen Sicherung im Krankheitsfalle in der Europäischen Gemeinschaft, in: *Gäfgen, G.* (Hrsg.): Systeme der Gesundheitssicherung im Wandel, Baden-Baden, Nomos Verlagsgesellschaft, 1. Auflage, S. 187-207

Oberender, P./Fleischmann, J. (2002): Gesundheitspolitik in der Sozialen Marktwirtschaft, Stuttgart, Lucius & Lucius Verlags-GmbH

Oberender, P./Hebborn, A./Zerth, J. (2002): Wachstumsmarkt Gesundheit, Stuttgart, Lucius & Lucius Verlags-GmbH

Oberender, P./Zerth, J. (2005): Anreizwirkungen des RSA in einem wettbewerblich orientierten Krankenversicherungssystem, in: *Klusen, N./Straub, C./Meusch, A.* (Hrsg.): Steuerungswirkungen des Risikostrukturausgleichs, Baden-Baden, Nomos Verlagsgesellschaft, 1. Auflage, S. 37-49

OECD (2005): Gesundheit auf einen Blick. OECD-Indikatoren 2005, Paris, OECD Publications

OECD (2006): Die OECD in Zahlen und Fakten, Organisation for Economic Co-operation and Development,

OECD (2007): OECD-Gesundheitsdaten 2007. Deutschland im Vergleich, Abfrage am 19. Juli 2007 von: http://www.oecd.org/dataoecd/46/1/38980609.doc

Ohr, R. (1985): Die Linder-These, WiSt: Wirtschaftswissenschaftliches Studium, 15 (12), S. 625-627

Ohr, R./Gruber, T. (2001): Zur Theorie regionaler Integration, in: *Ohr, R./Theurl, T.* (Hrsg.): Kompendium Europäische Wirtschaftspolitik, München, Verlag Franz Vahlen, S. 1-39

Olsen, J. A. (1993): But health can still be a necessity ... Journal of Health Economics, 12, S. 187-191

Ortmann, F./Möller, M./Krauß, E. J. (2003): Eckpunkte einer Diskussion: "Effektivität und Effizienz sozialer Dienstleistungen", in: *Möller, M.* (Hrsg.): Effektivität und Qualität sozialer Dienstleistungen. Ein Diskussionsbeitrag, Kassel, university press GmbH Kassel, S. 118-120

Osterkamp, R. (2002): Warten auf Operationen - ein internationaler Vergleich, ifo Schnelldienst (10), S. 14-21

Palm, W. (2001): Globalisierung und Gesundheitsleistungen, aims: News der AIM (12), S. 3-7

Palm, W. (2002): Gesundheitsleistungen auf der europäischen Tagesordnung, aims: News der AIM (16), S. 9-11

Palm, W. (2003): Der EuGH schlägt erneut zu. Neue Urteile in den Rechtsangelegenheiten der niederländischen Bürger Müller-Fauré und Van Riet, aims: News der AIM (18), S. 9-12

Palm, W./Nickless, J./Lewalle, H./Coheur, A. (2000): Implications of recent jurisprudence on the co-ordination of health care protection systems, General report, European Commission, Directorate-General for Employment and Social Affairs, May, Brüssel

Parasuraman, A./Zeithaml, V. A./Berry, L. L. (1988): SERVQUAL: A Multiple-Item Scale for Measuring Consumer Perceptions of Service Quality, Journal of Retailing, 64 (1), S. 12-40

Paton, C./Berman, P. C./Busse, M./Ong, B. N./Rehnberg, C./Renck, B./Romo Aviles, N./Silio Villamil, F./Sundh, M./Wismar, M. (2002): The European Union and health services: Summary, in: *Busse, M./Wismar, M./Berman, P. C.* (Hrsg.): The European Union and Health Services. The Impact of the Single European Market on Member States, Amsterdam u. a., IOS Press, S. 1-13

Paton, C./Ong, B. N. (2002): Scenarios on the future mobility of doctors and nurses, in: *Busse, M./Wismar, M./Berman, P. C.* (Hrsg.): The European Union and Health Services. The Impact of the Single European Market on Member States, Amsterdam u. a., IOS Press, S. 91-96

Paulus, J. (2000): Aufstand der Medizinmänner, Die Zeit (47)

Payer, L. (1988): Medicine & culture: varieties of treatment in the United States, England, West Germany and France, New York, Henry Holt and Company

Pecanov-Schröder, A. (2002): Arzt-Homepage im Internet. Möglichkeiten und Grenzen der Werbung in eigener Sache, Hartmannbund-Magazin (2), S. 8-10

Peeters, D./Thisse, J.-F. (1996): Zone pricing, Journal Of Regional Science, 36 (2), S. 291-301

Perleth, M./Busse, R./Bitzer, E. (1998): Health Technology Assessment in Deutschland - Nationale Bestandsaufnahme, in: *Schwartz, F. W./Köbberling, J./Raspe, H./Schulenburg, J.-M. G. v. d.* (Hrsg.): Bestandsaufnahme, Bewertung und Vorbereitung der Implementation einer Datensammlung "Evaluation medizinischer Verfahren und Technologien" in der Bundesrepublik, Baden-Baden, Nomos Verlagsgesellschaft, S. 243-283

Perleth, M./Schwartz, F. W. (1998): Qualitätssicherung von Krankenhausleistungen, in: *Hentze, J./Huch, B./Kehres, E.* (Hrsg.): Krankenhaus-Controlling. Konzepte, Methoden und Erfahrungen aus der Krankenhauspraxis, Stuttgart/Berlin/Köln, Verlag W. Kohlhammer, S. 219-264

Petermann, F./Stade, C. A. (1993): Vertrauen in der Arzt-Patient-Beziehung, psychomed (5), S. 59-62

Phelps, C. E. (1997): Health economics, 2nd edition, Reading/Menlo Park/New York et. al., Addison-Wesley Educational Publishers Inc.

Phelps, C. E. (2000): Information diffusion and best practice adaption, in: *Culyer, A. J./Newhouse, J. P.* (Hrsg.): Handbook Of Health Economics - Volume 1A, Amsterdam, Elsevier Science B.V., S. 223-264

Phelps, C. E./Newhouse, J. P. (1974): Coinsurance, The Price Of Time, And The Demand For Medical Services, The Review Of Economics And Statistics (3), S. 334-342

Picot, A./Dietl, H. (1990): Transaktionskostentheorie, WiSt: Wirtschaftswissenschaftliches Studium, 20 (4), S. 178-184

Pitschas, R. (2002): Nationale Gesundheitspolitik vor dem Hintergrund europäischer Entwicklungen, Vortrag auf der Konferenz: Gesundheitspolitik in der nächsten Legislaturperiode, Bundesversicherungsanstalt für Angestellte, Berlin

pk/DP/jha (2003): OECD: Medizinische Geräte treiben Gesundheitsausgaben in die Höhe, Abfrage am 18. Oktober 2003 von: http://finanzen.sueddeutsche.de

PKV (2006): Zahlenbericht der privaten Krankenversicherung 2005/2006, Verband der privaten Krankenversicherung e.V., Köln

Pöchhacker, F. (2000): Kulturelle und sprachliche Verständigung mit Nichtdeutschsprachigen in Gesundheitseinrichtungen, in: *David, M./Borde, T./Kentenich, H.* (Hrsg.): Migration-Frauen-Gesundheit: Perspektiven im europäischen Kontext, Frankfurt am Main, Mabuse-Verlag, S. 155-176

Posner, M. V. (1961): International Trade And Technical Change, Oxford Economic Papers, 13 (3), S. 323-341

Preger, S. (2003): Medizin. Heillose Raubkopien, Süddeutsche Zeitung

Quaas, M./Dietz, O. (2003): Der einreisende ausländische Patient nach KHEntgG. Immer noch einheitliche Pflegesätze?, f&w: führen und wirtschaften im Krankenhaus, 20 (6), S. 622-624

Ramazan, S. (2000): Der Einsatz von (Gemeinde-)Dolmetschern im Gesundheitswesen als Beitrag zur Integration, in: *Gardemann, J./Müller, W./Remmers, A.* (Hrsg.): Migration und Gesundheit: Perspektiven für Gesundheitssysteme und öffentliches Gesundheitswesen. Tagungsdokumentation und Handbuch, Düsseldorf, Akademie für öffentliches Gesundheitswesen, 1. Auflage, S. 91-105

Rat der Europäischen Union (1992): Empfehlung des Rates vom 27. Juli 1992 über die Annäherung der Ziele und der Politiken im Bereich des sozialen Schutzes, Amtsblatt der Europäischen Gemeinschaften (L 245), S. 49-52

Rat der Europäischen Union (2002): Schlussfolgerungen des Rates und der im Rat vereinigten Vertreter der Mitgliedstaaten vom 19. Juli 2002 über die Freizügigkeit von Patienten und die Entwicklung der Gesundheitsversorgung in der Europäischen Union (2002/C183/01), Amtsblatt der Europäischen Gemeinschaften (C 183), S. 1-2

Rat der Europäischen Union (2004): Der Rat nimmt aktualisierte Arzneimittelvorschriften an, Brüssel

Ratchford, B. T. (2001): The Economics of Consumer Knowledge, Journal of Consumer Research, 27 (March), S. 397-411

Reich, N. (1999): Wirkungen des Wettbewerbs auf die "Kunden" im europäischen Kontext, Vortrag, Kiel

Reiners, A./Welter, R. (2001): "Wir können nicht Rücken an Rücken leben": Ein Plädoyer für eine euregionale Sozialberichterstattung, in: *Krause, B./Krockauer, R./Reiners, A.* (Hrsg.): Soziales und gerechtes Europa: Von der Wirtschafts- zur Sozialunion?, Freiburg i. Br., Lambertus-Verlag, S. 170-183

Reker, E. (2003): Position paper of the German Federal Associations of Health Insurance Funds - The Open method of Coordination in the Field of Health care, in: *Jorens, Y.* (Hrsg.): Open Method of Coordination, Baden-Baden, Nomos Verlagsgesellschaft, S. 35-46

Reker, E. (2005): Dienstleistungen in Europa. Wo bitte geht's zur Richtlinie?, G+G: Gesundheit und Gesellschaft, 8 (4), S. 22-27

Reker, E. (2007): Gesundheit in Europa. Wer führt?, G+G, 10 (1/07), S. 28-32

Richardson, J. D. (1980): Understanding International Economics: Theory and Practice, Boston/Toronto, Little, Brown and Company

Richter, E. (2000): Gesundheitsstandort Deutschland: Zur Therapie nach Germany, G+G: Gesundheit und Gesellschaft, 3 (2), S. 22-27

Richter, I./Schuppert, G. F./Bumke, C. (2001): Casebook Verfassungsrecht, 4., überarbeitete und aktualisierte Auflage, München, Verlag C.H.Beck

Richter, R./Furubotn, E. (1996): Neue Institutionenökonomik: eine Einführung und kritische Würdigung, Tübingen, J.C.B. Mohr (Paul Siebeck)

Riepe, C. (1984): Produkteigenschaften und das Nachfrageverhalten von Konsumenten: Eine vergleichende Analyse von Lancasters "Neuer Nachfragetheorie" und "Multi-Attribute Attitude"-Modellen (Zugl.: Köln, Univ., Diss., 1984), Thun/Frankfurt am Main, Verlag Harri Deutsch

Ripperger, T. (1998): Ökonomik des Vertrauens: Analyse eines Organisationsprinzips, Tübingen, J.C.B. Mohr (Paul Siebeck)

Ripperger, T. (1999): Die Effizienz des Vertrauensmechanismus bei der Organisation internationaler Transaktionen, in: *Schenk, K.-E./Schmidtchen, D./Streit, M. E./Vanberg, V.* (Hrsg.): Globalisierung und Rechtsordnung: zur neuen Institutionenökonomik internationaler Transaktionen, Tübingen, Mohr Siebeck, S. 257-291

Robert Koch Institute (2002): The German Health Reporting System and Current Approaches in Europe. A Comparative View on Differences, Parallels and Trends. Proceedings of the International Conference, Vortrag, Berlin, November 2001, H&P Druck

Root, F. R. (1994): International trade and investment, Seventh Edition, Cincinnati/Ohio, South-Western Publishing Co.

Rose, K./Sauernheimer, K. (2006): Theorie der Außenwirtschaft, 14., überarbeitete Auflage, München, Verlag Franz Vahlen GmbH

Rosian, I./Antony, K./Habl, C./Vogler, S./Weigl, M. (2001): Benchmarking Arzneimittelausgaben, Bericht, Auftraggeber des Gutachtens: *Bundesministerium für soziale Sicherheit und Generationen*, Dezember, Wien

Rosian, I./Mildschuh, S./Vogler, S./Winkler, P./Antony, K./Pichler, E./Walter, E. (2002): Selbstbeteiligung. Internationaler Vergleich und Implikationen für Österreich, Studie, Auftraggeber des Gutachtens: *Bundesministerium für soziale Sicherheit und Generationen*, Wien

Rosian, I./Vogler, S./Weigl, M. (2000): Generika, Bericht, Auftraggeber des Gutachtens: *Bundesministerium für soziale Sicherheit und Generationen*, Juli, Wien

Roth, S. (1999): Möglichkeiten und Grenzen ökonomischer Positionierungsmodelle, Zfbf: Schmalenbachs Zeitschrift für betriebswirtschaftliche Forschung, 51 (3), S. 243-266

Rubart, T. (2002): Altersvorsorge: Zur "Rationalität" individueller Entscheidungen: neue Erklärungsansätze zur Beantwortung offener Fragen im Spar- und Vorsorgeverhalten sowie zur Durchsetzbarkeit sozialpolitischer Reformen (Zugl.: Trier, Univ., Diss., 2002), Hamburg, Verlag Dr. Kovac

Ruffin, R. J. (1999): The Nature and Significance of Intra-industry trade, Economic And Financial Review - Federal Reserve Bank of Dallas (4), S. 2-9

Rühle, J. (2000): Wertmanagement im Krankenhaus (Zugl.: Köln, Univ., Diss., 2000), Lohmar/Köln, Josef Eul Verlag

Rürup, B. (2003): Nachhaltigkeit in der Finanzierung der Sozialen Sicherungssysteme, Bericht der Kommission, Nachhaltigkeit in der Finanzierung der Sozialen Sicherungssysteme, Bundesministerium für Gesundheit und Soziale Sicherung

Rürup, B./Wille, E. (2004): Finanzierungsreform in der Krankenversicherung, Finanzierungsreform in der Krankenversicherung

Ruster, J./Yamamoto, C./Rogo, K. (2003): Franchising in Health, The World Bank Group - Private Sector and Infrastructure Network (June)

Sachs, J. D. (2001): Macroeconomics and Health: Investing in Health for Economic Development, Macroeconomics and Health: Investing in Health for Economic Development, World Health Organization, Geneva

Sachs, J. D./Larrain, F. B. (2001): Makroökonomik in globaler Sicht, München/Wien, R. Oldenbourg Verlag

Salop, S. C. (1979): Monopolistic competition with outside goods, The Bell Journal of Economics, S. 141-156

Sandler, T./Tschirhart, J. (1997): Club theory: Thirty years later, Public Choice, 93, S. 335-355

Sanz, F./Gaedt, K./Alonso, A./Diaz, C. (2000): New Technologies For The Marketing And Sale Of Medicines On The Internet And Television Networks, Final Study, Working document for the STOA Panel, PE 168.393/Fin.St., European Parliament, Directorate General For Research, Directorate A, STOA, Luxemburg

Sauernheimer, K./Sell, F. L./Broll, U. (2001): Mehr Freihandel oder vermindertes Liberalisierungstempo - Welche Ergebnisse sind von der WTO-Konferenz zu erwarten?, ifo-Schnelldienst (21), S. 3-10

Schaub, V. E. (2001): Grenzüberschreitende Gesundheitsversorgung in der Europäischen Union: Die gesetzlichen Gesundheitssysteme im Wettbewerb (Zugl.: Berlin, Techn. Univ., Diss 2000), Baden-Baden, Nomos Verlagsgesellschaft

Scheil-Adlung, X. (2001): Gesunde Märkte - kranke Patienten? Auswirkungen neuerer Trends auf Gesundheitsmärkten, in: *Scheil-Adlung, X.* (Hrsg.): Gestaltung der sozialen Sicherheit: Die Rolle der Privatisierung, Bern, Peter Lang AG, S. 157-170

Schenk, K.-E./Schmidtchen, D./Streit, M. E./Vanberg, V., (Hrsg., 1999): Globalisierung und Rechtsordnung: zur neuen Institutionenökonomik internationaler Transaktionen, erschienen in der Reihe: Jahrbuch für neue politische Ökonomie, Band 18, Tübingen, Mohr Siebeck

Scheuch, F. (1981): Marketing für personengebundene adjunktive Güter, Der Markt, 78, S. 29-37

Schmacke, N. (2000): Gesetzliche Krankenversicherung, in: *Gardemann, J./Müller, W./Remmers, A.* (Hrsg.): Migration und Gesundheit: Perspektiven für Gesundheitssysteme und öffentliches Gesundheitswesen. Tagungsdokumentation und Handbuch, Düsseldorf, Akademie für öffentliches Gesundheitswesen, 1. Auflage, S. 57-66

Schmähl, W. (1997): Europäische Sozialpolitik und die sozialpolitische Bedeutung der europäischen Integration, in: *Schmähl, W./Rische, H.* (Hrsg.): Europäische Sozialpolitik, Baden-Baden, Nomos Verlagsgesellschaft, 1. Auflage, S. 9-37

Schmeinck, W. (2000): Effiziente Distributionswege, in: *Wille, E./Albring, M.* (Hrsg.): Rationalisierungsreserven im deutschen Gesundheitswesen (Bad Orber Gespräche über kontroverse Themen im Gesundheitswesen, 4.-6.11.1999), Frankfurt am Main u. a., Peter Lang GmbH, S. 299-305

Schmidt, I. (2001): Wettbewerbspolitik und Kartellrecht. Eine interdisziplinäre Einführung, 7., neu überarbeitete Auflage mit 19 Abbildungen und 12 Tabellen, Stuttgart, Lucius & Lucius

Schmidtchen, D./Schmidt-Trenz, H.-J. (2003): Neue Institutionenökonomik Internationaler Transaktionen, WiSt: Wirtschaftswissenschaftliches Studium, 32 (4), S. 215-225

Schnack, D. (2004): Bei Integrationsverträgen sind Kassenmanager in Sektlaune, niedergelassene Ärzte bleiben Zaungäste, Ärzte Zeitung, 24.11., S. 2

Schneider, M. (2003): Ökonomische Bewertung des Leistungseinkaufs in Europa, in: *Klusen, N.* (Hrsg.): Europäischer Binnenmarkt und Wettbewerb - Zukunftsszenarien für die GKV, Baden-Baden, Nomos Verlagsgesellschaft, S. 161-179

Schneider, M./Beckmann, M./Biene-Dietrich, P./Gabanyi, M./Hofmann, U./Köse, A./Mill, D./Späth, B. (1998): Gesundheitssysteme im internationalen Vergleich: Übersichten 1997, Laufende Berichterstattung zu ausländischen Gesundheitssystemen, Rieden am Forggensee/Augsburg, WB-Druck

Schneider, M./Cerniauskas, G./Murauskiene, L. (2000): Gesundheitssysteme Mittel- und Osteuropas, Rieden am Forggensee, WB-Druck

Schneider, M./Hofmann, U./Biene-Dietrich, P./Späth, B./Mill, D. (1999): Die deutschen Arzneimittelpreise im europäischen Vergleich. Gutachten für den Verband Forschender Arzneimittelhersteller (VFA) und die Bundesvereinigung Deutscher Apothekerverbände (ABDA), Augsburg/Riedam am Forggensee, WB-Druck

Schneider, M./Hofmann, U./Jumel, S./Köse, A. (2002): Beschäftigungsunterschiede in ausgewählten Gesundheitssystemen der EU. Gefördert von der Hans-Böckler-Stiftung, Rieden am Forggensee, WB-Druck

Schneider, M./Hofmann, U./Köse, A. (2004): Zuzahlungen im internationalen Vergleich. Kurzexpertise 2003. Strukturdaten 1980-2000 für 20 Länder., Zuzahlungen im internationalen Vergleich. Kurzexpertise 2003. Strukturdaten 1980-2000 für 20 Länder., Bundesministerium für Gesundheit und Soziale Sicherung, Kempten

Schölkopf, M./Stapf-Finé, H. (2000): Stationäre Versorgung im europäischen Vergleich, das Krankenhaus (11), S. 870-874

Schömann, I. (2004): Institutionelle Grundlagen für die Transparenz von Bildungsabschlüssen in der Europäischen Union, in: *Mytzek, R./Schömann, K.* (Hrsg.): Transparenz von Bildungsabschlüssen in Europa. Sektorale Studien zur Mobilität von Arbeitskräften, Berlin, edition sigma, S. 23-45

Schulenburg, J.-M. G. v. d./Greiner, W. (2000): Gesundheitsökonomik, Tübingen, Mohr Siebeck

Schulte, B. (2001): Warenverkehrsfreiheit und Dienstleistungsfreiheit im gemeinsamen Markt: Auswirkungen auf das Deutsche Gesundheitswesen - Teil 1: Bestandsaufnahme, Arbeit und Sozialpolitik, 55 (7-8), S. 36-48

Schulte, B. (2002): Warenverkehrsfreiheit und Dienstleistungsfreiheit im gemeinsamen Markt: Auswirkungen auf das Deutsche Gesundheitswesen - Teil 2: Perspektiven, Arbeit und Sozialpolitik, 56 (1-2), S. 43-57

Schulte, B. (2004): Deutsche Sozialversicherung zur Kommissionsmitteilung zur Patientenmobilität und Gesundheitsversorgung sowie zur offenen Methode der Koordinierung, EuroAS, 12 (12), S. 196 f.

Schulz-Weidner, W. (1997): Die Konsequenzen des europäischen Binnenmarktes für die deutsche Rentenversicherung, Deutsche Rentenversicherung, 52 (8), S. 449-473

Schulz, C. (1997): Saar-Lor-Lux - Die Bedeutung der lokalen grenzüberschreitenden Kooperation für den europäischen Integrationsprozeß, Europa Regional, 5 (2), S. 35-43

Schumacher, H. (1996): Die Leistungsfähigkeit von Gesundheitssystemen im Vergleich, Hamburger Jahrbuch für Wirtschafts- und Gesellschaftspolitik, 41, S. 189-215

Schumann, J./Meyer, U./Ströbele, W. (1999): Grundzüge der mikroökonomischen Theorie, 7., neubearbeitete und erweiterte Auflage, Berlin/Heidelberg/New York u. a., Springer Verlag

Schuster, T. (2001): Europäische oder dezentrale Sozialpolitik? Der Einfluß internationaler Nachfrage und Präferenzunterschiede (Zugl.: Mannheim, Univ., Diss., 1999), Berlin, Duncker & Humblot

Schuster, T./Vaubel, R. (1996): Europäische Sozialpolitik, in: *Ohr, R.* (Hrsg.): Europäische Integration, Stuttgart, Kohlhammer, S. 173-199

Schwartz, F. W./Busse, R. (2000): Denken in Zusammenhängen: Gesundheitssystemforschung, in: *Schwartz, F. W./Badura, B./Leidl, R./Raspe, H./Siegrist, J.* (Hrsg.): Das Public Health Buch: Gesundheit und Gesundheitswesen, München/Jena, Urban & Fischer Verlag, S. 385-411

Schwartz, F. W./Kickbusch, I./Wismar, M. (2000): Ziele und Strategien der Gesundheitspolitik, in: *Schwartz, F. W./Badura, B./Leidl, R./Raspe, H./Siegrist, J.* (Hrsg.): Das Public Health Buch: Gesundheit und Gesundheitswesen, München/Jena, Urban & Fischer Verlag, S. 172-188

Schwartz, F. W./Siegrist, J./Troschke, J. v. (2000): Wer ist gesund? Wer ist krank? Wie gesund bzw. wie krank sind Bevölkerungen?, in: *Schwartz, F. W./Badura, B./Leidl, R./Raspe, H./Siegrist, J.* (Hrsg.): Das Public Health Buch: Gesundheit und Gesundheitswesen, München/Jena, Urban & Fischer Verlag, S. 8-31

Schweer, M. K. W. (1998): Vertrauen, Landau, Verlag Empirische Pädagogik

Schweiger, B. (2003): "Passt schon" - Stimmen die Impfstoffe eigentlich mit den zirkulierenden Influenzaviren überein?, Berlin, Robert Koch Institut

SDSV (2004): Mitteilung der Europäischen Kommission „Reaktion auf den Reflexionsprozess auf hoher Ebene über die Patientenmobilität und die Entwicklung der gesundheitlichen Versorgung in der Europäischen Union" und Mitteilung der Europäischen Kommission „Modernisierung des Sozialschutzes für die Entwicklung einer hochwertigen, zugänglichen und zukunftsfähigen Gesundheitsversorgung und Langzeitpflege: Unterstützung der einzelstaatlichen Strategien durch die ‚offene Koordinierungsmethode'" vom 20. April 2004, Gemeinsame Stellungnahme, Deutsche Sozialversicherung - Europavertretung, August, Brüssel

Seeberger, B. (2003): Qualitätsmanagement in der Alten- und Krankenpflege, in: *Möller, M.* (Hrsg.): Effektivität und Qualität sozialer Dienstleistungen. Ein Diskussionsbeitrag, Kassel, university press GmbH Kassel, S. 81-104

Sehlen, S./Schräder, W. F./Schiffhorst, G./Hofmann, J./Reschke, P. (2004): Bürgerversicherung - Grünes Modell. Simulationsrechnungen zu Ausgestaltungen, IGES-Papier Nr. 04-06, Bündnis 90/ Die Grünen, Berlin

Sell, A. (2000): Innovationen und weltwirtschaftliche Dynamik - Der Beitrag der Innovationsforschung nach Schumpeter, Berichte aus dem Weltwirtschaftlichen Colloquium der Universität Bremen, Nr.67, Universität Bremen, März, Bremen

Seninger, S. F. (1999): Information availability and market power in export competition: The case of regional health care markets, Journal of Regional Science, 39 (3), S. 479-495

Shapiro, C. (1983): Consumer Protection Policy in the United States, Zeitschrift für die gesamte Staatswissenschaft, 139, S. 527-544

Siebert, H. (1994): Außenwirtschaft, 6. Auflage völlig überarbeitete Auflage, Stuttgart, G. Fischer

Sinn, H.-W. (1995): Implikationen der vier Grundfreiheiten für eine nationale Fiskalpolitik, Wirtschaftsdienst, 75 (5), S. 240-249

Skorczyk, G. (2003): Europäischer Wettbewerb und deutsche Krankenkassen, in: *Klusen, N.* (Hrsg.): Europäischer Binnenmarkt und Wettbewerb - Zukunftsszenarien für die GKV, Baden-Baden, Nomos Verlagsgesellschaft, S. 93-106

Sommer, J. (1999): Gesundheitssysteme zwischen Plan und Markt: mit 29 Tabellen, Stuttgart, Schattauer

Sozialministerium Baden-Württemberg (2003): Baden-Württemberg im Europa der Regionen. Dimensionen und Perspektiven bei grenzübergreifenden Gesundheitsleistungen, Mai

Spadaro, R./European Opinion Research Group (2003): European Union citizens and sources of information about health, Eurobarometer 58.0, European Comission, Health and Consumer Protection Directorate-General, SANCO, Brüssel

Spehl, H. (1981): Einfluss der Grenzlage auf Betriebe in peripheren Regionen - Erhebungsergebnisse, SRP-Arbeitspapier Nr. 5, Trier

Spielberg, P. (2004): Gesundheitsmarkt Europa. Chancen und Risiken, DÄ: Deutsches Ärzteblatt, 101 (51-52), S. A-3464 f.

Spielkamp, A. (1994): Subjektive Qualitätseinschätzung auf unvollkommenen Konkurrenzmärkten: haushaltstheoretische Analyse zur Erklärung eines autonomen Handlungsspielraums von Unternehmen (Zugl.: Essen, Univ., Diss, 1993), Peter Lang

SpiK (2002): Bekanntmachung der Spitzenverbände der Krankenkassen zur Aut-idem-Regelung für Arzneimittel (§ 129 Abs.1 SGB V), Spitzenverbände der Krankenkassen

SpiK (2004): Gemeinsame Empfehlungen der Spitzenverbände der Krankenkassen zur Umsetzung der Einführung der Europäischen Krankenversicherungskarte in der Kassenpraxis, 26. Mai

StaBA (2005): Aussenhandel. Leitfaden über - Methoden - Erhebung und Aufbereitung sowie - Veröffentlichung der Aussenhandelsstatistik, Statistisches Bundesamt, März, Wiesbaden

StaBA (2006): Gesundheitspersonal 2004, Statistisches Bundesamt, Januar, Wiesbaden

Stackelberg, H. v. (1951): Grundlagen der Theoretischen Volkswirtschaftslehre, 2., photomechanisch gedruckte Auflage, Tübingen/Zürich, J.C.B. Mohr (Paul Siebeck)/Polygrapischer Verlag A.G.

Stapf-Finé, H./Schölkopf, M. (2003): Die Krankenhausversorgung im internationalen Vergleich - Zahlen, Daten, Trends, Düsseldorf, Deutsche Krankenhausgesellschaft

Stehn, J. (1991): Regulierungen, Transaktionskosten und Direktinvestitionen im Dienstleistungssektor wichtiger Industrieländer, Die Weltwirtschaft (1), S. 132-150

Stein, H. (2003): The Open Method of Coordination in the field of EU Health Care Policy - Current Developments, in: *Jorens, Y.* (Hrsg.): Open Method of Coordination, Baden-Baden, Nomos Verlagsgesellschaft, S. 21-25

Steinmeyer, H.-D. (2001): Erweiterung der Europäischen Union und ihre Auswirkungen im Sozialrecht, KrV: Die Krankenversicherung, 51 (7), S. 214-218

Stiglitz, J. (2002): Die Schatten der Globalisierung, 2. Auflage, Berlin, Siedler Verlag

Stolpe, M. (2003): Weltweiter Patentschutz für pharmazeutische Innovationen: Gibt es sozialverträgliche Alternativen?, Perspektiven der Wirtschaftspolitik, 4 (4), S. 437-448

Strang, A./Schulze, S. (2004): Integrierte Versorgung. Mit neuen Partnern über alte Grenzen, G+G: Gesundheit und Gesellschaft, 7 (10), S. 32-37

Straubhaar, T./Geyer, G./Locher, H./Pimpertz, J./Vöpel, H. (2006): Wachstum und Beschäftigung im Gesundheitswesen. Beschäftigungswirkungen eines modernen Krankenversicherungssystems, Techniker Krankenkasse, Hamburger WeltWirtschaftsInstitut, April, Hamburg

Striegler, A. (2004): Neue europäische Anti-Betrugs-Behörde für das Gesundheitswesen soll 2005 ihre Arbeit aufnehmen, Ärzte Zeitung, 22.10.

SVRBEiG (2005): Koordination und Qualität im Gesundheitswesen, Langfassung, Sachverständigenrat zur Begutachtung der Entwicklung im Gesundheitswesen, Mai

SVRBEiG (2007): Kooperation und Verantwortung. Voraussetzungen einer zielorientierten Gesundheitsversorgung, Langfassung, Sachverständigenrat zur Begutachtung der Entwicklung im Gesundheitswesen, 4. Juli

SVRBgE (2005): Die Chance nutzen - Reformen mutig voranbringen, Jahresgutachten 2005/2006, Sachverständigenrat zur Begutachtung der gesamtwirtschaftlichen Entwicklung, 9.11., Wiesbaden

SVRBgE (2006): Widerstreitende Interessen - Ungenutzte Chancen, Jahresgutachten 2006/2007, Sachverständigenrat zur Begutachtung der gesamtwirtschaftlichen Entwicklung, 8.11., Wiesbaden

SVRKAiG (1994): Gesundheitsversorgung und Krankenversicherung 2000: Eigenverantwortung, Subsidiarität und Solidarität bei sich ändernden Rahmenbedingungen, Sachstandsbericht, Sachverständigenrat für die Konzertierte Aktion im Gesundheitswesen

SVRKAiG (2001a): Bedarfsgerechtigkeit und Wirtschaftlichkeit. Band I: Zielbildung, Prävention, Nutzerorientierung und Partizipation, Sachverständigenrat für die Konzertierte Aktion im Gesundheitswesen, 21.3.

SVRKAiG (2001b): Bedarfsgerechtigkeit und Wirtschaftlichkeit. Zur Steigerung von Effizienz und Effektivität in der Arzneimittelversorgung in der gesetzlichen Krankenversicherung (GKV), Addendum zum Gutachten 2000/2001 (Bände I bis III), Sachverständigenrat für die Konzertierte Aktion im Gesundheitswesen, Dezember

Swennen, P. (2003): Debatte über "Arzneimittelpreise" im Rahmen der Arbeitssitzung des Ausschusses für internationale Zusammenarbeit bei der AIM in Ljubljana am 5. November 2003, aims: News der AIM (20), S. 8-11

Tandon, A./Murray, C. J. L./Lauer, J. A./Evans, D. B. (k. A.): Measuring Overall Health System Performance For 191 Countries, GPE Discussion Papers Series: No. 30, World Health Organization, EIP/GPE/EQC

Techniker Krankenkasse, (Hrsg., 2003): Medizin und Europa. Ergebnisse der TK-Mitglieder-Befragung 2003, Hamburg

Theilmann, M. (2003): Der Weg zur Integration ambulanter Leistungen in das Krankenhaus ist frei. Medizinische Versorgungszentren nach § 95 Absatz 1 SGB V, f&w: führen und wirtschaften im Krankenhaus, 20 (6), S. 526-527

Theobald, H. (2004): Fallstudie III: Förderung der Transparenz von Bildungsabschlüssen in der Gesundheitsbranche, in: *Mytzek, R./Schömann, K.* (Hrsg.): Transparenz von Bildungsabschlüssen in Europa. Sektorale Studien zur Mobilität von Arbeitskräften, Berlin, edition sigma, S. 115-144

Tietzel, M./Müller, C. (1998): Warteschlangen und Wartelisten, in: *Tietzel, M.* (Hrsg.): Ökonomische Theorie der Rationierung, München, Verlag Franz Vahlen, S. 1-31

Toepffer, J., (Hrsg., 1997): Krankenversicherung im Spannungsfeld zwischen Markt und Staat: das Beispiel der USA und seine Implikationen für Funktion und Gestaltung eines marktwirtschaftlich orientierten Krankenversicherungssystems (Zugl.: Erlangen-Nürnberg, Univ., Diss., 1996), erschienen in der Reihe: Schriften zur Gesundheitsökonomie, Band 18, Bayreuth, Verlag P.C.O.

Triplett, J. E. (1976): Comments on "The Concept and Measurement of Product Quality", in: *Terleckyj, N. E.* (Hrsg.): Household production and consumption, New York, National Bureau of Economic Research, S. 567-574

Tscheulin, D. K./Helmig, B. (1996): Arzt- und Krankenhauswerbung, ZfB: Zeitschrift für Betriebswirtschaft, 66 (11), S. 1357-1382

Tscheulin, D. K./Helmig, B. (1999): Arzt- und Krankenhauswerbung - Pro und Contra sowie konzeptionelle Grundlagen einer optimalen Ausgestaltung, ZögU: Zeitschrift für öffentliche und gemeinwirtschaftliche Unternehmen, 22 (2), S. 165-181

Tuschen, K. H./Quaas, M. (2001): Bundespflegesatzverordnung: Kommentar mit einer umfassenden Einführung in das Recht der Krankenhausfinanzierung, Stuttgart; Berlin; Köln, Kohlhammer

United Nations (2003): 2001 International Trade Statistics Yearbook. Volume II. Trade by Country, Department of Economic and Social Affairs. Statistic Division, New York

United Nations (2006): 2004 International Trade Statistics Yearbook. Volume II. Trade by Country, Department of Economic and Social Affairs. Statistic Division, New York

United Nations/European Commission/Intenational Monetary Found/Organisation for Economic Co-operation and Development/United Nations Conference on Trade and Development/World Trade Organization (2002): Manual on Statistics of International Trade in Services, Geneva/Luxembourg/New York/Paris/Washington, D.C., United Nations

Urban, D. (1993): Logit-Analyse: statistische Verfahren zur Analyse von Modellen mit qualitativen Response-Variablen, Stuttgart et. al., Gustav Fischer Verlag

Van Suntum, U. (1999): Regionalökonomik und Standortwettbewerb, WiSt: Wirtschaftswissenschaftliches Studium, 28 (10), S. 532-538

Van Suntum, U./Vehrkamp, R. (1996): Mehr Freihandel oder mehr Reglementierung durch die Schaffung der Welthandelsorganisation WTO?, in: *Frenkel, M./Bender, D.* (Hrsg.): GATT und die neue Welthandelsordnung. Globale und regionale Auswirkungen, Wiesbaden, Gabler, S. 45-59

Varian, H. R. (1991): Grundzüge der Mikroökonomie (aus dem Amerikanischen von Reiner Buchegger), 2. überarbeitete und erweiterte Auflage, München, Verlag Franz Vahlen

VdPKV (1999): Perspektiven der PKV in Europa, Köln, VdPKV

VdPKV (2004): Auslandsreise-Krankenversicherung, Köln, Verband der privaten Krankenversicherung e.V.

Vernon, R. (1966): International Investment And International Trade In The Product Cycle, QJE: The Quarterly Journal of Economics, 81 (May), S. 190-207

VerwKEGfSoSi (2000a): Beschluss Nr. 175 vom 23. Juni 1999 zur Auslegung des Begriffs „Sachleistungen" bei Krankheit und Mutterschaft nach Artikel 19 Absätze 1 und 2, Artikel 22, Artikel 22a, Artikel 22b, Artikel 25 Absätze 1, 3 und 4, Artikel 26, Artikel 28 Absatz 1, Artikel 28a,

Artikel 29, Artikel 31, Artikel 34a und Artikel 34b der Verordnung (EWG) Nr. 1408/71 des Rates und zur Ermittlung der Erstattungsbeträge nach Artikel 93, 94 und 95 der Verordnung (EWG) Nr. 574/72 sowie die nach Artikel 102 Absatz 4 dieser Verordnung zu zahlenden Vorschüsse, Amtsblatt der Europäischen Gemeinschaften (L 47), S. 32 f.

VerwKEGfSoSi (2000b): Beschluss Nr. 176 vom 24. Juni 1999 betreffend die Erstattung der bei Aufenthalt in einem anderen Mitgliedstaat verauslagten Kosten durch den zuständigen Träger eines Mitgliedstaats nach dem in Artikel 34 Absatz 4 der Verordnung (EWG) Nr. 574/72 angegebenen Verfahren 96/249/EG, Amtsblatt der Europäischen Gemeinschaften (L 243), S. 42

VerwKEGfSoSi (2003a): Beschluss Nr. 189 vom 18. Juni 2003 zur Ersetzung der zur Durchführung der Verordnungen (EWG) Nr. 1408/71 und (EWG) Nr. 574/72 des Rates erforderlichen Vordrucke für den Zugang zu Sachleistungen bei einem vorübergehenden Aufenthalt in einem anderen Mitgliedstaat als dem zuständigen Staat oder Wohnstaat durch die europäische Krankenversicherungskarte, Amtsblatt der Europäischen Gemeinschaften (L 276), S. 1-3

VerwKEGfSoSi (2003b): Beschluss Nr. 190 vom 18. Juni 2003 betreffend die technischen Merkmale der europäischen Krankenversicherungskarte, Amtsblatt der Europäischen Gemeinschaften (L 276), S. 4-18

VerwKEGfSoSi (2003c): Beschluss Nr. 191 vom 18. Juni 2003 betreffend die Ersetzung der Vordrucke E 111 und E 111B durch die europäische Krankenversicherungskarte, Amtsblatt der Europäischen Gemeinschaften (L 276), S. 19-21

VFA (1998): Orphan Drug Status - Anreiz für Fortschritt bei seltenen Krankheiten, Zur Sache 4, Bonn

VFA (2006): Die Arzneimittelindustrie in Deutschland, Verband der forschenden Arzneimittelhersteller, August

Vogler, S./Habl, C. (2000): E-Pharma. Arzneimittelvertrieb im Internet, Bericht, E-Pharma. Arzneimittelvertrieb im Internet, Bundesministerium für soziale Sicherheit und Generationen, Wien

Wagner, M./Marreel, I. (2000): Ergebnisse der Untersuchung zur ambulanten gesundheitlichen Versorgung von MigrantInnen in Berlin-Kreuzburg aus Sicht der niedergelassenen ÄrztInnen, in: *David, M./Borde, T./Kentenich, H.* (Hrsg.): Migration-Frauen-Gesundheit: Perspektiven im europäischen Kontext, Frankfurt am Main, Mabuse-Verlag, S. 249-263

Wagner, T./Jahn, E. J. (1997): Neue Arbeitsmarkttheorien, Düsseldorf, Werner Verlag

Wagstaff, A. (1986a): The Demand For Health: A Simplified Grossman Model, Bulletin of Economic Research, 38 (1), S. 93-95

Wagstaff, A. (1986b): The Demand For Health: Some New Empirical Evidence, Journal of Health Economics, 5, S. 195-233

Waldschmitt, E. (2001): Die europäische Sozialunion: ordnungspolitischer Prüfstein des europäischen Einigungsprozesses, Frankfurt am Main, Peter Lang GmbH

Weidenfeld, W./Emmanouilidis, J. A./Metz, A./Reiter, S. (2006): Die Europäische Verfassung verstehen, Verlag Bertelsmann Stiftung

Weinbrenner, S./Busse, R. (2004): Europäische Gesundheitssysteme im Vergleich, Die Ersatzkasse (10), S. 384-389

Weinbrenner, S./Wörz, M./Busse, R. (2007): Gesundheitsförderung in Europa. Ein Ländervergleich, GGW: G+G Wissenschaft, 7 (April), S. 19-30

Weinstock, U. (1989): Europäische Sozialunion - historische Erfahrungen und Perspektiven, in: *Däubler, W.* (Hrsg.): Sozialstaat EG? Die andere Dimension des Binnenmarktes, Gütersloh, Verlag Bertelsmann Stiftung

Weissberger, D. (2002): "Health Franchising" in einem wettbewerblich organisierten Gesundheitssystem, Diplomarbeit, Betreuer: Prof. Dr. Eckhard Knappe, Universität Trier, Fachbereich IV, 4. November, Trier

Wellner, W./Schmich, G. (1988): Europa auf dem Wege zur Sozialunion. Entwicklung - Analysen - Perspektiven, Bonn, Europa Union Verlag

Wendt, C. (2003): Krankenversicherung oder Gesundheitsversorgung? Gesundheitssysteme im Vergleich (zugl. Diss, Univ. Heidelberg, 2003), Wiesbaden, Westdeutscher Verlag

Werlen, B. (2000): Sozialgeographie: eine Einführung, Bern/Stuttgart/Wien, Verlag Paul Haupt

WHO (1999): Counterfeit Drugs: Guidelines for the development of measures to combat counterfeit drugs, WHO/EDM/QSM/99.1, World Health Organization, Department of Essential Drugs and Other Medicines, Geneva

WHO (2000): The world health report 2000: health systems: improving performance, World Health Organization, Geneva

WHO (2003a): Atlas of health in Europe, World Health Organization

WHO (2003b): World Health Organization steps up action against substandard and counterfeit medicines, World Health Organization

Wholey, D. R./Burns, L. R. (2000): Understanding Health Care Markets: Actors, Products, And Relations, Working Paper, University of Minnesota, School of Public Health, Division of Health Services Research and Policy / University of Pennsylvania, The Wharton School, Department of Health Care Systems, Minnesota/Pennsylvania

Wiechmann, M. (2003): Managed Care. Grundlagen, internationale Erfahrungen und Umsetzung im Gesundheitswesen (Zugl.: Karlsruhe, Univ., Diss., 2002), Deutscher Universitätsverlag (DUV)

Wiemann, J. (2003): Internationaler Dienstleistungshandel durch Wanderung "natürlicher Personen" zum Kunden, in: *BMZ* (Hrsg.): Das WTO Dienstleistungsabkommen (GATS) aus entwicklungspolitischer Sicht, Bonn/Berlin, Bundesministerium für wirtschaftliche Zusammenarbeit und Entwicklung, S. 58-66

Wille, E. (1998): Mögliche Auswirkungen der Europäischen Währungsunion auf die Sozial-, insbesondere auf die gesetzliche Krankenversicherung, Staatswissenschaften und Staatspraxis, 9 (3), S. 343-357

Williamson, O. E. (1990): Die ökonomischen Institutionen des Kapitalismus: Unternehmen, Märkte, Kooperationen (Aus dem Amerikanischen übersetzt von Monika Streissler), Tübingen, J.C.B. Mohr (Paul Siebeck)

Williamson, O. E. (1996): Transaktionskostenökonomik, 2. Auflage, Hamburg, LIT Verlag

Willms, M. (1995): Internationale Währungspolitik, 2., überarbeitete Auflage, München, Verlag Franz Vahlen

Wismar, M./Busse, M. (2002): Scenarios on the future of healthcare in Europe, in: *Busse, M./Wismar, M./Berman, P. C.* (Hrsg.): The European Union and Health Services. The Impact of the Single European Market on Member States, Amsterdam u. a., IOS Press, S. 261-272

Wissenschaftlicher Beirat (2005): Zur Reform der Gesetzlichen Krankenversicherung: Ein Konsensmodell, Bundesministerium für Finanzen, Wissenschaftlicher Beirat, 8.10, Berlin

Wöhe, G./Döring, U. (1996): Einführung in die allgemeine Betriebswirtschaftslehre, 19. überarbeitete und erweiterte Auflage, München, Verlag Franz Vahlen

Woll, A. (2003): Allgemeine Volkswirtschaftslehre, 14. überarbeitete und ergänzte Auflage, München, Verlag Franz Vahlen

WTO (1998): Economic Effects Of Services Liberalization: Overview Of Empirical Studies, S/C/W/26/Add.1

WTO (1999): Trading into the future, Trading into the future

WTO (2001a): Declaration on the TRIPS Agreement and Public Health, WT/MIN(01)DEC/2

WTO (2001b): GATS - Fact And Fiction, GATS - Fact And Fiction, Genf

WTO (2001c): TRIPS and pharmaceutical patents, TRIPS and pharmaceutical patents

WTO (2003): Understanding the WTO, 3rd edition. Previous published as "Trading into the future", World Trade Organization, September, Geneva

WTO/WHO (2001): Report Of The Workshop On Differential Pricing And Financing Of Essential Drugs, Vortrag, Norwegian Foreign Affairs Ministry, Global Health Council, Høsbjør (Norway)

WZB - FS ASS (2003): Arbeit und Mobilität in Europa. Studie zur Transparenz von Bildungsabschlüssen, WZB-Mitteilungen, 99 (März), S. 18-21

Yarbrough, B. V./Yarbrough, R. M. (2000): The World Economy: Trade And Finance, fifth edition, Orlando, Hartcourt & Company

Zäch, R. (1995): Recht auf Parallelimporte und Immaterialgüterrecht. Anton Heini zum 65. Geburtstag, SJZ: Schweizerische Juristen-Zeitung, 91 (16/17), S. 301-311

Zimmermann, T. (2006): WATTS going on? - Der europäische Gesundheitsmarkt und wie die Europäische Gesundheitspolitik die nationalen Gesundheitssysteme beschäftigt, in: *Klusen, N./Meusch, A.* (Hrsg.): Wettbewerb und Solidarität im europäischen Gesundheitsmarkt, Baden-Baden, Nomos Verlagsgesellschaft, S. 104-119

Zorn, U./Ollenschläger, G. (1999): Qualitätsbestimmung in der medizinischen Versorgung - ein universelles Entwicklungsschema für Qualitätsindikatoren, ZaeFQ: Zeitschrift für ärztliche Fortbildung und Sicherung, S. 123-128

Zweifel, P. (1992): Das Individuum als Produzent seiner Gesundheit: eine stochastische Formulierung, in: *Oberender, P.* (Hrsg.): Steuerungsprobleme im Gesundheitswesen, Baden-Baden, Nomos Verlagsgesellschaft, S. 9-60

Zweifel, P./Eisen, R. (2000): Versicherungsökonomie, Berlin/Heidelberg/New York u. a., Springer Verlag

Zweifel, P./Heller, R. H. (1997): Internationaler Handel: Theorie und Empirie; mit 63 Tabellen, 3. verbesserte Auflage, Heidelberg, Physica-Verlag

Der Autor

Dr. rer. pol. Thomas Zimmermann, Jahrgang 1970, studierte Volkswirtschaft an der Universität Trier im Bereich „*Services Administration and Management*" und arbeitete anschließend von 1998 bis 2004 als wissenschaftlicher Mitarbeiter von Prof. Dr. Eckhard Knappe an der Universität Trier. Sein Interessensschwerpunkt liegt auf den Bereichen Sozialökonomie, im Speziellen Gesundheitsökonomie, sowie Versicherungsökonomie. Nach dem Ende seiner Universitätszeit war Herr Zimmermann ein Jahr als Referent beim BKK Landesverband Nordrhein-Westfalen im Bereich „Finanzcontrolling und Statistik" beschäftigt. Seit Februar 2005 arbeitet er als Referent für die Techniker Krankenkasse im Bereich „Gesundheitswesen". Promoviert hat Herr Zimmermann über die „Grenzüberschreitende Gesundheitsversorgung".

Kontakt: Techniker Krankenkasse, Landesvertretung Rheinland-Pfalz, Nikolaus-Otto-Str. 5, 55129 Mainz, Tel.: 06131 - 917-421, Fax: 06131 - 917-410, E-Mail: dr.thomas.zimmermann@tk-online.de

Beiträge zum Gesundheitsmanagement

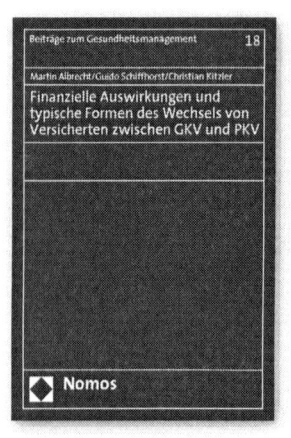

Finanzielle Auswirkungen und typische Formen des Wechsels von Versicherten zwischen GKV und PKV
Von Dr. Martin Albrecht, Guido Schiffhorst und Christian Kitzler
2007, Band 18, 111 S., brosch., 14,– €, ISBN 978-3-8329-2885-8

Die Studie ist die erste unabhängige wissenschaftliche Arbeit, die sich mit den finanziellen Auswirkungen und den typischen Formen des Wechsels von Versicherten zwischen der gesetzlichen und privaten Krankenversicherung beschäftigt. Ihr Ziel ist, die Diskussion um die Weiterentwicklung der Beziehung zwischen GKV und PKV in stärkerem Maße auf fundierte Erkenntnisse zu stützen.

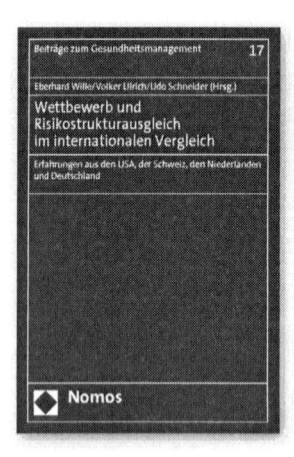

Wettbewerb und Risikostrukturausgleich im internationalen Vergleich
Erfahrungen aus den USA, der Schweiz, den Niederlanden und Deutschland
Herausgegeben von Prof. Dr. Eberhard Wille, Universität Mannheim, Prof. Dr. Volker Ulrich und Dr. Udo Schneider, beide Universität Bayreuth
2007, Band 17, 210 S., brosch., 38,– €, ISBN 978-3-8329-2595-6

Der Band thematisiert das Verhältnis von Wettbewerb und Risikostrukturausgleich in der gesetzlichen Krankenversicherung. Internationale Erfahrungen zeigen, dass es Alternativen zu dem in Deutschland geplanten stark ausdifferenzierten Risikostrukturausgleich gibt, die in die deutsche Diskussion aufgenommen werden sollten.

Bitte bestellen Sie bei Ihrer Buchhandlung oder bei Nomos
Telefon 07221/2104-37 | Fax -43 | www.nomos.de | sabine.horn@nomos.de

Informieren Sie sich im Internet unter www.nomos.de über weitere Bände dieser Schriftenreihe.

Nomos